W0087567

Dr. Andrew Lockie
& Dr. Nicola Geddes

HOMÖOPATHIE

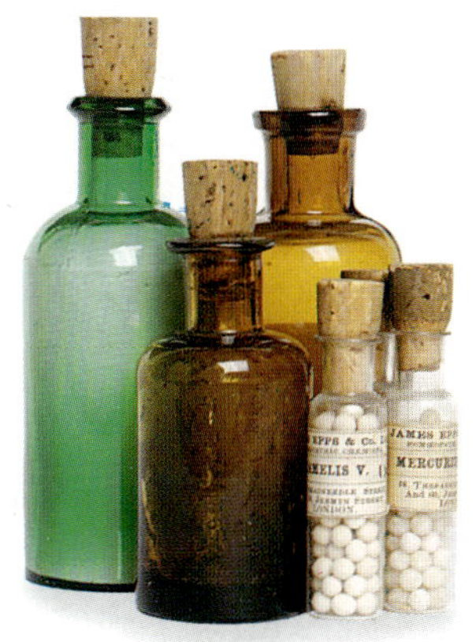

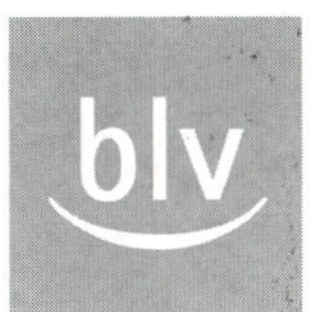

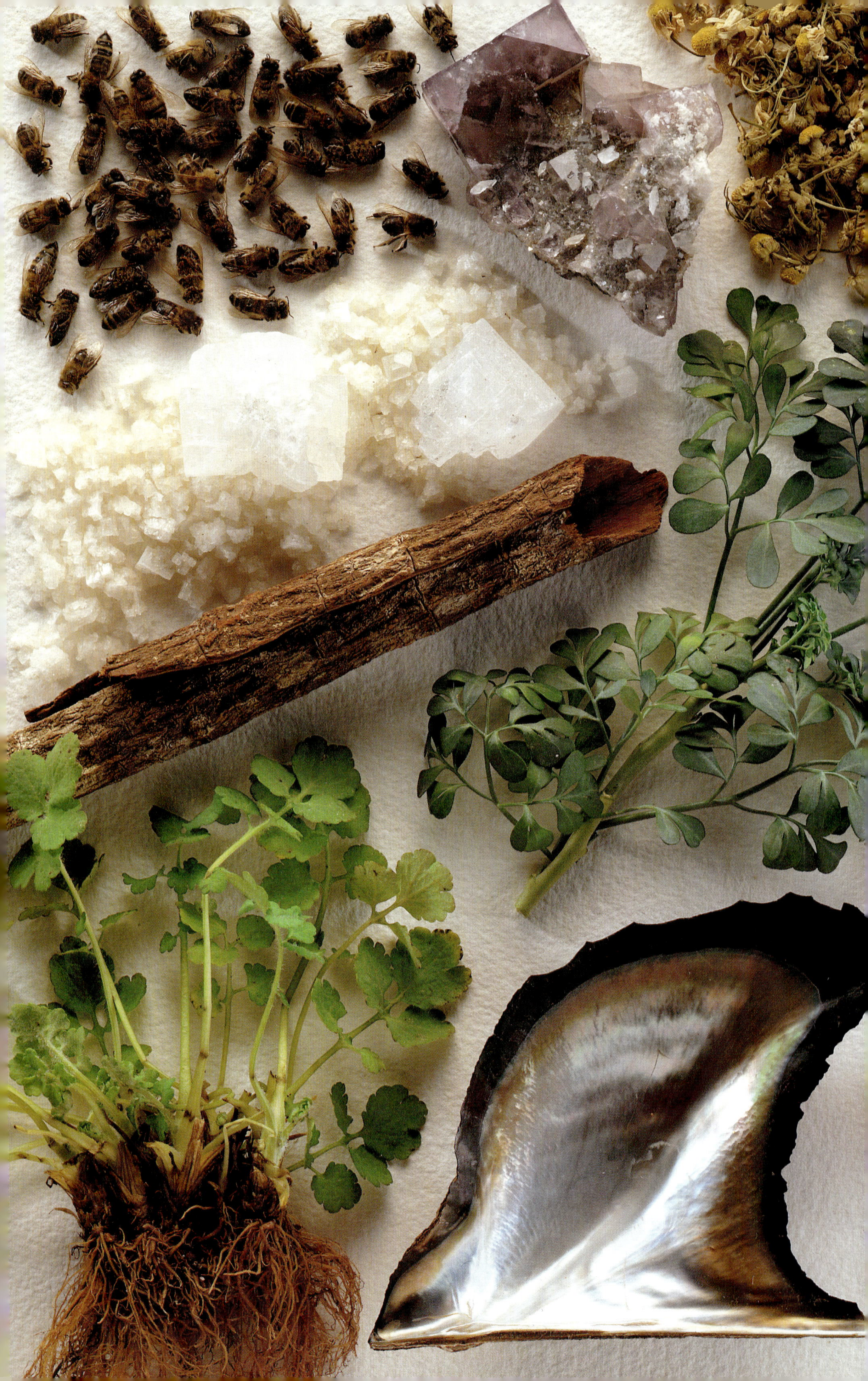

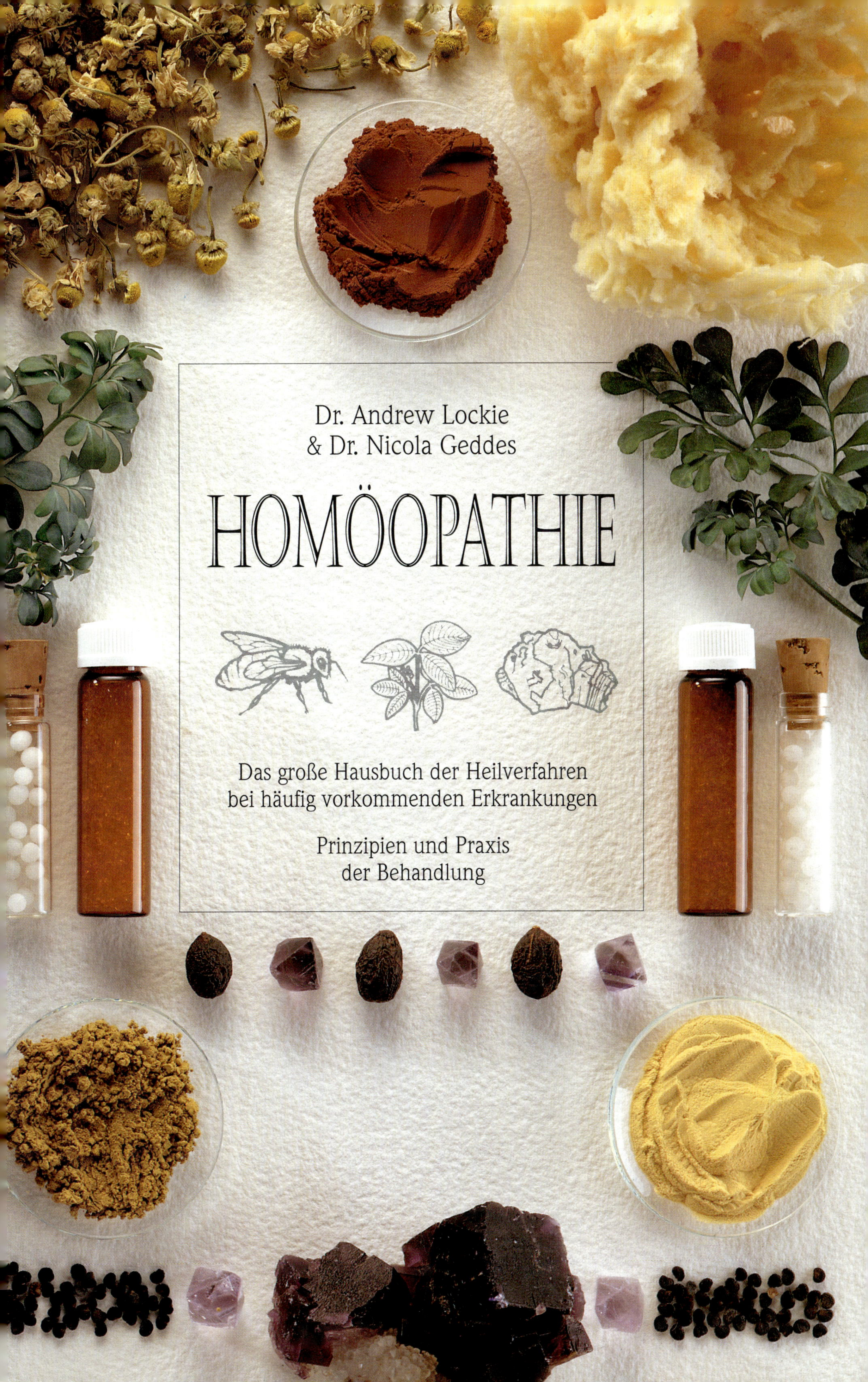
Dr. Andrew Lockie
& Dr. Nicola Geddes
HOMÖOPATHIE
Das große Hausbuch der Heilverfahren
bei häufig vorkommenden Erkrankungen
Prinzipien und Praxis
der Behandlung

Wichtige Anmerkung

Versuchen Sie nicht selbst, eine Diagnose zu stellen, und führen Sie bei ernsthaften oder chronischen Symptomen keine Selbstbehandlung durch ohne Rücksprache mit Ihrem Arzt oder Homöopathen. Auch während einer ärztlichen Behandlung sollten Sie keine Selbstbehandlung vornehmen, ohne sich vorher mit Ihrem Arzt oder Homöopathen beraten zu haben. Sollten die Symptome nicht verschwinden, ist immer der Arzt oder Homöopath zu konsultieren. Ändern Sie die angegebene Dosis nicht ohne ärztliche Anweisung. Bevor Sie ein Mittel anwenden oder ein Ergänzungspräparat einsetzen, lesen Sie die Empfehlungen auf den Seiten 152/153 und 224. Beachten Sie die Kästen ACHTUNG in dem gesamten Kapitel »Mittel gegen alltägliche Beschwerden« (Seite 154–223).

Die Deutsche Bibliothek – CIP-Einheitsaufnahme

Lockie, Andrew:
Homöopathie : das große Hausbuch der Heilverfahren bei häufig vorkommenden Erkrankungen ; Prinzipien und Praxis der Behandlung / Andrew Lockie & Nicola Geddes. [Übers. aus dem Engl.: Inga-Maria Richberg]. – Sonderausg. – München ; Wien ; Zürich : BLV 2000
Einheitssacht.: Complete guide to homeopathy <dt.>
ISBN 3-405-15652-1

Ein Dorling Kindersley Buch
www.dk.com

Sonderausgabe

BLV Verlagsgesellschaft mbH
München Wien Zürich
80797 München

Titel der englischen Originalausgabe:
The Complete Guide to Homeopathy

Übersetzung aus dem Englischen: Inga-Maria Richberg
Lektorat: Inken Kloppenburg Verlags-Service, München

Einbandgestaltung: Sander & Krause, Werbeagentur München

ISBN 3-405-15652-1

Printed ad bound in Spain by Artes Gráficas Toledo S.A.U.
D.L. TO: 1425-2000

Inhalt

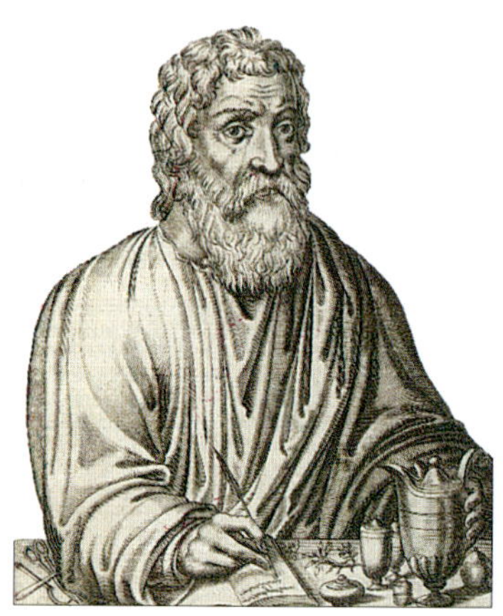

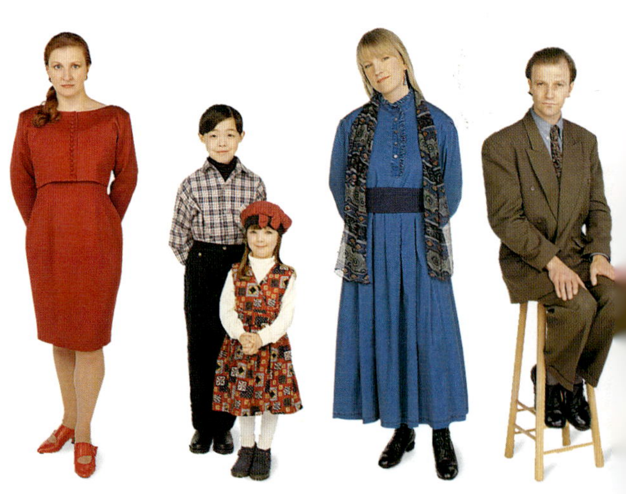

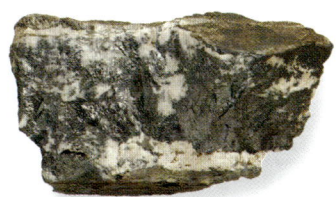

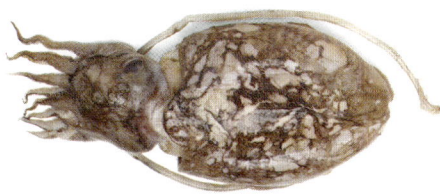

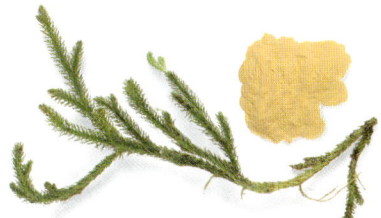

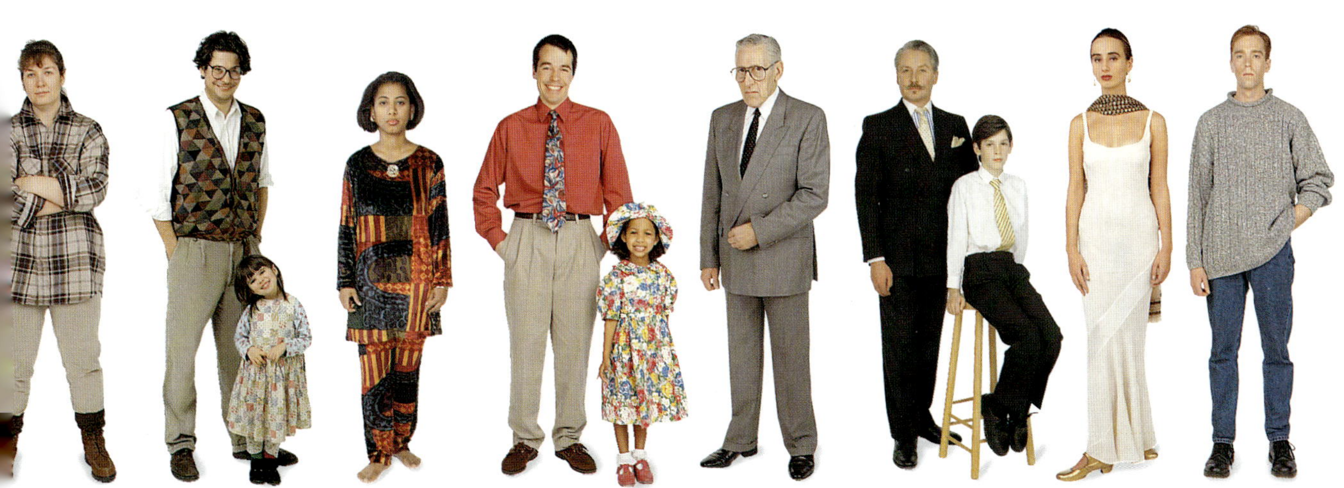

EINFÜHRUNG

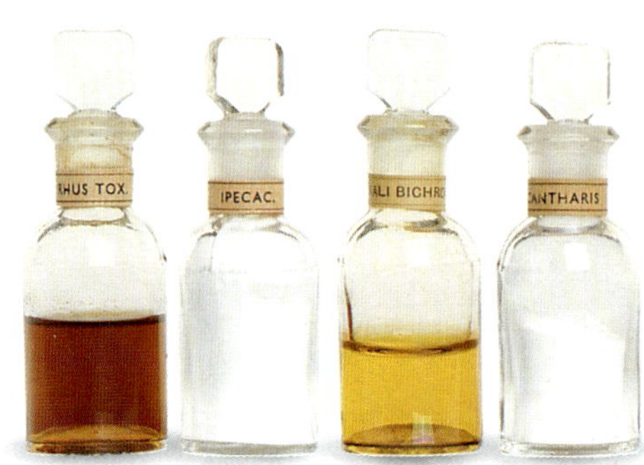

In den vergangenen zwanzig Jahren ist die Anzahl der Menschen, die homöopathische Mittel bevorzugen, enorm gestiegen. Trotzdem halten sich immer noch viele Mißverständnisse über die Homöopathie und ihre Wirkungsweise. Daher haben wir uns zu diesem Buch entschlossen. In leicht verständlichen Worten möchten wir Ihnen erklären, was die Homöopathie ist und wie Sie mit ihr alltägliche Beschwerden sicher und wirksam behandeln können.

Die Homöopathie ist ein sehr anpassungsfähiges medizinisches System, das von Laien und professionellen Medizinern gleichermaßen angewendet werden kann. Kleinere Beschwerden lassen sich erfolgreich zu Hause behandeln, schwerere Erkrankungen erfordern jedoch immer einen Arztbesuch. So sollten Sie stets einen Arzt aufsuchen, wenn sich zum Beispiel eine Erkältung trotz Selbstbehandlung verschlimmert. Wenn Sie immer wieder mit Erkältungen zu kämpfen haben, deutet dies möglicherweise auf eine Abwehrschwäche hin, deren Ursache einer besonderen Behandlung durch den ärztlichen Homöopathen bedarf. Grundsätzlich sollten Sie bei allen Beschwerden ärztlichen Rat einholen, bei denen Sie es auch bisher getan haben oder die spezielle konventionelle Untersuchungen erfordern, etwa Röntgen- oder Laboruntersuchungen.

Die Homöopathie ist eine ganzheitliche Therapieform, die die einzigartige geistig-seelische und körperliche Verfassung des einzelnen Patienten gleichermaßen beachtet. Die konventionelle Schulmedizin behandelt dagegen nach einem festen Schema. So stellt sie zum Beispiel bei bestimmten Erkältungsbeschwerden die Diagnose »Grippaler Infekt« und verordnet dieselbe Therapie, obwohl die Patienten nicht unbedingt exakt dieselben Beschwerden haben oder darauf in gleicher Weise reagieren. So wird der eine Patient vielleicht eher reizbar, der andere eher weinerlich, und dem dritten fällt vor allem die Konzentration schwer. Homöopathen wählen die Mittel, die diesen Symptomen am besten entsprechen, so daß häufig jeder Patient ein anderes Mittel erhält.

Homöopathische Mittel wirken, indem sie die Selbstheilungskräfte des Körpers aktivieren und stärken. Alles, was unsere Gesundheit stört oder schädigt, wie zum Beispiel eine schlechte oder einseitige Ernährung, Bewegungsmangel, geistig-seelische Belastungen oder schädigende Umwelteinflüsse, behindert auch die Wirkung der homöopathischen Mittel und erfordert besondere Aufmerksamkeit. Obwohl die Homöopathie im allgemeinen bei alltäglichen Beschwerden sehr schnell wirkt, ist sie keine Therapie für Menschen, die ein Allheilmittel suchen. Die homöopathische Selbstbehandlung verlangt eine sorgfältige Selbstbeobachtung und die Bereitschaft, die eigenen Lebensgewohnheiten zu ändern. Der Lohn dafür sind ein erhöhtes Wohlbefinden, mehr Energie und eine größere Widerstandskraft gegen Krankheiten.

Das zunehmende Interesse an der Homöopathie ist zum Teil eine Reaktion auf die konventionelle Schulmedizin. Zwar würde kaum einer bestreiten, daß die Schulmedizin zu einer nachhaltigen Verbesserung unser aller Gesundheit beigetragen hat. Doch immer mehr Menschen erkennen, daß die Schulmedizin nicht alle Krankheiten heilen kann und daß viele Therapien unannehmbare Nebenwirkungen haben. Auch die Gesamtkosten für Krankheitsbehandlungen nehmen weiterhin zu, so daß sich viele Länder dieser Erde inzwischen gezwungen sehen, ihre Ausgaben dafür zu beschränken. Ganzheitliche Ansätze in der Medizin, wie die Homöopathie, interessieren sich nicht nur für die rein körperlichen Symptome von Krankheiten, sondern betonen auch die Vorsorge und vor allem den individuellen Beitrag, den jeder Mensch zu seiner eigenen Heilung leisten kann. Der ganzheitliche Ansatz läßt sich am besten mit den Worten des berühmten Philosophen und Arztes Albert Schweitzer (1875–1965) ausdrücken, der einmal sagte: »In jedem Patienten steckt auch ein Arzt, und wir Ärzte erreichen dann unser Bestes, wenn es uns gelingt, unsere Patienten in Kontakt mit ihrem eigenen inneren Arzt zu bringen.«

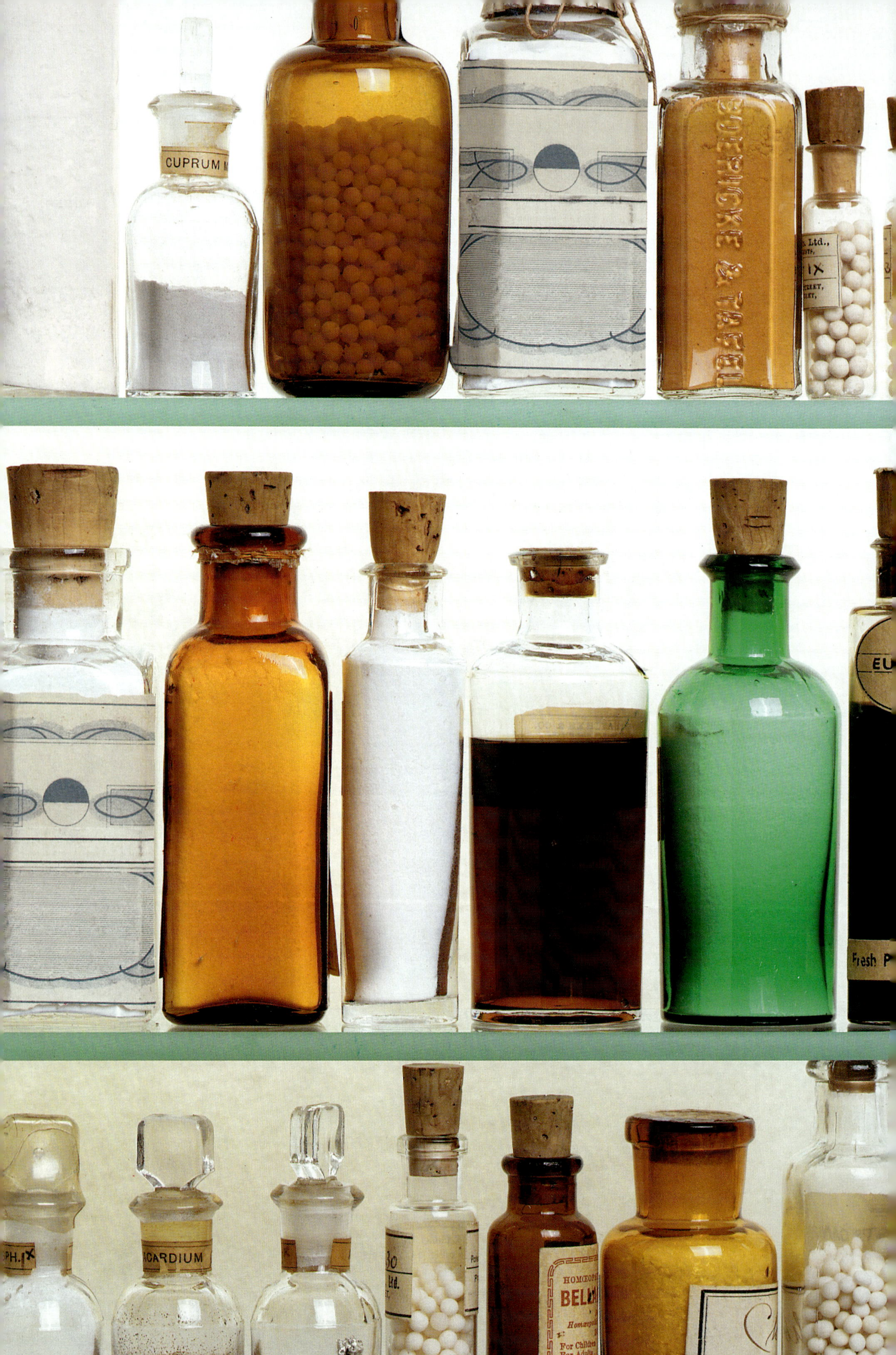
CUPRUM
BOERICKE & TAFEL
Fresh
For Children
For Adults

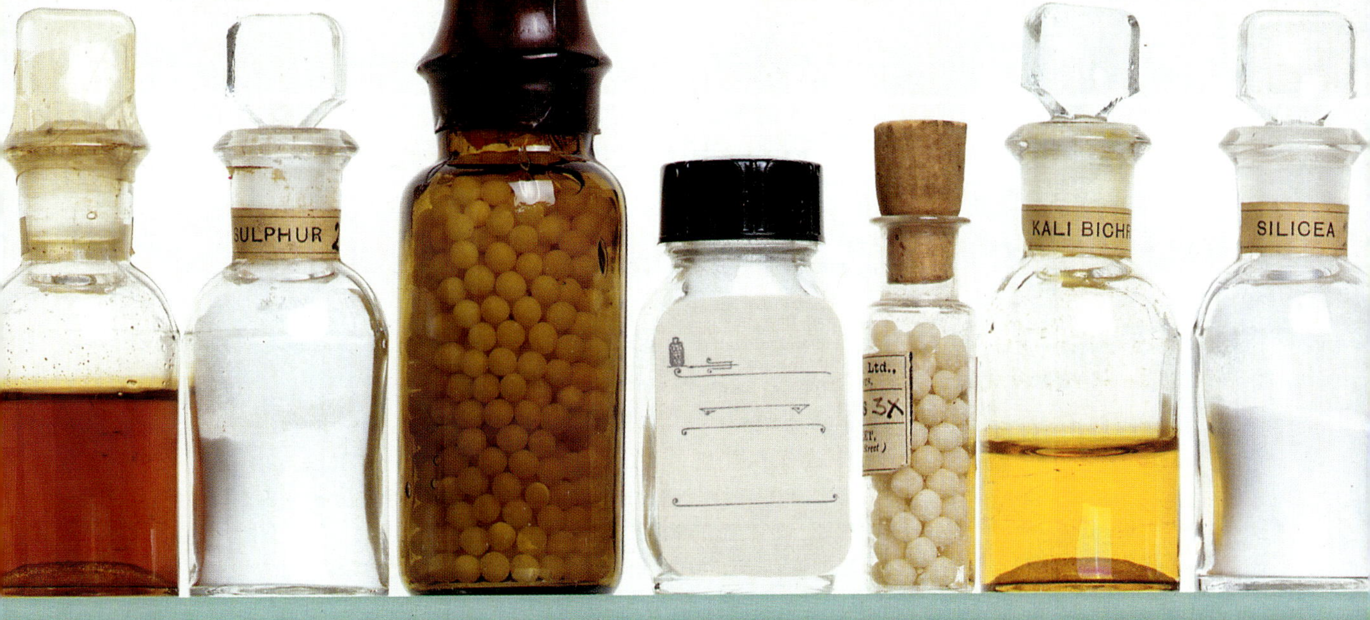

Homöopathie gestern und heute

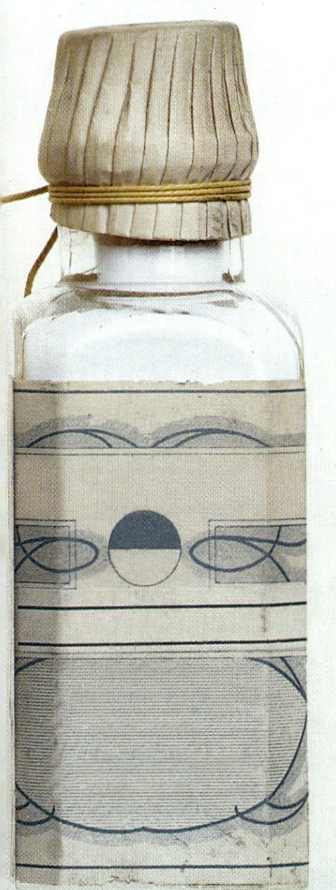

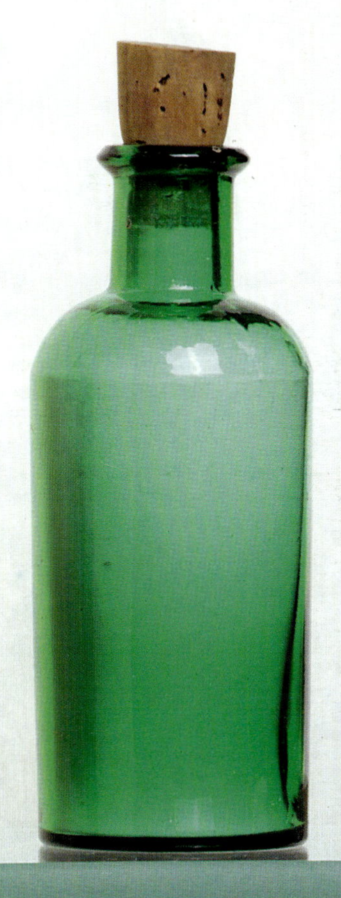

Grundlagen und Praxis der Homöopathie sind seit ihrer Entdeckung vor rund 200 Jahren weitgehend unverändert geblieben. Dieser Abschnitt gibt Einblick in die Geschichte der Homöopathie und beschreibt die Herstellung der homöopathischen Mittel. Die Grundprinzipien der Homöopathie, die für das Verständnis dieses Heilverfahrens unverzichtbar sind, werden erläutert.

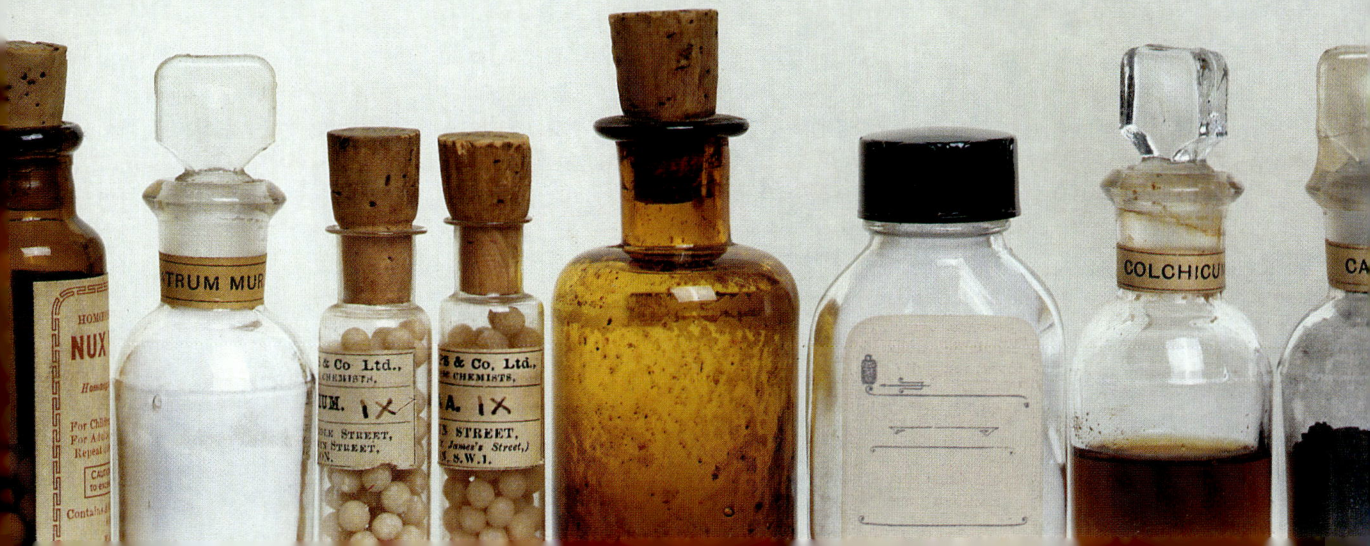

Die Ursprünge der Homöopathie

Hippokrates *(460–377 v.Chr.). Der »Vater der Medizin« glaubte, daß Krankheiten durch äußere Kräfte hervorgerufen werden und nicht durch die Götter. Er betrachtete die individuellen Krankheitssymptome als Schlüssel zur Auswahl des Heilmittels und erkannte, daß der Körper über Selbstheilungskräfte verfügt.*

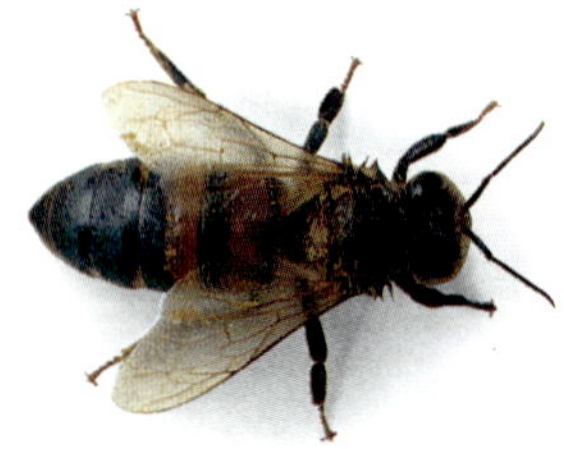

Die Honigbiene. *Die Homöopathie heilt Ähnliches mit Ähnlichem, also Insektenstiche mit einer Zubereitung aus der Honigbiene.*

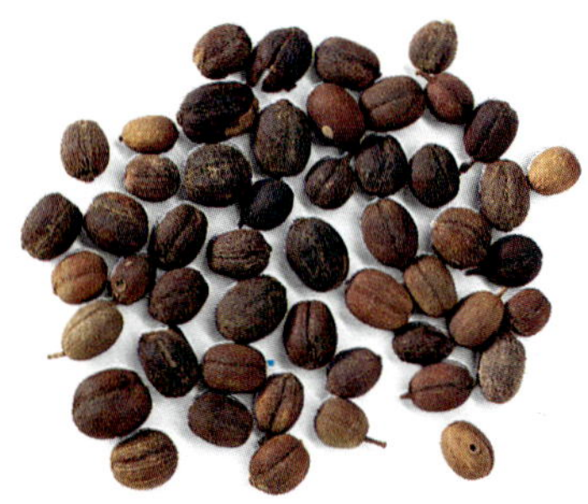

Ungeröstete Kaffeebohnen. *Kaffee verursacht Schlaflosigkeit: Das homöopathische Mittel aus ungerösteten Kaffeebohnen dient zur Behandlung von Schlaflosigkeit und nervöser Unruhe.*

Das Prinzip »Ähnliches heilt Ähnliches« bildet die Grundlage der Homöopathie. Es bedeutet, daß Kranke mit genau der Substanz behandelt werden, die bei Gesunden Symptome hervorruft, die denen des Kranken ähneln. Dieses sogenannte Ähnlichkeitsprinzip geht zurück auf den griechischen Arzt **Hippokrates**, der im 5. Jahrhundert v. Chr. lebte. Er gilt als die zentrale Entdeckerfigur in der Medizingeschichte, denn er war der erste, der Krankheit auf das Wirken natürlicher Kräfte zurückführte und nicht auf göttliche Weisungen. Hippokrates war überzeugt, daß vor der Diagnose immer die sorgfältige Beobachtung der jeweiligen Symptome und die individuelle Reaktion der Kranken auf ihre Beschwerden stehen müsse. Außerdem glaubte er, daß die Selbstheilungskräfte der Kranken für die Wahl des Heilverfahrens ausschlaggebend seien und gestärkt werden müßten.

Hippokrates besaß eine Sammlung von mehreren hundert Heilmitteln. Eines seiner allerbesten Beispiele für die Richtigkeit des Ähnlichkeitsprinzips war die Behandlung von Cholerakranken mit der Wurzel von *Veratrum album* (Weißer Germer). Hohe Dosen dieser stark giftigen Wurzel verursachen bei Gesunden heftige Durchfälle, die zu schweren Austrocknungszuständen führen, was exakt den Symptomen der Cholera entspricht.

Allerdings basierten die meisten Behandlungsverfahren zu Hippokrates Zeit auf dem Gesetz der Gegensätze: Krankheiten wurden mit Mitteln behandelt, die bei Gesunden genau die gegenteiligen Symptome bewirken. Ein einfaches Beispiel für die Therapie nach diesem Gesetz ist die Gabe des stopfenden Aluminiumhydroxids bei Durchfall.

Römische Einflüsse

In den ersten fünf Jahrhunderten n. Chr. gelangen den Römern auf dem Gebiet der Medizin große Fortschritte. Sie erweiterten das Angebot an Heilpflanzen in ihren Apotheken und legten mehr Wert auf die Krankheitsvorbeugung, besonders durch Verbesserung der öffentlichen Hygiene. Römische Ärzte, allen voran **Celsus**, **Galen** und **Dioskurides**, vertieften das Wissen und das Verständnis über die Struktur und die Funktionsweise des menschlichen Körpers. Doch Hippokrates Idee des Ähnlichkeitsprinzips blieb weitgehend unbeachtet.

Aus dem finsteren Mittelalter, das auf den Zerfall des Römischen Reiches in Europa folgte, war dann kaum noch ein medizinischer Fortschritt zu vermelden. Zwar überlebten griechische und römische Heilweisen in Persien und im Osmanischen Reich. In Europa jedoch erwachte das Interesse an der Medizin erst wieder im 16. Jahrhundert.

Neue Ideen

Obwohl Ärzte und Heiler nun mehr über die Funktionen des menschlichen Körpers wußten, hielten sie Krankheiten und besonders deren Ursachen weitgehend für ein mystisches Geschehen. Erst Anfang des

16. Jahrhunderts, besonders durch die Arbeiten des Schweizer Arztes **Paracelsus** (1493–1541), wurden äußere Einflüsse, wie verdorbene Nahrung, als Ursache für Krankheiten anerkannt.
Theophrastus Bombastus von Hohenheim, so hieß Paracelsus ursprünglich, hatte seinen Namen nicht nur zu Ehren des römischen Arztes Celsus geändert, sondern auch, um damit auszudrücken, daß er ihn wissenschaftlich überflügelt zu haben glaubte. Als eine seiner größten Leistungen gilt auch heute noch die Begründung der modernen Chemie. Paracelsus verließ die alchimistische Küche, die wertloses Metall in Gold zu verwandeln suchte, und konzentrierte sich auf das praktische Experimentieren. So nahm er an, daß Pflanzen und Metalle aktive Bestandteile enthalten, die sich als Heilmittel eignen. Dabei orientierte er sich besonders an der äußeren Gestalt der Pflanze, die, wie er glaubte, einen Hinweis auf die Krankheiten gäbe, die die Pflanze heilen könne. Zum Beispiel verwendete er *Chelidonium majus* (Schöllkraut) zur Behandlung von Gallen- und Leberleiden, da der gelbe Saft der Pflanze der Gallenflüssigkeit ähnelt. Dieser Ansatz ging als »Signaturenlehre« in die Medizingeschichte ein. Ferner glaubte Paracelsus, daß giftige Stoffe, die in großen Dosen krank machen, in sehr kleinen Mengen genau diese Krankheit heilen können, und daß die Ärzte die Selbstheilungskräfte des menschlichen Körpers mehr beachten sollten. Auch hier findet sich wieder das Ähnlichkeitsprinzip, das aber Paracelsus Nachfolger erneut ignorierten. Es mußten erst weitere 300 Jahre vergehen, bis es mit der Homöopathie wiederentdeckt wurde.

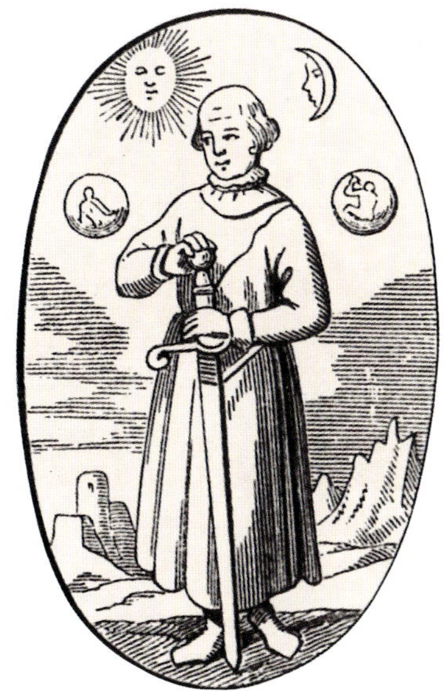

Paracelsus. *Der Alchemist und Arzt änderte die medizinische Praxis grundlegend und befürwortete die Gabe von natürlichen Heilmitteln.*

Die medizinische Praxis

Vom 16. bis ins 19. Jahrhundert folgte eine medizinische Entdeckung auf die andere. Große Arzneipflanzen-Verzeichnisse erschienen nicht nur auf Lateinisch, sondern wurden auch bald ins Englische, Französische und Deutsche übersetzt, so daß auch der Durchschnittsbürger sie verstehen konnte. Viele der wichtigsten Mittel, vor allem pflanzlicher Herkunft, fanden später auch in der Homöopathie Verwendung. Doch trotz des wachsenden medizinischen Wissens verschlechterte sich der allgemeine Gesundheitszustand der Bevölkerung zusehends, wofür vor allem die Flucht der Landbevölkerung auf der Suche nach Arbeit in die schmutzigen und überfüllten Industriestädte und die schlechte öffentliche Hygiene verantwortlich waren. Auch die medizinische Praxis wurde aggressiver, ja nachgerade gewalttätig. Wiederholte starke Aderlasse, brutale Abführkuren und Einläufe sowie die Gabe hochgiftiger Mittel wie Arsen, Blei und Wismut, die das Leben der Patienten oft verkürzten oder sie so schwächten, daß sie nicht länger zum Klagen in der Lage waren, gehörten nunmehr zum medizinischen Alltag. Vor diesem Hintergrund entstand die Homöopathie.

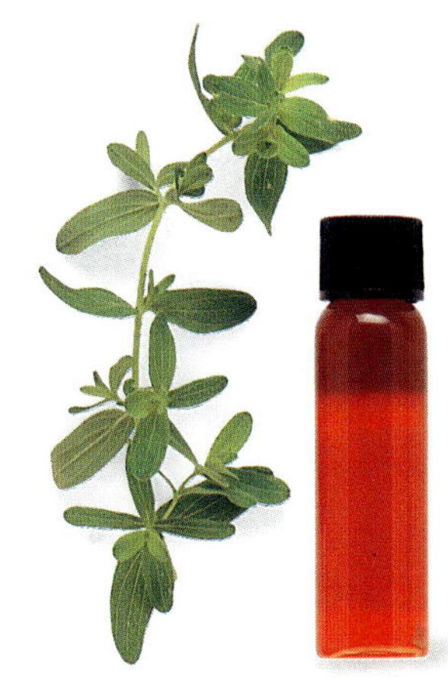

Johanniskraut. *In der Signaturenlehre galt die Pflanze als gutes Wundmittel, da ihr Öl blutrot ist.*

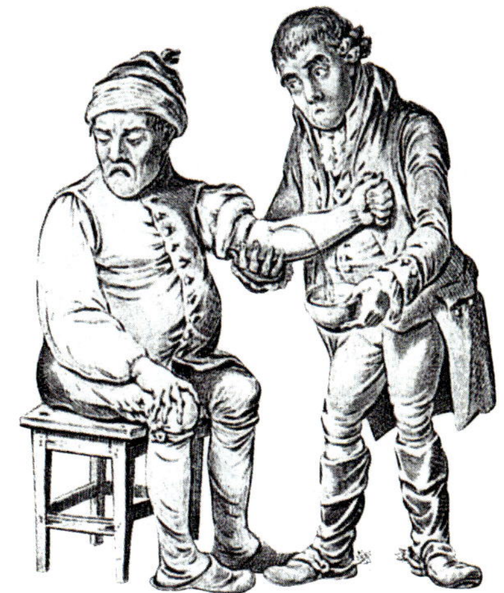

Aderlaß. *Das Zur-Ader-Lassen durch Ansetzen von Blutegeln oder durch Schröpfen (Schneiden) galt als unverzichtbare Therapie und war sehr weit verbreitet.*

Das Werk Hahnemanns

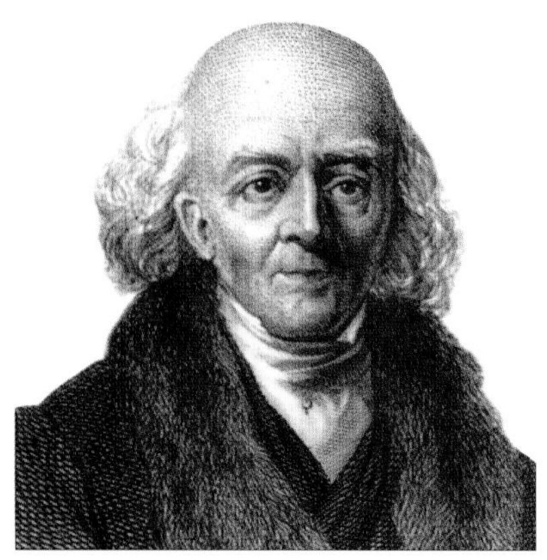

Samuel Hahnemann *(1755–1843). Der deutsche Arzt und Chemiker entwickelte mit der Homöopathie ein neues medizinisches System, das wörtlich übersetzt bedeutet »ähnliches Leiden«. Es basiert auf dem Schlüsselprinzip, daß geringe Mengen einer Substanz genau die Beschwerden heilen, die diese Substanz in großen Mengen verursacht.*

Der Begründer der Homöopathie, **Christian Friedrich Samuel Hahnemann**, wurde am 10. April 1755 in Meißen/Sachsen geboren. Trotz seiner ärmlichen Herkunft erhielt er eine gute Schulbildung und studierte später Chemie und Medizin an den Universitäten Leipzig, Wien und Erlangen. Nach seiner Promotion im August 1779 ließ er sich als Landarzt nieder.

Neben seiner ärztlichen Tätigkeit, die ihn zunehmend weniger befriedigte und auch nicht genug für den Unterhalt seiner wachsenden Familie abwarf, schrieb Hahnemann Artikel und kleinere Abhandlungen über medizinische Fragen. Darin protestierte er in flammenden Worten gegen die brutalen medizinischen Therapien seiner Zeit, besonders die Aderlässe, die Darmspülungen und die hohen Dosen teilweise hochgiftiger Arzneimittel, die oft schreckliche Nebenwirkungen zeigten. Statt dessen setzte er sich für eine Verbesserung der öffentlichen Hygiene ein sowie für eine bessere Ernährung, Bewegung an der frischen Luft und bessere Wohnbedingungen. Zu einer Zeit, da Häuser und Städte restlos von Menschen überquollen und es daher mit der Hygiene nicht weit her war, forderte Hahnemann die Menschen auf, sich häufig zu baden und die Bettwäsche regelmäßig zu wechseln. Schließlich war der Arzt so sehr von der medizinischen Praxis angewidert, daß er sie ganz aufgab und fortan ganz als Übersetzer arbeitete.

Das ausgehende 18. Jahrhundert war in Europa eine Zeit der großen Entdeckungen und der fundamentalen sozialen Umwälzungen. Mit der industriellen Revolution ergaben sich große technische Fortschritte, die rasch weite Verbreitung fanden, sowie vielfältige wissenschaftliche Entdeckungen. In der Medizin lagen die größten Fortschritte in der Analyse und Extraktion der wirksamen Bestandteile von Heilpflanzen. Ein Meilenstein in dieser Entwicklung war die Isolierung von Morphin aus der Mohnpflanze, die 1805 dem Deutschen Apotheker **Friedrich Wilhelm Sertürner** aus Paderborn gelang.

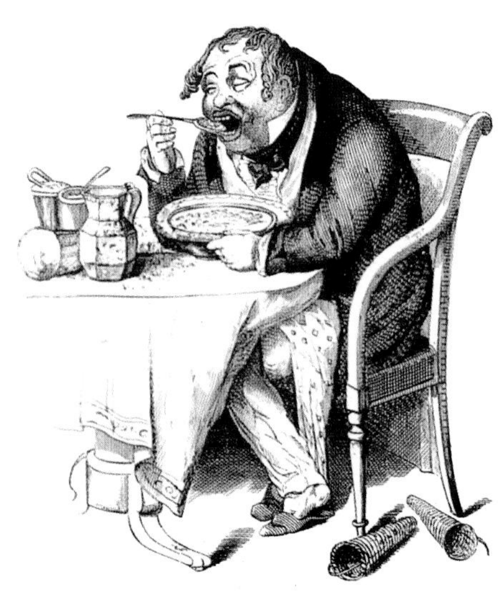

Schlemmerei. *Hahnemann glaubte fest an die heilenden Kräfte einer gesunden Ernährung und einer guten Hygiene. Er geißelte Schlemmereien und übermäßigen Alkohol- sowie Kaffeekonsum.*

Die erste Prüfung

Im Jahre 1790 übersetzte Hahnemann eine »Materia Medica« des schottischen Arztes **Dr. William Cullen** ins Deutsche und kam im Verlaufe seiner Arbeit an einen Abschnitt über Chinarinde oder Cinchona, der nicht nur sein Leben, sondern das Leben unzähliger Menschen rund um den Erdball grundlegend verändern sollte. In diesem Abschnitt behauptete Cullen, daß die Rinde des Chinarindenbaumes aufgrund ihrer adstringierenden und damit magenstärkenden Wirkung ein gutes Mittel gegen Malaria sei. Als Chemiker mochte Hahnemann dieser Einschätzung nicht folgen, kannte er doch eine Vielzahl weitaus stärker adstrigierender Mittel, die keinerlei Erfolge bei Malaria zeigten. Hahnemann beschloß, die Wirkung von Chinarinde an sich selbst auszuprobieren, nahm einige Tage lang immer wieder einige Quentchen dieses Stoffes zu sich und protokollierte seine Beobachtungen ganz genau. Zu seinem Erstaunen entwickelten sich bei ihm kurz nach der Einnahme von Chinarinde die typischen Malariasymptome, obwohl er selbst nicht an Malaria erkrankt war. Die Symptome verschwanden nach einigen Stunden und kehrten wieder, sobald er eine neue Dosis Chinarinde eingenommen hatte. Unterbrach er das Experiment, blieb er symptomfrei. Um diesem Phänomen auf die Spur zu kommen, begann Hahnemann, Chinarinde auch an anderen gesunden Menschen aus seinem Freundeskreis, wie er sagte, zu »prüfen« und ihre Reaktionen genauestens aufzuschreiben. Später wiederholte er diese Prüfungen mit anderen Mitteln seiner Zeit, zum Beispiel *Belladonna* (Tollkirsche) und *Arsenicum album* (Arsen). Diese Prüfungen fanden unter sehr strikten Bedingungen statt; die Prüfpersonen durften nichts essen oder trinken, was die Prüfergebnisse hätte stören können, wie etwa Alkohol, Tee, Kaffee sowie salzige und stark gewürzte Nahrung.

Die Bewertung der Symptome

Hahnemann stellte fest, daß sich die Reaktionen seiner Prüfpersonen deutlich unterschieden. Manche zeigten nur leichte Reaktionen auf die Einnahme der Prüfsubstanz, andere reagierten mit heftigen und vielfältigen Symptomen. Die Symptome, die am häufigsten auftraten, nannte Hahnemann Schlüsselsymptome oder Symptome ersten Grades. Symptome zweiten Grades traten weniger häufig auf, Symptome dritten Grades sehr selten oder nur ein einziges Mal. Die Zusammenstellung aller beobachteten Symptome nannte Hahnemann das Symptombild oder Arzneimittelbild der jeweils geprüften Substanz.
In den folgenden Jahren prüfte Hahnemann eine Vielzahl weiterer natürlicher Substanzen. Er hatte das Ähnlichkeitsprinzip des Hippokrates, das »Ähnliches heilt Ähnliches«, wiederentdeckt und sollte damit ein völlig neues Denksystem und Heilverfahren in die Medizin einführen.

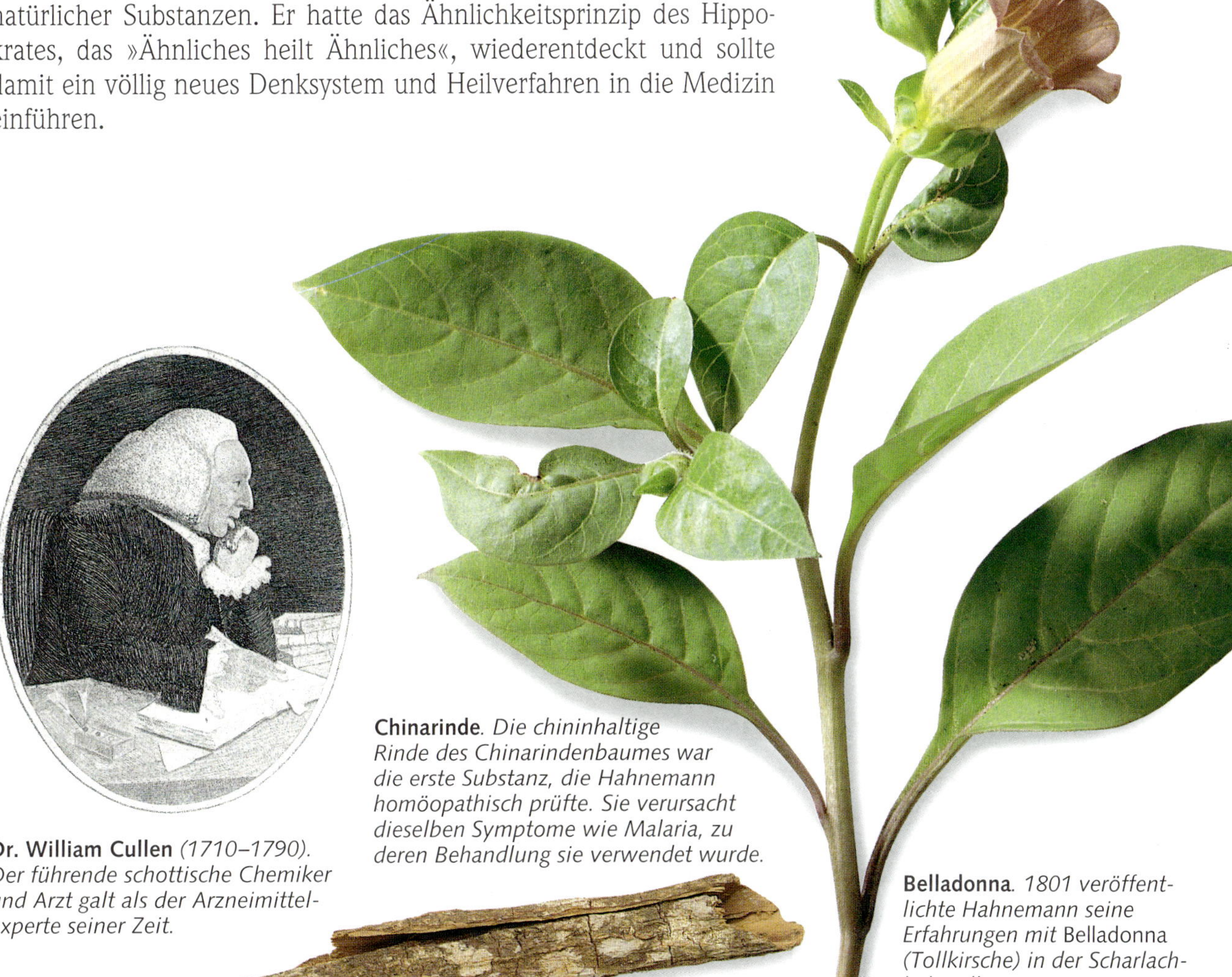

Dr. William Cullen *(1710–1790). Der führende schottische Chemiker und Arzt galt als der Arzneimittelexperte seiner Zeit.*

Chinarinde. *Die chininhaltige Rinde des Chinarindenbaumes war die erste Substanz, die Hahnemann homöopathisch prüfte. Sie verursacht dieselben Symptome wie Malaria, zu deren Behandlung sie verwendet wurde.*

Belladonna. *1801 veröffentlichte Hahnemann seine Erfahrungen mit* Belladonna *(Tollkirsche) in der Scharlachbehandlung.*

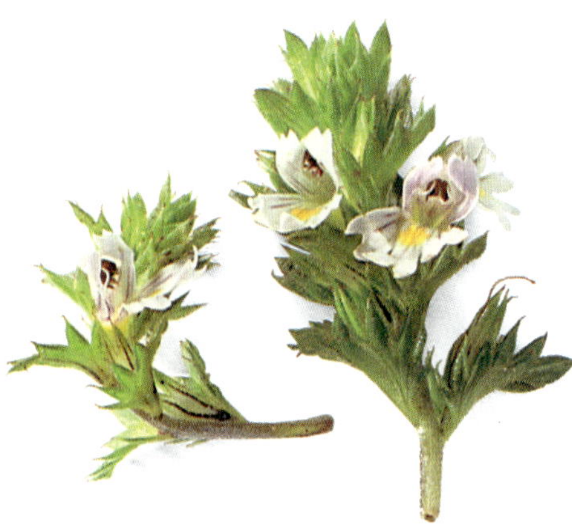

Augentrost. Euphrasia officinalis *gehörte zu den ersten Heilpflanzen, die Hahnemann prüfte. In hohen Dosen reizt sie die Augen, in kleinen Dosen wirkt sie heilend.*

Die Entwicklung der Homöopathie

Nach sechsjähriger Prüfung der verschiedensten Substanzen hatte Hahnemann eine Menge Informationen über ihre Wirkungen zusammengetragen. Auf der Grundlage seiner sorgfältigen Forschungen und der Arzneimittelbilder wagte er sich nun an den nächsten Schritt: die Prüfung der Mittel an Kranken. Würden sie helfen oder nicht? Bevor er ein Mittel verabreichte, untersuchte Hahnemann die Kranken sorgfältig, befragte sie ausführlich nach ihren Beschwerden, insbesondere nach den Bedingungen, unter denen sie sich besserten oder verschlimmerten, nach ihrem allgemeinen Gesundheitszustand, ihren Lebensgewohnheiten und ihrem Lebensgefühl. Durch diese sorgfältige Anamnese erschloß sich für den Arzt ein individuelles Symptombild des Patienten, das er anschließend mit den Symptombildern der geprüften Arzneimittel abglich. Nur wenn beide nahezu völlig übereinstimmten, verordnete Hahnemann das betreffende Mittel. Die Praxis bestätigte sein Vorgehen: Je größer die Übereinstimmung der Symptombilder, desto größer auch der Erfolg der Behandlung.

Neue medizinische Prinzipien

Hahnemann kam zu dem Schluß, daß er ein neues medizinisches Grundprinzip entdeckt haben mußte – das Grundprinzip, wonach ein Arzneimittel und eine Krankheit, die dieselben Symptome zeigen, sich irgendwie gegenseitig aufheben und dadurch die Gesundheit des Patienten wiederherstellen. Er beschrieb dieses Phänomen mit den lateinischen Worten *similia similibus currentur*, zu deutsch »Ähnliches wird durch Ähnliches geheilt«. Dieser Satz ist der erste und wichtigste Grundsatz der Homöopathie.

1796 erschien Hahnemanns erste Veröffentlichung über sein neues Heilverfahren mit dem Titel »Versuch über ein neues Prinzip zur Auffindung der Heilkräfte der Arznei-Substanzen«. Darin schrieb er: »Man ahme die Natur nach, welche zuweilen eine chronische durch eine andere hinzukommende heilt, und wende in der zu heilenden (vorzüglich chronischen) Krankheit dasjenige Arzneimittel an, welches eine andere, möglichst ähnliche, künstliche Krankheit zu erregen imstande ist, und jene wird geheilt werden...« Sein neues Heilprinzip nannte Hahnemann Homöopathie, ein aus dem Altgriechischen zusammengesetztes Wort, das ähnliches (homöo) Leiden (pathos) bedeutet. 1810 veröffentlichte er die Grundlagen seines Heilverfahrens im berühmten »Organon der rationellen Heilkunde« (ab der 2. Auflage 1819: »Organon der Heilkunst«), zwei Jahre später hielt er bereits Vorlesungen über Homöopathie an der Universität Leipzig.

Arzneimittelkoffer. *Seit 1812 gab es Homöopathen. Viele von ihnen führten die wichtigsten Mittel in einem solchen Koffer ständig bei sich.*

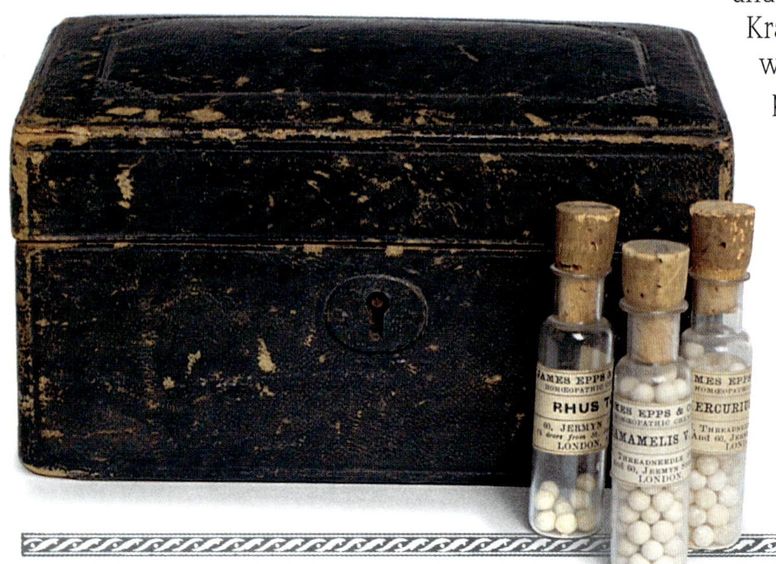

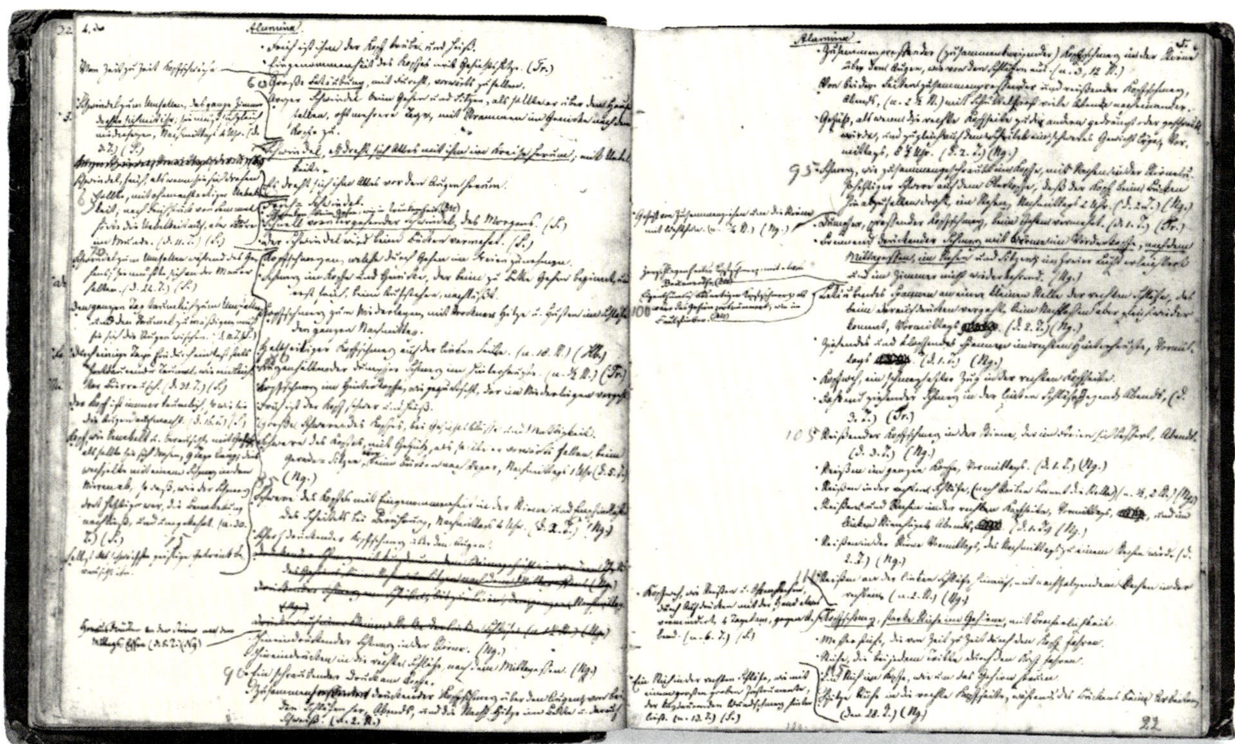

Forschungsarbeiten. *Eine Seite aus Hahnemanns Originalmanuskript »Die chronischen Krankheiten, ihre eigentümliche Natur und homöopathische Heilung« von 1828, in dem seine Prüfergebnisse und die seiner Kollegen protokolliert sind.*

Verdünnte Mittel

Einige Substanzen, mit denen Hahnemann arbeitete, waren hochgiftig, wie etwa das Arsen. Daher verabreichte er sie nur in sehr geringen, stark verdünnten Mengen. Trotzdem war er immer wieder verwundert, daß einige der Patienten über eine Verschlechterung ihrer Beschwerden berichteten, bevor sie sich schließlich besserten. Um diese »Erstverschlimmerungen« zu vermeiden, änderte Hahnemann die Verdünnungsmethode. Er entwickelte ein Zwei-Stufen-Verfahren, bei dem das Mittel zunächst verdünnt und anschließend durch heftiges Schütteln vermischt wurde. Zusätzlich wurde es bei jeder Schüttelbewegung auf eine harte Unterlage geschlagen. Hahnemann glaubte, daß durch dieses rhythmische Schütteln die heilende Energie aus der Substanz herausgelöst würde. Zu seinem großen Erstaunen verursachten die verdünnten Mittel nicht nur noch wesentlich stärkere Erstverschlimmerungen, sondern schienen auch schneller und besser zu wirken als die weniger verdünnten. Obwohl schwächer, wirkten sie doch viel stärker. Aus diesem Grund nannte Hahnemann die verdünnten Mittel »Potenzen«. In der Homöopathie bezeichnet die Potenz also den Grad der Verdünnung beziehungsweise die Stärke eines Mittels.

Sein ganzes weiteres Leben lang experimentierte Hahnemann mit Verdünnungen, arbeitete mit immer schwächeren Lösungen, die paradoxerweise immer stärker wirkten. Schließlich verdünnte er die Mittel so stark, daß sich kein einziges Molekül der Ausgangssubstanz mehr darin befinden konnte, und trotzdem zeigten die Mittel immer noch eine hervorragende Wirksamkeit. Insgesamt prüfte Hahnemann im Laufe seines Lebens um die 100 verschiedene homöopathische Mittel. Er glaubte, daß man immer nur ein einziges Mittel über den kürzest möglichen Zeitraum, am besten nur eine einzige Dosis, geben sollte, um die Selbstheilungskräfte des Körpers anzuregen.

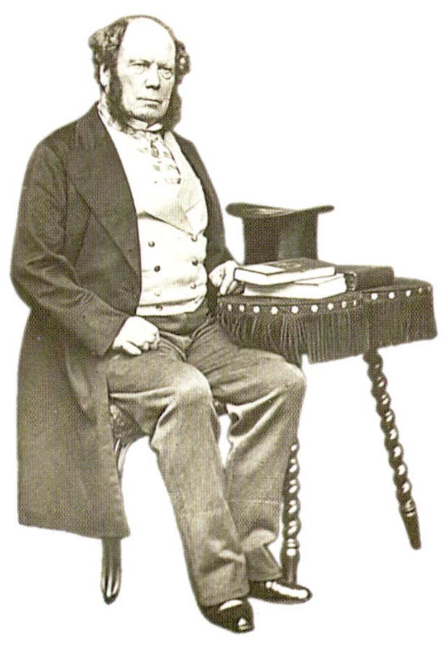

Dr. Quin *(1799–1878). Die Einführung der Homöopathie in Großbritannien ist weitgehend seinem Engagement zu verdanken, nachdem er selbst 1831 durch das homöopathische Mittel* Camphora *von der Cholera geheilt worden war.*

Hahnemanns Schüler

Während des 19. Jahrhunderts fand Hahnemanns Lehre nicht nur in Deutschland und Europa rasche Verbreitung, sondern auch in Amerika und Asien. Obwohl zahlreiche Anhänger der herrschenden medizinischen Lehrmeinung seinen Ideen skeptisch gegenüberstanden oder sie strikt ablehnten, setzte sich die Homöopathie in vielen Ländern durch und gewann ständig an Anerkennung.

1831 brach in Mitteleuropa eine Choleraepidemie aus. Hahnemann empfahl das Mittel *Camphora* zur Behandlung, das sich als sehr erfolgreich erwies. Außerdem riet der Arzt, die Cholerakranken in Quarantänestationen unterzubringen. Auch damit erwies er sich seiner Zeit weit voraus.

Einer von Hahnemanns bekanntesten Schülern, der englische Arzt **Dr. Frederick Foster Hervey Quin**, gehörte zu den vielen Cholerakranken, die durch *Camphora* geheilt wurden. Er hatte sich zwar schon früher für die Idee der Homöopathie interessiert, aber erst die Erfahrung am eigenen Leib veranlaßte ihn, 1832 eine eigene homöopathische Praxis in London zu eröffnen. 1849 gründete er das erste homöopathische Krankenhaus der Stadt. Die zweite große Choleraepidemie im Jahre 1854 gab Dr. Quin die Chance, die Wirksamkeit der Homöopathie unter Beweis zu stellen. Die Todesrate in seiner Klinik lag etwa 30 Prozent unter der anderer Krankenhäuser in London. Trotzdem wurden diese Erfolge von der Presse totgeschwiegen und erst nach einer Intervention des Parlaments veröffentlicht. In einem offiziellen Bericht sagte der medizinische Inspektor wörtlich: »Wenn es Gott gefallen sollte, mir die Cholera zu schicken, so würde ich mir wünschen, einem homöopathischen Arzt in die Hände zu fallen.«

Das homöopathische Krankenhaus in London. *1849 gründete Dr. Quin das erste homöopathische Krankenhaus.*

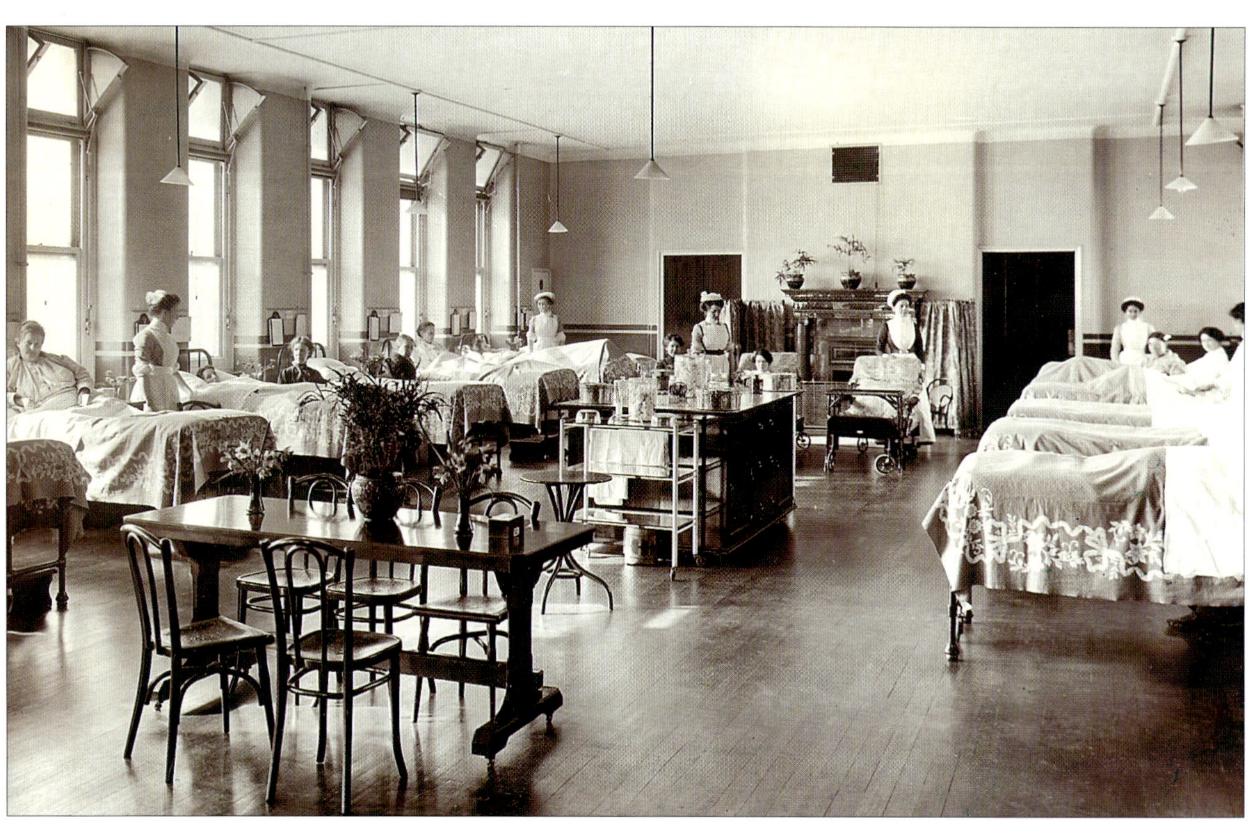

Der Einfluß von Hering und Kent

Die Homöopathie erreichte um 1820 die USA und setzte sich dort schnell durch. Die wichtigsten amerikanischen Homöopathen waren **Constantine Hering** (1800–1880) und **Dr. James Tyler Kent** (1849–1916). Sie führten nicht nur Hahnemanns Arbeiten auf dem Sektor der Arzneimittelprüfung fort, sondern entwickelten auch selbst einige grundlegende Ideen und Praktiken.

Dazu zählt das »Heringsche Gesetz«, das den homöopathischen Heilungsverlauf genau beschreibt. Danach verläuft die Heilung, körperlich gesehen, von oben nach unten (vom Kopf zum Fuß), von innen nach außen und von den wichtigsten Organen zu den weniger wichtigen. Außerdem beobachtete Hering, daß zuerst die zuletzt aufgetretenen Beschwerden verschwinden und die ältesten Beschwerden zum Schluß. Zum Beispiel hellt sich oft zunächst die Stimmung der Patienten auf, bevor auch ihre körperlichen Beschwerden nachlassen.

Dr. Kent beobachtete, daß bestimmte Menschen stärker auf bestimmte Mittel reagieren als andere. Das führte ihn zu der These, daß Menschen mit ähnlichem körperlichem Erscheinungsbild und ähnlicher Persönlichkeit dazu neigen, ähnliche Krankheiten zu entwickeln. Daraus leitete Kent später seine Lehre von den Konstitutionstypen und den dazugehörigen körperlichen und geistig-seelischen Konstitutionsbeschwerden ab. So hat laut Kent beispielsweise der *Natrium-chloratum*-Typ (früher: *Natrium muriaticum*) tendenziell einen birnenförmigen Körper mit dunklem Teint, ist sehr anspruchsvoll, introvertiert, liebt salzige Nahrung und leidet an Verstopfung. Bei der Konstitutionsbehandlung bevorzugte Kent die Gabe von hohen Potenzen.

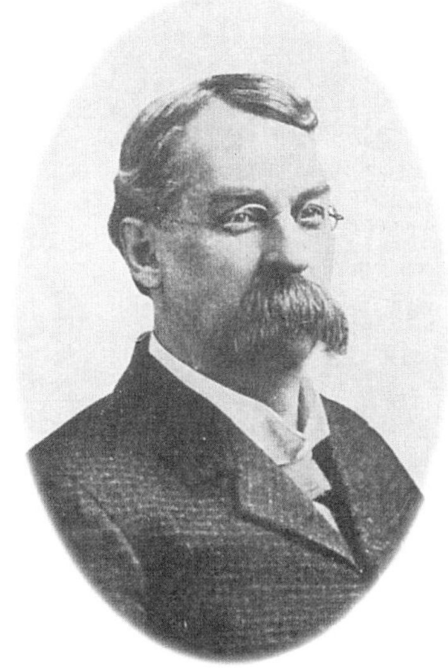

Dr. James Tyler Kent *(1849–1916). Die klassische Homöopathie beruht weitgehend auf dem Werk dieses amerikanischen Homöopathen. Er führte das Konzept der Konstitutionsbehandlung ein, die das homöopathische Mittel nach der körperlichen und der geistig-seelischen Verfassung des einzelnen Patienten auswählt.*

Hohe kontra niedrige Potenzen

Ende des 19. Jahrhunderts griff der englische Homöopath **Richard Hughes** (1836–1902) die Kentsche Verschreibung von hohen Potenzen bei der Konstitutionsbehandlung an und forderte, nur noch die direkt mit der Krankheit zusammenhängenden Symptome und Informationen für die Auswahl des passenden Mittels zu berücksichtigen. Ferner empfahl er die Gabe von niedrigeren Potenzen. Dies führte zu einer Spaltung in der homöopathischen Lehre. Auf der einen Seite standen die Anhänger der Kentschen Konstitutionslehre, die eben die Mittel nach der körperlichen und geistig-seelischen Verfassung der Kranken bestimmten und hohe Potenzen verordneten. Auf der anderen formierten sich die Schüler von Hughes, die nur noch die rein körperlichen Krankheitssymptome gelten lassen wollten und auf niedrigere Potenzen setzten. Diese Spaltung führte in den Augen der Schulmedizin, deren großer Rivale die neue Lehre ja geworden war, zu einer starken Schwächung der Homöopathie. Um 1920 wurde sie nahezu vollständig abgelehnt und unterdrückt. In den folgenden Dekaden erlebte die Homöopathie jedoch wieder ein Comeback und wird heute in ihrer klassischen Form rund um den Erdball zunehmend auch von Schulmedizinern akzeptiert und geschätzt.

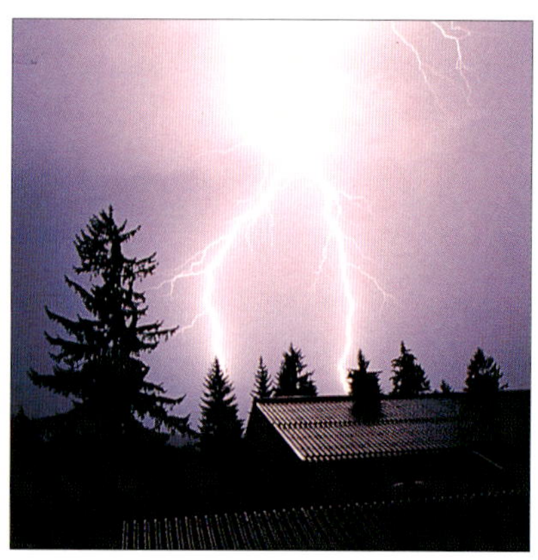

Die Einflüsse des Wetters. *Bei der Erhebung des Symptombildes interessiert sich der Homöopath immer auch für die sogenannten Modalitäten, unter denen sich die Beschwerden des Kranken bessern oder verschlimmern. Dazu zählen auch das Wetter, die Jahres- und die Tageszeiten.*

Das Prinzip der Lebenskraft

Hahnemann hatte zunächst große Schwierigkeiten, sich die Wirkungsweise seiner homöopathischen Mittel zu erklären. Er hatte ja beobachtet, daß die Wirksamkeit der Mittel mit dem Verdünnungsgrad beziehungsweise der Potenz zunimmt, was der vorherrschenden Lehrmeinung grundlegend widersprach. Er schloß daher, daß der menschliche Körper über irgendeine unsichtbare Energie verfügen müsse, die auf die feine Stimulierung durch die homöopathischen Mittel reagiert und den Körper anregt, sich selbst zu heilen.

Hahnemann nannte diese Energie die »Lebenskraft des Körpers«. Sie ist die Kraft oder Energie, die den Körper gesund erhält, indem sie die Abwehrkräfte gegen die Krankheiten steuert. Wird diese Kraft durch Streß, schlechte Ernährung, Bewegungsmangel, angeborene Schwächen oder Umwelteinflüsse gestört, können sich Krankheiten entwickeln. Die Symptome der Krankheit sind das äußerlich sichtbare Anzeichen dafür, daß die Lebenskraft versucht, das gestörte Gleichgewicht wiederherzustellen. Das Konzept der Lebenskraft findet sich übrigens auch in der Schulmedizin wieder, die von den Selbstheilungskräften des Körpers spricht, sie aber nicht so stark betont, wie es die Homöopathie tut. In der Homöopathie ist die Lebenskraft der Schlüssel zum Verständnis der Wirkungsweise von Arzneimitteln und dem Verlauf der Heilung.

Akute und chronische Krankheiten

Homöopathen unterscheiden zwischen akuten und chronischen Erkrankungen. Bei einer akuten, sich selbst beschränkenden Erkrankung, wie etwa einer Erkältung, stellen sich die Beschwerden meist sehr schnell ein, die Krankheit nimmt ihren Verlauf und heilt von selbst aus,

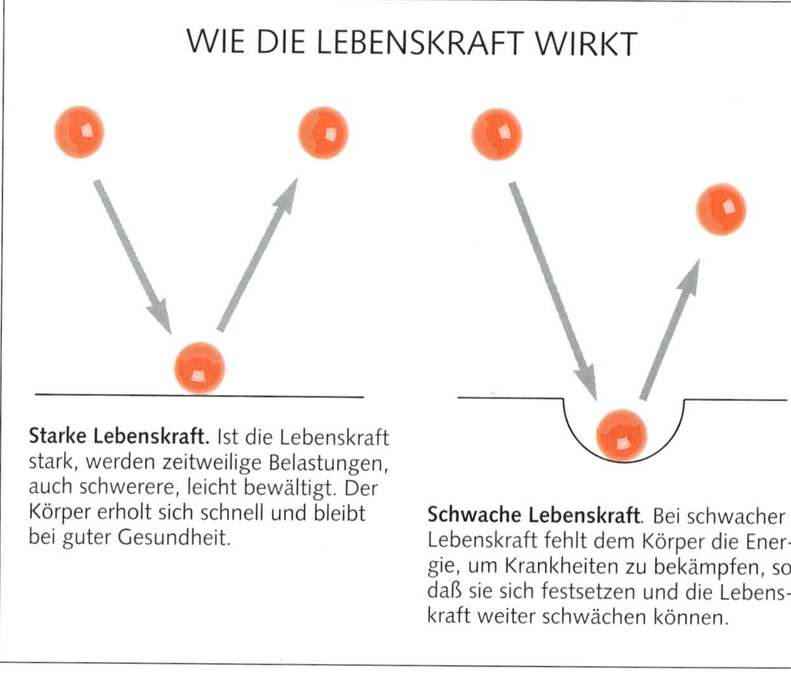

Starke Lebenskraft. Ist die Lebenskraft stark, werden zeitweilige Belastungen, auch schwerere, leicht bewältigt. Der Körper erholt sich schnell und bleibt bei guter Gesundheit.

Schwache Lebenskraft. Bei schwacher Lebenskraft fehlt dem Körper die Energie, um Krankheiten zu bekämpfen, so daß sie sich festsetzen und die Lebenskraft weiter schwächen können.

Die Lebenskraft. *Die beiden Diagramme zeigen den Unterschied zwischen einer starken und einer schwachen Lebenskraft. Man kann sich die Lebenskraft als eine Art Trampolin vorstellen und die Belastungen als Bälle, die auf die Sprungfläche aus großer Höhe aufprallen. Homöopathische Mittel stärken die Lebenskraft.*

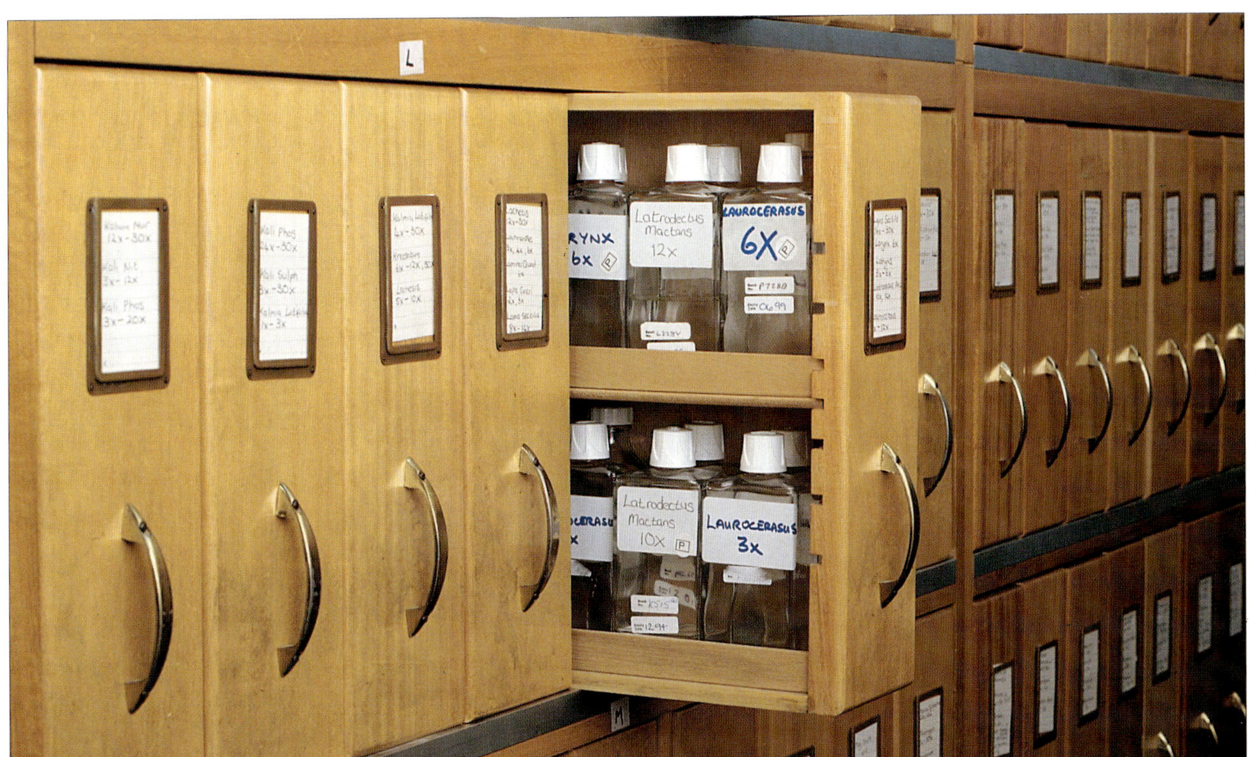

mit oder ohne Behandlung. Im Gegensatz dazu leiden die Patienten bei chronischen Erkrankungen an ständigen oder wiederkehrenden Beschwerden, zum Beispiel wiederkehrenden Infektionen oder Verschleißerkrankungen, wie etwa Arthritis. Obwohl die Lebenskraft immer wieder kleinere Siege über die Krankheit erlangt und auch Rückfälle bewältigt werden, zeigt der allgemeine Trend doch nach unten.

Homöopatische Mittel beschleunigen die Genesung, indem sie die Lebenskraft anregen und stärken, sich gegen die Erkrankung zu wehren und den Körper wieder gesunden zu lassen. Dabei kommt es darauf an, daß der Homöopath das Mittel wählt, dessen Symptombild den Beschwerden des Patienten möglichst genau entspricht. Das ist der Grund, warum er neben den aktuellen Beschwerden auch die Persönlichkeit, Streßbelastung, Lebensgewohnheiten, körperliche Aktivität, Ernährung, Nahrungsvorlieben und die familiäre Krankengeschichte seiner Patienten sowie die allgemeinen Einflußfaktoren, wie etwa das Wetter, berücksichtigt. Nur wenn der Homöopath die individuellen Stärken und Schwächen eines jeden Patienten kennt, kann er das passende Mittel und die geeignete Potenz bestimmen.

Verschiedene Potenzen. *Je verdünnter die Mittel, desto stärker ihre Wirkung oder Potenz. Im allgemeinen werden niedrige Potenzen zur Behandlung akuter Beschwerden gegeben. Höhere dienen zur Behandlung chronischer beziehungsweise konstitutioneller Beschwerden.*

Miasmen

Hahnemann beobachtete, daß einige Menschen, die für häufige akute Erkrankungen anfällig waren, immer wieder neue Symptome entwickelten und eigentlich nie völlig gesund waren. Er schloß daraus, daß diese Patienten eine tiefsitzende Schwäche oder ein Miasma (griechisch: Verunreinigung) haben mußten, die die heilende Wirkung der Arznei blockierten. Auch heute verstehen Homöopathen unter einem Miasma das chronische Wirken einer tiefsitzenden, versteckten Störung, an der schon vorangangene Familiengenerationen oder ein einzelner Vorfahr des Kranken gelitten haben.

Sibirische Schneerose

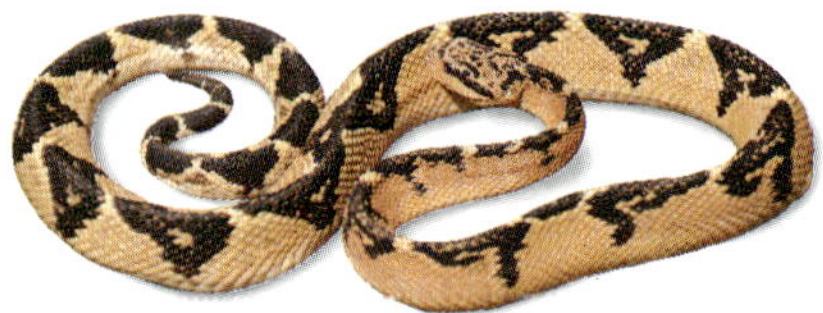

Buschmeisterschlange

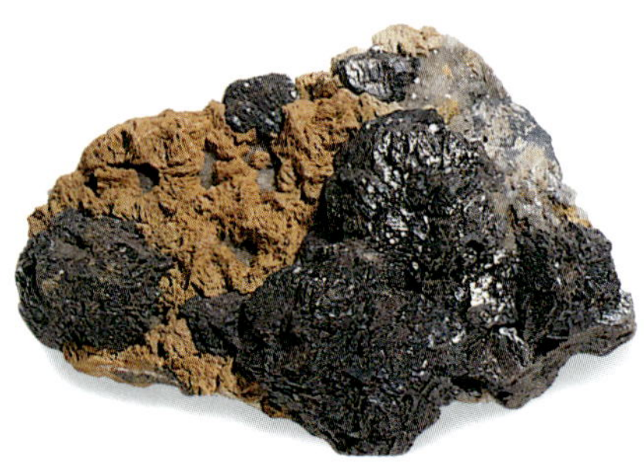

Zink

Rohstoffe. *Homöopathische Mittel werden u.a. hergestellt aus Pflanzen, Mineralstoffen und tierischen Substanzen. Die Spannbreite reicht von toxischen Stoffen wie Schlangengift und Quecksilber bis zu alltäglichen Lebensmitteln wie Hafer und Zwiebeln.*

Die Herstellung der homöopathischen Mittel

Die homöopathischen Arzneimittel werden aus pflanzlichen, tierischen und mineralischen Auszügen hergestellt und in verschiedenen Graden verdünnt, um unerwünschte Nebenwirkungen zu vermeiden. Paradoxerweise wirken die Mittel um so stärker, je verdünnter sie sind. Die Herstellung der homöopathischen Mittel erfordert größte Genauigkeit. Bei der Verwendung von löslichen Substanzen, wie etwa pflanzlichen und tierischen Ursprungs, wird zunächst das Rohmaterial in eine Wasser-Alkohol-Lösung eingelegt (meist 10 Prozent Alkohol, 90 Prozent destilliertes Wasser, wobei das Verhältnis von der jeweiligen Ausgangssubstanz abhängt). Nach einer Wartezeit von 2–4 Wochen, in der das Glas gelegentlich geschüttelt wird, preßt man die Mischung aus. Die dabei gewonnene Flüssigkeit wird als Mutter- oder Urtinktur bezeichnet. Feste, unlösliche Substanzen wie Gold, Calciumcarbonat und Graphit müssen zunächst wiederholt fein zerstoßen oder gemahlen werden, um sie löslich zu machen. Dieser Vorgang heißt Trituration oder Verreibung. Anschließend werden sie genauso wie die originär löslichen Substanzen verdünnt und weiterverarbeitet.

Die Potenzen der Mittel

Die Homöopathie kennt verschiedene Skalen zur Verdünnung der Urtinktur. Am gebräuchlichsten sind die Dezimal-Skala (D) mit einem Verdünnungsfaktor von 1:10 und die Centesimal-Skala (C) mit einem Verdünnungsfaktor von 1:100. Zwischen den einzelnen Verdünnungsschritten wird die jeweilige Potenz heftig rhythmisch verschüttelt. Um beispielsweise eine C1-Potenz des Mittels *Cepa* herzustellen, wird 1 Tropfen der Urtinktur auf 99 Tropfen der Alkohol-Wasser-Lösung gegeben und das Ganze heftig verschüttelt. Wird nun 1 Tropfen dieser C1-Potenz erneut mit 99 Tropfen der Trägerflüssigkeit verschüttelt, erhält man eine C2-Potenz. Die Zahl der Potenzen gibt an, wie oft die Ur-

HERSTELLUNG DES *CEPA*-MITTELS

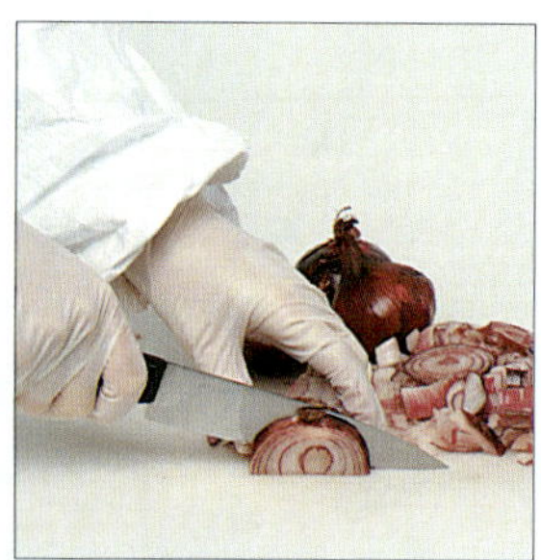

1 *Die frischen Zwiebeln werden gewaschen, von der äußeren Schale befreit und mit einem Messer in nicht zu feine Würfel geschnitten.*

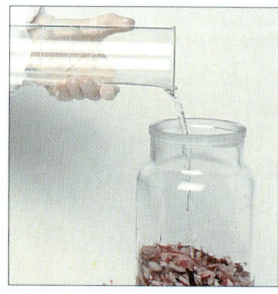

2 *Die Zwiebelwürfel werden in ein Glas gefüllt und so viel einer Wasser-Alkohol-Lösung dazugegossen, daß sie bedeckt sind.*

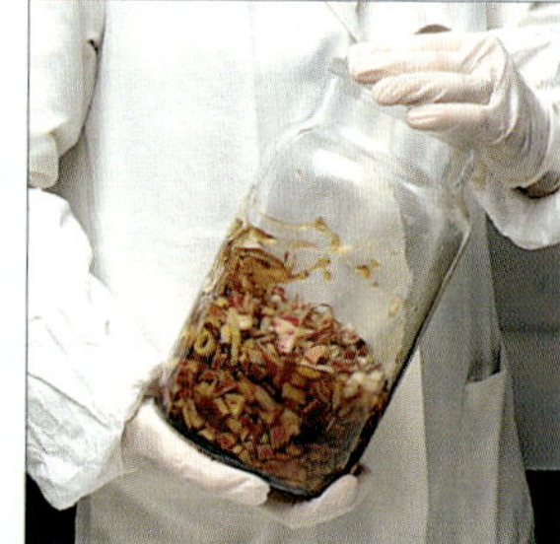

3 *Das Glas wird luftdicht verschlossen und bleibt 2–4 Wochen stehen, wobei es gelegentlich geschüttelt wird.*

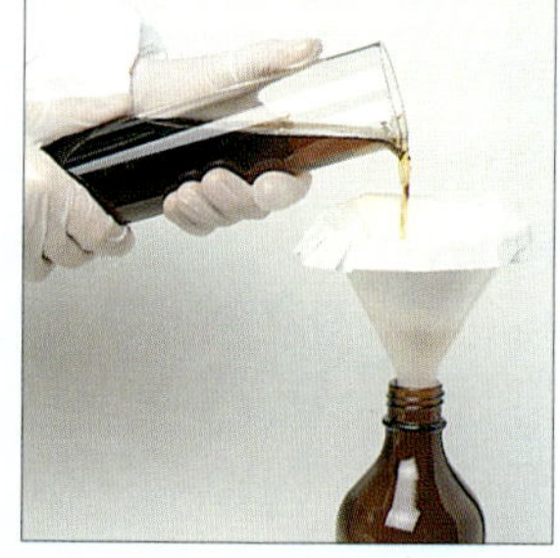

4 *Die Zwiebelmischung wird ausgepreßt und die gewonnene braune Mutter- oder Urtinktur in eine dunkle Glasflasche gefüllt.*

tinktur mit der Alkohol-Wasser-Lösung verdünnt wurde. Zum Beispiel bedeutet eine C6-Potenz von *Cepa*, daß die Urtinktur sechsmal im Verhältnis 1:100 verdünnt und verschüttelt wurde.

Beweise der Wirksamkeit

Ab der C12-Potenz (bzw. D30-Potenz) ist mit größter Wahrscheinlichkeit kein Molekül der Ausgangssubstanz mehr in der Trägerlösung vorhanden. Das ist der Grund, warum so viele Schulmediziner und konventionelle Naturwissenschaftler der Homöopathie so skeptisch gegenüberstehen. Trotz der langjährigen positiven Erfahrung von Homöopathen und ihren Patienten wird ein wissenschaftlicher Wirksamkeitsnachweis nötig sein, bevor die Homöopathie noch mehr Anerkennung finden kann. Dieser Nachweis muß sich auf drei Bereiche beziehen: Erstens müssen klinische Reihentests die Wirksamkeit der homöopathischen Mittel unter Beweis stellen; zweitens muß nachgewiesen werden, daß auch stark verdünnte Mittel eine meßbare Wirkung auf den lebenden Organismus ausüben; und drittens muß der Vorgang des Potenzierens wissenschaftlich geklärt werden.
Obwohl sich die Homöopathie bereits im 19. Jahrhundert bei der Cholerabehandlung und im Zweiten Weltkrieg auch bei der Behandlung von Senfgas-Verätzungen als wirksam erwiesen hat, kam der große Durchbruch erst im Jahr 1986, als kontrollierte klinische Studien eine vorbeugende Wirkung homöopathischer Mittel bei Heuschnupfen nachwiesen. 1995 stellten Wissenschaftler der Universität Glasgow in ebenfalls kontrollierten klinischen Studien fest, daß C30-Potenzen aus Pollen und Hausstaub bei der Behandlung von Heuschupfen und Asthma wirksamer sind als Placebos. Dennoch ist noch viel Arbeit zu tun. So liegt bis heute noch keine Theorie vor, die die Wirkung von potenzierten Mitteln auf den Körper überzeugend erklärt. Dies ist vor allem darauf zurückzuführen, daß die medizinische Wissenschaft gegenwärtig immer noch in engen Grenzen forscht. Doch zweifellos wird das Phänomen des Potenzierens irgendwann in der Zukunft entschlüsselt werden.

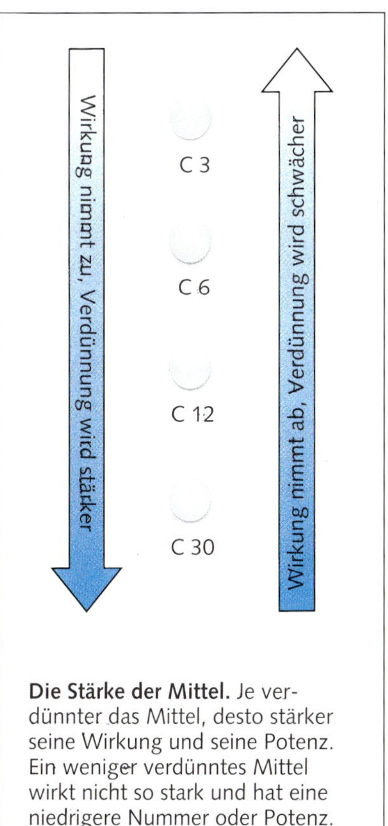

Die Stärke der Mittel. Je verdünnter das Mittel, desto stärker seine Wirkung und seine Potenz. Ein weniger verdünntes Mittel wirkt nicht so stark und hat eine niedrigere Nummer oder Potenz.

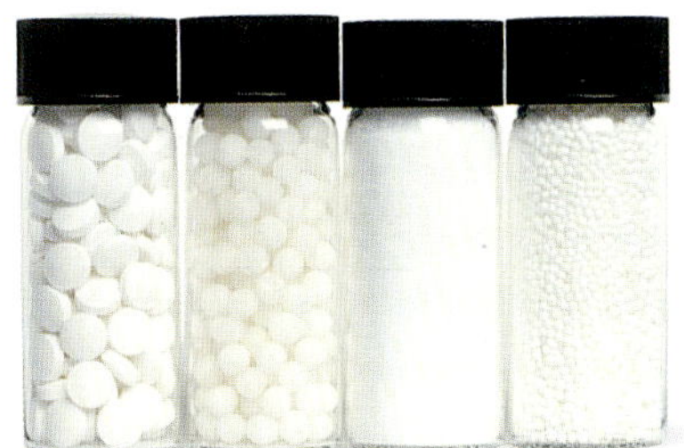

Darreichungsformen. *Tabletten, Pillen, Pulver und Streukügelchen auf Milchzuckerbasis.*

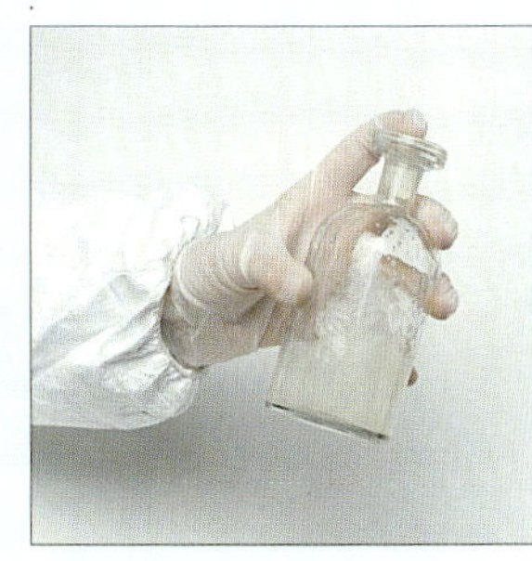

5 1 Tropfen Urtinktur und 99 Tropfen einer Alkohol-Wasser-Lösung werden durch rhythmisches Schütteln gemischt.

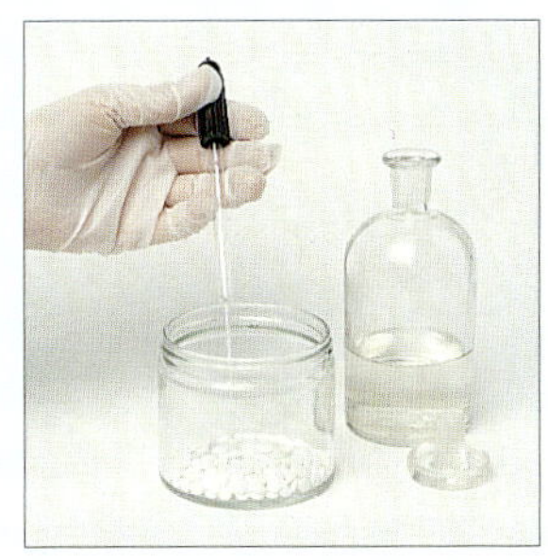

6 Die Mischung wird wiederholt verdünnt und verschüttelt. Milchzuckertabletten werden mit einigen Tropfen des potenzierten Mittels getränkt.

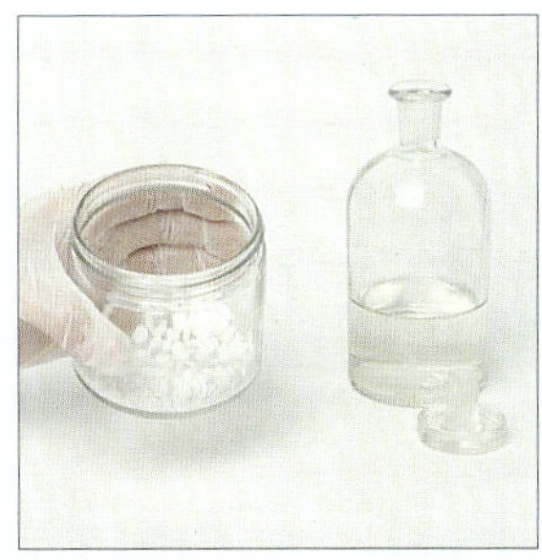

7 Die Milchzuckertabletten werden mit kreisenden Bewegungen im Glas geschwenkt, um jede mit dem Mittel zu benetzen.

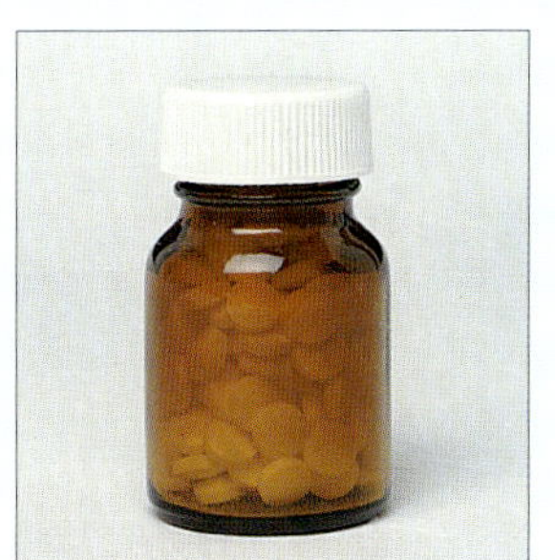

8 Die Tabletten werden luftdicht in einem braunen Fläschchen aufbewahrt. Vor direktem Sonnenlicht schützen.

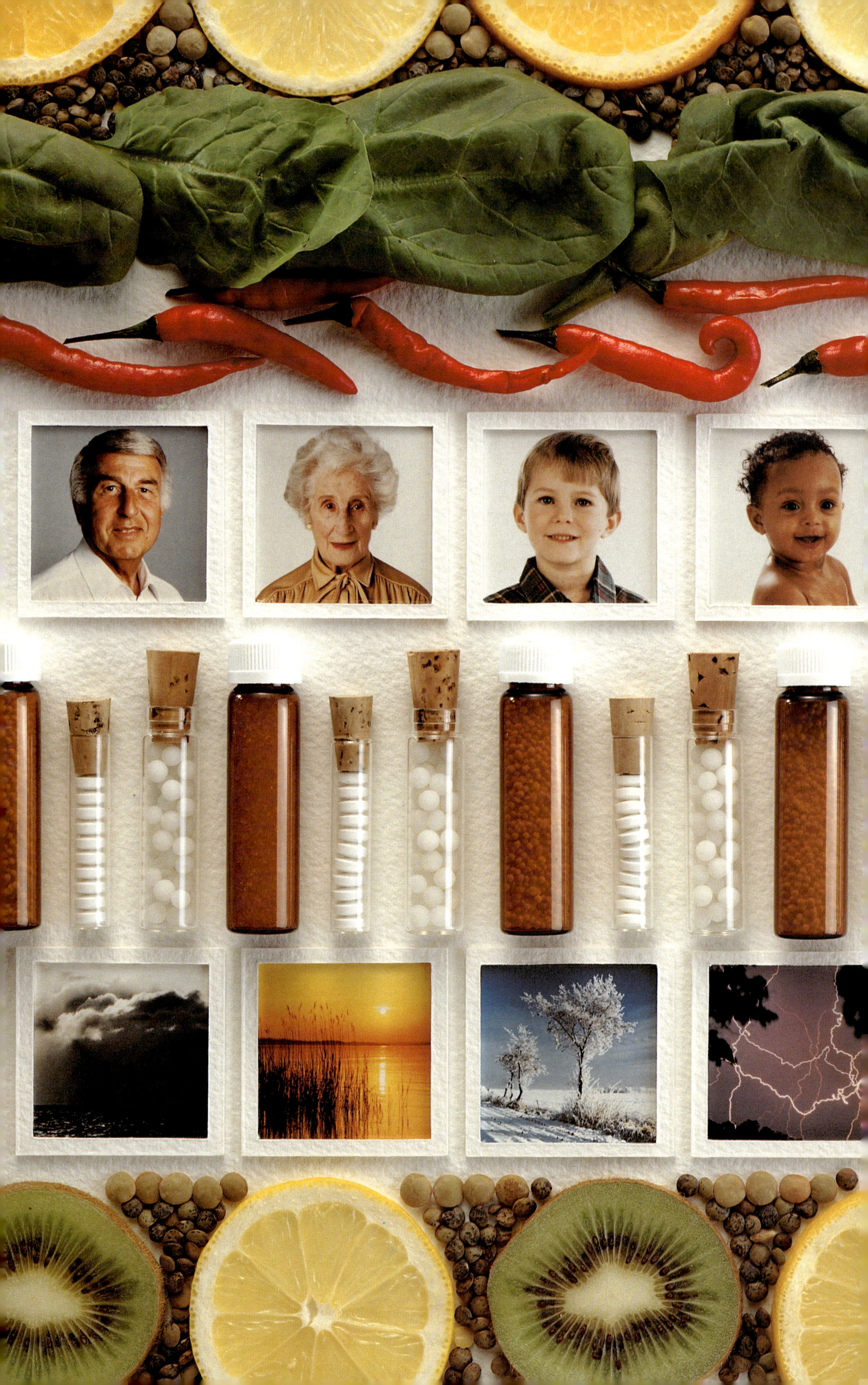

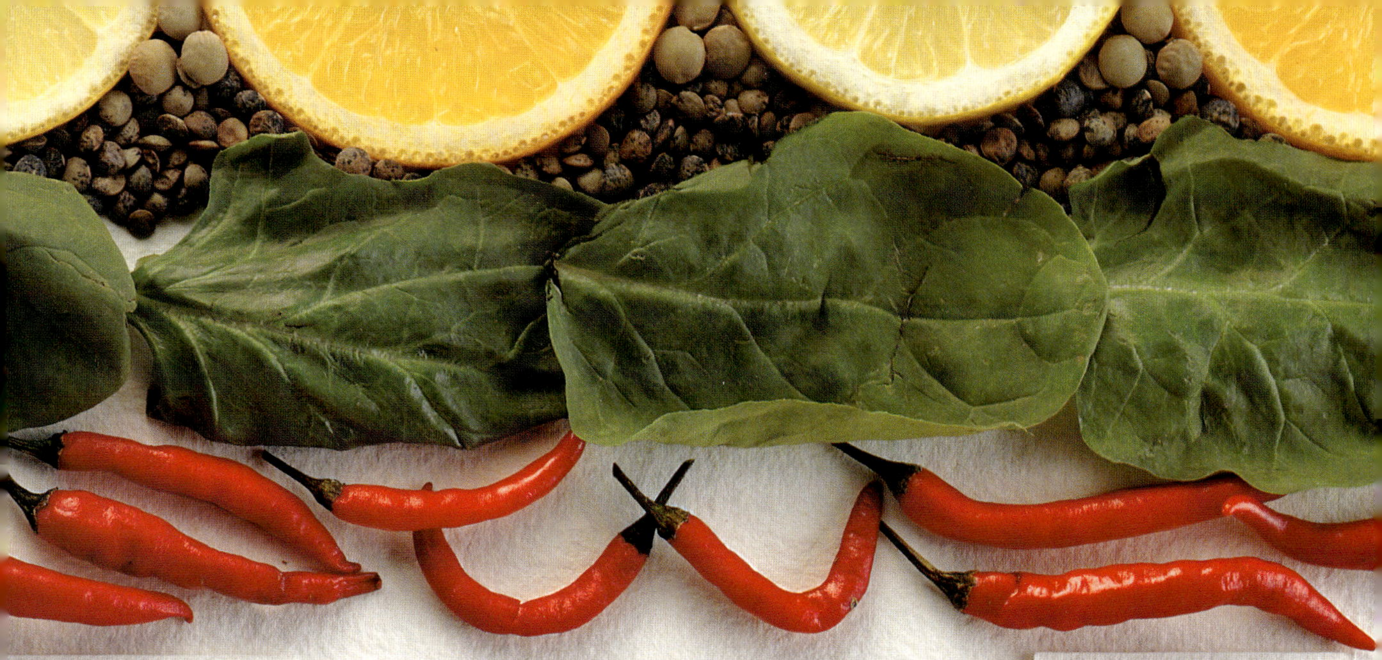

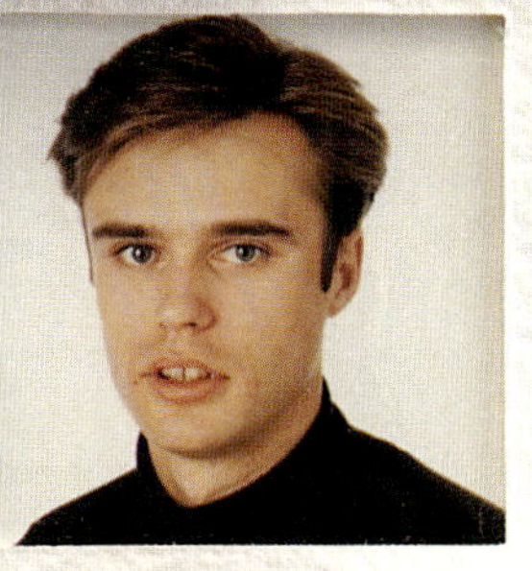
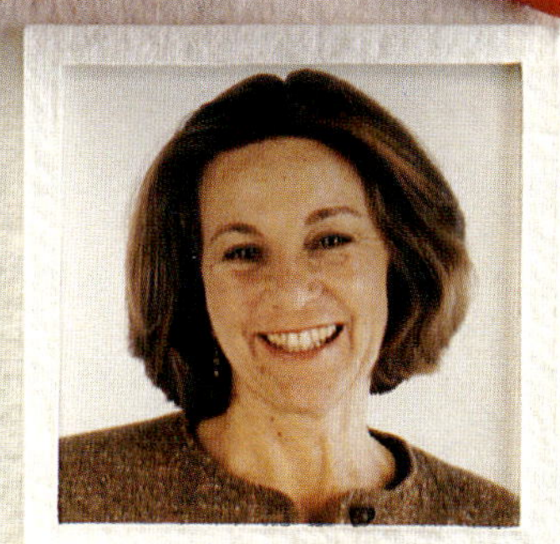

Was unsere Gesundheit beeinflußt

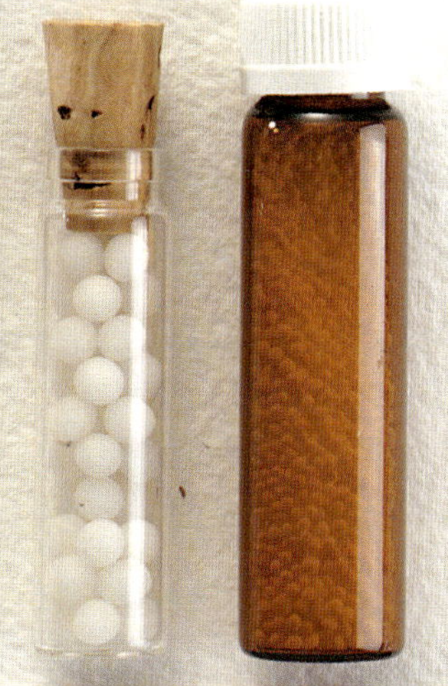
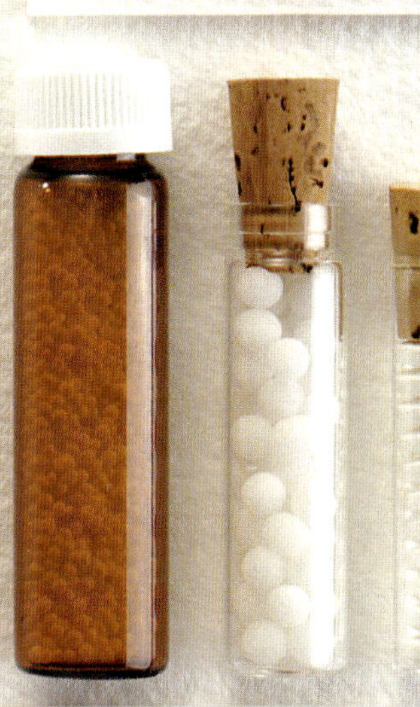

Gute Gesundheit bedeutet nicht einfach nur die Abwesenheit von Krankheit, sondern ein umfassendes körperliches und geistig-seelisches Wohlbefinden. Für die Homöopathie spielen gesunder Lebensstil, gute Streßbewältigung sowie emotionale Ausgeglichenheit und Stabilität eine wichtige Rolle für die Krankheitsvorbeugung.

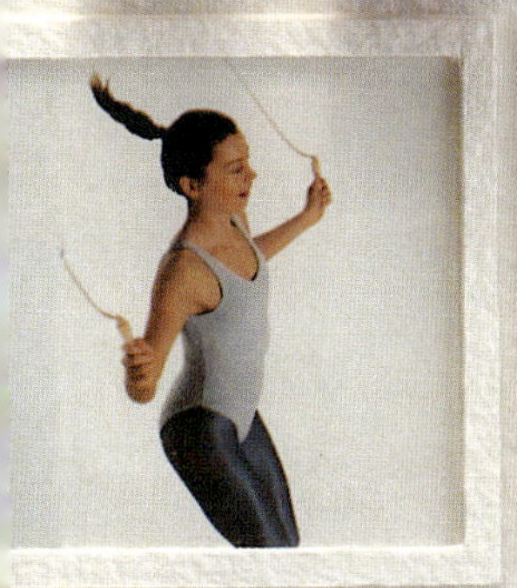
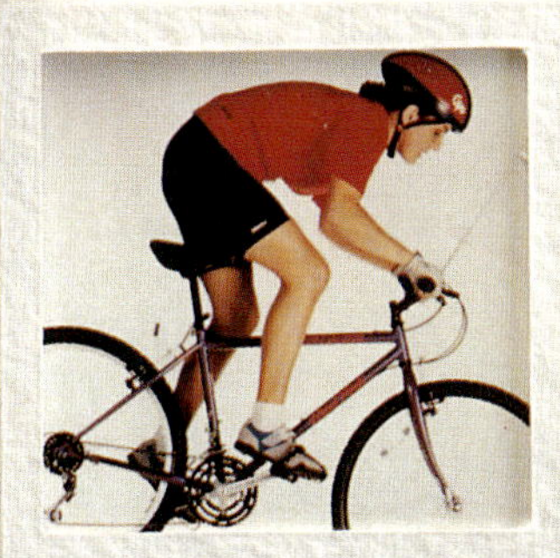
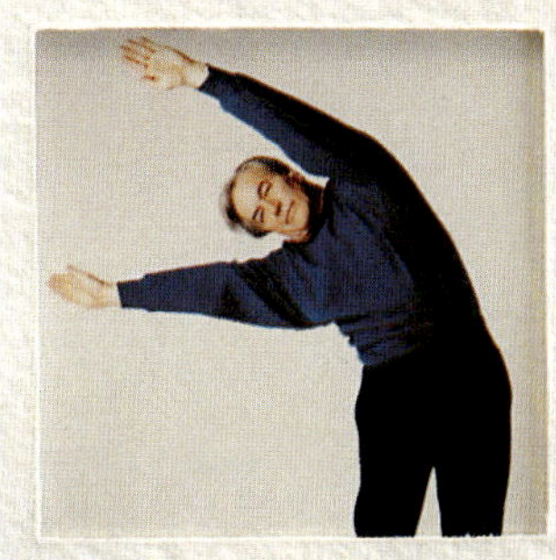
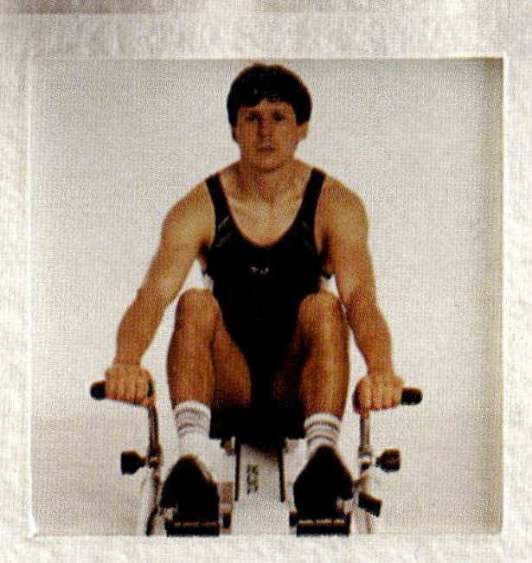
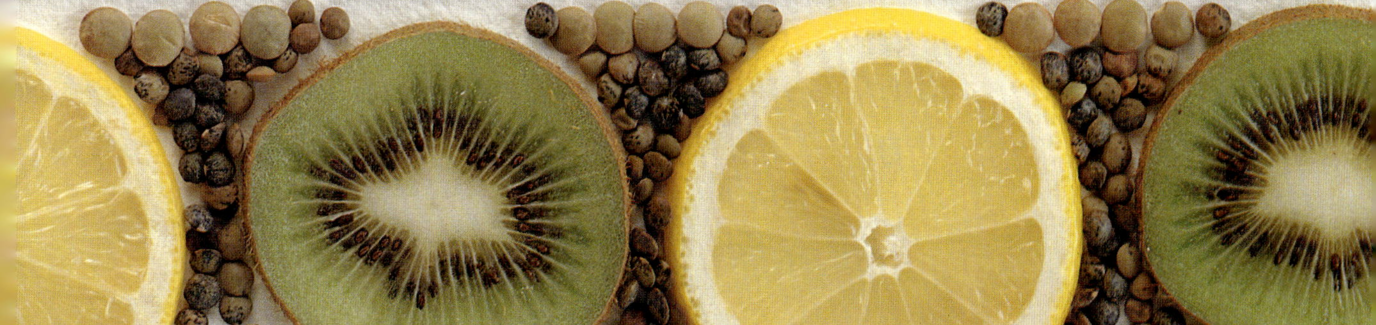

Die Konstitutionstypen

Unter der Konstitution eines Menschen versteht die Homöopathie seine angeborene und erworbene körperliche, geistig-seelische und intellektelle Verfassung. Das passende Konstitutionsmittel, ausgesucht nach diesen Merkmalen, wirkt vorbeugend und heilend. Beispielsweise werden Menschen mit einer Pulsatilla*-Konstitution gut auf das homöopathische Mittel* Pulsatilla *reagieren, weitgehend unabhängig davon, an welchen Beschwerden sie im Moment im einzelnen leiden.*

Was wollen Homöopathen wissen?

Homöopathen unterscheiden die Menschen nach ihrem Konstitutionstyp. Neben der Aufnahme aller Krankheitssymptome fragen sie auch nach Ängsten, Nahrungsvorlieben und allgemeinen Faktoren, wie etwa nach dem Wetter. Außerdem berücksichtigen sie das äußerliche Erscheinungsbild und die schwachen Körperbereiche des Patienten bei der Auswahl des Mittels. Homöopathen wählen das Mittel, dessen Symptombild mit dem jeweiligen Konstitutionstyp am besten übereinstimmt.

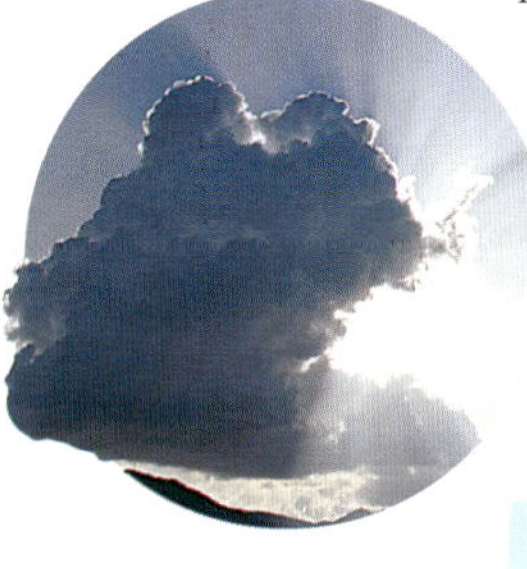

Allgemeine Faktoren. *Das Wetter, die Jahres- und auch die Tageszeiten können die Beschwerden bessern oder verschlimmern.*

Nahrungsvorlieben. *Manche Menschen mögen Süßigkeiten, während andere sie nicht ausstehen können. Vorlieben und Abneigungen sind ein wichtiger Aspekt für die Bestimmung des Konstitutionstyps.*

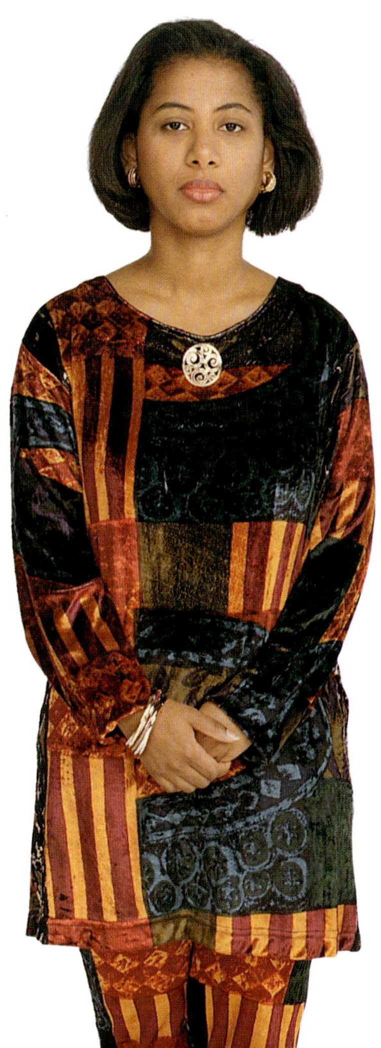

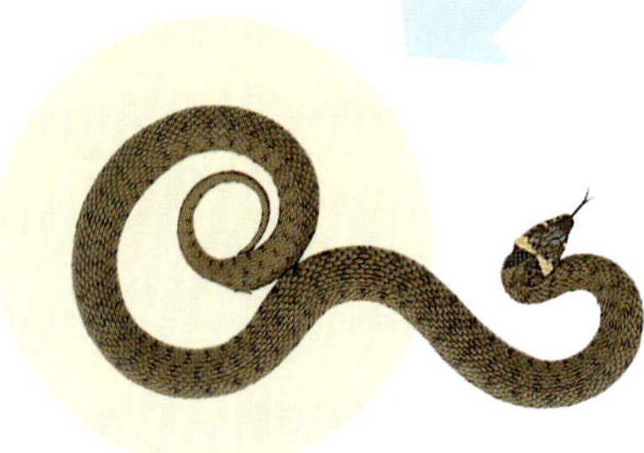

Ängste. *Bei der Auswahl des Mittels berücksichtigen Homöopathen die verschiedensten Ängste, zum Beispiel Spinnen- und Insektenphobien oder Angst vor Versagen, Kontrollverlust, Tod.*

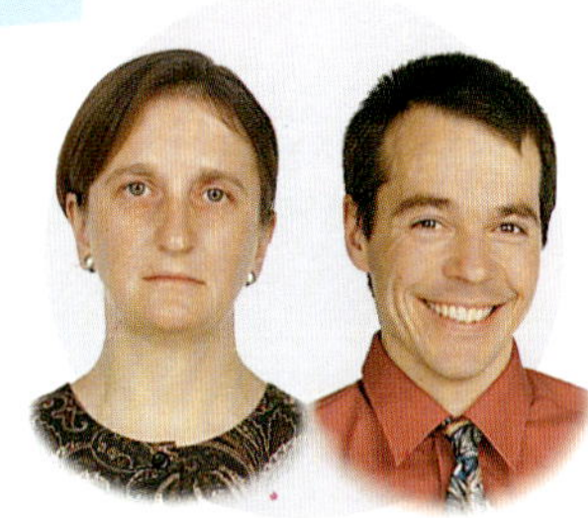

Persönlichkeit und Temperament. *Manche Menschen sind von Natur aus optimistisch und ausgeglichen, andere eher pessimistisch und reizbar. Homöopathen suchen auch nach geistig-seelischen Merkmalen.*

Die Verschreibung eines Konstitutionsmittels

Für die Homöopathie sind die Krankheitssymptome ein Anzeichen dafür, daß der Körper das gestörte Gleichgewicht seiner Energie oder Lebenskraft wiederherzustellen sucht (siehe Seite 18).
Sehr häufig kommen bei der Aufnahme der Krankengeschichte zunächst mehrere Mittel für die Behandlung in Frage. Die Kenntnis des Konstitutionstyps erleichtert dem Homöopathen die Auswahl des am besten geeigneten Mittels.
Bei akuten, sich selbst beschränkenden Beschwerden, zum Beispiel einer Erkältung oder einer Magenverstimmung, wirken homöopathische Mittel schnell und hilfreich. Hier richtet sich die Auswahl des Mittels nach den akuten Symptomen; sie erfordert nicht die Bestimmung des Konstitutionstyps und ist daher meist einfach. Im Gegensatz dazu sind chronische Erkrankungen wie Arthritis oder andere wiederkehrende, langanhaltende Verschleißerkrankungen schwieriger zu behandeln. Hier fällt die Auswahl des passenden Mittels schwerer und hängt vom Konstitutionstyp ab.
Bei akuten und chronischen Erkrankungen zieht der Homöopath die ganze Person in Betracht, um die Ursache für die Gleichgewichtsstörung zu finden. Dies ist besonders bei chronischen Erkrankungen wichtig, wo die Konstitutionsbehandlung ja die versteckten zugrundeliegenden Gleichgewichtsstörungen und damit die Krankheitsursachen heilen soll.
Die Konstitutionsbehandlung und Verschreibung durch den professionellen Homöopathen stellen sicher, daß die Mittel so wirksam wie möglich sind, um den Patienten so grundlegend wie nötig zu heilen.

Eine Krankengeschichte

Die 37jährige Luise B. suchte wegen ihrer kürzlich aufgetretenen rheumatoiden Arthritis einen homöopathischen Arzt auf. Wie in der konventionellen Medizin untersuchte sie der Arzt zunächst körperlich. Anschließend befragte er sie nach ihren Nahrungsvorlieben, ihren Reaktionen auf allgemeine Faktoren wie das Wetter und anderen Aspekten, die die Beschwerden hervorgerufen haben könnten.
Frau B. berichtete, daß ihre Mutter 18 Monate vor dem ersten Auftreten der Arthritis verstorben war. Dabei traten ihr die Tränen in die Augen, was sie als sehr unangenehm empfand. Außer ihrer Trauer über den Verlust ihrer Mutter fühlte Frau B. auch große Schuld, da sie sich kurz vor dem Tod mit ihrer Mutter heftig gestritten hatte. Doch sie hatte sich entschlossen, diese Gefühle zu unterdrükken und so weiterzumachen, als sei nichts geschehen.
Weiterhin erfuhr der Homöopath, daß Frau B. eine große Vorliebe für Schokolade und für Salz hatte, jede Mahlzeit wurde kräftig nachgesalzen. Dagegen mochte sie keine fette Nahrung. Ferner fühlte sie sich bei heißem Wetter unwohl und genoß den Aufenthalt an der See.
Für den Homöopathen war die Kenntnis der geistig-seelischen Verfassung seiner Patientin außerordentlich wichtig, um die rheumatoide Arthritis richtig behandeln zu können. Denn es ist sehr wahrscheinlich, daß die Unterdrückung der Trauer- und Schuldgefühle die Lebenskraft von Frau B. aus dem Gleichgewicht gebracht und dadurch auch ihre Abwehrkräfte geschwächt hatte. Die rheumatoide Arthritis ist als Versuch des Körpers zu werten, das Gleichgewicht wiederherzustellen.
Obwohl sich die Nahrungsvorlieben und die Wetterfühligkeit der Patientin seit dem Tod ihrer Mutter nicht verändert hatten, sind sie als wichtiges Symptom für die Auswahl des passenden Konstitutionsmittels zu werten. Unter Berücksichtigung aller gewonnenen Informationen entschied der Homöopath, daß das Mittel *Natrium chloratum* (früher *muriaticum*) dem Symptomprofil von Frau B. am besten entspreche. Sie erhielt eine einmalige Dosis. Beim nächsten Termin einen Monat später berichtete Frau B. über eine deutliche Verbesserung ihres Befindens. Das Trauern fiel ihr leichter, auch hatte sie sich von ihren Schuldgefühlen befreien können. Paralell dazu hatten ihre Schmerzen nachgelassen, und die Arthritis war zum Stillstand gekommen.

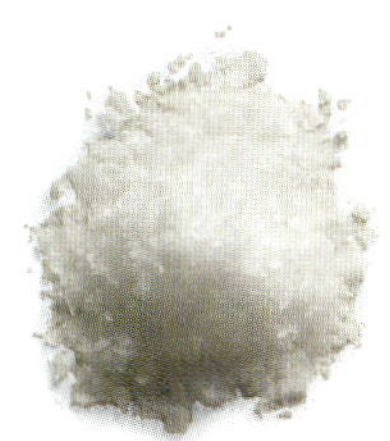

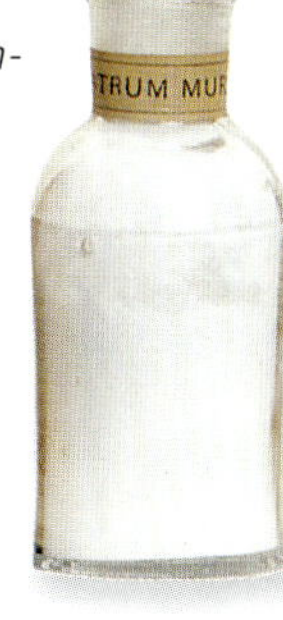

Natrium chloratum. *Viele Menschen, die dieses aus Kochsalz hergestellte Mittel brauchen, haben eine ausgesprochene Vorliebe für Salz und salzige Nahrung – oder das genaue Gegenteil.*

Antworten auf häufig gestellte Fragen

Frage: Entspricht auch einem völlig gesunden Menschen ein Konstitutionstyp, oder wird dieser nur im Krankheitsfall sichtbar?
Antwort: Ja, ein völlig gesunder Mensch kann ebenfalls zu einem bestimmten Konstitutionstyp gehören, ohne irgendwelche Krankheitssymptome oder Anzeichen für eine Störung seiner Lebenskraft zeigen zu müssen. Erkrankt er jedoch, so werden seine Konstitutionsmerkmale gewöhnlich deutlicher sichtbar.

Frage: Bleibt ein Mensch sein ganzes Leben lang derselbe Konstitutionstyp, oder kann er sich mit zunehmendem Alter ändern?
Antwort: Menschen können ihr Leben lang derselbe Konstitutionstyp bleiben, sie können ihn aber auch »wechseln«. Zum Beispiel entsprechen viele Babys zunächst dem Konstitutionstyp *Calcium carbonicum*. Doch nicht alle bleiben ein *Calcium-carbonicum*-Typ, sondern entwickeln sich in den ersten Lebensjahren zu *Calcium-phosphoricum*-, *Phosphorus*- oder *Silicea*-Typen. Die Individualität eines Menschen mit seinen unterschiedlichen Empfindsamkeiten und Gefühlen ist zum Teil durch Veranlagung und Vererbung, zum Teil durch Umwelteinflüsse einschließlich Erziehung und eigener Erfahrungen bestimmt.

Frage: Können Menschen auch eine »Mischung« aus zwei Konstitutionstypen sein?
Antwort: Ja. Genauso wie eine Zwiebel aus mehreren Schichten besteht, können auch bei Menschen im Verlaufe einer Behandlung unterschiedliche Konstitutionsmerkmale sichtbar werden.

Frage: Darf man mehr als ein Mittel gleichzeitig einnehmen?
Antwort: Grundsätzlich sollte man immer nur ein Mittel einnehmen. Bei akuten Erkrankungen ohne tiefere Ursache reicht ein von der Konstitution des Kranken unabhängiges Mittel. Bei wiederkehrenden chronischen Erkrankungen ist oft nach Behandlung der akuten Beschwerden eine Konstitutionsbehandlung mit dem entsprechenden Konstitutionsmittel notwendig.

Lebensstil und Gesundheit

Neben unserer genetischen Veranlagung kann auch unser täglicher Lebensstil das Entstehen von Krankheit verhindern, verursachen oder gar verschlimmern. Aus diesem Grund verordnen Homöopathen nicht einfach nur Mittel. Sie interessieren sich auch für die Alltagsgewohnheiten ihrer Patienten, ihre Ernährung, ihre sportlichen Aktivitäten, ihre Streßbelastung und ihren Schlaf. Auch die geistig-seelische Verfassung spielt eine Rolle: Eine negative Grundeinstellung zum Leben mindert das emotionale Wohlbefinden und verursacht Streß, der wiederum die Lebenskraft schwächen kann (siehe Seite 18). Je geringer die körperliche und geistig-seelische Belastung eines Menschen, desto eher und anhaltend wird ein homöopathisches Mittel wirken und helfen.

Die Einflüsse der Ernährung

Eine gesunde, ausgewogene Ernährung ist ein wichtiger Einflußfaktor auf unsere Gesundheit. Zuviel Eiweiß, gesättigte tierische Fette, Zucker und pflanzliche Fette können Trägheit verursachen und damit den Keim für künftige chronische Beschwerden legen. Erkrankungen wie Diabetes, koronare Herzkrankheit, Gallen- und Darmleiden, aber auch Übergewicht stehen in direktem Zusammenhang mit bestimmten Nahrungsmitteln, besonders mit fetten, raffinierten und cholesterinreichen Produkten.

Viele Menschen essen viel zu süß und zu fett. Sie vergessen die Ballaststoffe. Nahrungsvorlieben helfen nicht nur dem Homöopathen, den allgemeinen Gesundheitszustand eines Patienten zu bestimmen, sondern weisen ihn auch auf den Konstitutionstyp hin.

Gruppe 1
Fleisch und Geflügel sind gute Eiweißlieferanten. Sie enthalten jedoch gesättigte tierische Fette und sollten daher nicht im Übermaß auf den Tisch kommen.

Gruppe 2
Nicht mehr als zweimal wöchentlich Fisch essen: Wählen Sie ölhaltige Fische, da sie mehr essentielle Fettsäuren enthalten als magere Fische.

Die Zweimal-wöchentlich-Regel. *Diese Regel soll als Gedächtnisstütze dienen, um die Essensplanung einfacher und gesünder zu gestalten. Die Lebensmittel in den Gruppen 1–5 sollten nicht mehr als zweimal pro Woche auf dem Speisezettel stehen. Für vollwertige Kost gilt dagegen keine Beschränkung. Eine solchermaßen ausgewogene Ernährung entlastet das Verdauungssystem und versorgt den Körper mit den notwendigen Nährstoffen. Falls Sie irgendwelche schlechten Vorlieben haben, sollten Sie diesen nicht öfter als zweimal pro Woche nachgeben, wenn möglich natürlich überhaupt nicht. Verzichten Sie möglichst auf Salz. Süßmäuler sollten auf Müsliriegel, Trockenfrüchte, Karob und Gebäck mit braunem Zucker umsteigen.*

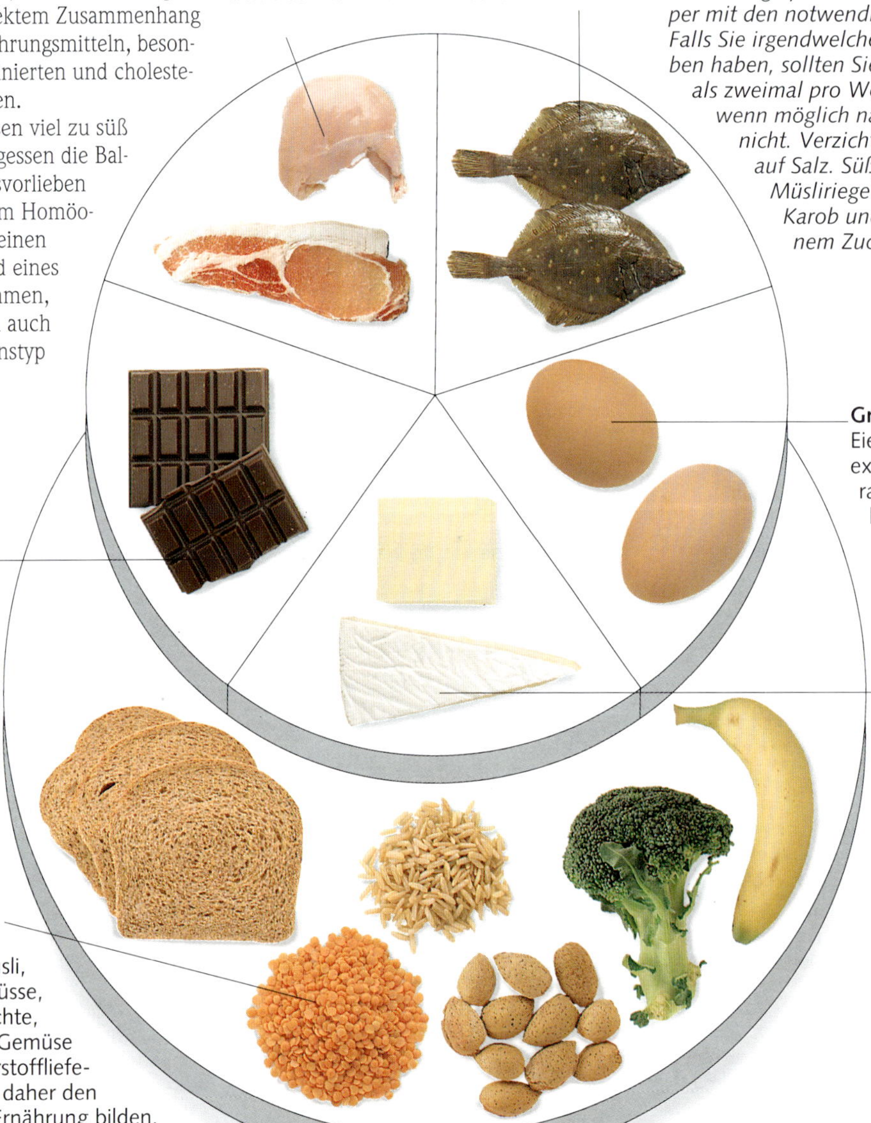

Gruppe 3
Eier sind zwar exzellente Eiweißlieferanten. Wegen ihres hohen Cholesteringehaltes sollten sie aber nur in Maßen genossen werden.

Gruppe 4
Von den Milchprodukten enthalten Käse und Butter viel gesättigte Fette und Salz. Daher gilt ebenfalls: nur in Maßen.

Gruppe 5
Süßigkeiten aus weißem Zucker wie Schokolade, Kuchen und Kekse enthalten viele Kalorien, aber nur wenig Nährstoffe.

Vollwertige Kost
Vollkornbrot und -mehl, Vollkornmüsli, Vollkornnudeln, Nüsse, Samen, Hülsenfrüchte, frisches Obst und Gemüse sind wichtige Nährstofflieferanten und sollten daher den Schwerpunkt der Ernährung bilden.

Sport und Bewegung

Manche Menschen stehen von Natur aus unter Hochspannung und können sich nur schwer entspannen, andere sind eher träge und wenig an Sport interessiert, haben daher auch wenig Ausdauer und neigen zu Übergewicht. Bei der Bestimmung des Konstitutionstyps berücksichtigen Homöopathen auch die körperliche Erscheinung der Menschen und ihr tägliches Bewegungspensum drinnen und draußen. Einige Konstitutionstypen, wie etwa *Natrium chloratum*, sind unruhig und ständig in Bewegung. Dagegen sind *Sulfur*-Typen eher träge und gleichgültig, und *Phosphorus*-Typen fühlen sich restlos erschöpft und müde.

Homöopathen legen viel Wert auf Fitneß und regelmäßige Bewegung. Für viele Menschen sind anstrengendere körperliche Aktivitäten aber nicht mehr selbstverständlich, die sitzende Lebensweise herrscht vor. Doch der menschliche Körper braucht Muskeltraining, ohne dieses kann er nicht richtig funktionieren.

Der einfachste Weg, sich mehr regelmäßige Bewegung zu verschaffen, ist, den Alltag umzustellen und zum Beispiel mit dem Fahrrad zur Arbeit zu fahren oder ein, zwei Stationen früher aus dem Bus auszusteigen und mit großen Schritten nach Hause zu gehen. Wenn das nicht möglich ist, sollten Sie sich täglich einige Minuten für ein Bewegungsprogramm, zum Beispiel Gymnastik, reservieren. Beginnen Sie langsam, um Ihren Körper aufzuwärmen, dann schrittweise das Tempo erhöhen, bis Sie ordentlich ins Schwitzen kommen und schwerer atmen. Nur so werden Herz und Kreislauf angeregt und trainiert.

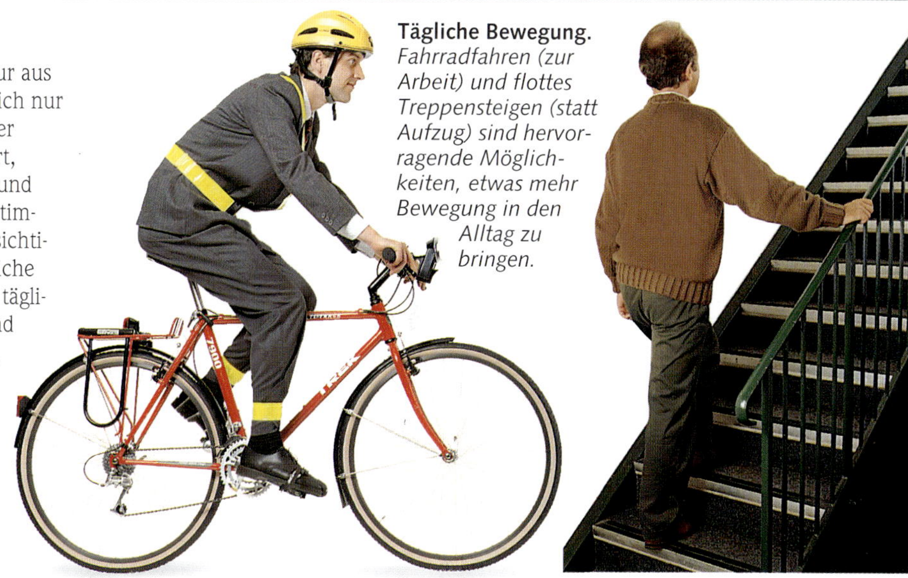

Tägliche Bewegung. *Fahrradfahren (zur Arbeit) und flottes Treppensteigen (statt Aufzug) sind hervorragende Möglichkeiten, etwas mehr Bewegung in den Alltag zu bringen.*

Umwelteinflüsse

Das Wetter, Temperaturwechsel und die Jahres- und Tageszeiten beeinflussen Menschen auf die verschiedenste Weise. Für den Homöopathen sind die allgemeinen und die speziellen Reaktionen des einzelnen Patienten ein wichtiges Merkmal, um den Konstitutionstyp zu bestimmen. Zum Beispiel reagieren manche Menschen auf ein heranziehendes Gewitter mit Kopfschmerzen, während sich andere entspannt und beruhigt fühlen. Oder: Manche Menschen mit Kniebeschwerden machen sich warme Umschläge, obwohl sie Hitze im allgemeinen nicht vertragen. Und auch die Information, ob ein Mensch sich am Morgen nach dem Aufstehen am besten fühlt oder nur schwer aus den Federn kommt, dafür aber nachts zur Hochform aufläuft, ist für den Homöopathen von großer Bedeutung.

Die Reaktion auf Seeluft. *Während manche Menschen die Seeluft als sehr anregend empfinden, fühlen sich andere eher erschöpft. Für einen Homöopathen ist es interessanter, ob sich bestimmte Beschwerden, wie etwa Asthma, an der See bessern oder verschlimmern.*

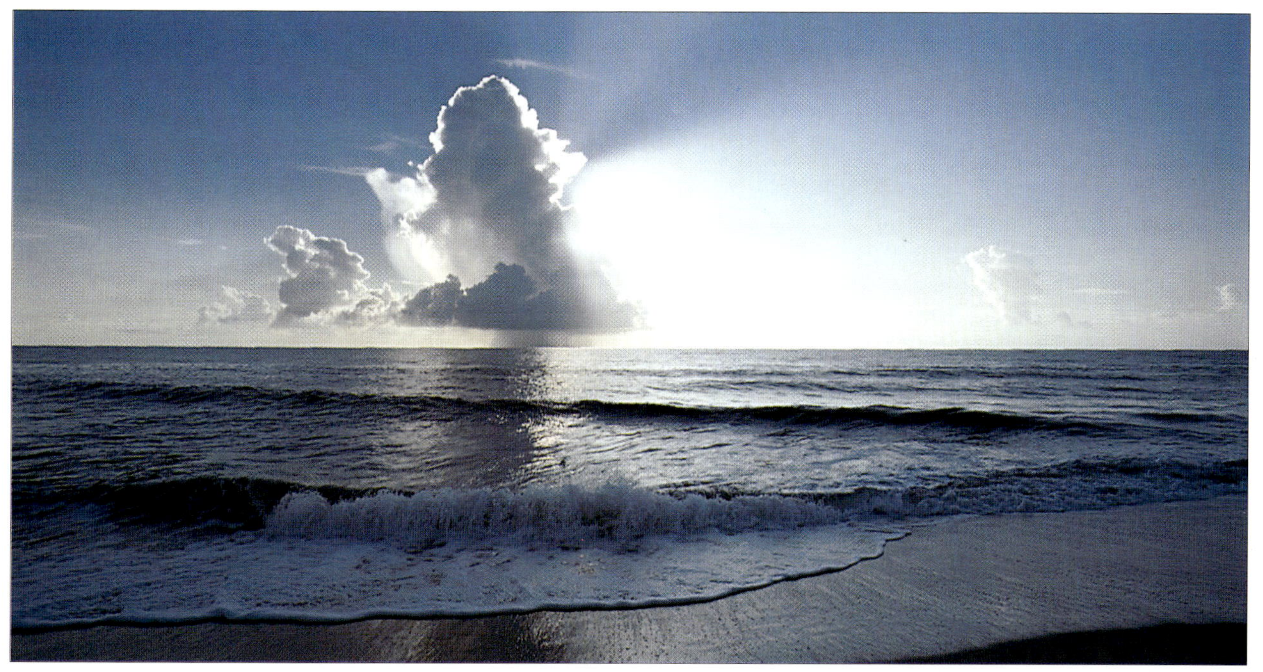

Die Wichtigkeit des Schlafes

Schlafmangel ist eine wichtige Ursache von Streß und kann zu Krankheit führen. Viele Menschen fühlen sich erschöpft, weil sie sich wegen körperlicher oder länger anhaltender seelischer Belastungen nicht richtig ausruhen und schlafen können. Paradoxerweise scheinen wir um so mehr Energie zu haben, je erschöpfter wir sind, und können um so schlechter schlafen.
Bei der Bestimmung des Konstitutionstyps fragt der Homöopath immer auch nach den Schlafgewohnheiten, den Träumen und der Schlafhaltung.

Der Einfluß von Streß

Grundsätzlich können wir alles, was uns belastet, als Streß bezeichnen. Und jeder Mensch reagiert anders darauf. Zum Beispiel kommen die einen mit einer großen Arbeitsbelastung im Büro gut klar, während sich andere überfahren fühlen, reizbar und überempfindlich werden. Streß ist nicht notwendigerweise eine schlechte Sache. Ein bestimmtes Maß an Streß stärkt unsere Leistungsfähigkeit und Ausdauer. Nur wenn der Streß zu stark wird, werden wir müde. Und wie bei vielen anderen Dingen liegt diese Wendemarke bei jedem Menschen woanders. Werden dann die Belastung nicht zurückgefahren und keine ausreichende Erholungspause eingelegt, folgen Erschöpfung und Krankheit.
Streß bewirkt eine erhöhte Hormonausschüttung, besonders des sogenannten Streßhormons Adrenalin, aber auch von Noradrenalin und von Kortikosteroiden (körpereigenes Kortison). Kurzfristig beschleunigen sie die Atmung und den Puls (Herzschlag), erhöhen die Muskelspannung und verursachen ein flaues Gefühl im Magen.
Auf Dauer kann Streß eine ganze Reihe von Beschwerden verursachen, wie die folgende Aufzählung zeigt, die uns stets daran erinnern sollte, wie wichtig die Vermeidung von chronischem Streß ist: Bluthochdruck, Haarausfall, Hautbeschwerden, Mundgeschwüre, Asthma, Angina, Gastritis, Magengeschwüre, Reizdarm, Reizblase, nervöse Zuckungen (Tics), Herzerkrankungen, Lungenbeschwerden, Krebs, erhöhte Unfallgefährdung, geistig-seelische Störungen und sogar Selbstmord. Auch Krankheiten wie Diabetes, Herpes und multiple Sklerose können sich durch Streß verschlimmern.
Manche Menschen werden geradezu süchtig nach dem täglichen Adrenalinausstoß und suchen sich immer herausfordernde Aktivititäten, wie zum Beispiel Hochrisikosportarten oder Drogen (oft Kokain). Ohne Hilfe werden aber auch sie langfristig völlig erschöpft sein. Die Bewältigung von kurzfristigem oder akutem Streß ist gewöhnlich einfach. Zum Beispiel reicht oft schon ein freier Tag mit viel Schlaf, um Körper, Geist und Seele zu entspannen. Langanhaltender Streß dagegen ist nicht so leicht zu lösen. Denn oft haben sich bereits belastende Gefühle eingestellt wie Ziellosigkeit, Hilflosigkeit und Entfremdung.
Auch Armut und Arbeitslosigkeit zählen zu den bedeutenden Streßfaktoren. Ebenso ist Streß in unglücklichen Familien zu finden, oft verursacht durch mangelnde Kommunikationsbereitschaft. Fehlende emotionale Nähe zu den Eltern oder dem Partner, Einsamkeit oder der Versuch, zuviel in zu kurzer Zeit zu erreichen, erhöhen die Verwundbarkeit durch Streß. Alle Probleme, die nicht oder nur ungenügend besprochen und gelöst werden können, wie etwa sexuelle Schwierigkeiten oder familiäre Spannungen, werden dann zu Streß.

Streßabbau

Alle Aktivitäten, die wir als entspannend empfinden und die unserer Seele guttun, können uns helfen, Streß abzubauen: Sport und Bewegung, heiße Bäder, Urlaub, Kinobesuche oder Sex – alles kann der Entspannung dienen. Doch bei manchen Menschen reicht dies nicht mehr aus, sie brauchen spezielle Techniken, um innerlich zur Ruhe zu kommen. Als besonders hilfreich haben sich Yoga, autogenes Training, progressive Muskelentspannung, Tai Chi, Atemtraining, die Alexander-Technik (ein bestimmtes Training der Körperhaltung), Meditation sowie die Psychotherapie erwiesen.
Gelassenheit und geistig-seelische Ausgeglichenheit sind wichtige Voraussetzungen, um mit stressigen Situationen fertigzuwerden und die eigene Verwundbarkeit zu verringern. Allgemein läßt sich sagen: Optimistische Menschen kommen mit Streßsituationen besser klar als pessimistische. Pessimismus hindert den Menschen daran, ruhig und gelassen zu bleiben, so daß er sich schnell vom Streß überwältigt fühlt. Eine positive Grundhaltung dagegen hilft, den Streß in Grenzen zu halten und ihm mit erhobenem Kopf zu trotzen.

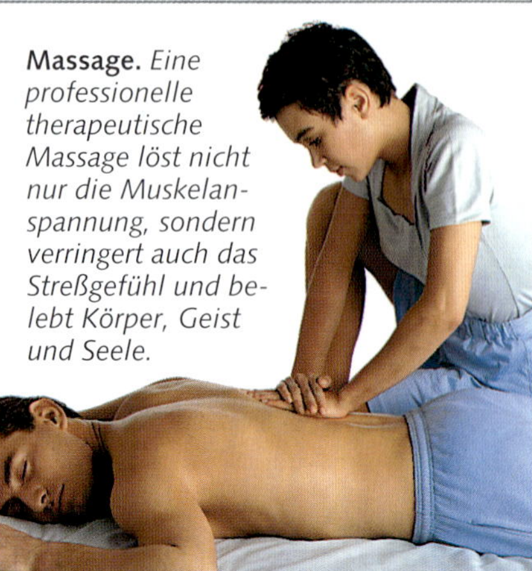

Massage. *Eine professionelle therapeutische Massage löst nicht nur die Muskelanspannung, sondern verringert auch das Streßgefühl und belebt Körper, Geist und Seele.*

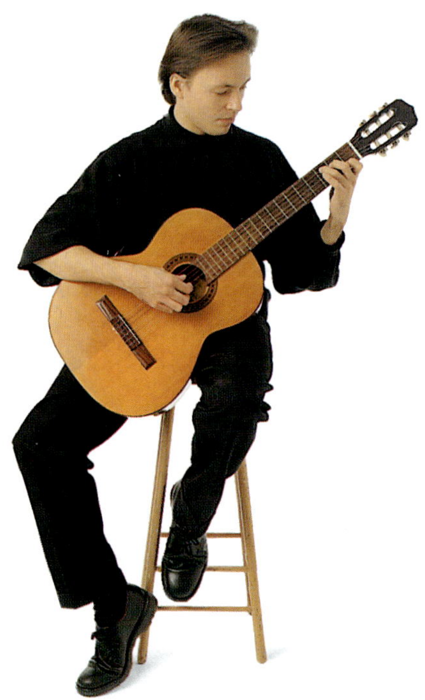

Musik. *Aktives Musizieren und Musikhören sind hervorragende Methoden, um innerlich zur Ruhe zu kommen und die Gedanken von belastenden Sorgen abzulenken.*

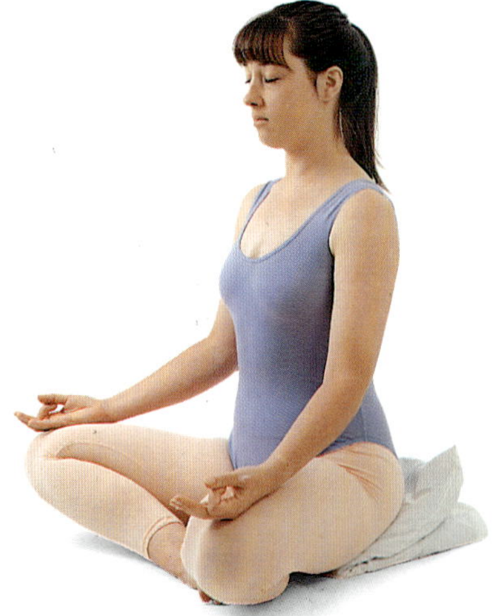

Meditation. *Tiefes Atmen und Meditieren beruhigen den Geist und mindern Streß.*

WIE MAN STRESS MISST

Der folgende Fragenkatalog soll Ihnen helfen, Ihre aktuelle Streßbelastung zu messen. Die Anzahl der Gesamtpunkte gibt an, wieviel Streß Sie ausgesetzt sind und wie hoch Ihr Risiko liegt, unter streßbedingten Krankheiten zu leiden. Wichtig: Dieser Fragebogen kann nur eine Leitlinie sein; er berücksichtigt nicht die individuell oft sehr unterschiedlichen Reaktionen der Menschen auf Streß.

Punktzahlen	
Ja/immer	1
Vielleicht/gewöhnlich	2
Ich vermute/hängt davon ab	3
Selten/nicht viel	4
Nein/niemals	5

Zählen Sie Ihre Punktzahlen zusammen. Erreichen Sie weniger als 50 Punkte, so dürften Sie gut mit Streß klarkommen. Höhere Punktzahlen weisen auf eine erhöhte Streßgefährdung hin.

Fragenkatalog

1. Essen Sie mindestens eine heiße, ausgewogenen Mahlzeit am Tag?
2. Schlafen Sie pro Woche mindestens viermal jeweils sieben Stunden pro Nacht?
3. Geben und erhalten Sie häufig Zuneigung?
4. Wohnt im Umkreis von 80 km ein Verwandter/Freund, auf den Sie sich wirklich verlassen können?
5. Arbeiten oder trainieren Sie körperlich mindestens zweimal pro Woche, bis Ihnen der Schweiß ausbricht?
6. Rauchen Sie weniger als zehn Zigaretten pro Tag?
7. Trinken Sie seltener als fünfmal pro Woche Alkohol?
8. Halten Sie Ihr empfohlenes Normalgewicht?
9. Reicht Ihr Einkommen aus?
10. Beziehen Sie Kraft aus einem religiösen, philosophischen oder einem anderen tiefverankerten Vertrauen?
11. Nehmen Sie regelmäßig an sozialen Veranstaltungen teil?
12. Haben Sie ein Netz von Freunden und Bekannten?
13. Haben Sie einen engen Vertrauten?
14. Sind Sie bei guter Gesundheit?
15. Lassen Sie Ihrem Ärger und Ihren Sorgen freien Lauf?
16. Diskutieren Sie regelmäßig mit Ihren Familienangehörigen, mit denen Sie unter einem Dach leben?
17. Machen Sie mindestens einmal pro Woche etwas nur zu Ihrem eigenen Vergnügen?
18. Teilen Sie sich Ihre Zeit gut ein, und bleibt Ihnen täglich ein wenig nur für Sie selbst?
19. Trinken Sie weniger als drei Tassen/Gläser Kaffee, Tee und/oder Cola?
20. Haben Sie eine optimistische Einstellung zum Leben?

Total

Quelle: Lyle H. Miller, Alma Dell Smith, Larry Rothstein (Boston University Medical Center): The Susceptibility Scale of Stress Audit. Übersetzung und Abdruck mit Genehmigung der Autoren.

DER GESUNDE UMGANG MIT STRESS

Wer seine persönliche Situation im Griff hat und eine positive Perspektive fördert, mindert auch seinen Streß. Hier einige einfache Hinweise dazu.

- Befassen Sie sich nur mit Dingen, zu denen Sie etwas beitragen oder die Sie verändern können.
- Immer nur ein Problem in Angriff nehmen.
- Mit anderen Menschen über die Probleme sprechen und ihren Rat anhören.
- Die positive Einstellung wahren, auch wenn Sie einmal eine falsche Entscheidung getroffen haben. Daran denken: Alle Menschen machen Fehler!
- Vergangenes ruhen lassen, nicht hadern.
- Täglich entspannen.
- Aktiv bleiben, nicht untätig und einsam herumsitzen.
- Einen regelmäßigen Tagesablauf mit festen Zeiten für Essen, Schlafen, Entspannen und körperliche Aktivitäten einhalten.
- Nach 20.00 Uhr nicht mehr über Probleme grübeln, wenn überhaupt.
- Gestehen Sie sich ein, wenn Ihnen ein Problem über den Kopf zu wachsen beginnt, suchen Sie Hilfe bei Verwandten, engen Freunden oder einem professionellen Berater (Kirche, Sozialstation, Arzt).

Fragebogen zur Bestimmung des Konstitutionstyps

Die Fragebögen auf den Seiten 32–45 sind eine vereinfachte Fassung dessen, was Homöopathen beim ersten Aufnahmegespräch fragen. Anhand der Fragebögen können Sie herausfinden, welchem der 15 häufigsten Konstitutionstypen Sie am ehesten entsprechen, und werden mehr über sich und die Homöopathie lernen. Die Bögen dienen aber nicht dazu, sich selbst Konstitutionsmittel zu verordnen. Dafür ist nicht nur noch mehr Detailwissen notwendig, sondern auch eine langjährige praktische Erfahrung, über die nur ein ausgebildeter Homöopath verfügt. Die folgenden Seiten sollen Ihnen vermitteln, wie wichtig für den Homöopathen die Kenntnis der Persönlichkeitstruktur und des Temperaments, der Nahrungsvorlieben, der Ängste und der allgemeinen Modalitäten seiner Patienten sind.

DAS AUSFÜLLEN DER FRAGEBÖGEN

Die Fragebögen sind in vier Themenbereiche eingeteilt:

- **Persönlichkeit und Temperament**
- **Nahrungsvorlieben**
- **Ängste und Phobien**
- **Allgemeine Modalitäten**

1 Beantworten Sie die Fragebögen spontan und zügig, ohne groß nachzugrübeln. Sie sollten nicht viel mehr als 10 Minuten für alle brauchen.

2 Kreuzen Sie die Beschreibungen an, die Ihnen am meisten entsprechen. Wenn eine Beschreibung nicht auf Sie zutrifft, lassen Sie das Kästchen frei.

Die Kästchen ankreuzen, die Ihnen am meisten entsprechen. Leerlassen, wenn kein Bezug vorhanden

Mittel

5 Punkte pro Mittel aus der Spalte »Sehr stark«

3 Punkte pro Mittel aus der Spalte »Stark«, es sei denn, Zusatzpunkte sind angegeben

1 Punkt pro Mittel in der Spalte »Leicht«

Fragebogen

32

Persönlichkeit und Temperament

Persönlichkeit und Temperament	Sehr stark 5 Punkte pro Mittel	Stark 3 Punkte pro Mittel	Leicht 1 Punkt pro Mittel
Weint schnell (ohne offensichtlichen Anlaß)	[x] NC PULS SEP SULF	[ ] NC PULS SEP SULF	[ ] GRAPH LYC
Weint, wenn Dank erhält	[ ] LYC	[x] LYC (5 Punkte)	[ ] LYC
Weint aus Angst	[ ] GRAPH	[ ] GRAPH (5 Punkte)	[x] ARS NC
Weint aus Selbstmitleid	[ ] CALC PULS	[x] CALC PULS	[ ] CALC PULS
Musik rührt zu Tränen	[ ] GRAPH NC	[ ] GRAPH NC	[x] NV
Weinen erleichtert	[ ] LACH PULS	[x] LACH PULS	[ ] GRAPH LYC
Weint vor der Menstruation	[ ] PULS	[ ] PULS	[x] LYC NC PHOS SEP
Mag Zuwendung	[ ] PHOS PULS	[x] PHOS PULS	[ ] PHOS PULS
Lehnt Zuwendung ab	[ ] IGN NC SEP SIL	[ ] IGN NC SEP SIL	[x] ARS
Mitfühlend	[ ] PHOS PULS	[x] PHOS PULS	[ ] IGN NC NV
Gefühlsmäßig gleichgültig (bes. gegü. der eigenen Familie)	[ ] PHOS SEP	[ ] PHOS SEP	[x] LYC PHOS SEP
Seufzt häufig	[ ] IGN	[x] IGN (5 Punkte)	[ ] GRAPH NC NV PULS SEP

Gehen Sie alle Fragen durch, und füllen Sie die Punktekarte aus. Bilden Sie die Spaltensummen in der Punktekarte (rechts), und übertragen Sie sie in die entsprechende Ergebniskarte auf den Seiten 46–47.

Punktekarte 1

Argent. nit. ARG	Arsen. alb. ARS	Calc. carb. CALC	Graphites GRAPH	Ignatia IGN	Lachesis LACH	Lycopodium LYC	Merc. sol. MERC	Natrium chlor. NC	Nux vomica NV	Phosphorus PHOS	Pulsatilla PULS	Sepia SEP	Silicea SIL	Sulfur SULF
								5			5	5		5
						5								
	1							1						
		3									3			
									1					
					3						3			
						1		1		1		1		
										3	3			
	1													
										3	3			
						1				1		1		
				5										
ARG	ARS	CALC	GRAPH	IGN	LACH	LYC	MERC	NC	NV	PHOS	PULS	SEP	SIL	SULF
0	2	3	0	5	3	7	0	7	1	8	17	7	0	5

Was unsere Gesundheit beeinflußt

Abgekürzte Namen der 15 Schlüsselmittel

Zusatzpunkte sind besonders angegeben

Die Gesamtpunkte für jede Spalte zusammenzählen und die Summen in die entsprechende Ergebniskarte übertragen

AUSWERTUNG

1 Nach dem Ankreuzen der Kästchen die Punktekarte ausfüllen. Jedes Mittel aus der Spalte »Sehr stark« erhält jeweils 5 Punkte, jedes aus der Spalte »Stark« 3 Punkte und jedes aus der Spalte »Leicht« 1 Punkt.

2 Die Punkte in die zugehörige Mittelspalte der Punktekarte eintragen (siehe Seite 30, rechte Seite des Fragbogens).
Achtung: Manche Mittel in der Spalte »Stark« bekommen 5 Punkte statt wie üblich 3 Punkte. Zusatzpunkte sind gesondert angegeben.

Fragebogen

Sehr stark 5 Punkte pro Mittel	Stark 3 Punkte pro Mittel	Leicht 1 Punkt pro Mittel
☐ NM PULS SEP SULF	☐ NM PULS SEP SULF	☑
☐ LYC	☑ LYC (5 Punkte)	☐

Dieses Mittel bekommt 5 Punkte, tragen Sie 5 statt der für diese Spalte angegebenen 3 Punkte ein

Sind neben dem Kästchen keine Mittel angegeben, werden auch keine Punkte berechnet

Punktekarte

Argent. nit. ARG	Arsen. alb. ARS	Calc. carb. CALC	Graphites GRAPH	Ignatia IGN	Lachesis LACH	Lycopodium LYC	Merc. sol. MERC	Natrium chlor. NC	Nux vomica NV	Phosphorus PHOS	Pulsatilla PULS	Sepia SEP	Silicea SIL	Sulfur SULF
				5				5						

Zeilenweise die Punkte zu den jeweils angekreuzten Mitteln eintragen

GESAMTPUNKTE

1 Die Punkte pro Mittel und Spalte zusammenzählen und in das jeweils unterste Kästchen eintragen.
2 Anschließend die Gesamtpunkte in die entsprechenden Zeilen der Ergebniskarten übertragen und erneut spaltenweise zusammenzählen, wie auf den Seiten 46 und 47 zu sehen.
3 Die Punktzahlen aus den einzelnen Ergebniskarten in die Gesamtergebniskarte übertragen und wiederum spaltenweise zusammenzählen.

Punktekarte

ARG	ARS	CALC	GRAPH	IGN	LACH	LYC	MERC	NC	NV	PHOS	PULS	SEP	SIL	SULF
0	2	3	0	5	3	7	0	7	1	8	17	7	0	5

Die Punkte pro Spalte und Mittel zusammenzählen und in das unterste Kästchen eintragen

Die Gesamtpunktzahl in die zum jeweiligen Fragebogen gehörende Ergebniskarte übertragen

GESAMTERGEBNIS

Die höchste Punktzahl auf der Gesamtergebniskarte gibt an, welchem der 15 häufigsten Konstitutionstypen Sie am ehesten entsprechen. Mehrere gleich hohe Gesamtpunkte können bedeuten, daß Sie eine Mischung aus mehreren Konstitutionstypen sind. Vergleichen Sie in diesem Fall die Konstitutionsprofile, um herauszufinden, welches am besten zu Ihnen paßt.

Ein Konstitutionsprofil aus dem Arzneimittelverzeichnis.

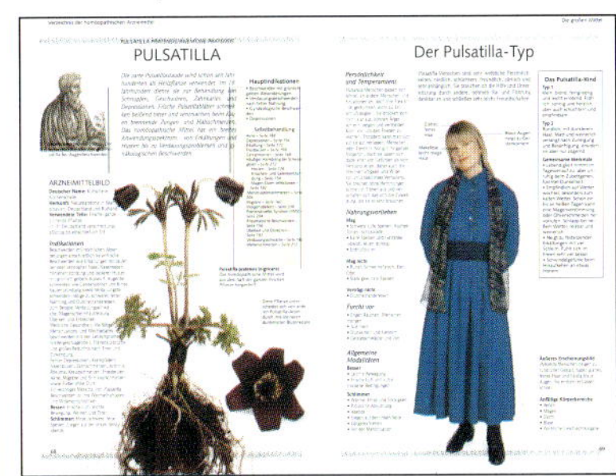

Die Auswahl des Konstitutionstyps. *Die höchste Gesamtpunktzahl gibt an, welchem der 15 Schlüsselmittel Ihre Konstitution am ehesten entspricht. Überprüfen Sie die Übereinstimmung anhand des ausführlichen Konstitutionsprofils.*

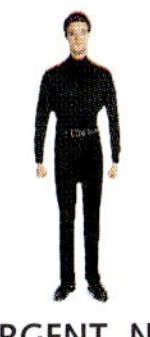
ARGENT. NIT. Seite 50

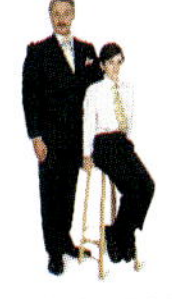
ARSEN. ALB. Seite 52

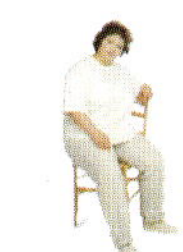
CALC. CARB. Seite 54

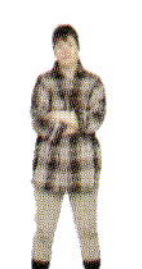
GRAPHITES Seite 56

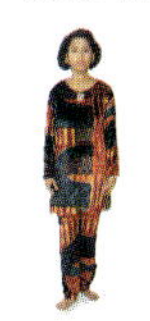
IGNATIA Seite 58

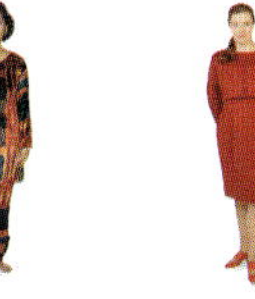
LACHESIS Seite 78

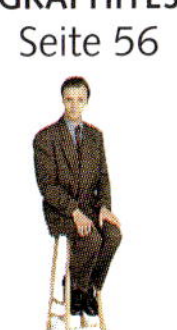
LYCOPODIUM Seite 60

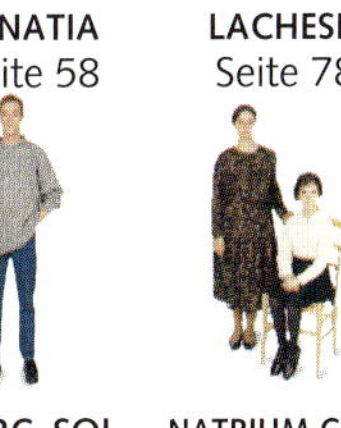
MERC. SOL. Seite 62

NATRIUM CHLOR. Seite 64

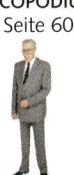

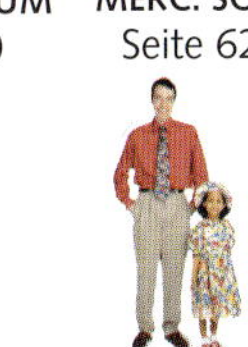
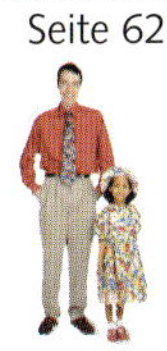
NUX VOMICA Seite 74

PHOSPHORUS Seite 66

PULSATILLA Seite 68

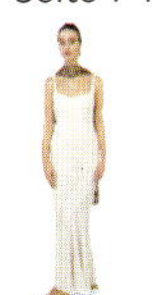
SEPIA Seite 70

SILICEA Seite 72

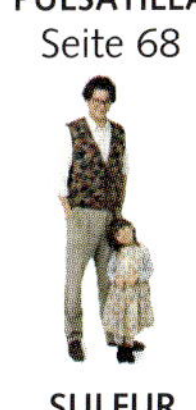
SULFUR Seite 76

Persönlichkeit und Temperament

Persönlichkeit und Temperament	Sehr stark 5 Punkte pro Mittel	Stark 3 Punkte pro Mittel	Leicht 1 Punkt pro Mittel
Weint schnell (ohne offensichtlichen Anlaß)	NC PULS SEP SULF	NC PULS SEP SULF	GRAPH LYC
Weint, wenn Dank erhält	LYC	LYC (5 Punkte)	LYC
Weint aus Angst	GRAPH	GRAPH (5 Punkte)	ARS NC
Weint aus Selbstmitleid	CALC PULS	CALC PULS	CALC PULS
Musik rührt zu Tränen	GRAPH NC	GRAPH NC	NV
Weinen erleichtert	LACH PULS	LACH PULS	GRAPH LYC
Weint vor der Menstruation	PULS	PULS	LYC NC PHOS SEP
Mag Zuwendung	PHOS PULS	PHOS PULS	PHOS PULS
Lehnt Zuwendung ab	IGN NC SEP SIL	IGN NC SEP SIL	ARS
Mitfühlend	PHOS PULS	PHOS PULS	IGN NC NV
Gefühlsmäßig gleichgültig (bes. gegü. der eigenen Familie)	PHOS SEP	PHOS SEP	LYC PHOS SEP
Seufzt häufig	IGN	IGN (5 Punkte)	GRAPH NC NV PULS SEP

Gehen Sie alle Fragen durch, und füllen Sie die Punktekarte aus. Bilden Sie die Spaltensummen in der Punktekarte (rechts), und übertragen Sie sie in die entsprechende Ergebniskarte auf den Seiten 46–47.

Punktekarte 1

Argent. nit. **ARG**	Arsen. alb. **ARS**	Calc. carb. **CALC**	Graphites **GRAPH**	Ignatia **IGN**	Lachesis **LACH**	Lycopodium **LYC**	Merc. sol. **MERC**	Natrium chlor. **NC**	Nux vomica **NV**	Phosphorus **PHOS**	Pulsatilla **PULS**	Sepia **SEP**	Silicea **SIL**	Sulfur **SULF**
ARG	ARS	CALC	GRAPH	IGN	LACH	LYC	MERC	NC	NV	PHOS	PULS	SEP	SIL	SULF

Persönlichkeit und Temperament

Persönlichkeit und Temperament	Sehr stark 5 Punkte pro Mittel	Stark 3 Punkte pro Mittel	Leicht 1 Punkt pro Mittel
Neigt zum Grübeln oder Schmollen	☐ IGN NC	☐ IGN NC	☐ ARS
Reizbar (aus geringstem Anlaß)	☐ NV	☐ NV	☐ ARS CALC NC PHOS
Prämenstruelle Reizbarkeit	☐ SEP	☐ SEP	☐ LACH LYC NC NV PULS
Leicht verärgert	☐ LYC NV	☐ LYC NV	☐ PHOS
Herrschsüchtig (besonders zu Hause)	☐ LYC	☐ LYC (5 Punkte)	☐ LYC
Verärgert über Widerspruch	☐ IGN LYC SEP	☐ IGN LYC SEP	☐ NV SIL
Neigt zu Widerspruch	☐ IGN LACH	☐ IGN LACH	☐ ARS LYC MERC SEP
Impulsiv	☐ ARG IGN PULS	☐ ARG IGN PULS	☐ ARS
Unbeständig und Wechselhaft	☐ IGN	☐ IGN	☐ GRAPH
Neidisch, eifersüchtig	☐ LACH NV	☐ LACH NV	☐ LYC PULS
Mißtrauisch	☐ ARS LACH LYC	☐ ARS LACH LYC	☐ MERC NV PHOS SULF
Kritisch	☐ ARS GRAPH SULF	☐ ARS GRAPH SULF	☐ LACH LYC MERC NV PHOS

Gehen Sie alle Fragen durch, und füllen Sie die Punktekarte aus. Bilden Sie die Spaltensummen in der Punktekarte (rechts), und übertragen Sie sie in die entsprechende Ergebniskarte auf den Seiten 46–47.

Punktekarte 2

Argent. nit. ARG	Arsen. alb. ARS	Calc. carb. CALC	Graphites GRAPH	Ignatia IGN	Lachesis LACH	Lycopodium LYC	Merc. sol. MERC	Natrium chlor. NC	Nux vomica NV	Phosphorus PHOS	Pulsatilla PULS	Sepia SEP	Silicea SIL	Sulfur SULF
ARG	ARS	CALC	GRAPH	IGN	LACH	LYC	MERC	NC	NV	PHOS	PULS	SEP	SIL	SULF
☐	☐	☐	☐	☐	☐	☐	☐	☐	☐	☐	☐	☐	☐	☐

Persönlichkeit und Temperament

Persönlichkeit und Temperament	Sehr stark 5 Punkte pro Mittel	Stark 3 Punkte pro Mittel	Leicht 1 Punkt pro Mittel
Anspruchsvoll	☐ ARS NV PULS	☐ ARS NV PULS	☐ CALC GRAPH NC
Sehr ordentlich und genau	☐ ARS	☐ ARS	☐ PULS
Oberflächlich, Vorliebe für Banalitäten	☐ ARS IGN SIL SULF	☐ ARS IGN SIL SULF	☐ LYC NV PULS
Eitel, hochmütig	☐ LYC SULF	☐ LYC SULF	☐ LYC PULS SULF
Selbstbezogen	☐ LYC SULF	☐ LYC SULF	☐ LACH PULS SIL
Ehrgeizig	☐ NV	☐ NV	☐ ARS IGN LACH LYC SULF
Neigt zum Theoretisieren	☐ SULF	☐ SULF	☐ LACH SEP
Pessimistisch	☐ ARS	☐ ARS	☐ NV
Sorgt sich um alles	☐ ARS CALC IGN	☐ ARS CALC IGN	☐ LYC NC PULS SULF
Furcht vor Geselligkeit	☐ LYC	☐ LYC (5 Punkte)	☐ LYC
Versagensängste	☐ ARS LYC	☐ ARS LYC	☐ ARG IGN
Ängstliche Unruhe	☐ ARG NC	☐ ARG NC	☐ ARG NC

Gehen Sie alle Fragen durch, und füllen Sie die Punktekarte aus. Bilden Sie die Spaltensummen in der Punktekarte (rechts), und übertragen Sie sie in die entsprechende Ergebniskarte auf den Seiten 46–47.

Punktekarte 3

Argent. nit. ARG	Arsen. alb. ARS	Calc. carb. CALC	Graphites GRAPH	Ignatia IGN	Lachesis LACH	Lycopodium LYC	Merc. sol. MERC	Natrium chlor. NC	Nux vomica NV	Phosphorus PHOS	Pulsatilla PULS	Sepia SEP	Silicea SIL	Sulfur SULF
ARG	ARS	CALC	GRAPH	IGN	LACH	LYC	MERC	NC	NV	PHOS	PULS	SEP	SIL	SULF

Persönlichkeit und Temperament

Persönlichkeit und Temperament	Sehr stark 5 Punkte pro Mittel	Stark 3 Punkte pro Mittel	Leicht 1 Punkt pro Mittel
Ängstlich und vorsichtig	☐ ARS	☐ ARS	☐ IGN LYC PULS
Ängstlich und unentschlossen	☐ GRAPH	☐ GRAPH (5 Punkte)	☐ GRAPH
Zögernd/passiv	☐ PULS SIL	☐ PULS SIL	☐ ARS IGN LYC NC NV PHOS
Wenig Selbstvertrauen	☐ LYC SIL	☐ LYC SIL	☐ NC NV PULS
Fürchtet die Meinung anderer	☐ NV PULS	☐ NV PULS	☐ LYC
Vermeidet neue Aufgaben aus Furcht vor Versagen	☐ ARG ARS LYC SIL	☐ ARG ARS LYC SIL	☐ ARG ARS LYC SIL
Fürchtet sich, vor Publikum zu sprechen (kann es aber)	☐ LYC SIL	☐ LYC SIL	☐ LYC SIL
Lampenfieber (etwa vor einem Auftritt)	☐ ARG LYC NC	☐ ARG LYC NC	☐ ARS SIL
Gehemmt	☐ MERC	☐ MERC	☐ LYC NC PULS SIL
Leicht zu beeindrucken	☐ PHOS	☐ PHOS	☐ ARG
Denkt schnell	☐ IGN LACH PHOS	☐ IGN LACH PHOS	☐ NV SULF
Denkt langsam	☐ ARS CALC PHOS PULS	☐ ARS CALC PHOS PULS	☐ GRAPH SEP SULF

Gehen Sie alle Fragen durch, und füllen Sie die Punktekarte aus. Bilden Sie die Spaltensummen in der Punktekarte (rechts), und übertragen Sie sie in die entsprechende Ergebniskarte auf den Seiten 46–47.

Punktekarte 4

Argent. nit. ARG	Arsen. alb. ARS	Calc. carb. CALC	Graphites GRAPH	Ignatia IGN	Lachesis LACH	Lycopodium LYC	Merc. sol. MERC	Natrium chlor. NC	Nux vomica NV	Phosphorus PHOS	Pulsatilla PULS	Sepia SEP	Silicea SIL	Sulfur SULF
ARG	ARS	CALC	GRAPH	IGN	LACH	LYC	MERC	NC	NV	PHOS	PULS	SEP	SIL	SULF

Persönlichkeit und Temperament

Persönlichkeit und Temperament	Sehr stark 5 Punkte pro Mittel	Stark 3 Punkte pro Mittel	Leicht 1 Punkt pro Mittel
Sehr gesprächig, wechselt dauernd das Thema	LACH	LACH (5 Punkte)	LACH
Neigt zu Zögern und Zaudern	LYC	LYC (5 Punkte)	SULF
Unruhig bei der Arbeit	GRAPH	GRAPH (5 Punkte)	GRAPH
Ängstlich beim morgendlichen Erwachen	GRAPH LACH	GRAPH LACH	LYC NV PHOS
Ängstlich besorgt um eigene Gesundheit	ARG LYC PHOS	ARG LYC PHOS	CALC PULS SEP
Unterdrückter Kummer nach Trauerfall	IGN NC	IGN NC	IGN NC
Herzlich, gefühlvoll	PHOS	PHOS PULS	ARS IGN NC
Fühlt sich geistig-seelisch besser nach kräftiger Bewegung	SEP	SEP	IGN
Mag keine Berührung	NC SEP	NC SEP	IGN LACH SIL
Hellseherisch	PHOS	PHOS (5 Punkte)	CALC LACH SIL
Geringe Libido (Frauen)	NC SEP	NC SEP	GRAPH LACH LYC PHOS SULF
Geringe Libido (Männer)	GRAPH LYC	GRAPH LYC	IGN

Gehen Sie alle Fragen durch, und füllen Sie die Punktekarte aus. Bilden Sie die Spaltensummen in der Punktekarte (rechts), und übertragen Sie sie in die entsprechende Ergebniskarte auf den Seiten 46–47.

Punktekarte 5

Argent. nit. ARG	Arsen. alb. ARS	Calc. carb. CALC	Graphites GRAPH	Ignatia IGN	Lachesis LACH	Lycopodium LYC	Merc. sol. MERC	Natrium chlor. NC	Nux vomica NV	Phosphorus PHOS	Pulsatilla PULS	Sepia SEP	Silicea SIL	Sulfur SULF
ARG	ARS	CALC	GRAPH	IGN	LACH	LYC	MERC	NC	NV	PHOS	PULS	SEP	SIL	SULF

Nahrungsvorlieben

Nahrungsvorlieben	Sehr stark 5 Punkte pro Mittel	Stark 3 Punkte pro Mittel	Leicht 1 Punkt pro Mittel
Mag warme Speisen/Getränke	☐ ARS	☐ ARS (5 Punkte)	☐ LYC
Abneigung gegen warme Speisen	☐ GRAPH PHOS PULS	☐ GRAPH PHOS PULS	☐ CALC IGN LACH LYC SIL
Mag rohe Kost	☐ SIL SULF	☐ SIL SULF	☐ CALC IGN
Weniger Appetit während der Menstruation	☐ IGN	☐ IGN (5 Punkte)	☐ LYC PULS
Abneigung gegen vermischte Speisen	☐ LYC	☐ LYC	☐ PULS SIL
Ißt bis zum »Platzen«	☐ LYC PULS	☐ LYC PLUS	☐ CALC SULF
Verträgt kein Obst	☐ ARS PULS	☐ ARS PULS	☐ LYC SEP
Abneigung gegen Obst	☐ IGN PHOS PULS	☐ IGN PHOS PULS	☐ ARS IGN PHOS PULS
Mag Eier (besonders weichgekochte)	☐ CALC	☐ CALC	☐ PULS
Abneigung gegen Eier	☐ PULS SULF	☐ PULS SULF	☐ PHOS
Verträgt keine Bohnen/Erbsen	☐ LYC	☐ LYC	☐ CALC
Mag stärkehaltige Nahrung (Kohlenhydrate)	☐ LACH LYC	☐ LACH LYC	☐ CALC NC SULF

Gehen Sie alle Fragen durch, und füllen Sie die Punktekarte aus. Bilden Sie die Spaltensummen in der Punktekarte (rechts), und übertragen Sie sie in die entsprechende Ergebniskarte auf den Seiten 46–47.

Punktekarte 1

Argent. nit. ARG	Arsen. alb. ARS	Calc. carb. CALC	Graphites GRAPH	Ignatia IGN	Lachesis LACH	Lycopodium LYC	Merc. sol. MERC	Natrium chlor. NC	Nux vomica NV	Phosphorus PHOS	Pulsatilla PULS	Sepia SEP	Silicea SIL	Sulfur SULF
ARG ☐	ARS ☐	CALC ☐	GRAPH ☐	IGN ☐	LACH ☐	LYC ☐	MERC ☐	NC ☐	NV ☐	PHOS ☐	PULS ☐	SEP ☐	SIL ☐	SULF ☐

Nahrungsvorlieben

Nahrungsvorlieben	Sehr stark 5 Punkte pro Mittel	Stark 3 Punkte pro Mittel	Leicht 1 Punkt pro Mittel
Mag Brot und Butter	MERC	MERC (5 Punkte)	IGN PULS
Mag reichhaltige, fette Speisen	NV SULF	NV SULF	ARS PHOS SIL
Verdauungsprobleme durch reichhaltige, fette Speisen	GRAPH PULS	GRAPH PULS	ARS LYC SEP SULF
Mag Eiscreme	PHOS	PHOS	CALC PULS SIL
Mag Erdnußbutter	PULS	PULS (5 Punkte)	PULS
Mag Käse	ARG PHOS	ARG PHOS	CALC IGN PULS SEP
Mag Olivenöl	ARS LYC	ARS LYC	CALC SULF
Abneigung gegen Schweinefleisch	PULS	PULS	SEP
Mag süße Speisen	ARG LYC SULF	ARG LYC SULF	ARS CALC PHOS PULS SEP
Abneigung gegen süße Speisen	GRAPH	GRAPH	ARG ARS LYC MERC PHOS SULF
Mag süße Speisen, verträgt sie aber nicht	ARG LYC SULF	ARG LYC SULF	CALC PHOS PULS
Mag süße Speisen und verträgt sie auch	ARS SEP	ARS SEP	ARS SEP

Gehen Sie alle Fragen durch, und füllen Sie die Punktekarte aus. Bilden Sie die Spaltensummen in der Punktekarte (rechts), und übertragen Sie sie in die entsprechende Ergebniskarte auf den Seiten 46–47.

Punktekarte 2

Argent. nit. ARG	Arsen. alb. ARS	Calc. carb. CALC	Graphites GRAPH	Ignatia IGN	Lachesis LACH	Lycopodium LYC	Merc. sol. MERC	Natrium chlor. NC	Nux vomica NV	Phosphorus PHOS	Pulsatilla PULS	Sepia SEP	Silicea SIL	Sulfur SULF
ARG	ARS	CALC	GRAPH	IGN	LACH	LYC	MERC	NC	NV	PHOS	PULS	SEP	SIL	SULF

Nahrungsvorlieben

Nahrungsvorlieben	Sehr stark 5 Punkte pro Mittel	Stark 3 Punkte pro Mittel	Leicht 1 Punkt pro Mittel
Abneigung gegen Fettgebackenes und Pasteten	PULS	PULS	LYC PHOS
Mag salzige Speisen	ARG NC PHOS	ARG NC PHOS	CALC
Abneigung gegen salzige Speisen	GRAPH	GRAPH	MERC NC SEP
Mag Austern	LACH	LACH	CALC LYC NC SULF
Abneigung gegen Fisch	GRAPH	GRAPH	PHOS
Abneigung gegen Schalentiere	LYC	LYC (5 Punkte)	LYC
Mag Zitronen	SEP	SEP	MERC NC PULS
Mag süß-sauer Eingelegtes	SEP	SEP	ARS IGN LACH SULF
Abneigung gegen Tomaten	PHOS	PHOS (5 Punkte)	PHOS
Mag stark gewürzte Speisen	NV PHOS SULF	NV PHOS SULF	ARS
Verträgt keinen Knoblauch	PHOS	PHOS (5 Punkte)	PHOS
Verträgt keine Zwiebeln	LYC	LYC	IGN PULS SULF

Gehen Sie alle Fragen durch, und füllen Sie die Punktekarte aus. Bilden Sie die Spaltensummen in der Punktekarte (rechts), und übertragen Sie sie in die entsprechende Ergebniskarte auf den Seiten 46–47.

Punktekarte 3

Argent. nit. ARG	Arsen. alb. ARS	Calc. carb. CALC	Graphites GRAPH	Ignatia IGN	Lachesis LACH	Lycopodium LYC	Merc. sol. MERC	Natrium chlor. NC	Nux vomica NV	Phosphorus PHOS	Pulsatilla PULS	Sepia SEP	Silicea SIL	Sulfur SULF
ARG	ARS	CALC	GRAPH	IGN	LACH	LYC	MERC	NC	NV	PHOS	PULS	SEP	SIL	SULF

Nahrungsvorlieben

Nahrungsvorlieben	Sehr stark 5 Punkte pro Mittel	Stark 3 Punkte pro Mittel	Leicht 1 Punkt pro Mittel
Mag Milch	ARS CALC MERC NC NV PHOS SIL	ARS CALC MERC NC NV PHOS SIL	ARS CALC MERC NC NV PHOS SIL
Verträgt keine Milch	CALC SEP SULF	CALC SEP SULF	ARS LYC NC NV PHOS PULS
Mochte als Kind nicht gestillt werden	SIL	SIL	CALC MERC
Verträgt keine heißen Getränke	LACH PHOS PULS SULF	LACH PHOS PULS SULF	LACH PHOS PULS SULF
Verträgt keine eiskalten Getränke	ARS	ARS	NV PULS
Mag kohlensäurehaltige Getränke	PHOS	PHOS (5 Punkte)	PHOS
Mag alkoholische Getränke	ARS LACH NV SULF	ARS LACH NV SULF	CALC LYC PHOS PULS SEP
Verträgt kein Bier	NV	NV (5 Punkte)	LYC PULS SIL SULF
Wenig Durst	PULS	PULS (5 Punkte)	ARG ARS LYC SEP
Mag Kaffee	NV	NV (5 Punkte)	ARS
Abneigung gegen Kaffee	CALC NV	CALC NV	MERC NC PHOS SULF
Verträgt keinen Kaffee	IGN NV	IGN NV	MERC PULS

Gehen Sie alle Fragen durch, und füllen Sie die Punktekarte aus. Bilden Sie die Spaltensummen in der Punktekarte (rechts), und übertragen Sie sie in die entsprechende Ergebniskarte auf den Seiten 46–47.

Punktekarte 4

Argent. nit. **ARG**	Arsen. alb. **ARS**	Calc. carb. **CALC**	Graphites **GRAPH**	Ignatia **IGN**	Lachesis **LACH**	Lycopodium **LYC**	Merc. sol. **MERC**	Natrium chlor. **NC**	Nux vomica **NV**	Phosphorus **PHOS**	Pulsatilla **PULS**	Sepia **SEP**	Silicea **SIL**	Sulfur **SULF**
ARG	ARS	CALC	GRAPH	IGN	LACH	LYC	MERC	NC	NV	PHOS	PULS	SEP	SIL	SULF

Ängste und Phobien

Ängste und Phobien	Sehr stark 5 Punkte pro Mittel	Stark 3 Punkte pro Mittel	Leicht 1 Punkt pro Mittel
Vor Höhen	☐ ARG	☐ ARG	☐ SULF
Vor engen Räumen	☐ ARG LYC NC PULS	☐ ARG LYC NC PULS	☐ CALC IGN
Vor Menschen-massen/Öffentlichkeit	☐ ARG LYC NC NV PULS	☐ ARG LYC NC NV PULS	☐ ARG LYC NC NV PULS
Vor Mäusen	☐ CALC	☐ CALC (5 Punkte)	☐ CALC
Vor Schlangen	☐ LACH	☐ LACH (5 Punkte)	☐ CALC
Vor Wasser	☐ LACH PHOS	☐ LACH PHOS	☐ LACH PHOS
Vor Gewitter	☐ PHOS	☐ PHOS	☐ CALC GRAPH MERC NC SEP
Vor Gegenständen mit scharfer Spitze (z. B. Nadeln)	☐ SIL	☐ SIL (5 Punkte)	☐ ARS MERC NC
Vor Geistern	☐ ARS LYC PHOS PULS SULF	☐ ARS LYC PHOS PULS SULF	☐ CALC SEP
Vor der Dunkelheit	☐ PHOS	☐ PHOS	☐ ARS CALC LYC NC PULS
Vor Bettlern	☐ ARS NC	☐ ARS NC	☐ ARG IGN LACH MERC PHOS
Vor Alleinsein	☐ ARG ARS LYC PHOS	☐ ARG ARS LYC PHOS	☐ PULS SEP

Gehen Sie alle Fragen durch, und füllen Sie die Punktekarte aus. Bilden Sie die Spaltensummen in der Punktekarte (rechts), und übertragen Sie sie in die entsprechende Ergebniskarte auf den Seiten 46–47.

Punktekarte 1

Argent. nit. ARG	Arsen. alb. ARS	Calc. carb. CALC	Graphites GRAPH	Ignatia IGN	Lachesis LACH	Lycopodium LYC	Merc. sol. MERC	Natrium chlor. NC	Nux vomica NV	Phosphorus PHOS	Pulsatilla PULS	Sepia SEP	Silicea SIL	Sulfur SULF
ARG	ARS	CALC	GRAPH	IGN	LACH	LYC	MERC	NC	NV	PHOS	PULS	SEP	SIL	SULF

Ängste und Phobien

Ängste und Phobien	Sehr stark 5 Punkte pro Mittel	Stark 3 Punkte pro Mittel	Leicht 1 Punkt pro Mittel
Vor Zuspätkommen	☐ ARG	☐ ARG	☐ NC
Vor emotionalen Verletzungen	☐ NC	☐ NC (5 Punkte)	☐ IGN
Vor Vergiftung (durch verdorbene Nahrung oder Umwelt)	☐ ARS LACH	☐ ARS LACH	☐ ARS LACH
Vor Krankheit	☐ ARS PHOS	☐ ARS PHOS	☐ ARG CALC NV
Vor »Verrücktwerden«	☐ CALC PULS	☐ CALC PULS	☐ ARG GRAPH MERC NC NV PHOS SEP
Vor Krebs	☐ ARS CALC PHOS	☐ ARS CALC PHOS	☐ ARS CALC PHOS
Vor dem Tod	☐ ARS CALC GRAPH NV PHOS	☐ ARS CALC GRAPH NV PHOS	☐ ARG LACH LYC MERC NC PULS
Um die Gesundheit der Familie	☐ MERC	☐ MERC (5 Punkte)	☐ ARS PHOS
Vor Versagen im Beruf	☐ LYC NV	☐ LYC NV	☐ ARG NC PHOS SIL SULF
Vor Armut	☐ ARS	☐ ARS	☐ CALC SEP
Vor Verlust der Selbstkontrolle	☐ ARG	☐ ARG	☐ IGN NC
Vor körperlicher/geistiger Anstrengung (keine Ausdauer)	☐ SIL	☐ SIL (5 Punkte)	☐ PHOS

Gehen Sie alle Fragen durch, und füllen Sie die Punktekarte aus. Bilden Sie die Spaltensummen in der Punktekarte (rechts), und übertragen Sie sie in die entsprechende Ergebniskarte auf den Seiten 46–47.

Punktekarte 2

Argent. nit. **ARG**	Arsen. alb. **ARS**	Calc. carb. **CALC**	Graphites **GRAPH**	Ignatia **IGN**	Lachesis **LACH**	Lycopodium **LYC**	Merc. sol. **MERC**	Natrium chlor. **NC**	Nux vomica **NV**	Phosphorus **PHOS**	Pulsatilla **PULS**	Sepia **SEP**	Silicea **SIL**	Sulfur **SULF**
ARG	ARS	CALC	GRAPH	IGN	LACH	LYC	MERC	NC	NV	PHOS	PULS	SEP	SIL	SULF
☐	☐	☐	☐	☐	☐	☐	☐	☐	☐	☐	☐	☐	☐	☐

Allgemeine Modalitäten

Allgemeine Modalitäten	Sehr stark 5 Punkte pro Mittel	Stark 3 Punkte pro Mittel	Leicht 1 Punkt pro Mittel
Warm, schlimmer bei Hitze	PULS SULF	ARG PULS SULF	ARG PULS SULF
Beschwerden schlimmer in stickigen Räumen	GRAPH LYC PULS SULF	GRAPH LYC PULS SULF	ARG MERC
Heiße Füße bei Bettwärme (streckt Füße aus dem Bett)	PULS SULF	PULS SULF	CALC PHOS
Fröstelnd, schlimmer bei Hitze	MERC PULS	MERC PULS	CALC GRAPH LACH LYC NC
Fröstelnd, besser bei Hitze	ARS NV	ARS NV	CALC IGN PHOS SEP SIL
Übelriechender Fußschweiß	GRAPH LYC PULS SIL	GRAPH LYC PULS SIL	CALC PHOS SEP SULF
Beschwerden schlimmer nach Schwitzen	MERC SEP	MERC SEP	CALC PHOS PULS SULF
Kopfschweiß bei Bettwärme	CALC	CALC (5 Punkte)	MERC SIL
Beschwerden schlimmer bei längerem Stehen	PULS SEP SULF	PULS SEP SULF	CALC SIL
Beschwerden schlimmer bei feuchtem, kaltem Wetter	ARS CALC SIL	ARS CALC SIL	ARG GRAPH LACH LYC MERC PULS SULF
Beschwerden schlimmer bei trockenem, kaltem Wetter	NV	NV	ARS SIL
Beschwerden schlimmer bei windigem Wetter	LYC NV PHOS PULS	LYC NV PHOS PULS	ARS LACH SIL

Gehen Sie alle Fragen durch, und füllen Sie die Punktekarte aus. Bilden Sie die Spaltensummen in der Punktekarte (rechts), und übertragen Sie sie in die entsprechende Ergebniskarte auf den Seiten 46–47.

Punktekarte 1

Argent. nit. ARG	Arsen. alb. ARS	Calc. carb. CALC	Graphites GRAPH	Ignatia IGN	Lachesis LACH	Lycopodium LYC	Merc. sol. MERC	Natrium chlor. NC	Nux vomica NV	Phosphorus PHOS	Pulsatilla PULS	Sepia SEP	Silicea SIL	Sulfur SULF
ARG	ARS	CALC	GRAPH	IGN	LACH	LYC	MERC	NC	NV	PHOS	PULS	SEP	SIL	SULF

Allgemeine Modalitäten

Allgemeine Modalitäten	Sehr stark 5 Punkte pro Mittel	Stark 3 Punkte pro Mittel	Leicht 1 Punkt pro Mittel
Fühlt sich besser in der Seeluft	☐ NC PULS	☐ NC PULS	☐ NC PULS
Fühlt sich schlechter in der Seeluft	☐ NC SEP	☐ NC SEP	☐ ARS
Beobachtet gern Gewitter	☐ SEP	☐ SEP (5 Punkte)	☐ LYC
Kopfschmerzen vor Gewitter	☐ PHOS	☐ PHOS	☐ SEP SIL
Empfindlich gegen Gerüche	☐ GRAPH IGN LYC NV PHOS SEP	☐ GRAPH IGN LYC NV PHOS SEP	☐ ARS CALC SULF
Empfindlich gegen Tabakrauch	☐ IGN	☐ IGN	☐ NV PULS SEP
Augen empfindlich gegen Sonnenlicht	☐ GRAPH NC SULF	☐ GRAPH NC SULF	☐ ARS IGN MERC PHOS
Empfindlich gegen geringste Geräusche	☐ NV SIL	☐ NV SIL	☐ LYC PHOS SEP
Kopfschmerzen/Ohnmacht, wenn Mahlzeit ausfällt	☐ GRAPH LYC PHOS SIL SULF	☐ GRAPH LYC PHOS SIL SULF	☐ GRAPH LYC PHOS SIL SULF
Fühlt sich besser beim Fasten	☐ NC	☐ NC (5 Punkte)	☐ SIL
Fühlt sich besser nach kurzem Nickerchen	☐ PHOS	☐ PHOS (5 Punkte)	☐ NV
Beschwerden besser nach Einsetzen der Menstruation	☐ LACH	☐ LACH (5 Punkte)	☐ CALC PHOS PULS SEP SULF

Gehen Sie alle Fragen durch, und füllen Sie die Punktekarte aus. Bilden Sie die Spaltensummen in der Punktekarte (rechts), und übertragen Sie sie in die entsprechende Ergebniskarte auf den Seiten 46–47.

Punktekarte 2

Argent. nit. **ARG**	Arsen. alb. **ARS**	Calc. carb. **CALC**	Graphites **GRAPH**	Ignatia **IGN**	Lachesis **LACH**	Lycopodium **LYC**	Merc. sol. **MERC**	Natrium chlor. **NC**	Nux vomica **NV**	Phosphorus **PHOS**	Pulsatilla **PULS**	Sepia **SEP**	Silicea **SIL**	Sulfur **SULF**
ARG	ARS	CALC	GRAPH	IGN	LACH	LYC	MERC	NC	NV	PHOS	PULS	SEP	SIL	SULF
☐	☐	☐	☐	☐	☐	☐	☐	☐	☐	☐	☐	☐	☐	☐

Allgemeine Modalitäten

Allgemeine Modalitäten	Sehr stark 5 Punkte pro Mittel	Stark 3 Punkte pro Mittel	Leicht 1 Punkt pro Mittel
Beschwerden schlimmer zw. 4 und 8 Uhr/16 und 20 Uhr	☐ LYC	☐ LYC (5 Punkte)	☐ SULF
Beschwerden schlimmer zw. 4 und 6 Uhr/16 und 18 Uhr	☐ SEP	☐ SEP (5 Punkte)	☐ LYC SULF
Beschwerden schlimmer zwischen 1 und 2 Uhr nachts	☐ ARS	☐ ARS (5 Punkte)	☐ ARS
Beschwerden schlimmer zwischen 2 und 5 Uhr nachts	☐ NV	☐ NV (5 Punkte)	☐ SULF
Beschwerden schlimmer im Frühling	☐ CALC LACH LYC	☐ CALC LACH LYC	☐ NC PULS SEP SIL SULF
Beschwerden schlimmer bei Vollmond	☐ ARG ARS CALC LYC PHOS PULS SIL	☐ ARG ARS CALC LYC PHOS PULS SIL	☐ GRAPH LACH MERC SEP SULF
Beschwerden schlimmer morgens und abends	☐ SEP	☐ SEP	☐ CALC GRAPH LYC PHOS
Beschwerden schlimmer von Sonnenauf- bis -untergang	☐ MERC	☐ MERC (5 Punkte)	☐ MERC
Vermeidet Liegen auf der linken Seite	☐ PHOS PULS	☐ PHOS PULS	☐ ARG NC SEP SULF
Vermeidet Liegen auf der rechten Seite	☐ MERC	☐ MERC	☐ NV PHOS
Neigt zu linksseitigen Beschwerden	☐ ARG GRAPH LACH PHOS SEP SULF	☐ ARG GRAPH LACH PHOS SEP SULF	☐
Neigt zu rechtsseitigen Beschwerden	☐ ARS CALC LYC NV PULS	☐ ARS CALC LYC NV PULS	☐

Gehen Sie alle Fragen durch, und füllen Sie die Punktekarte aus. Bilden Sie die Spaltensummen in der Punktekarte (rechts), und übertragen Sie sie in die entsprechende Ergebniskarte auf den Seiten 46–47.

Punktekarte 3

Argent. nit. ARG	Arsen. alb. ARS	Calc. carb. CALC	Graphites GRAPH	Ignatia IGN	Lachesis LACH	Lycopodium LYC	Merc. sol. MERC	Natrium chlor. NC	Nux vomica NV	Phosphorus PHOS	Pulsatilla PULS	Sepia SEP	Silicea SIL	Sulfur SULF
ARG ☐	ARS ☐	CALC ☐	GRAPH ☐	IGN ☐	LACH ☐	LYC ☐	MERC ☐	NC ☐	NV ☐	PHOS ☐	PULS ☐	SEP ☐	SIL ☐	SULF ☐

Die Auswertung der Fragebögen

Übertragen Sie die Spaltensummen aus den vier Ergebniskarten in die Gesamtergebniskarte auf Seite 47. Das Gesamtergebnis deutet entweder klar auf einen einzigen Konstitutionstyp hin oder auch auf mehrere. Überprüfen Sie anhand der ausführlichen Konstitutionsprofile auf den Seiten 50–79, welcher Typ Ihnen am meisten entspricht. Seien Sie nicht besorgt, wenn Sie den dort gezeigten Personen kaum ähneln. Jeder Konstitutionstyp hat zahllose Ausdrucksformen. Zudem können Menschen im Laufe ihres Lebens mehrfach ihren Typ ändern. Auch professionelle Homöopathen brauchen eine jahrelange Erfahrung, um die bestmögliche Übereinstimmung herauszufinden.

DIE ERGEBNISKARTEN

Ergebniskarte Persönlichkeit und Temperament

Jeweils die Spaltensummen bilden

	ARG	ARS	CALC	GRAPH	IGN	LACH	LYC	MERC	NC	NV	PHOS	PULS	SEP	SIL	SULF
Punktekarte 1															
Punktekarte 2															
Punktekarte 3															
Punktekarte 4															
Punktekarte 5															

	ARG	ARS	CALC	GRAPH	IGN	LACH	LYC	MERC	NC	NV	PHOS	PULS	SEP	SIL	SULF
Gesamtsumme															

(Gesamtsummen in die Gesamtergebniskarte übertragen)

Ergebniskarte Nahrungsvorlieben

Jeweils die Spaltensummen bilden

	ARG	ARS	CALC	GRAPH	IGN	LACH	LYC	MERC	NC	NV	PHOS	PULS	SEP	SIL	SULF
Punktekarte 1															
Punktekarte 2															
Punktekarte 3															
Punktekarte 4															

	ARG	ARS	CALC	GRAPH	IGN	LACH	LYC	MERC	NC	NV	PHOS	PULS	SEP	SIL	SULF
Gesamtsumme															

(Gesamtsummen in die Gesamtergebniskarte übertragen)

Ergebniskarte Ängste und Phobien

Jeweils die Spaltensummen bilden

	ARG	ARS	CALC	GRAPH	IGN	LACH	LYC	MERC	NC	NV	PHOS	PULS	SEP	SIL	SULF
Punktekarte 1															
Punktekarte 2															
Gesamtsumme															

(Gesamtsummen in die Gesamtergebniskarte übertragen)

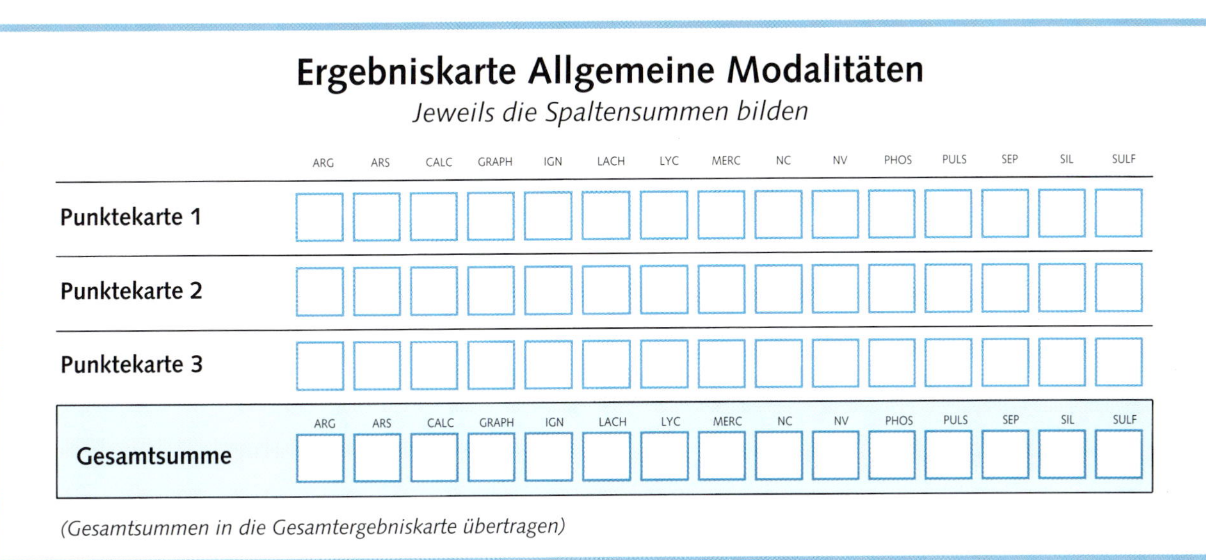

Ergebniskarte Allgemeine Modalitäten

Jeweils die Spaltensummen bilden

	ARG	ARS	CALC	GRAPH	IGN	LACH	LYC	MERC	NC	NV	PHOS	PULS	SEP	SIL	SULF
Punktekarte 1															
Punktekarte 2															
Punktekarte 3															
Gesamtsumme															

(Gesamtsummen in die Gesamtergebniskarte übertragen)

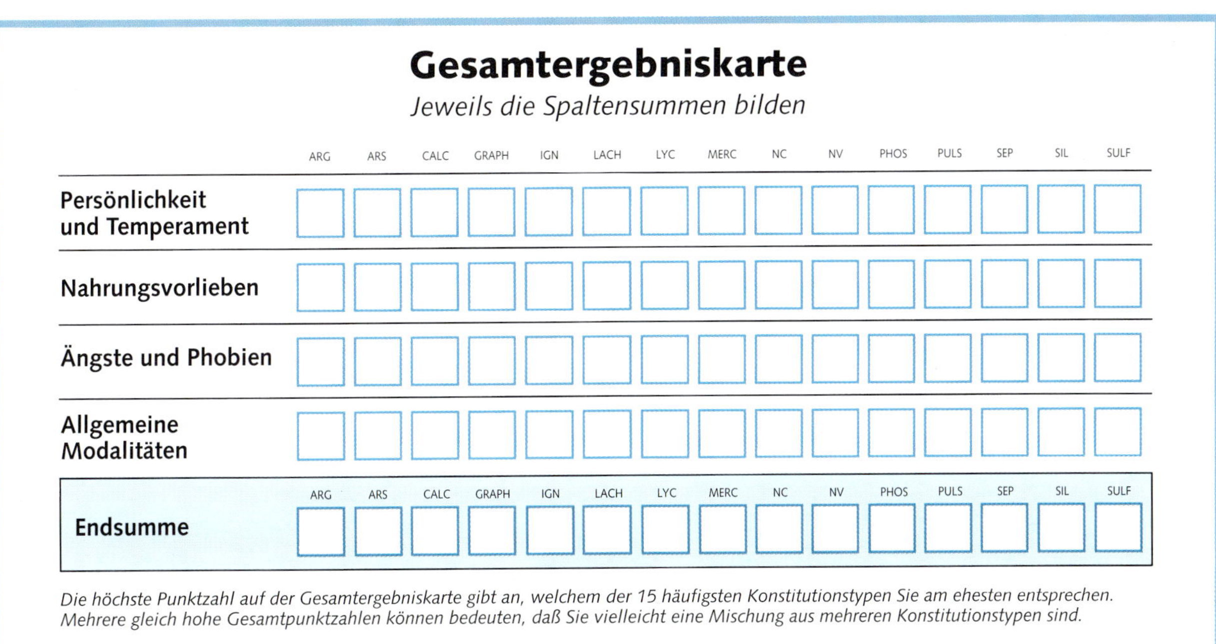

Gesamtergebniskarte

Jeweils die Spaltensummen bilden

	ARG	ARS	CALC	GRAPH	IGN	LACH	LYC	MERC	NC	NV	PHOS	PULS	SEP	SIL	SULF
Persönlichkeit und Temperament															
Nahrungsvorlieben															
Ängste und Phobien															
Allgemeine Modalitäten															
Endsumme															

Die höchste Punktzahl auf der Gesamtergebniskarte gibt an, welchem der 15 häufigsten Konstitutionstypen Sie am ehesten entsprechen. Mehrere gleich hohe Gesamtpunktzahlen können bedeuten, daß Sie vielleicht eine Mischung aus mehreren Konstitutionstypen sind.

Die Konstitutionstypen

ARGENT. NIT. *Seite 50*
ARSEN. ALB. *Seite 52*
CALC. CARB. *Seite 54*
GRAPHITES *Seite 56*
IGNATIA *Seite 58*
LACHESIS *Seite 78*
LYCOPODIUM *Seite 60*
MERC. SOL. *Seite 62*
NATRIUM CHLOR. *Seite 64*
NUX VOMICA *Seite 74*
PHOS. *Seite 66*
PULSATILLA *Seite 68*
SEPIA *Seite 70*
SILICEA *Seite 72*
SULFUR *Seite 76*

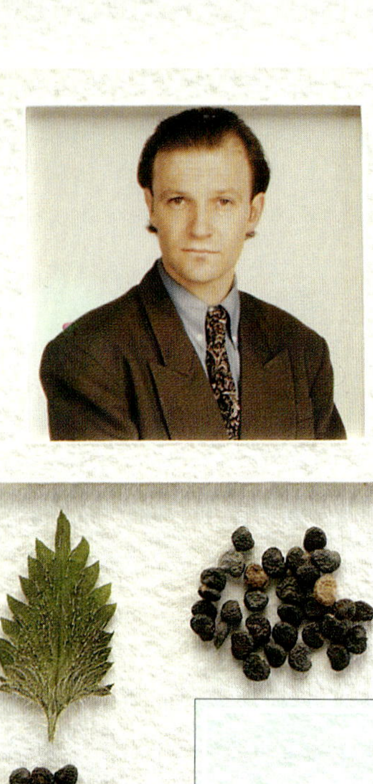
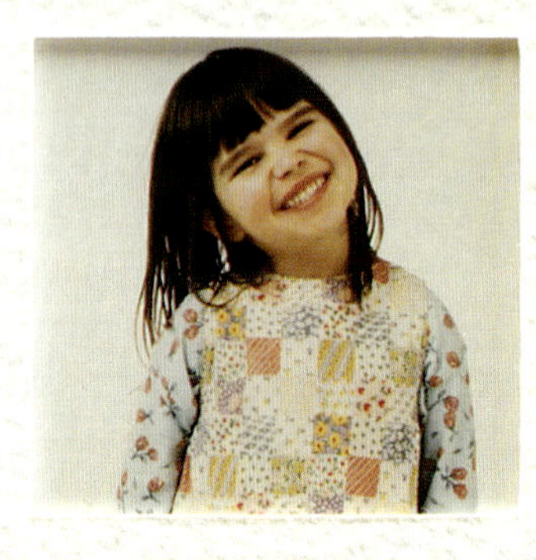
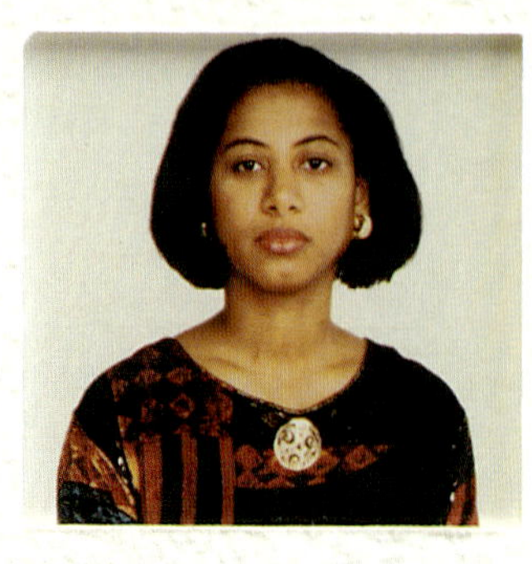
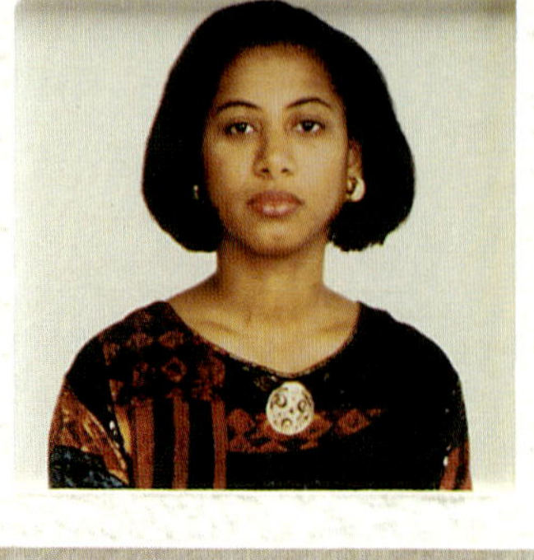
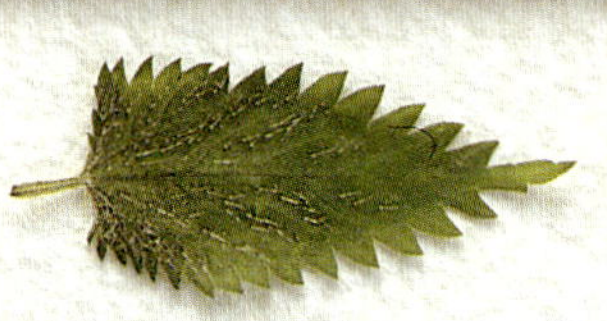
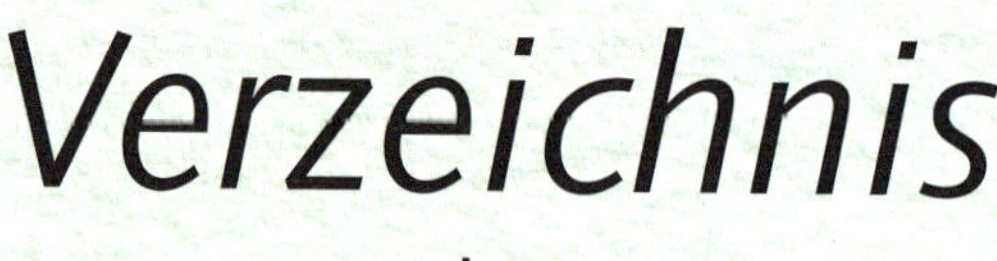

Verzeichnis der *homöopathischen* Arzneimittel

Ein illustriertes Verzeichnis von 150 homöopathischen Mitteln – der großen, der häufigsten und der kleineren – mit ausführlichen Angaben zu ihrer Herkunft, ihrer Geschichte, ihren Anwendungsbereichen und ihren Modalitäten.

Hinweis: Die Mittel sind innerhalb der Abschnitte alphabetisch nach ihrem lateinischen Namen geordnet. Zur Erläuterung der Konstitutionstypen siehe Seite 24, der homöopathischen Arzneimittelprüfung siehe Seite 12.

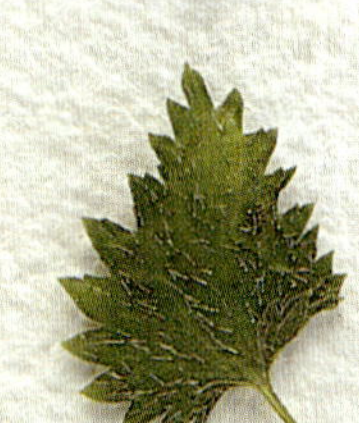
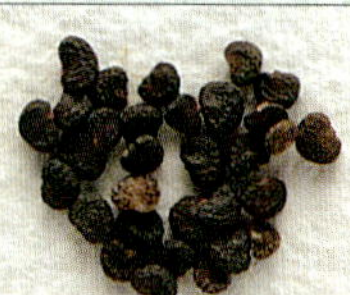
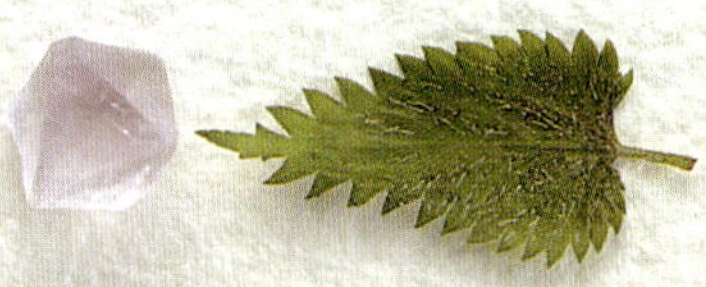
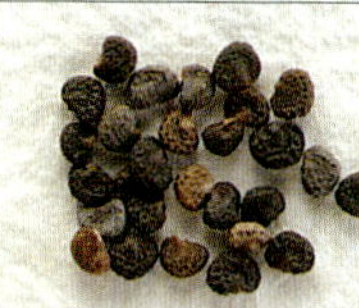
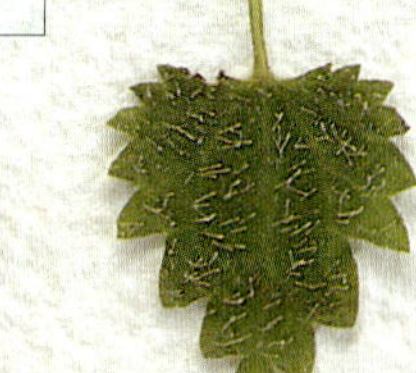
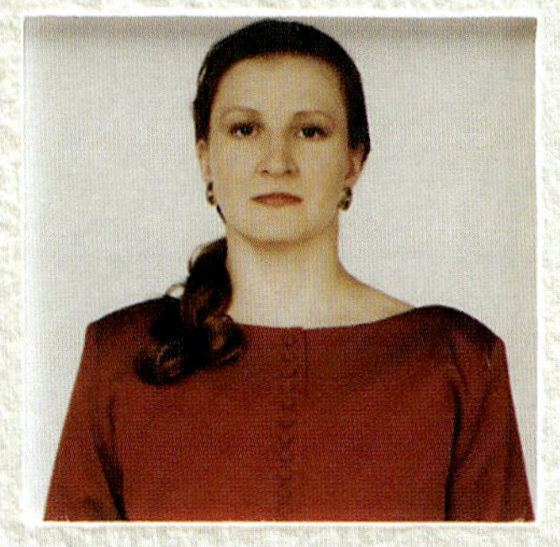
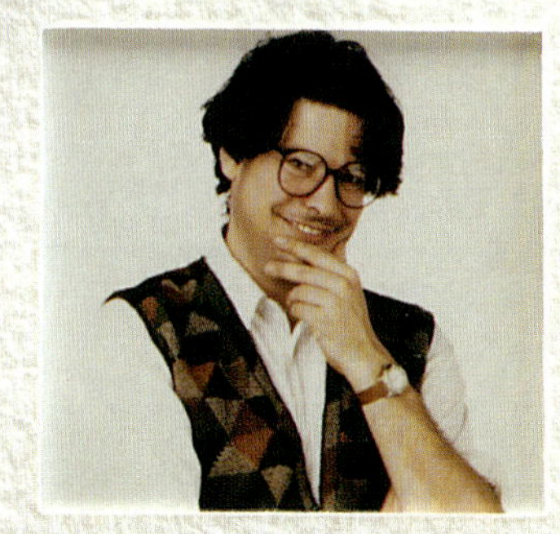
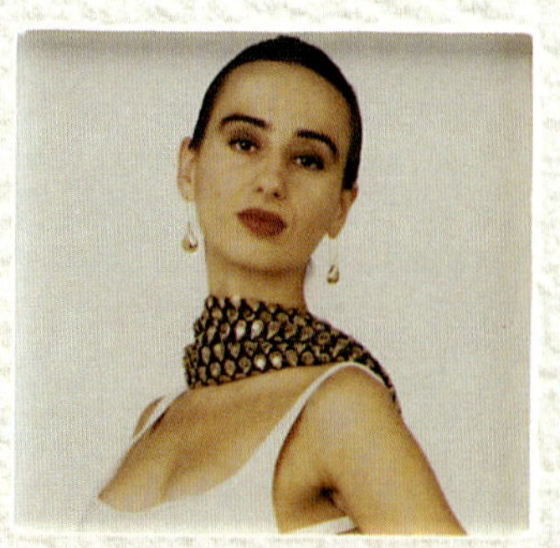

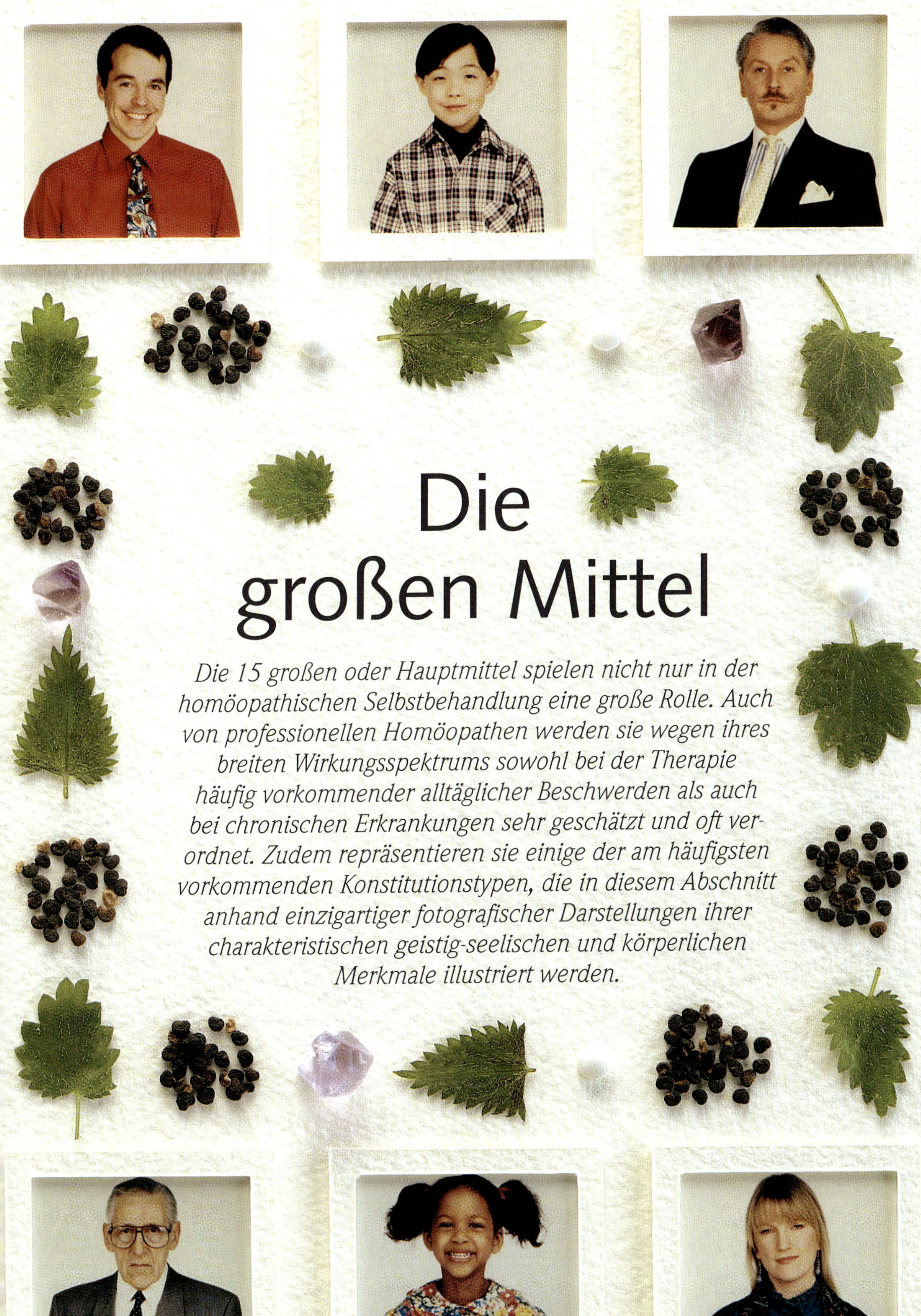

Die großen Mittel

Die 15 großen oder Hauptmittel spielen nicht nur in der homöopathischen Selbstbehandlung eine große Rolle. Auch von professionellen Homöopathen werden sie wegen ihres breiten Wirkungsspektrums sowohl bei der Therapie häufig vorkommender alltäglicher Beschwerden als auch bei chronischen Erkrankungen sehr geschätzt und oft verordnet. Zudem repräsentieren sie einige der am häufigsten vorkommenden Konstitutionstypen, die in diesem Abschnitt anhand einzigartiger fotografischer Darstellungen ihrer charakteristischen geistig-seelischen und körperlichen Merkmale illustriert werden.

ARGENTUM NITRICUM

ARG. NIT.

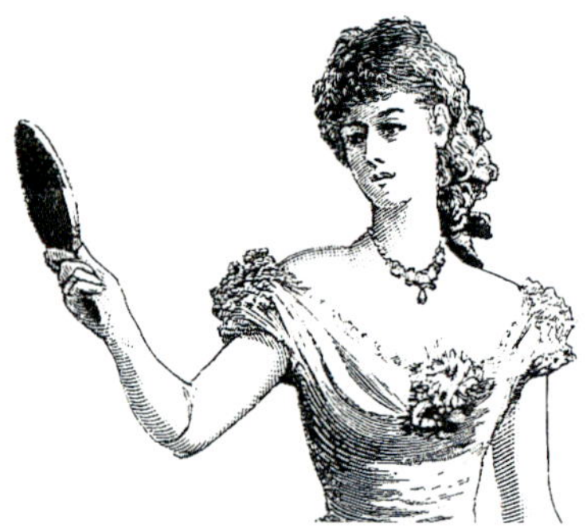

Spiegel. *Silbernitrat wurde lange Zeit zur Herstellung des Hintergrundes von Spiegeln verwendet.*

Silbernitrat (ein Bestandteil von Silber) wirkt ätzend und antibakteriell und wurde daher früher zum Ausätzen von Wunden und Warzen, zur Epilepsietherapie und zur Behandlung von Augeninfektionen bei Neugeborenen verwendet. In hohen Dosen ist Silbernitrat stark giftig, es verursacht schwere Atembeschwerden, schädigt die Haut, die Nieren, die Leber, Milz und Aorta. Das homöopathische Mittel Argent. nit. *dient vor allem zur Behandlung von nervösen Beschwerden und Verdauungsstörungen.*

Hauptindikationen

- Furcht, Ängste und Phobien.
- Verdauungsbeschwerden nach nervöser Überreizung oder zuviel Süßem.
- Beschwerden, begleitet von Heißhunger nach Süßem.

Selbstbehandlung

Durchfall – *Seite 184*
Kehlkopfentzündung – *Seite 178*
Übersteigerte Angst – *Seite 192*

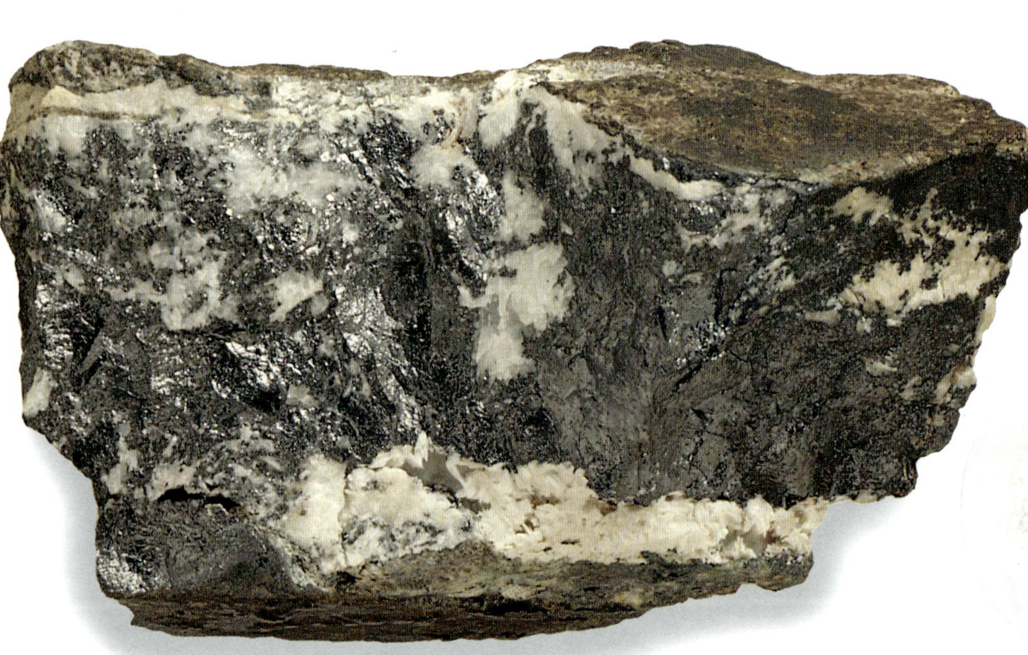

Akanthit. *Silbernitrat, der Rohstoff des Mittels* Argent. nit.*, wird vor allem aus dem Mineral Akanthit (gediegenes Schwefelsilber) gewonnen.*

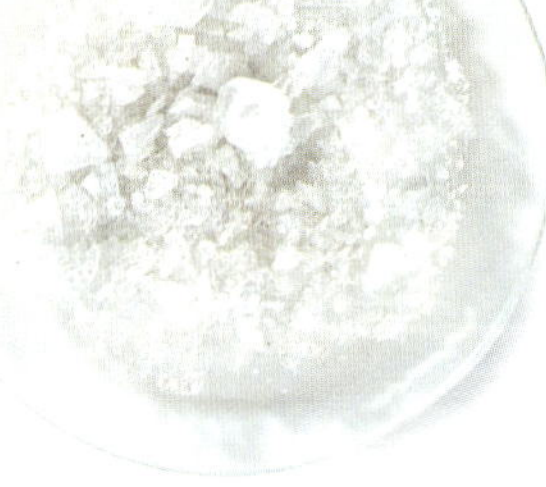

Silbernitratkristalle

ARZNEIMITTELBILD

Deutscher Name: Silber-Salpeter, Höllenstein.
Herkunft: Akanthit-Mineral aus Norwegen, USA und Südamerika.
Verwendete Teile: Silbernitrat.
➪ In Deutschland verschreibungspflichtig bis einschließlich D3.

Indikationen

Alle Arten von Furcht und Angst aufgrund übersteigerter Vorstellungskraft. Lampenfieber, klaustrophobische Ängste und Ängste in unbekannten Situationen. Katastrophenwahn, zum Beispiel von einem großen Gebäude erschlagen zu werden. Bisweilen Impulse der Selbstgefährdung, möchte etwa plötzlich vom Balkon springen, kann sich nur schwer zurückhalten. Angstbedingte Schweißausbrüche und Herzklopfen.
Auch Verdauungsbeschwerden wie Durchfall, Blähungen und Erbrechen sowie langsam beginnende pulsierende Kopfschmerzen nach zuviel Süßem zur Nervenberuhigung.
Ferner hilfreich bei Schmerzen, die durch Druck und frische Luft gebessert, durch Bewegung und Sprechen verschlimmert werden; Asthma; kolikartige Schmerzen beim Abstillen; Warzen; Kehlkopfentzündung mit splitterartigem Schmerz und Heiserkeit; rauher Hals; Epilepsie; Benommenheit; Infektionen der Schleimhäute, besonders Bindehautentzündung der Augen.
Weibliche Gesundheit: Gebärmutterprolaps und Menstruation mit dem Gefühl des Nachuntenziehens des Uterus.
Argentum-nitricum-Beschwerden sind gewöhnlich linksseitig.
Besser: Frische Luft, Druck, kühle Umgebung.
Schlimmer: Wärme, nachts, Liegen auf der linken Seite, emotionale Belastungen oder Überarbeitung, Sprechen, Bewegung, heißes Wetter.

Der Arg.-nit.-Typ

Persönlichkeit und Temperament

Argentum-nitricum-Menschen sind extrovertiert, herzlich und beeindruckbar. Es fällt ihnen schwer, ihren aktiven Intellekt und ihre Gefühle im Zaum zu halten, sie lachen und weinen plötzlich, verlieren schnell die Fassung. Dadurch sind sie oft ständig in Erregung und Erwartung, was in intensiven ängstlichen Vorstellungen münden kann, etwa den Zug zu verpassen oder den Text in der nächsten Vorstellung zu vergessen. Ihre ständige Besorgnis kann zu irrationalen Ängsten und Impulsen führen, etwa von einem hohen Gebäude erschlagen zu werden oder aus großer Höhe hinabspringen zu müssen.

Nahrungsvorlieben

Mag
- Salzige Speisen
- Süßspeisen

Verträgt nicht
- Kalte Speisen

Andere Faktoren
- Ausgeprägte Vorliebe für/Abneigung gegen Käse
- Heißhunger auf Süßes verursacht Verdauungsprobleme

Furcht vor

- Höhen und hohen Gebäuden
- Engen Räumen, Menschenmengen
- Fehlern im Beruf
- Zuspätkommen
- Alleinsein und Bettlern
- Verlust der Selbstkontrolle, »Verrücktwerden«
- Unheilbaren Krankheiten und Tod

Allgemeine Modalitäten

Besser
- Kühle Umgebung
- Frische Luft

Schlimmer
- Wärme
- Nachts
- Liegen auf der linken Seite
- Emotionaler Streß oder Überarbeitung
- Während der Menstruation

Argentum-nitricum-Menschen sind oft in Berufen zu finden, bei denen schnelles Denken und ein gutes Gedächtnis verlangt werden sowie viel Wert auf das Auftreten gelegt wird, etwa Schauspieler. Sie erscheinen immer eilig und getrieben, denken, sprechen und handeln schnell und hastig.

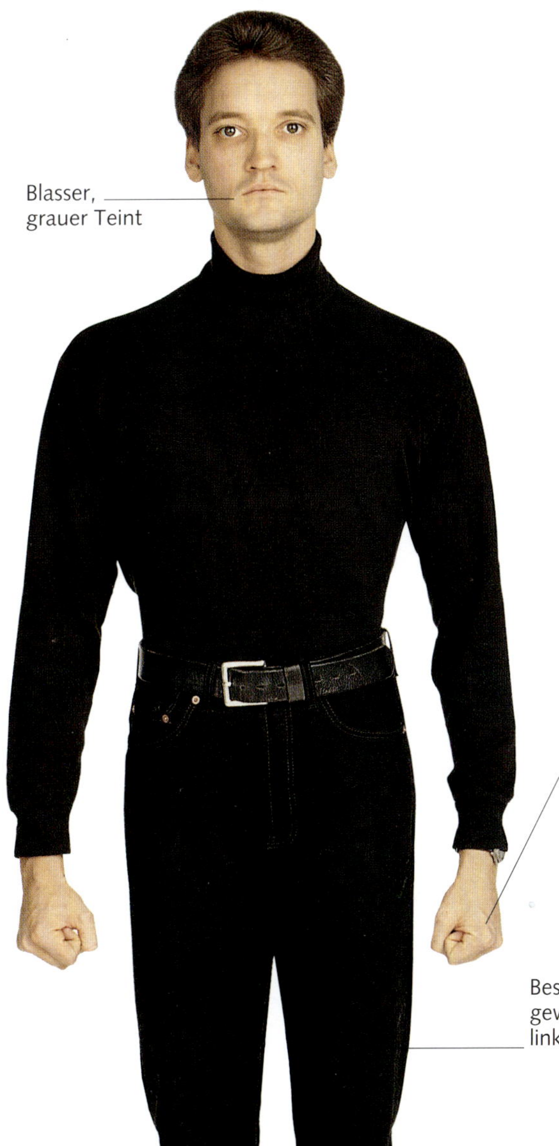

Blasser, grauer Teint

Angespannt, nervös und aufgeregt

Beschwerden gewöhnlich linksseitig

Das Arg.-nit.-Kind

- Vorzeitig gealtertes Aussehen.
- Haßt stickige Räume.
- Nervös, begeisterungsfähig und rasche Auffassungsgabe, eventuell Übelkeit und ähnliche Beschwerden beim Gedanken an die Schule.
- Neigt zu Schlaflosigkeit infolge ängstlicher Erwartungen.
- Heißhunger auf salzige und süße Speisen, die evtl. Durchfall verursachen. Gestillte Babys reagieren mit Koliken und Durchfall, wenn die Mutter Süßes ißt.

Äußeres Erscheinungsbild

Argentum-nitricum-Menschen haben oft ein eingefallenes Gesicht, bekommen oft schon früh Falten und Linien, die sie vorzeitig gealtert und geistig überfordert wirken lassen. Evtl. Neigung zu plötzlichen, heftigen nervösen Schweißausbrüchen.

Anfällige Körperbereiche
- Nervensystem
- Schleimhäute, besonders von Magen, Darm und Augen
- Linke Körperhälfte

ARSENICUM ALBUM

ARS. ALB.

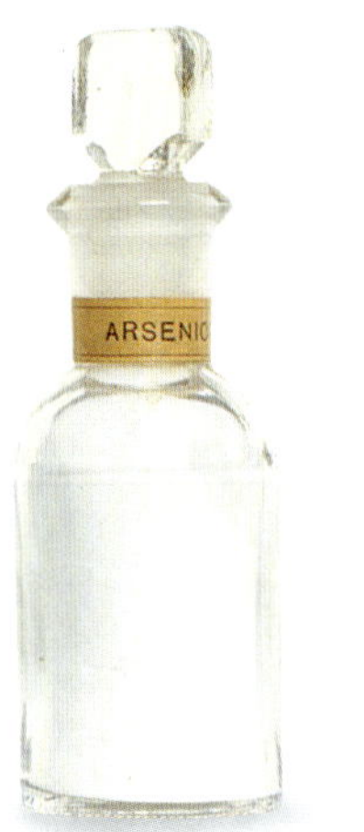

Ars. alb. *Ein gutes Mittel gegen brennende Schmerzen, Unruhe und Angst.*

Aus der Kriminalgeschichte wohlbekannt als hochwirksames Gift. Als metallisches Gift kann Arsen nicht zerstört werden, auch nicht durch Feuer. Die akute Vergiftung verursacht brennende Schmerzen im Verdauungstrakt mit Erbrechen und schweren Krämpfen, die schließlich zum Tod führen. Früher verwendet zur Behandlung von Syphilis. Das homöopathische Mittel aus Arsenoxid wirkt auf die Schleimhäute des Verdauungstraktes und der Atemwege.

Hauptindikationen

- Ängste und Furcht aus tiefsitzender Unsicherheit.
- Verdauungsstörungen und Entzündungen der Schleimhäute, besonders im Verdauungstrakt.
- Beschwerden mit brennenden Schmerzen, die sich durch Hitze bessern.

Selbstbehandlung

Ängste – *Seite 190*
Fieber bei Kindern – *Seite 218*
Magen-Darm-Infektionen – *Seite 182*
Müdigkeit – *Seite 196*
Mundgeschwüre – *Seite 164*

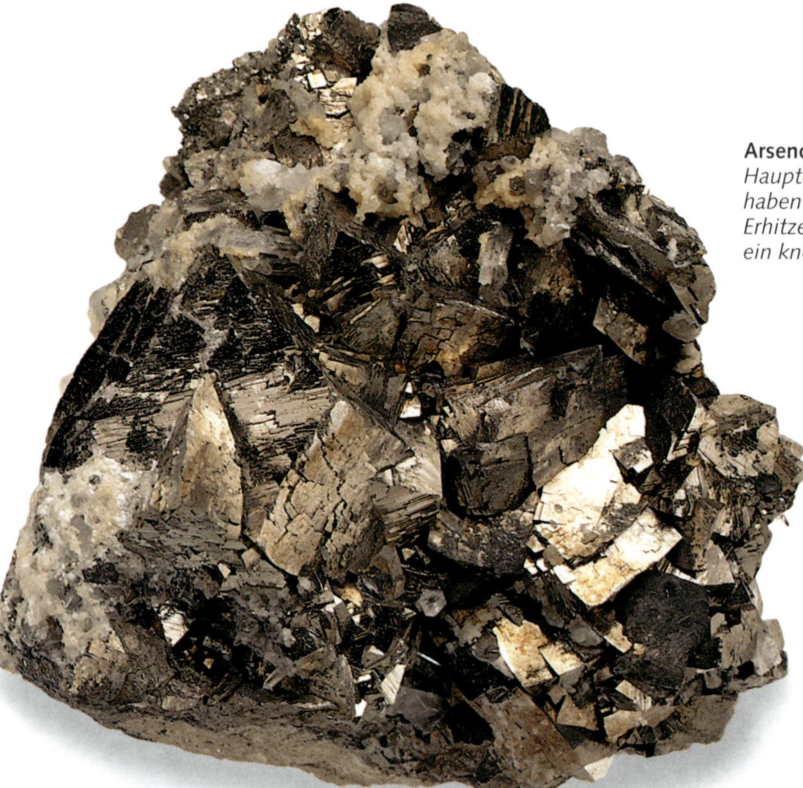

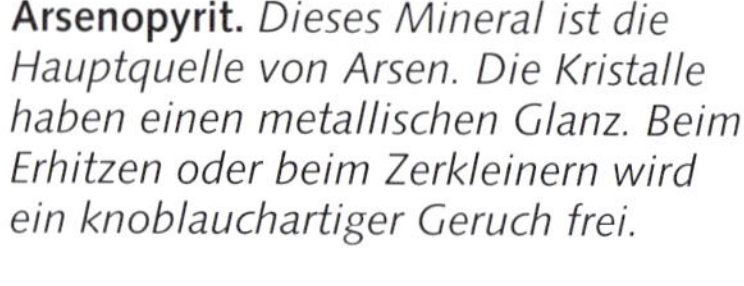

Arsenopyrit. *Dieses Mineral ist die Hauptquelle von Arsen. Die Kristalle haben einen metallischen Glanz. Beim Erhitzen oder beim Zerkleinern wird ein knoblauchartiger Geruch frei.*

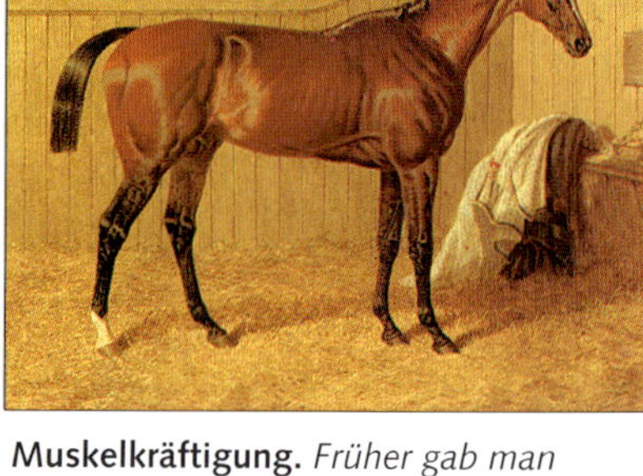

Muskelkräftigung. *Früher gab man Menschen und Tieren kleine Dosen Arsen, um ihre Muskelkraft und Ausdauer zu stärken. Auch galt es als Hautpflegemittel für Tiere.*

ARZNEIMITTELBILD

Deutscher Name: Arsenoxid, Weißarsenik.
Herkunft: Arsenopyrit aus Deutschland, Schweden, Norwegen, England, Kanada.
Verwendete Teile: Arsenoxid.
➪ In Deutschland verschreibungspflichtig bis einschließlich D3.

Indikationen

Ängste und Furcht auf der Grundlage tiefverwurzelter Unsicherheit und übersteigerter Empfindsamkeit der Sinne.
Hilfreich bei vielen Verdauungsstörungen einschließlich Lebensmittelvergiftung mit brennenden Schmerzen, Erbrechen, Durchfall und Magenschleimhautreizung nach zuviel unreifen Früchten, Gemüse, eiskalten Speisen und Alkohol.
Fieber und Durchfall bei Kindern mit schweren Austrocknungszuständen.
Ferner bei Asthma mit schwerer Atemnot; stechenden Mundgeschwüren; durch brennenden Nasenschleim ausgetrocknete und aufgesprungene Lippen; Erschöpfung und Müdigkeit infolge körperlicher Krankheit wie Anämie, Asthma oder geistiger Überanstrengung; Augenentzündungen mit wäßrigen, brennenden Augen; Kopfschmerzen mit Benommenheit, Schwindel und Erbrechen; Wassereinlagerungen (Ödeme), besonders im Knöchelbereich.
Kranke, die *Ars. alb.* brauchen, frösteln trotz der brennenden Schmerzen, die ihre Beschwerden charakterisieren. Das Mittel hilft bei Fieber, wenn sich die Haut des Kranken heiß anfühlt, er selbst aber innerlich friert, oder wenn die Haut kalt ist, der Kranke sich aber innerlich brennend heiß fühlt.
Besser: Bewegung, warme Getränke, Wärme, Liegen mit erhöhtem Kopf.
Schlimmer: Kalte Speisen und Getränke, Kälte, rechte Seite, zwischen Mitternacht und 2 Uhr morgens.

Der Ars.-alb.-Typ

Arsenicum-album-Menschen sind angespannte, unruhige, ehrgeizige Persönlichkeiten, die sich sehr um ihre eigene Gesundheit und die ihrer Familie sorgen. Sie zeigen einen ausgeprägten Pessimismus und brauchen fortwährend beruhigenden Zuspruch. Als personifizierte Eleganz und Genauigkeit vertragen sie keine Unordnung.

Persönlichkeit und Temperament

In Auftreten, Denken und Handlungen zeigen *Arsenicum-album*-Menschen penible Detailgenauigkeit. Aus Unsicherheit entwickeln sie vielfältige Pläne und Strategien, um für alle Eventualiäten gewappnet zu sein. Manche »hamstern« regelrecht, um sich vor schlechten Zeiten zu schützen. Ihr Perfektionismus führt zu einer »Alles-oder-nichts«-Haltung; wenn kein exzellentes Abschneiden in Sicht ist, geben sie häufig vorzeitig auf. Sie haben eine feste Meinung und reagieren auf die Ansichten und Ideen anderer intolerant.

Nahrungsvorlieben

Mag

- Warme Speisen und Getränke (bessern Beschwerden), Kaffee
- Fette Speisen: Olivenöl
- Süße Speisen (verträgt sie gut)
- Saure Speisen: Mixed Pickles, Zitronen, Essig
- Alkohol

Furcht vor

- Alleinsein und Bettlern
- Dunkelheit und Geistern
- Armut
- Unheilbaren Krankheiten und Tod
- Erkrankung von Familienangehörigen
- Vergiftung durch verdorbene Speisen oder Umweltverschmutzung

Allgemeine Modalitäten

Besser

- Wärme
- Bewegung
- Liegen mit erhöhtem Kopf

Schlimmer

- Kaltes, trockenes, windiges Wetter
- Kälte
- Kalte Speisen und Getränke
- Zwischen Mitternacht und 2 Uhr morgens
- Auf der rechten Seite

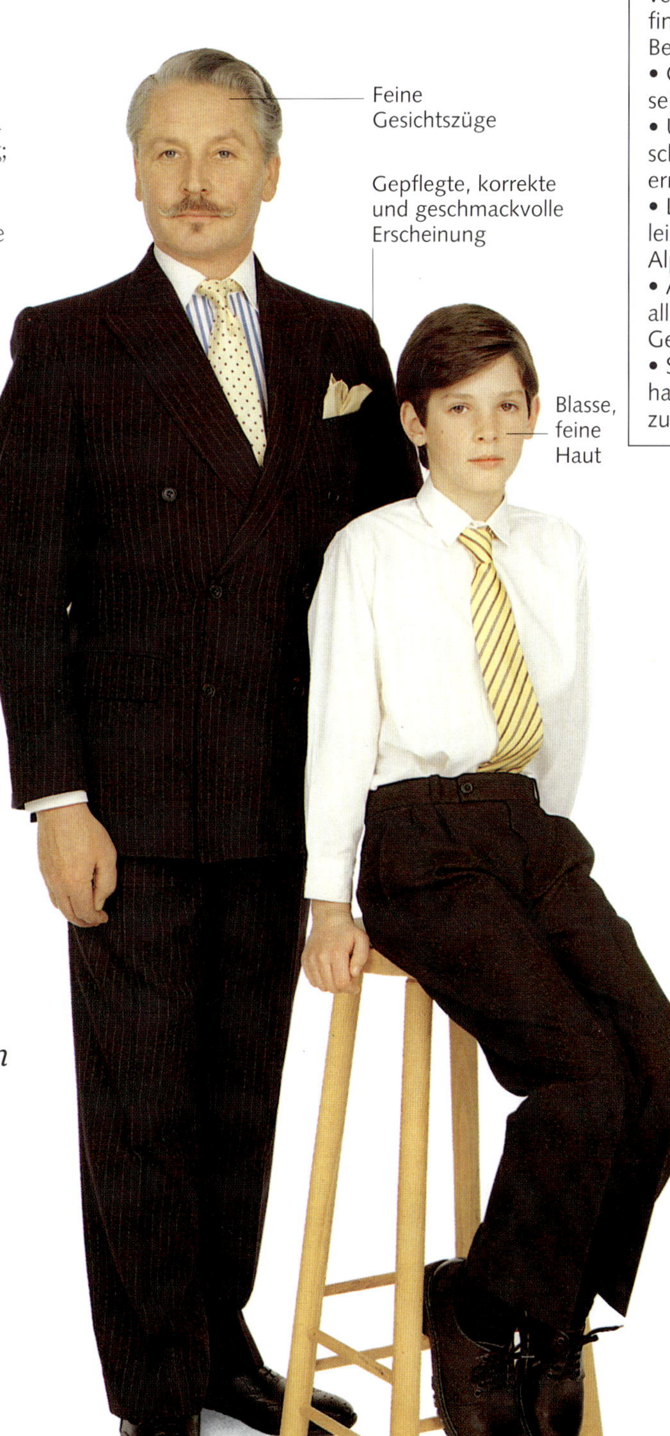

Das Ars.-alb.-Kind

- Dünn und zart mit feinen Gesichtszügen, Haut und Haar. Errötet leicht trotz seiner Blässe.
- Sehr angespannt, leicht verängstigt und überempfindlich gegen Gerüche, Berührung und Lärm.
- Geistig und körperlich sehr lebhaft.
- Unruhig mit sporadischem Aktivitätsdrang, ermüdet aber schnell.
- Lebhafte Phantasie, leidet eventuell unter Alpträumen.
- Ängstlich besorgt um alles, besonders um die Gesundheit der Eltern.
- Sauber und ordentlich, haßt es, sich schmutzig zu machen.

Äußeres Erscheinungsbild

Arsenicum-album-Menschen sind dünn, gepflegt, korrekt, modebewußt und wirken aristokratisch durch ihre feinen Gesichtszüge, zarte Haut und Sorgenfalten. Sie sind unruhig und bewegen sich schnell.

Anfällige Körperbereiche

- Magen und Verdauungstrakt
- Leber
- Atemwege
- Schleimhäute
- Haut
- Herz

CALCIUM CARBONICUM

CALC. CARB.

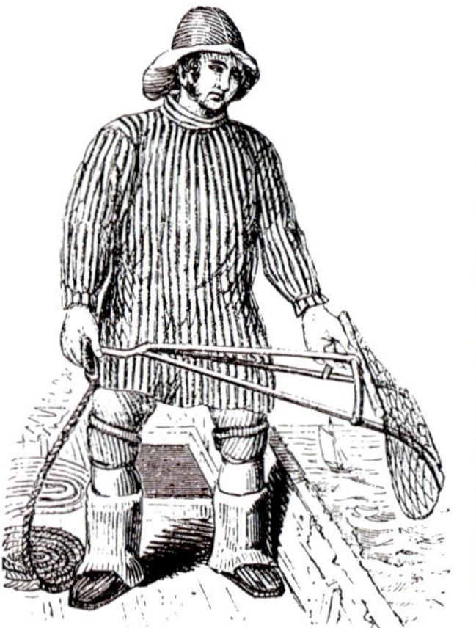

Austernfischer. *Nur 10 Gramm Austernschalenkalk reichen für 10 Milliarden Kilogramm* Calc. carb. *in C6-Potenz.*

Das homöopathische Mittel Calcium carbonicum *wird aus Calciumcarbonat hergestellt, das aus dem Perlmutter, der mittleren Schicht von Austernschalen, gewonnen wird. Calciumcarbonat ist nur eines von vielen Calciumsalzen, die die Homöopathie verwendet.* Calc. carb. *hat ein breites Anwendungsspektrum, es wirkt speziell auf Knochen und Zähne. Das Mittel hilft besonders bei Rücken- und Gelenkschmerzen, schlecht heilenden Knochenbrüchen und schmerzhaftem Zahnen bei Kindern.*

Hauptindikationen

- Verlangsamte Knochen- und Zahnentwicklung.
- Gelenk- und Knochenschmerzen.
- Beschwerden mit Furcht und Ängstlichkeit, reichlich sauerriechenden Schweißausbrüchen und Kälte.

Selbstbehandlung

Ängste – *Seite 190*
Mittelohrenentzündung – *S. 218*
Müdigkeit – *Seite 196*
Prämenstruelles Syndrom – *Seite 204*
Starke Menstruation – *Seite 204*
Vaginalausfluß – *Seite 202*
Wechseljahrsbeschwerden – *Seite 206*

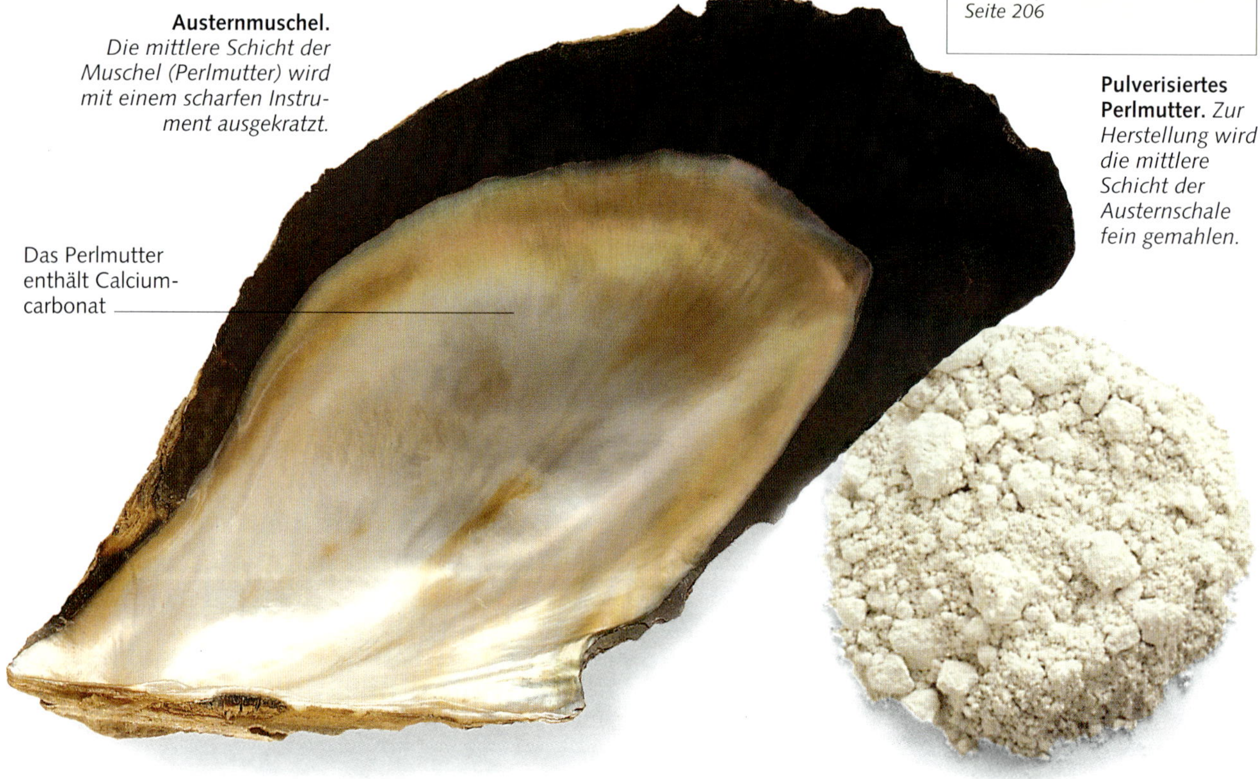

Austernmuschel. *Die mittlere Schicht der Muschel (Perlmutter) wird mit einem scharfen Instrument ausgekratzt.*

Das Perlmutter enthält Calciumcarbonat

Pulverisiertes Perlmutter. *Zur Herstellung wird die mittlere Schicht der Austernschale fein gemahlen.*

ARZNEIMITTELBILD

Deutscher Name: Kohlensaurer Kalk.
Herkunft: Austernschalenkalk, innere weiße Schicht der Austernmuschel (Perlmutter).
Verwendete Teile: Calciumcarbonat.

Indikationen

Vor allem langsame Knochen- und Zahnentwicklung, Gelenk- und Knochenschmerzen, zum Beispiel Rückenschmerzen, schlecht heilende Knochenbrüche und schmerzhaftes Zahnen bei Kindern. Auch hilfreich bei rechtsseitigen Kopfschmerzen. Ferner bei Ohrinfektionen mit sauerriechendem Ausfluß und Augeninfektionen, bei denen der Augapfel gerötet ist. Weitere Anwendungsgebiete: Hautausschläge, Vaginalausfluß, prämenstruelle Beschwerden (PMS), starke Menstruationsblutungen, Wechseljahrsbeschwerden und Verdauungsstörungen. Menschen, die *Calc. carb.* brauchen, sind ängstlich, müde, erschöpft, kälteempfindlich und neigen bei geringster körperlicher Anstrengung oder im Schlaf zu heftigen Schweißausbrüchen. Schweiß riecht sauer, besonders reichlich an Brust und Hinterkopf. Eventuell Verstopfung ohne Beschwerden, ja, paradoxerweise Besserung. Stark riechender Urin. *Calcium-carbonicum*-Kinder neigen zu vereiterten Ohren und wiederkehrenden Mandelentzündungen.
Besser: Liegen auf der schmerzhaften Seite, später Morgen, nach dem Frühstück, trockenes Wetter.
Schlimmer: Kälte und Feuchtigkeit, körperliche Anstrengung und Schwitzen, Gehen, vor der Menstruation.

Der Calc.-carb.-Typ

Persönlichkeit und Temperament

Calcium-carbonicum-Menschen sind ruhig, vorsichtig, beeinflußbar und sehr empfindsam. Sie wirken oft abwesend und selbstverloren, was aber daran liegt, daß sie sich nicht vor anderen aufregen wollen und sich vor Fehlern fürchten. Ängstlich besorgt klammern sie sich an bestimmte Dinge, was den nächsten Angehörigen auf die Nerven geht. Auch schlafen sie schlecht. Sie hassen es, Grausamkeiten und Armut zu sehen.

Nahrungsvorlieben

Mag

- Süße Speisen: Gebäck, Kuchen, Schokolade, Pralinen
- Saure Speisen: Oliven, Mixed Pickles
- Kohlenhydrate: Brot, Reis
- Kalte Getränke und Eiscreme
- Eier
- Austern

Mag nicht

- Milch und Kaffee (verursachen eventuell Verdauungsbeschwerden)

Andere Faktoren

- Heißhunger auf merkwürdige Dinge wie Erde oder Kreide

Furcht vor

- Dunkelheit und Geistern
- Unheilbaren Krankheiten und Krebs
- Tod
- Engen Räumen
- Geistesschwäche
- Armut
- Mäusen
- Gewitter

Allgemeine Modalitäten

Besser

- Später Morgen
- Trockenes Wetter

Schlimmer

- Kälte und Feuchtigkeit
- Vor der Menstruation
- Nach Schwitzen oder Anstrengung
- Im Frühjahr
- Vollmond

Obwohl nach außen hin stark und gelassen wirkend, sind *Calcium-carbonicum*-Menschen von schüchternem, nachdenklichem Wesen. Sie sind gewöhnlich sehr gesund, gehen enthusiastisch in ihrer Arbeit auf und gelten als fleißig und gewissenhaft. Im Krankheitsfall dagegen neigen sie zu leichter Niedergeschlagenheit und Selbstbeobachtung. Ihr Antrieb läßt nach, sie brauchen Aufmunterung.

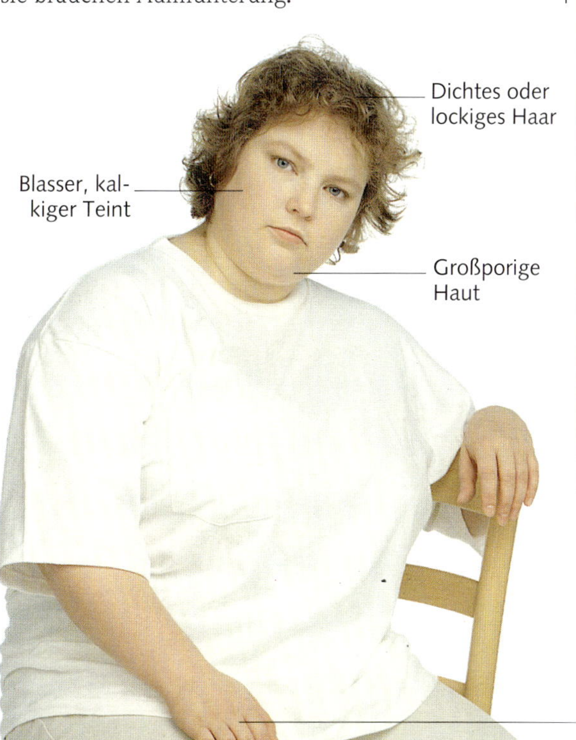

Das Calc.-carb.-Kind

- Rundlich mit kräftigen Gesichtszügen und blassem Teint.
- Dicker Bauch, großer Kopf. Fontanelle schließt sich langsam.
- Laufen und Sprechen verspätet; zahnt spät.
- Sanft, ruhig und empfindsam, aber auch bequem.
- Ausgeprägte Angst vor der Dunkelheit, erwacht gelegentlich schreiend aus Alpträumen.
- Tapsig, fällt leicht nach vorne, daher oft kein guter Sportler.
- Fleißiger Schüler, gibt aber bei Verständnisproblemen schnell auf. Gerät ohne Ermutigung leicht ins Hintertreffen und fühlt sich dann ausgeschlossen.

Äußeres Erscheinungsbild

Ihr ausgeprägter Appetit kann schnell zu starkem Übergewicht, allgemeiner Antriebsschwäche und Trägheit führen. *Calcium-carbonicum*-Menschen leiden oft unter Kopfschweiß sowie Knochen- und Gelenkfehlbildungen wie Skoliose (Wirbelsäulenverkrümmung).

Anfällige Körperbereiche

- Knochen und Zähne
- Darm
- Ohren, Nase und Hals
- Drüsen
- Haut

GRAPHITES

GRAPHITES

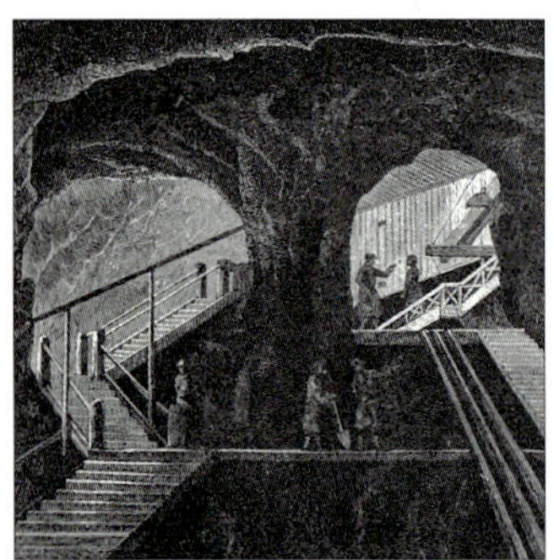

Graphitminen. *Der Graphitabbau wurde jahrelang sehr intensiv betrieben. Wichtiger Anwendungsbereich: Bleistiftherstellung.*

Graphit ist eine Abart des Kohlenstoffs und der Hauptbestandteil von Bleistiften. Die Bezeichnung Graphit stammt von dem altgriechischen Verb »graphein«, zu deutsch »schreiben«. Graphit wird in Schmiermitteln, Polituren, Batterien und elektrischen Motoren verwendet. Das homöopathische Mittel wurde schon von **Hahnemann** *geprüft, der beobachtet hatte, daß Arbeiter einer Spiegelfabrik Graphit auf durch Kälte aufgesprungene Haut strichen.* Graphites *ist ein hervorragendes Mittel für Haut- und Stoffwechselbeschwerden.*

Hauptindikationen

- Hautbeschwerden, besonders Ekzeme.
- Stoffwechselstörungen, die Hautbeschwerden, Übergewicht und Nageldeformationen verursachen.
- Geschwüre aufgrund einer Schwäche der Magenschleimhaut.

Selbstbehandlung

Ekzeme – *Seite 186*
Schnupfen – *Seite 170*

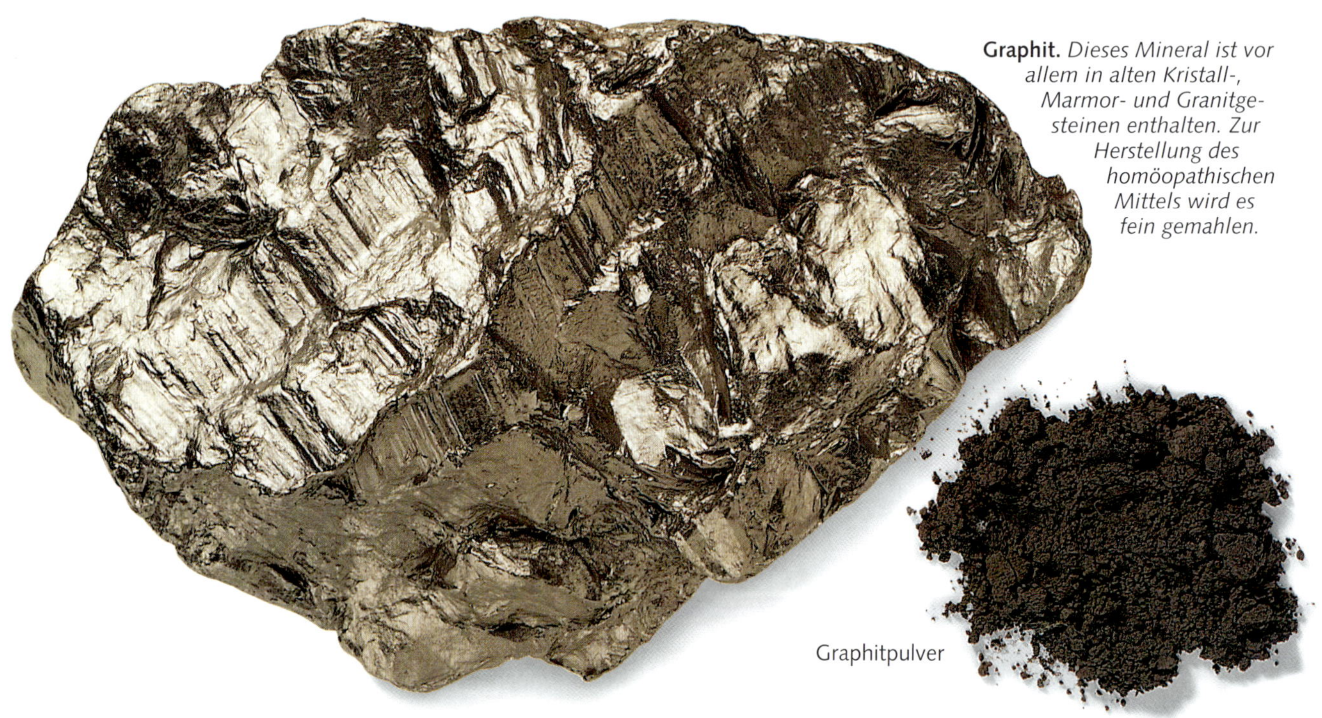

Graphit. *Dieses Mineral ist vor allem in alten Kristall-, Marmor- und Granitgesteinen enthalten. Zur Herstellung des homöopathischen Mittels wird es fein gemahlen.*

Graphitpulver

ARZNEIMITTELBILD

Deutscher Name: Reißblei.
Herkunft: Sri Lanka, Mexiko, Kanada und USA.
Verwendete Teile: Graphit.

Indikationen

Hauptmittel für Hautbeschwerden, besonders nässende Ekzeme mit honigartiger Absonderung, oft hinter den Ohren, in den Kniekehlen, auf den Handflächen und an den Brustwarzen.
Auch für Stoffwechselstörungen, die zu Hautbeschwerden führen, wie Schuppenflechte (Psoriasis) und trockene, rissige Haut; Wunden, die sich leicht entzünden und vereitern; verhärtetes Narbengewebe; Keloide (erhobene, juckende Narben) und Nagelfehlbildungen, besonders verdickte, eingerissene und deformierte Nägel. Übergewicht infolge einer fehlerhaften Nährstoffverwertung.
Ferner Magengeschwüre durch Schwäche der Magenschleimhaut (besser durch Liegen und heiße Speisen, eventuell im Wechsel mit Hautbeschwerden), wunde Lippen mit Bläschen, Haarausfall, Krämpfe und Taubheitsgefühle in Händen und Füßen, gelegentliche heiße Schweißausbrüche nach Nasenbluten; geschwollene Drüsen.
Außerdem Erkältungen, besonders mit Schmerzen beim Naseputzen wegen Reißen der Nasenschleimhaut. Erkältungen oft von Ekzemen begleitet.
Weibliche Gesundheit: Unregelmäßige, spärliche oder ausbleibende Menstruation, vergrößerte Eierstöcke, Schwellungen der Brust und verspätete Menstruation, begleitet von Verstopfung.
Besser: Wärme (braucht aber frische Luft), Dunkelheit, Schlaf, nach dem Essen.
Schlimmer: Kalte Luft, süße Speisen, Fisch und Meeresfrüchte, während der Menstruation, auf der linken Seite.

Der Graphites-Typ

Graphites-Menschen sind ängstlich, anhänglich, empfindsam, unschlüssig und schreckhaft. Dauernde intellektuelle Anforderungen sind nicht ihr Fall, sie zählen sich eher zu den langsamen Denkern. Sie lieben handwerkliche Tätigkeiten und Arbeiten im Freien.

Persönlichkeit und Temperament

Graphites-Menschen reagieren eher langsam auf Anregungen von außen und zeigen daher auch nur wenig Freude an konzentrierter intellektueller Arbeit. Häufige Stimmungswechsel, von Lethargie bis zu verdrießlichem Umhergehen, mit im Tagesverlauf zunehmender Reizbarkeit, Ungeduld und Erregung. Sie fühlen sich unglücklich, werden schnell mutlos, selbstmitleidig und weinerlich, besonders beim Hören von Musik.

Nahrungsvorlieben

Mag

- Saure und kohlensäurehaltige kalte Getränke wie Bier

Mag nicht

- Süße Speisen
- Salz, Fisch und Meeresfrüchte

Andere Faktoren

- Neigt zu Kopfschmerzen, wenn eine Mahlzeit ausfällt
- Schweinefleisch macht Verdauungsbeschwerden

Furcht vor

- Geistesschwäche
- Tod
- Gewitter

Allgemeine Modalitäten

Besser

- Wärme (braucht aber frische Luft)
- Nach dem Essen
- Schlaf
- In der Dunkelheit

Schlimmer

- Kalte, feuchte Luft und Zugluft (haßt aber stickige Räume)
- Auf der linken Seite
- Morgens und abends
- Anwendung von Kortisonpräparaten zur Unterdrückung von Hautausschlägen
- Während der Menstruation
- Süße Speisen, Fisch und Meeresfrüchte

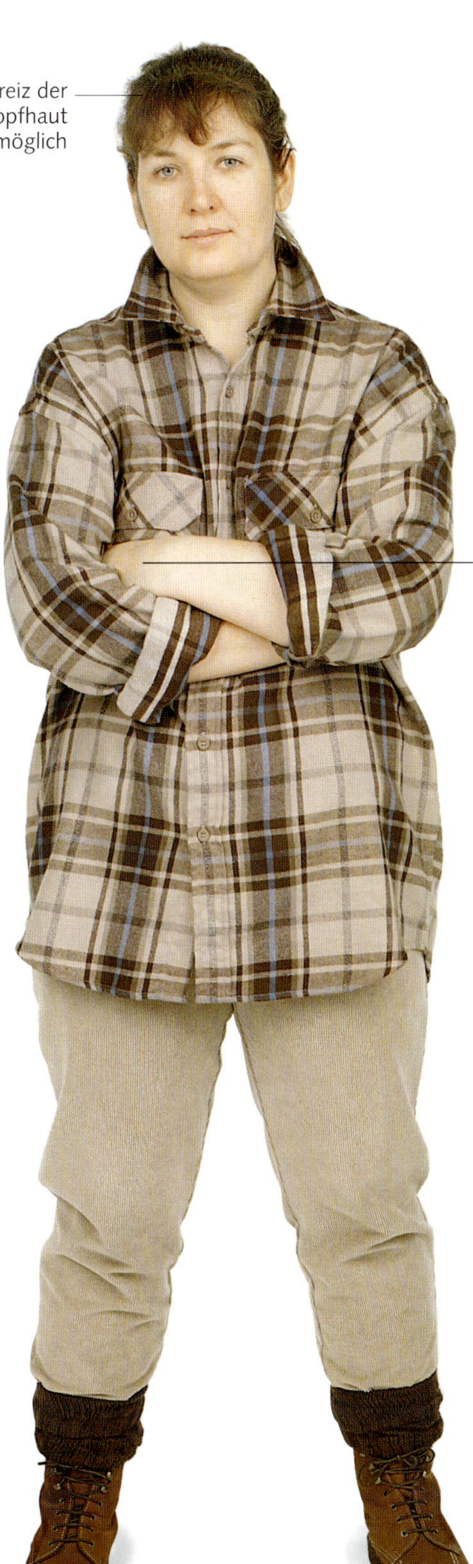

Juckreiz der Kopfhaut möglich

Trockene Haut, die leicht einreißt

Das Graphites-Kind

- Schwerer Körperbau oder rundlich.
- Blaß und fröstelnd, aber errötet leicht.
- Rauhe, trockene Haut, die leicht aufspringt.
- Aufgeblähter Bauch aufgrund dauernder Verstopfung.
- Anhänglich, ängstlich und zögernd.
- Pessimistisch.
- Neigt zu Faulheit, wenig Ausdauer.
- Reagiert empfindlich auf Bewegung, anfällig für Reisekrankheiten.

Äußeres Erscheinungsbild

Graphites-Menschen haben gewöhnlich dunkle Haare, wirken häufig grobschlächtig mit blasser, trockener, rauher Haut. Die Haut reißt sehr leicht ein oder springt auf, besonders hinter den Ohren und in den Kniekehlen, in den Mundwinkeln und den Fingerspitzen. Die Kopfhaut ist bisweilen fleckig, bedeckt mit gelben Krusten, und juckt. Wegen ihres großen Appetits neigen sie zu Übergewicht und Fettleibigkeit. Sie erröten oder schwitzen leicht und zeigen wenig Ausdauer.

Anfällige Körperbereiche

- Haut und Nägel
- Stoffwechsel
- Schleimhäute
- Linke Körperhälfte

(IGNATIA AMARA)/HEUTE: *STRYCHNOS IGNATII/SEMEN IGNATII*

IGNATIA

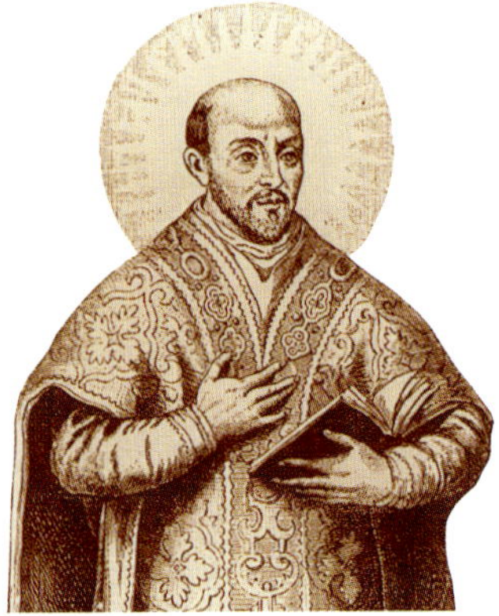

Ignatius Loyola *(1491–1556). Der Ignatius-Bohnenbaum wurde nach dem Begründer des spanischen Jesuitenordens Ignatius Loyola benannt.*

Das homöopathische Mittel Ignatia, *hergestellt aus der St. Ignatius-Bohne, dient vor allem zur Behandlung geistig-seelischer Beschwerden. Die Eingeborenen der Philippinen trugen Halsamulette aus diesen Bohnen in dem Glauben, daß sie vor Krankheiten aller Art schützen. Die spanischen Jesuiten brachten die Bohnen im 17. Jahrhundert mit nach Europa. Dort wurden sie in der Medizin als Mittel gegen Gicht, Epilepsie und Cholera verwendet. Die Bohnen enthalten das starke Nervengift Strychnin.*

Hauptindikationen

- Seelische Beschwerden.
- Akuter Kummer, zum Beispiel Trauer oder nach Trennung von Partner.
- Kopfschmerzen.
- Husten und Halsentzündungen.
- Beschwerden mit stark schwankendem Charakter.

Selbsbehandlung

Ausbleibende Menstruation – *Seite 206*
Depressionen – *Seite 194*
Kopfschmerzen – *Seite 158*
Schlaflosigkeit – *Seite 194*
Trauer – *Seite 192*

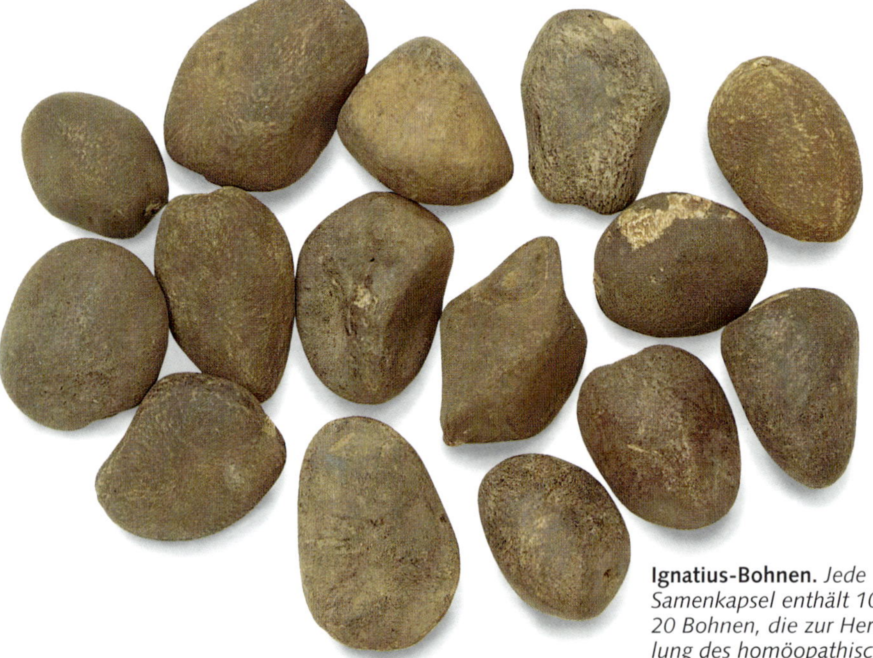

Ignatius-Bohnen. *Jede Samenkapsel enthält 10 bis 20 Bohnen, die zur Herstellung des homöopathischen Mittels geschält und pulverisiert werden.*

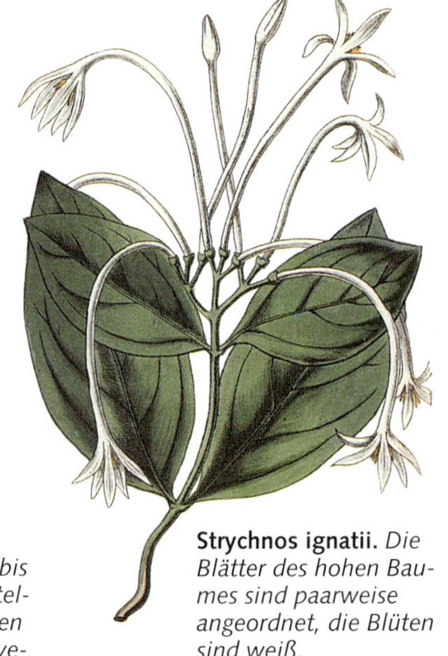

Strychnos ignatii. *Die Blätter des hohen Baumes sind paarweise angeordnet, die Blüten sind weiß.*

ARZNEIMITTELBILD

Deutscher Name: St. Ignatius-Bohne.
Herkunft: Ostindien, China, Philippinen.
Verwendete Teile: Getrocknete, reife Samen (Bohnen).
➪ In Deutschland verschreibungspflichtig bis einschließlich D3.

Indikationen

Folgewirkungen von heftigen Aufregungen, zum Beispiel Kummer, Trauer, Schreck, Ärger und Unterdrückung dieser Gefühle. Hauptmittel für Trauer mit häufigen Stimmungswechseln, hysterischen Zuständen und Schlaflosigkeit.
Auch geistig-seelische Beschwerden wie plötzliche Tränenausbrüche; Schuldgefühle; Selbstanklagen; unterdrückte Reaktionen auf Ärger oder erlittene Gewalt; Depressionen; Enttäuschungen; Furcht, als ungestüm betrachtet zu werden.
Ferner bohrende Kopfschmerzen wie von einem Nagel, die sich beim Liegen auf der schmerzhaften Seite verschlimmern; nervöse Kopfschmerzen nach Aufregung; Kopfschmerzen bei Kindern, die sich nach Kaffee verschlimmern, aber durch Wärme gebessert werden.
Außerdem Beschwerden mit wechselhaftem oder gegensätzlichem Charakter wie Halsschmerzen, die sich durch Schlucken fester Nahrung bessern, oder Übelkeit/Erbrechen, die durch Essen gelindert werden. Ferner: Kitzelnder Husten, Fieber mit Schüttelfrost und Durst; Ohnmachtsneigung in engen Räumen/Menschenmengen; Schmerzüberempfindlichkeit; bei Krankheit Verlangen nach unverträglicher Nahrung; Schmerzen im Oberbauch.
Weibliche Gesundheit: Analprolaps mit stechenden, aufwärtsschießenden Schmerzen; schmerzhafte Menstruationskrämpfe; Hämorrhoiden; seelisch bedingte Verstopfung und ausbleibende Menstruation.
Besser: Liegen auf der schmerzhaften Seite, Lagewechsel, nach Wasserlassen, fester Druck, nach dem Essen, Wärme.
Schlimmer: Kalte Luft, Berührung, seelische Aufregung wie Kummer und Ärger, Kaffee, Nikotin, starke Gerüche.

Der Ignatia-Typ

Persönlichkeit und Temperament

Trotz ihrer großen Empfindsamkeit können *Ignatia*-Menschen ihre Gefühle schlecht ausdrükken, besonders Kummer und Trauer, und verhalten sich dann häufig genau entgegengesetzt. Sie stellen sehr hohe Erwartungen an ihre engste Umgebung und neigen zu hysterischen Überreaktionen. Oft große Schmerzempfindlichkeit und Abneigung gegen Menschenansammlungen. Häufige Stimmungswechsel bis zu gleichzeitigem Lachen und Weinen. Können sich oft trotz enttäuschter Liebe nur schwer vom Partner trennen.

Nahrungsvorlieben

Mag

- Saures: Mixed Pickles, Essig
- Milchprodukte: Butter, Käse
- Brot

Mag, verträgt aber nicht

- Kaffee

Verträgt nicht

- Süße Speisen, Alkohol, Obst

Furcht vor

- Seelischen Verletzungen
- Verlust der Selbstkontrolle
- Engen Räumen, Menschenmengen
- Bettlern

Allgemeine Modalitäten

Besser

- Wärme
- Nach dem Essen
- Nach dem Wasserlassen
- Fester Druck
- Wechsel der Lage

Schlimmer

- Kalte Luft
- Seelische Belastung wie Trauer oder Ärger
- Berührung, Rütteln
- Tabakrauch

Ignatia-Menschen sind empfindsam, künstlerisch, kultiviert, gefühlsmäßig unausgeglichen und meistens sehr weiblich. Sie haben hohe Ideale und Erwartungen; für Mißerfolge machen sie oft sich selbst verantwortlich.

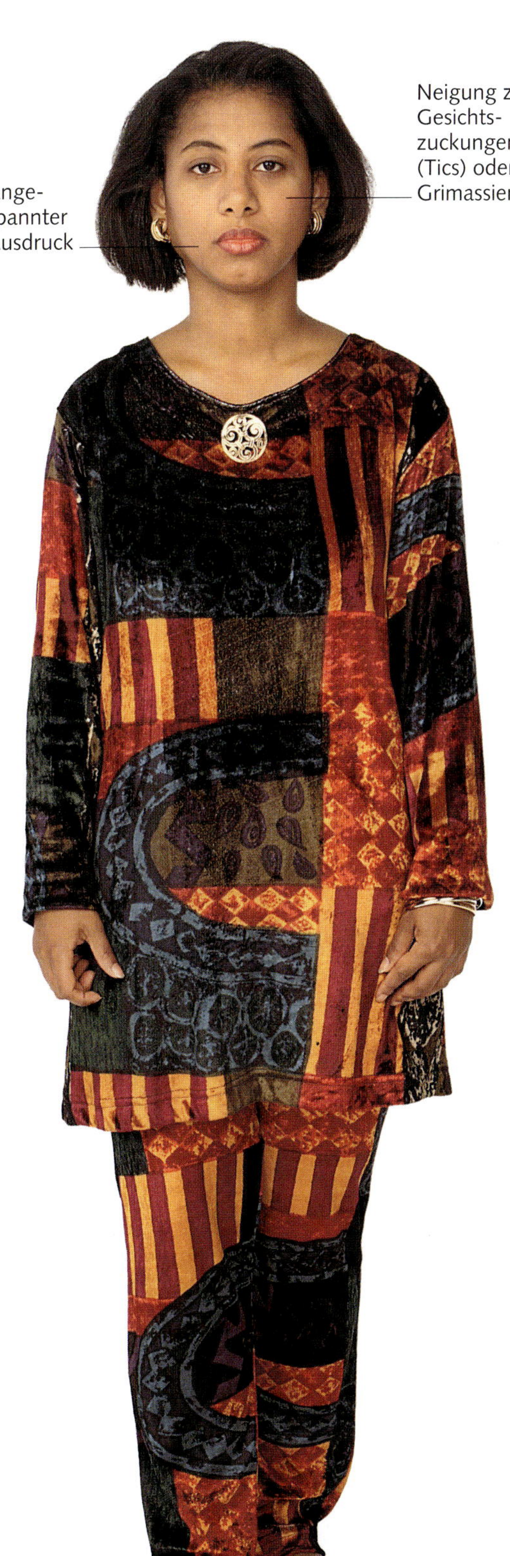

Angespannter Ausdruck

Neigung zu Gesichtszuckungen (Tics) oder Grimassieren

Das Ignatia-Kind

- Heiter, begeisterungsfähig, empfindsam und altklug.
- Nervös mit stark angespannter Körperhaltung. Sehr lärmempfindlich. Neigt beim Sprechen zum Grimassieren.
- Wenig belastbar, verliert leicht die Konzentration, weint oder wird wütend.
- Unter Streß häufig sehr furchtsam, fürchtet sich vor allem, mag nicht ohne Begleitung sein.
- Neigt zu nervösem Schulkopfschmerz.
- Sucht Fehler bei sich selbst.
- Neigt zu Ohnmacht in engen Räumen.
- Anfällig für nervösen, trockenen Husten und Kehlkopfentzündung.

Äußeres Erscheinungsbild

Ignatia-Menschen sind meist dünn, dunkelhaarig, haben häufig ein eingefallenes Gesicht, aufgesprungene Lippen, bläuliche Augenringe und einen angespannten Gesichtsausdruck. Neigung zum ständigen Blinzeln, Seufzen oder Gähnen, was auf ihre Schwierigkeiten hindeutet, ihre tieferen Gefühle zu äußern.

Anfällige Körperbereiche

- Geistig-seelisches Gleichgewicht
- Nervensystem

LYCOPODIUM CLAVATUM

LYCOPODIUM

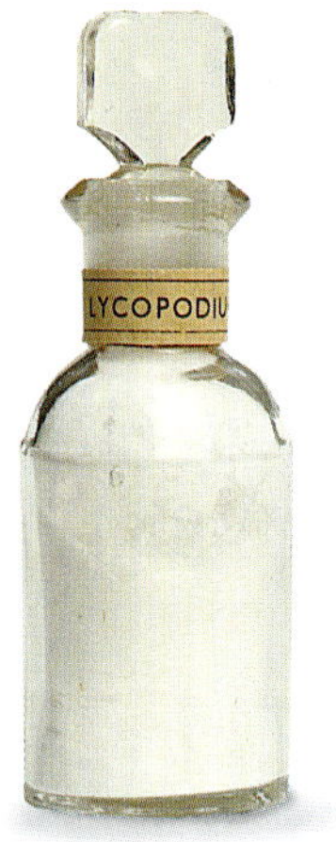

Das homöopathische Mittel Lycopodium. *Ein bekanntes Mittel bei Verdauungsstörungen.*

Arabische Ärzte gaben diese immergrüne Heilpflanze bei Magenbeschwerden und zum Austreiben von Nierensteinen. Im 17. Jahrhundert wurde dann nur noch der gelbe Pollenstaub aus den Sporen verwendet, besonders bei Gicht und Urinverhaltung. Dieser Pollenstaub, aus dem auch das homöopathische Mittel Lycopodium *hergestellt wird, ist hochgradig entflammbar und wasserabweisend. Er diente daher früher zur Herstellung von Feuerwerk sowie zum Überziehen von Pillen, um ein Aneinanderkleben zu vermeiden.*

Hauptindikationen

- Verdauungsstörungen.
- Prostatavergrößerung.
- Nieren- und Blasenbeschwerden.
- Rechtsseitige Beschwerden mit Verlangen nach Süßem.
- Emotionale Beschwerden aufgrund von Unsicherheit.

Selbstbehandlung

Ängste – *Seite 190*
Blähungen und Völlegefühl – *Seite 184*
Haarausfall – *Seite 188*
Reizbarkeit und Ärger – *Seite 192*

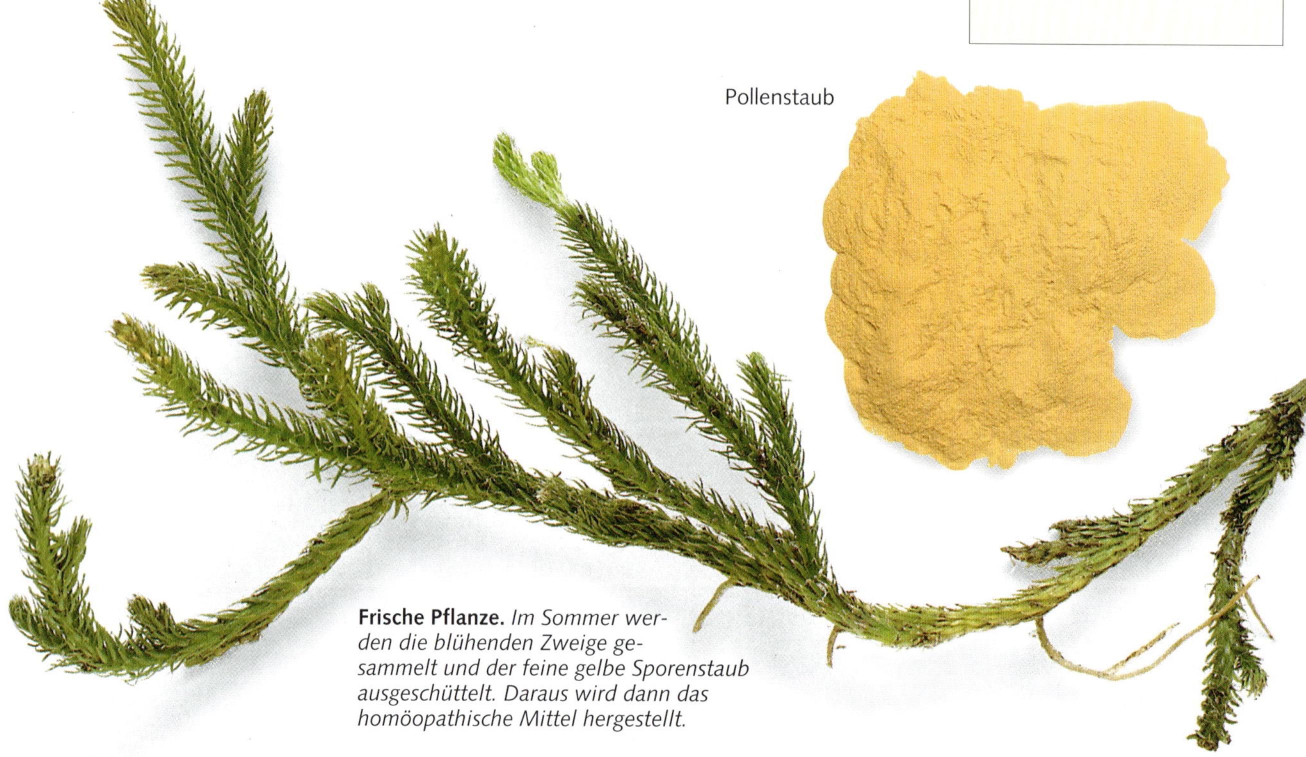

Pollenstaub

Frische Pflanze. *Im Sommer werden die blühenden Zweige gesammelt und der feine gelbe Sporenstaub ausgeschüttelt. Daraus wird dann das homöopathische Mittel hergestellt.*

ARZNEIMITTELBILD

Deutscher Name: Bärlapp, Hexenkraut, Schlangenmoos.
Herkunft: Bergregionen und Wälder der nördlichen Halbkugel (in D, A und CH unter Naturschutz).
Verwendete Teile: Getrockneter Pollenstaub.

Indikationen

Verdauungsbeschwerden, besonders Unverdaulichkeit von Mahlzeiten am späten Abend, ständige Übelkeit, Erbrechen, Wolfshunger mit Sättigungsgefühl oder Unwohlsein schon nach wenigen Bissen, erweiterter, aufgeblähter Bauch mit Blähungen, Verstopfung und blutenden Hämorrhoiden.
Männliche Gesundheit: Prostatavergrößerung und rötlicher Urin mit sandigem Sediment bei Nierensteinen. Erhöhte Libido mit Erektionsstörungen (keine oder zu kurze Erektion).
Die meisten *Lycopodium*-Beschwerden sind rechtsseitig und begleitet vom Verlangen nach Süßigkeiten.
Auch neuralgische Kopfschmerzen, Halsentzündungen, die sich durch kalte Getränke verschlimmern, anhaltender trockener Husten, Müdigkeit und Erschöpfung nach Grippe, chronisches Müdigkeitssyndrom, Haarausfall und Schuppenflechte (Psoriasis) der Hände. Ferner emotionale Beschwerden aufgrund tiefsitzender Unsicherheit wie Nervosität, Angst, besonders Versagensangst, Ungeduld, Furcht vor Alleinsein, Schlaflosigkeit, Lachen und Sprechen im Schlaf, Ängste beim nächtlichen und morgendlichen Erwachen.
Besser: Entkleiden, Bewegung, kühle Luft, heiße Speisen und Getränke, nachts.
Schlimmer: Enge Kleidung, Überessen, stickige Räume, auf der rechten Seite, zwischen 16 und 20 Uhr, zwischen 4 und 8 Uhr morgens im Frühjahr.

Der Lycopodium-Typ

Persönlichkeit und Temperament

Aufgrund ihrer tiefsitzenden Unsicherheit neigen *Lycopodium*-Menschen zu Übertreibungen, um ihr geringes Selbstwertgefühl aufzupolieren. Neue Herausforderungen und Aufgaben gehen sie nur zögerlich an, weil Veränderungen und die damit verbundenen Unwägbarkeiten nicht ihre Sache sind. Obwohl sie selbstbeherrscht und bewußt scheinen, geben sie leicht ihren Schwächen nach, etwa dem Heißhunger auf Süßigkeiten oder Sex mit ständig wechselnden Partnern. Zwar mögen sie Gesellschaft, vermeiden jedoch zu enge persönliche Bindungen. Schwäche bringt sie sehr auf, Krankheit können sie kaum ertragen.

Nahrungsvorlieben

Mag

- Abwechslungsreiche, gemischte Speisen
- Kohl, Zwiebeln, Hülsenfrüchte
- Austern und andere Schalentiere
- Süße Speisen: Gebäck, Kuchen, Schokolade, Pralinen
- Olivenöl
- Heiße Speisen und Getränke

Andere Faktoren

- Ist schnell gesättigt, richtet sich aber nicht danach

Furcht vor

- Alleinsein
- Dunkelheit und Geistern
- Engen Räume/Menschenmengen
- Versagen, Fehlern
- Tod

Allgemeine Modalitäten

Besser

- Kühle, frische Luft
- Aktivitäten
- Heiße Speisen und Getränke
- Entkleiden
- Nachts

Schlimmer

- Enge Kleidung
- Fasten oder Überessen
- Stickige Räume
- Auf der rechten Seite
- Zwischen 16 und 20 Uhr und zwischen 4 und 8 Uhr morgens

Lycopodium-Menschen vermitteln oft den Eindruck von starkem Selbstbewußtsein, Stabilität und Unabhängigkeit, was anderen Respekt einflößt, aber auch ein Gefühl der Unzulänglichkeit hinterläßt. Sie sind eher intellektuell geprägt, bevorzugen ein konservatives Auftreten und wählen häufig besonders angesehene Berufe wie Diplomat, Manager, Richter oder Arzt.

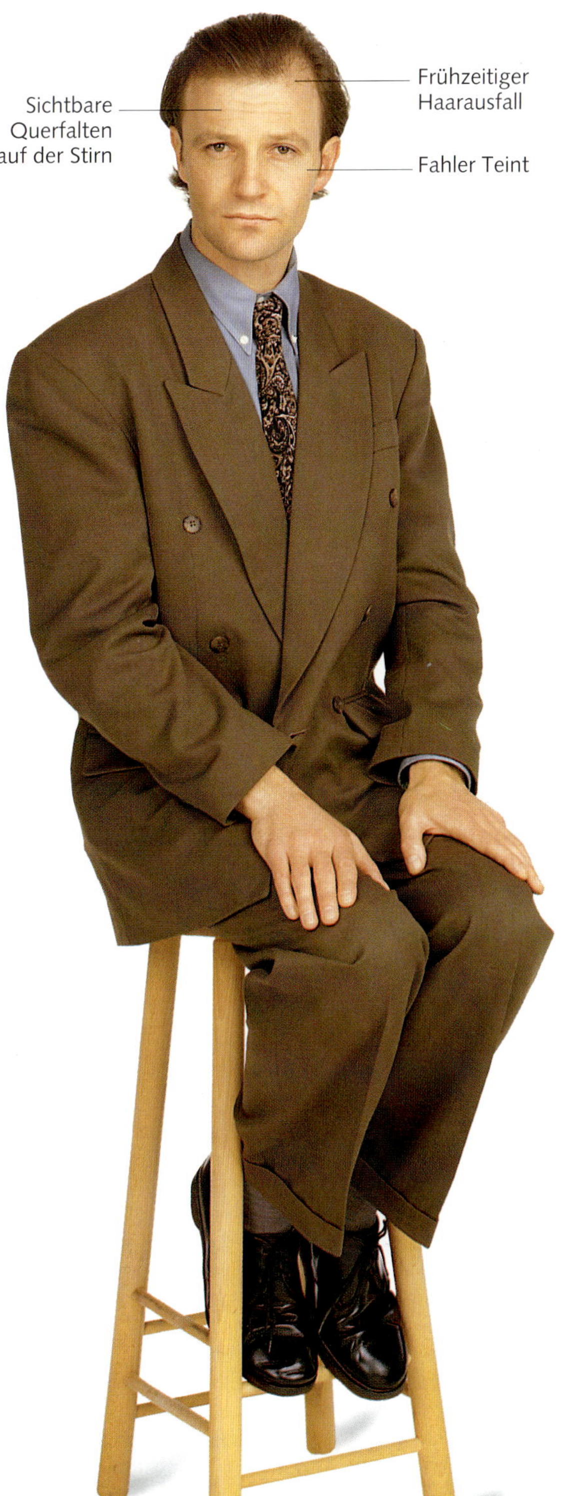

Das Lycopodium-Kind

- Dünn mit fahler Haut.
- Leicht erweiterter Bauch.
- Schüchtern und unsicher.
- Bevorzugt Lesen und stille Beschäftigungen, statt draußen zu spielen.
- Herrschsüchtig und reizbar in der Familie, wenn nicht gebremst, aber wohlerzogen und aufmerksam in der Schule.

Äußeres Erscheinungsbild

Die großen, blassen *Lycopodium*-Menschen zeigen ein vornehmes, ja fast überhebliches und hochmütiges Auftreten. Ihre untere Körperhälfte ist mager mit nur schwach ausgebildeten Muskeln, was zu Muskelzittern nach Anstrengung führt. Gewöhnlich ausgeprägte Querfalten auf der Stirn, bisweilen auch eine tiefe Längsfalte über der Nase. Die Gesichtsmuskulatur neigt zu Zuckungen, die Nasenflügel zum Flattern.

Anfällige Körperbereiche

- Rechte Seite des Körpers
- Verdauungsorgane, besonders der Darm
- Leber
- Niere und Blase
- Prostata
- Gehirn
- Lungen
- Haut

MERCURIUS SOLUBILIS HAHNEMANNI

MERC. SOL.

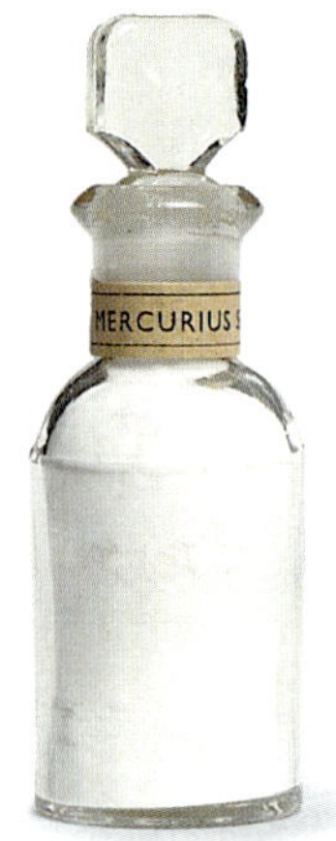

Das homöopathische Mittel Merc. sol. *Hilfreich bei Mund- und Halsbeschwerden mit starker Speichelbildung.*

Quecksilber war schon den alten Chinesen und den Hindus bekannt. Auch die Ägypter verwendeten es, wie eine Grabbeigabe von ca. 1500 v. Chr. beweist. Obwohl hochgiftig, diente Quecksilber zur Behandlung von Syphilis und zur Anregung der Körperausscheidungen. In neuerer Zeit wurde es vor allem bei der Thermometerherstellung und in der Zahnmedizin in Amalganfüllungen verwendet. Anzeichen für eine Quecksilber-Vergiftung sind starke Speichelbildung und Erbrechen. Merc. sol. *hilft bei übelriechenden Absonderungen.*

Hauptindikationen

- Beschwerden, die mit reichlichen, übelriechenden, brennenden Absonderungen und einer allgemeinen Hitze- und Kälteempfindlichkeit einhergehen.
- Hals- und Mundbeschwerden.

Selbstbehandlung

Mandelentzündung – *Seite 178*
Mundgeruch – *Seite 164*
Zahnfleischentzündung – *Seite 162*

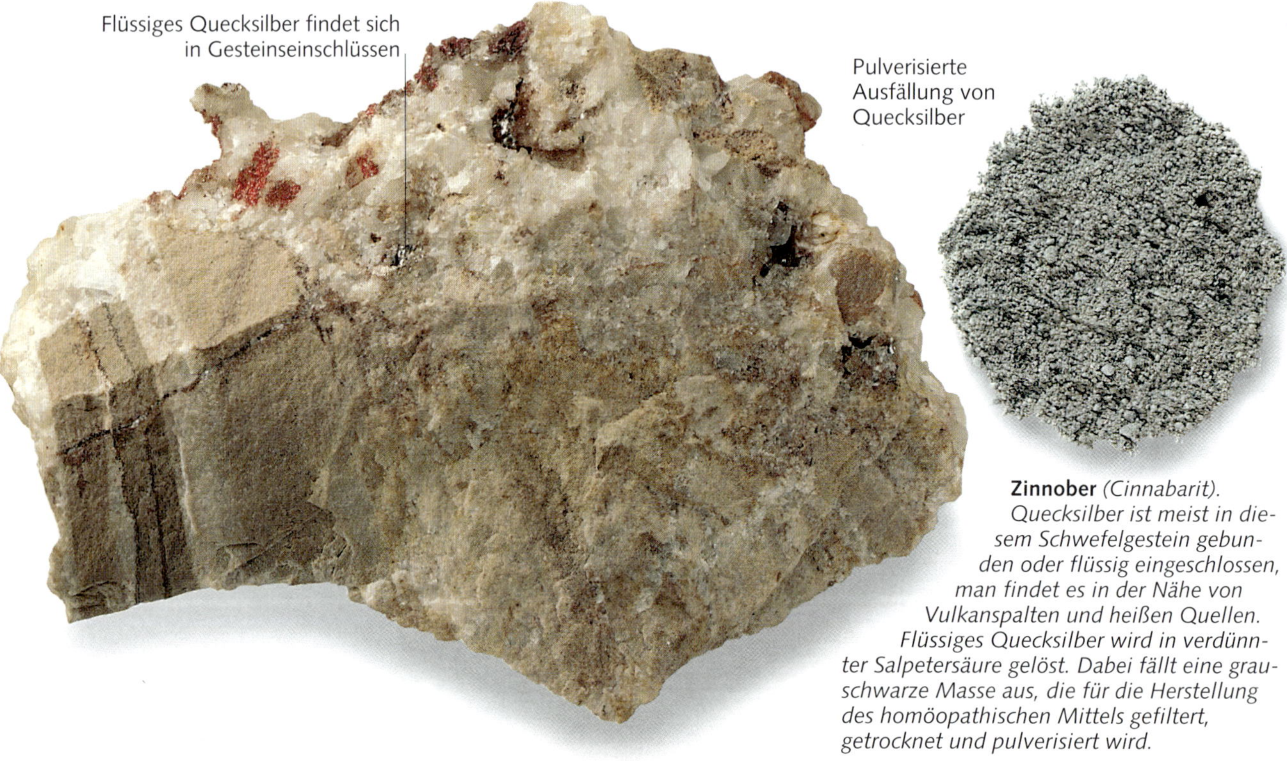
Flüssiges Quecksilber findet sich in Gesteinseinschlüssen
Pulverisierte Ausfällung von Quecksilber

Zinnober *(Cinnabarit). Quecksilber ist meist in diesem Schwefelgestein gebunden oder flüssig eingeschlossen, man findet es in der Nähe von Vulkanspalten und heißen Quellen. Flüssiges Quecksilber wird in verdünnter Salpetersäure gelöst. Dabei fällt eine grauschwarze Masse aus, die für die Herstellung des homöopathischen Mittels gefiltert, getrocknet und pulverisiert wird.*

ARZNEIMITTELBILD

Deutscher Name: Quecksilber.
Herkunft: Zinnober, der Hauptlieferant von Quecksilber, kommt aus Spanien, Italien, den USA, Peru und China.
Verwendete Teile: Quecksilber.
➪ In Deutschland verschreibungspflichtig bis einschließlich D3.

Indikationen

Merc. sol. hilft bei einer Vielzahl von Beschwerden, die mit reichlichen, übelriechenden Absonderungen und einer erhöhten Kälte- und Hitzeempfindlichkeit einhergehen. Hals- und Mundbeschwerden mit Durst nach eiskalten Getränken, zum Beispiel starke Speichelbildung, Mundsoor, Zahnfleisch- und Gaumenentzündung, Mundgeruch, Mandelentzündung, lockere Zähne bei entzündetem Zahnfleisch und Gaumen, geschwollene dunkelrote Zunge und Halsgeschwüre. Ferner krampfender Husten, neuralgische Schmerzen, Fieber mit starkem, öligem, übelriechendem Schweiß, der die Haut frösteln läßt oder andere Symptome verschlimmert; Drüsenschwellungen; Spannungskopfschmerzen wie von einer Zange; Gelenkschmerzen und Ohrenschmerzen mit übelriechendem Ausfluß. Auch bewährt bei Augenbeschwerden, etwa chronischer Bindehautentzündung mit roten, geschwollenen und zusammengeklebten Lidern oder stechenden, wäßrigen, wehen Augen. Nasenbeschwerden infolge einer Erkältung oder Allergie, zum Beispiel wäßriger, brennender Nasenschleim, Niesanfälle, die die Nase wund machen, oder scharfer Nasenschleim. Das Mittel wirkt auch auf die Haut und ist angezeigt bei Verkrustungen der Kopfhaut mit übelriechenden Absonderungen, vereiterten Pickeln und Pusteln sowie offenen Wunden und Geschwüren, die stechen und jucken.
Besser: Ruhe, gemäßigte Temperaturen.
Schlimmer: Temperaturwechsel, zuviel Bettwärme, Schwitzen, Liegen auf der rechten Seite, nachts.

Der Merc.-sol.-Typ

Persönlichkeit und Temperament

Geistig ruhelos und ängstlich, haben *Merc.-sol.*-Menschen ein starkes Ordnungs- und Sicherheitsbedürfnis. Ihre tiefsitzende Unsicherheit macht sie extrem konservativ und unbeweglich, vorsichtig und mißtrauisch im Umgang mit anderen. Dadurch erscheinen ihr Handeln und ihre Sprechweise langsam und abgeklärt. Extreme Empfindlichkeit auf Kritik und Widerspruch, manchmal mit Wutanfällen und dem plötzlichen Wunsch, denjenigen zu töten, der sie beleidigt hat. Im Krankheitsfall häufig geistig dumpf und verwirrt, mit verlangsamter Sprache, schlechtem Verständnis und Gedächtnis und schwacher Willenskraft.

Nahrungsvorlieben

Mag

- Kalte Getränke: Milch, Bier
- Brot und Butter
- Zitronen

Mag nicht

- Fleisch
- Süße Speisen und Kaffee
- Alkohol (ausgenommen Bier)
- Salz

Andere Faktoren

- Ständig hungrig

Furcht vor

- Erkrankungen in der Familie
- Bettlern
- Geistesschwäche und Tod
- Gewitter

Allgemeine Modalitäten

Besser

- Gemäßigte Temperaturen
- Ruhe

Schlimmer

- Nachts
- Zuviel Bettwärme
- Liegen auf der rechten Seite
- Schwitzen
- Temperaturwechsel

Merc.-sol.-Menschen sind introvertierte, verschlossene Persönlichkeiten mit einer starken, versteckten Emotionalität. Sie wirken gleichgültig und hochmütig, sind in Wahrheit jedoch innerlich gehetzt, was sie unter Schmerzen unterdrücken.

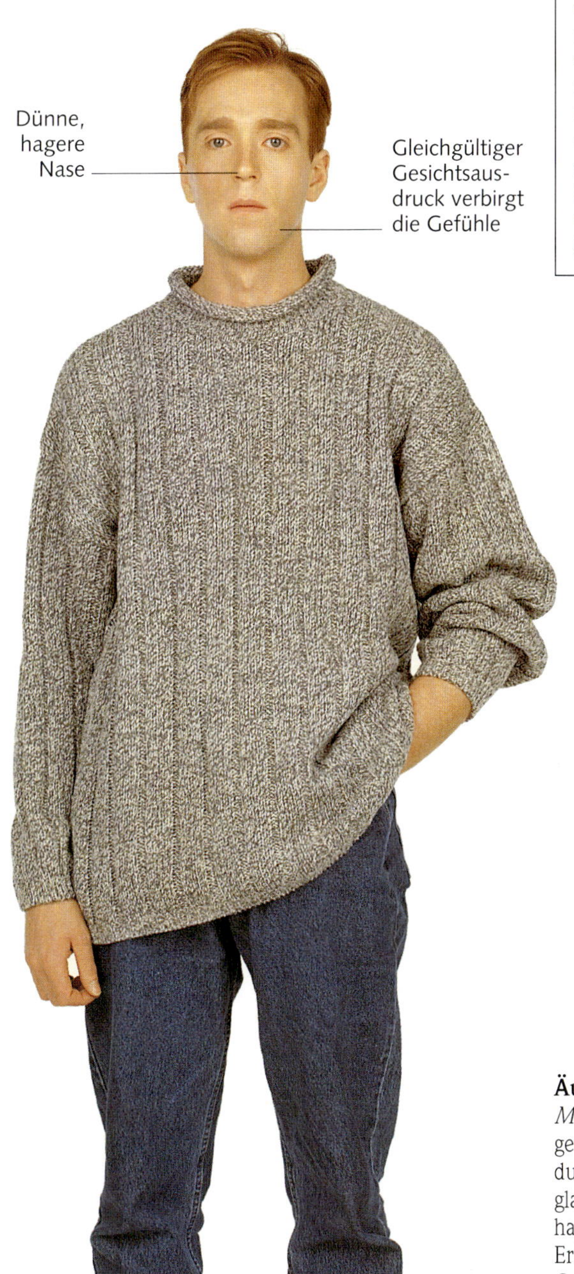

Dünne, hagere Nase

Gleichgültiger Gesichtsausdruck verbirgt die Gefühle

Das Merc.-sol.-Kind

- Oft frühreif und kokett mit Gefühlen wie Erwachsene.
- Vorsichtig, empfindsam und reizbar.
- Manchmal schüchtern und abwesend.
- Neigt zum Stottern.
- Anfällig für wiederkehrende Ohren-, Nasen- und Halsinfektionen.
- Neigt zum Sabbern im Schlaf.

Äußeres Erscheinungsbild

Merc.-sol.-Menschen haben gewöhnlich lichtes Haar, eine durchscheinende, weiche und glatte Gesichtshaut und eine hagere Nase. Trotz der inneren Erregung und Hast wirkt ihr Gesichtsausdurck erstaunlich unberührt und gleichgültig.

Anfällige Körperbereiche

- Blut
- Schleimhäute, besonders der Atemwege und des Darms
- Speicheldrüsen und Mandeln
- Leber
- Knochen und Gelenke
- Haut

NATRIUM CHLORATUM (FRÜHER: *MURIATICUM*)

NATRIUM CHLOR.

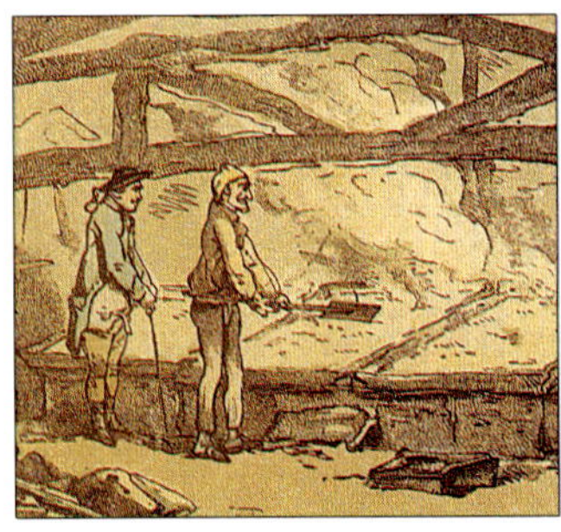

Salinenarbeiter. *Noch im Mittelalter war Salz wichtige Handelsware. Die Salzgewinnung erfolgte durch Verdunsten des Wassers von kochender Salzlauge.*

Salz oder Natriumchlorid war lange ein sehr teures Mineral. Das Wort Salz stammt von dem lateinischen Wort »salarium« und bezieht sich darauf, daß die Soldaten früher mit Salz entlohnt wurden. Natrium und Chlor sind wichtige Spurenelemente, die meisten Menschen nehmen jedoch mehr als genug Salz mit der Nahrung auf. In der Schulmedizin wird Salz vor allem in der Notfallmedizin als Kochsalzinfusion verwendet, das homöopathische Mittel hat ein sehr viel breiteres Anwendungsspektrum.

Hauptindikation

- Seelische Beschwerden infolge von unterdrückten Gefühlen, besonders Kummer.
- Beschwerden mit Absonderungen wie rohes Eiweiß.
- Beschwerden, die sich generell bei Hitze verschlimmern.

Selbstbehandlung

Erkältung – *Seite 172*
Migräne – *Seite 160*
Schnupfen – *Seite 170*
Überanstrengung der Augen – *Seite 166*
Wunde Lippen – *Seite 164*
Zahnfleischentzündung – *Seite 162*

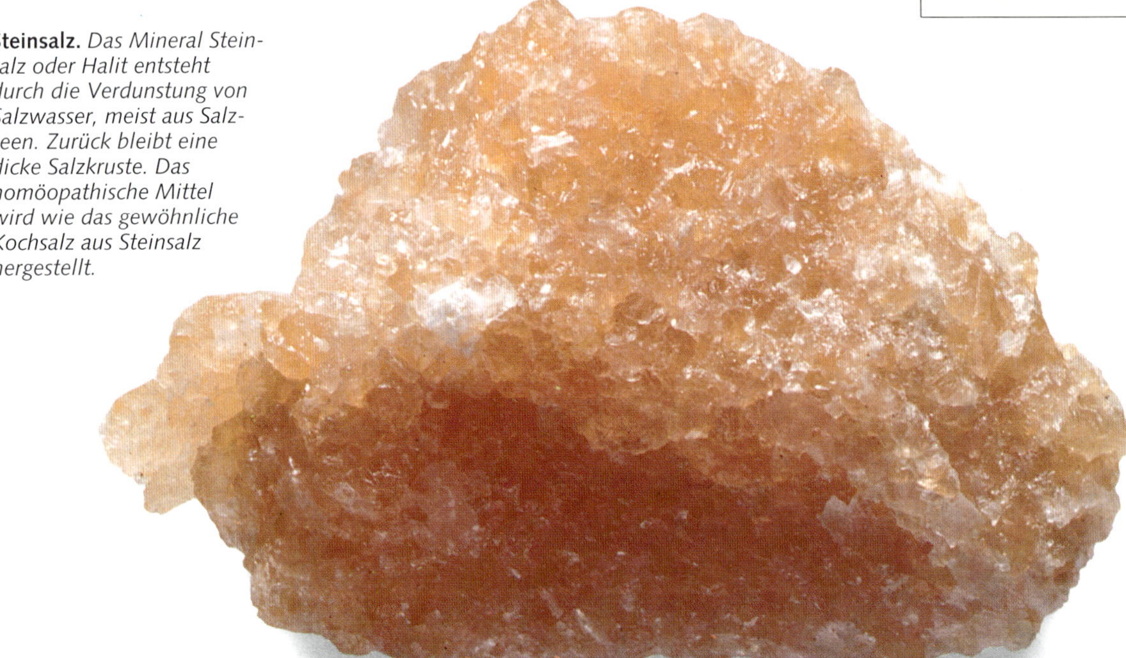

Steinsalz. *Das Mineral Steinsalz oder Halit entsteht durch die Verdunstung von Salzwasser, meist aus Salzseen. Zurück bleibt eine dicke Salzkruste. Das homöopathische Mittel wird wie das gewöhnliche Kochsalz aus Steinsalz hergestellt.*

ARZNEIMITTELBILD

Deutscher Name: Kochsalz, Steinsalz, Halit.
Herkunft: Steinsalz aus dem Toten Meer und bestimmten Regionen in den USA, Europa und Indien.
Verwendete Teile: Natriumchlorid.

Indikationen

Seelische Beschwerden wie Ängste und Niedergeschlagenheit infolge unterdrückten Kummers und anderer belastender Gefühle.
Auch bewährt bei Beschwerden mit wäßrigen Absonderungen wie bei Erkältungen und Schnupfen mit reichlich klarem Schleim. Ferner Beschwerden, die sich generell bei Hitze verschlimmern und die meist durch stickige Hitze oder Sonnenhitze hervorgerufen werden, zum Beispiel Migräne mit Zickzack-Linien vor den Augen, Überanstrengung der Augen mit wehem Schmerz, Kopfschmerzen nach der Menstruation und wunde Lippen mit Bläschen.
Außerdem Zahnfleisch- und Gaumenentzündung, trockene, aufgesprungene Lippen, Mundgeschwüre und Mundgeruch. Hautbeschwerden, zum Beispiel Warzen, trockene Ausschläge, Nesselsucht und schmerzhafte, wunde, entzündete Ekzeme sowie Niednägel. Auch wirksam bei Kropf, Anämie, Verdauungsbeschwerden, besonders Verdauungsschwäche, Verstopfung mit trockenen, harten Stühlen; blutende Analfissuren, Rückenschmerzen und verspäteter Urinfluß.
Weibliche Gesundheit: Ausbleibende Menstruation infolge seelischen Schocks oder Kummers, unregelmäßige Menstruation und allgemeines Unwohlsein vor und nach der Menstruation. Das Mittel ist auch hilfreich bei Trockenheit oder Wundheit der Vagina, dünnem Vaginalausfluß (Fluor) und Vaginismus (schmerzhafte Vaginalkrämpfe beim Sex).
Natrium-chloratum-Patienten frieren, mögen aber keine Hitze.
Besser: Frische Luft, kalte Umschläge, hartes Bett, nach Schwitzen, Fasten.
Schlimmer: Kaltes, gewittriges Wetter, Sonnenhitze, Seeluft (kann aber auch bessern), stickige Hitze, Überanstrengung, Zuspruch und Trost, zwischen 9 und 11 Uhr morgens.

Der Natrium-chlor.-Typ

Persönlichkeit und Temperament

Natrium-chloratum-Menschen sind ernst, sehr bewußt, sorgfältig und loyal, können aber launisch und mutlos sein, besonders beim Erwachen. Sehr zurückgezogene Menschen sind leicht ungeduldig und kurzangebunden. Ehrlich und idealistisch, neigen sie zu Unbeweglichkeit. Sie weinen oder grämen sich über Kränkungen und Verletzungen, die oft lange zurückliegen, ertragen aber keinen Trost. Musik bringt sie zum Weinen.

Nahrungsvorlieben

Mag
- Saure Speisen: Sauerkraut
- Bier

Mag, verträgt aber nicht
- Milch
- Kohlenhydrate: Brot, Reis

Mag nicht
- Huhn
- Kaffee

Andere Faktoren
- Ausgeprägte Vorliebe für/Abneigung gegen Salz

Furcht vor

- Seelischen Verletzungen
- Verlust der Selbstkontrolle
- Tod
- Engen Räumen/Menschenmengen
- Dunkelheit und Bettlern
- Zuspätkommen
- Fehlern im Beruf
- Gewitter

Allgemeine Modalitäten

Besser
- Frische Luft und Fasten
- Nach Schwitzen
- Hartes Bett

Schlimmer
- Zwischen 9 und 11 Uhr morgens
- Kaltes, gewittriges Wetter
- Stickige Hitze, Sonnenhitze und Seeluft (Seeluft kann aber auch bessern!)
- Überanstrengung
- Liegen auf der linken Seite
- Trost/Zuspruch

Natrium-chloratum-Menschen sind sehr weibliche Persönlichkeiten, extrem empfindsam und feinfühlig, daher leicht durch Kritik oder Angriffe verletzbar. Aus Selbstschutz ziehen sie sich zurück, erscheinen dann unbewegt und selbstbezogen. Obwohl sie sich eigentlich nach Gesellschaft sehnen, wählen sie oft die Einsamkeit.

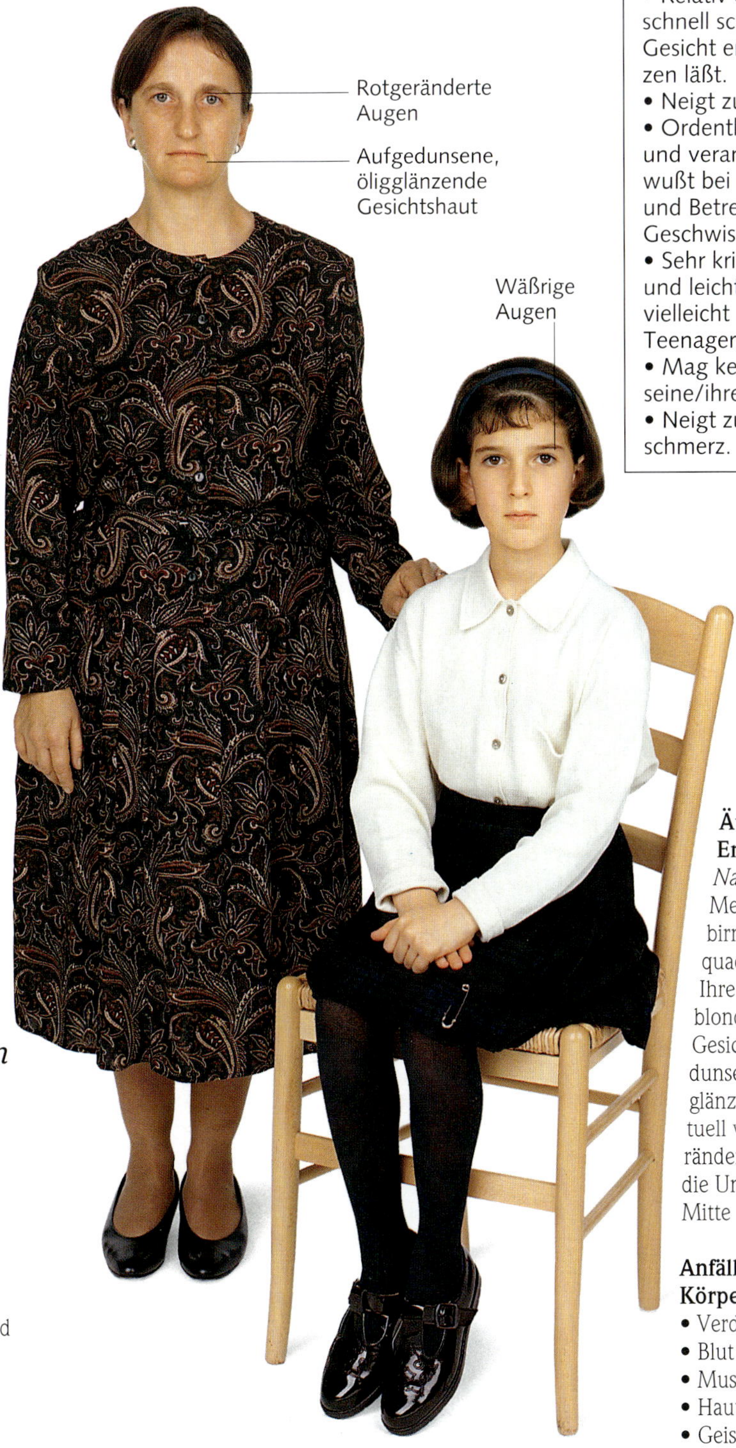

Rotgeränderte Augen

Aufgedunsene, öligglänzende Gesichtshaut

Wäßrige Augen

Das Natrium-chlor.-Kind

- Zu klein oder untergewichtig für sein/ihr Alter.
- Lernt häufig langsam laufen und sprechen.
- Relativ dunkle Haut, die schnell schwitzt und das Gesicht erröten und glänzen läßt.
- Neigt zu Niednägeln.
- Ordentlich, sorgfältig und verantwortungsbewußt bei Schularbeiten und Betreuung jüngerer Geschwister.
- Sehr kritikempfindlich und leicht verletzt, wird vielleicht ein schwieriger Teenager.
- Mag kein Aufhebens um seine/ihre Person.
- Neigt zu Schulkopfschmerz.

Äußeres Erscheinungsbild

Natrium-chloratum-Menschen haben eine birnenförmige oder fast quadratische Statur. Ihre Haare sind aschblond oder dunkel, ihre Gesichtshaut wirkt aufgedunsen, blaß und leicht glänzend. Augen eventuell wäßrig und rotgerändert. Manchmal ist die Unterlippe in der Mitte eingerissen.

Anfällige Körperbereiche
- Verdauungssystem
- Blut
- Muskeln
- Haut
- Geistig-seelisches Gleichgewicht

PHOSPHORUS

PHOS.

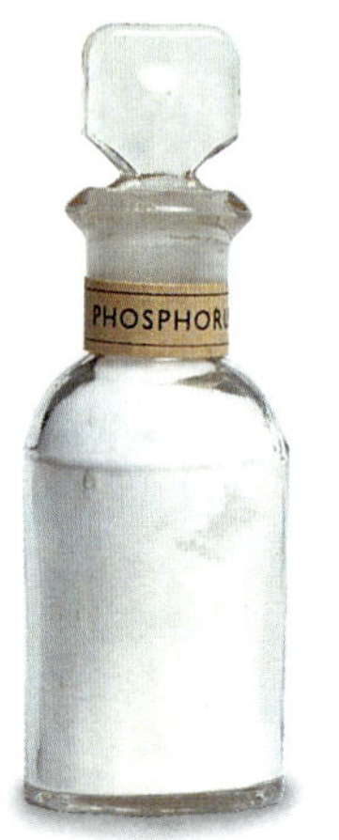

Das homöopathische Mittel Phosphorus. *Bewährt bei Zahnfleisch-/Gaumenblutungen.*

Der Mineralstoff Phosphor ist einer der wichtigsten Bausteine für organisches Leben, er ist beim Menschen in den Knochen, Zähnen, der DNA und den Körperflüssigkeiten enthalten. Phosphor wurde 1669 bei der Destillation von mit Sand versetztem Urin entdeckt. Die Schulmedizin verwendete Phosphor zur Behandlung von Malaria, Lungenentzündung, Rheuma, Kopfschmerzen und Epilepsie. Das homöopathische Mittel ist angezeigt bei ängstlichen, furchtsamen Menschen mit nervösen Beschwerden und Verdauungsstörungen.

Hauptindikationen

- Atemwegsprobleme.
- Furcht, Ängste, nervöse Unruhe.
- Blutungen und Durchblutungsstörungen.
- Verdauungsbeschwerden.
- Beschwerden mit brennenden Schmerzen.

Selbstbehandlung

Ängste – *Seite 190*
Kehlkopfentzündung – *Seite 178*
Nasenbluten – *Seite 221*
Übelkeit und Erbrechen – *Seite 182*

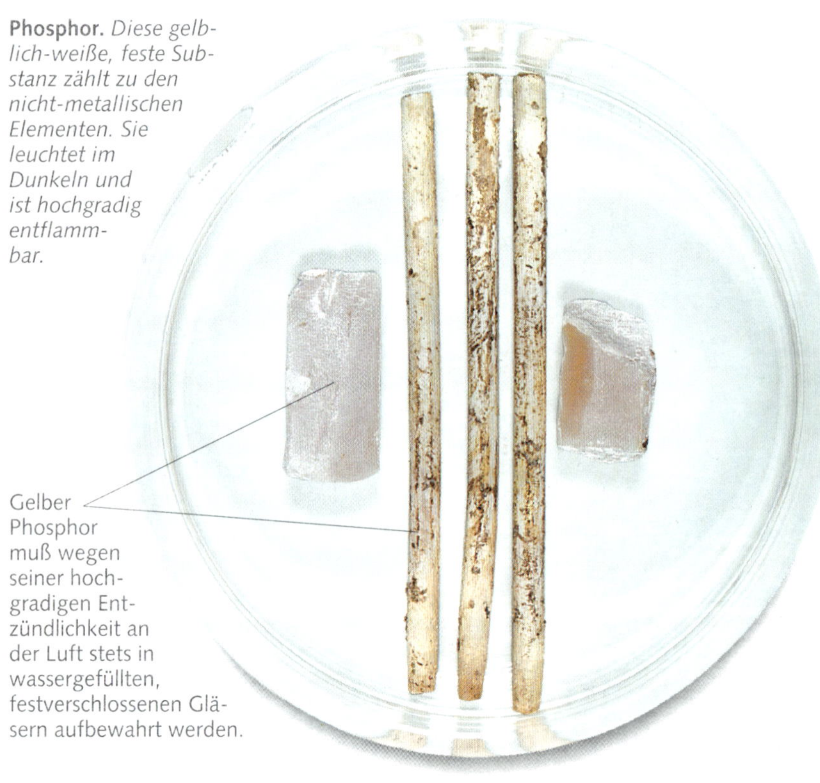

Phosphor. *Diese gelblich-weiße, feste Substanz zählt zu den nicht-metallischen Elementen. Sie leuchtet im Dunkeln und ist hochgradig entflammbar.*

Gelber Phosphor muß wegen seiner hochgradigen Entzündlichkeit an der Luft stets in wassergefüllten, festverschlossenen Gläsern aufbewahrt werden.

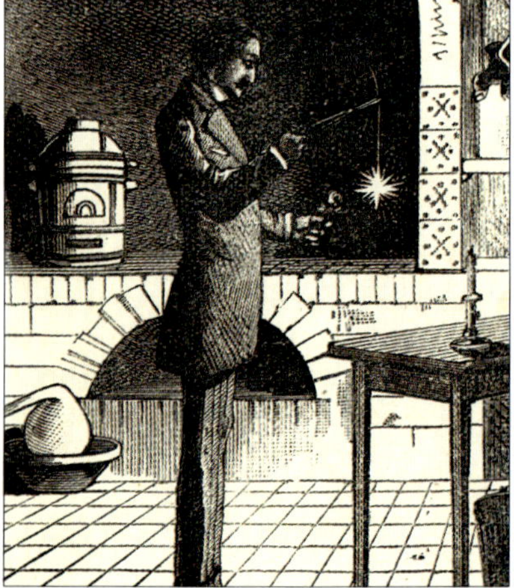

Feuerwerkskörper. *Der einfache gelbe Phosphor wurde 1669 von einem Hamburger Alchemisten entdeckt und diente zur Herstellung von Feuerwerkskörpern und Streichhölzern. Wegen seiner hohen Giftigkeit wurde er 1845 durch den ungiftigen roten Phosphor ersetzt.*

ARZNEIMITTELBILD

Deutscher Name: Gelber Phosphor.
Herkunft: Phosphatminen und lebende Organismen.
Verwendete Teile: Phosphor.
⇨ In Deutschland verschreibungspflichtig bis einschließlich D3.

Indikationen

Alle Arten von Furcht und Angst, die nervöse Anspannung, Unruhe, Schlaflosigkeit und Erschöpfung verursachen. Auch Durchblutungsstörungen wie kalte Finger und brennend heiße Extremitäten. Heftige Blutungen wie Nasenbluten, Zahnfleischbluten, starke Menstruationsblutungen und Blutungen der Magenschleimhaut. Ferner Verdauungsstörungen wie Übelkeit und Erbrechen durch verdorbene Lebensmittel oder Streß (Kranke verlangen eiskalte Speisen oder Getränke, erbrechen sie aber, sobald sie im Magen angewärmt sind); Magenschleimhautentzündung; Magengeschwüre, die sich durch sehr starke Speichelbildung bemerkbar machen, und Sodbrennen.
Atemwegsbeschwerden, besonders Asthma, Bronchitis und Lungenentzündung mit Engegefühl in der Brust oder auf dem Brustbein. Trockener, kitzelnder Husten, der Brechreiz und Erbrechen von Schleim mit dunkelroten Blutstreifen auslösen kann. Kopfschmerzen, die sich vor Gewitter verschlimmern, und Kehlkopfentzündung. *Phosphorus*-Beschwerden sind charakterisiert durch brennende Schmerzen. Kranke, die *Phosphorus* brauchen, wollen nicht allein sein, brauchen Gesellschaft und Trost.
Besser: Frische Luft, Kälte, Ruhe, Schlaf, Zuwendung.
Schlimmer: Heiße Speisen und Getränke, Liegen auf der linken Seite, Überanstrengung jeder Art, Bewegung, Dämmerung, Gewitter, Geräusche, Gerüche.

Der Phos.-Typ

Persönlichkeit und Temperament

Phosphorus-Menschen brauchen viele Anregungen, um ihre vielseitige, phantasiebegabte Persönlichkeit zum Ausdruck zu bringen und nicht gereizt, unruhig und apathisch zu werden. Sie sind Optimisten, stehen gern im Mittelpunkt. Unter Belastung brechen sie jedoch leicht zusammen und werden dann erstaunlich gleichgültig gegenüber ihrer Familie und engen Freunden. Bei Unwohlsein und Krankheit brauchen sie viel Zuwendung und lieben es, ganz leicht gestreichelt zu werden.

Nahrungsvorlieben

Mag
- Salzige Speisen
- Stark gewürzte Speisen
- Kalte, kohlensäurehaltige Getränke
- Eis
- Wein
- Käse
- Süße Speisen

Mag nicht
- Fisch, Obst und Tomaten

Verträgt nicht
- Heiße Speisen und Getränke
- Milch

Furcht vor

- Dunkelheit und Geistern
- Bettlern und Alleinsein
- Fehlern im Beruf
- Krankheit, Krebs und Tod

Allgemeine Modalitäten

Besser
- Frische Luft
- Zuwendung
- Liegen auf der rechten Seite
- Ruhe und Schlaf

Schlimmer
- Gewittriges Wetter
- Morgens und abends (Dämmerung)
- Liegen auf der linken Seite
- Anstrengung jeder Art
- Geräusche, Gerüche

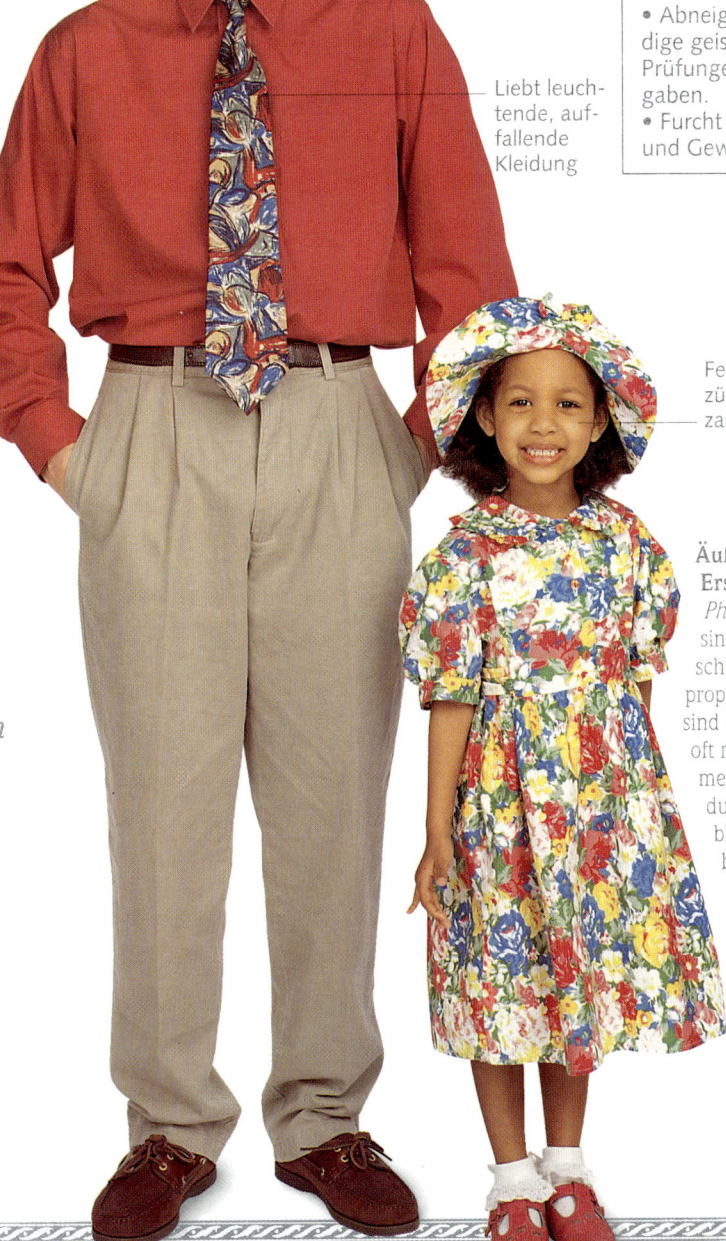

Phophorus-Menschen sind offene, ausdrucksvolle und herzliche Persönlichkeiten, die oft eine künstlerische Ader haben. Sie sind sehr mitfühlend und freigiebig. Allerdings ist ihr Enthusiasmus meist nur kurzlebig, ihre Energie läßt schnell nach, so daß sie oft mehr versprechen, als sie dann halten können.

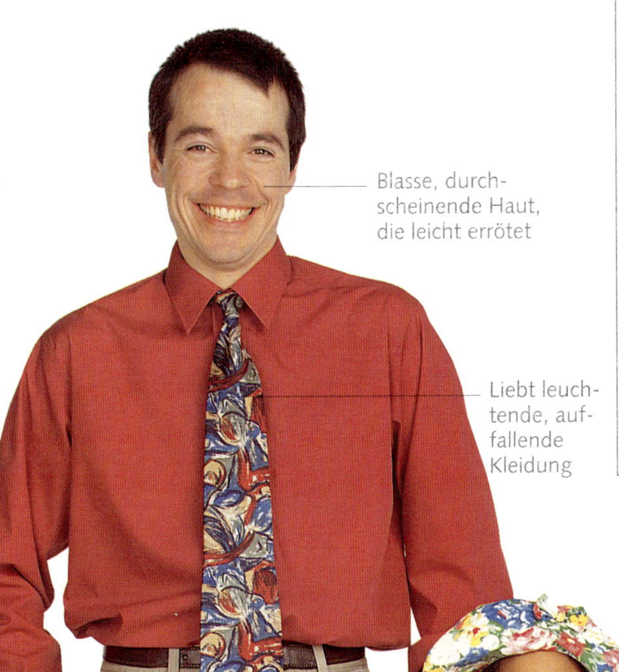

Blasse, durchscheinende Haut, die leicht errötet

Liebt leuchtende, auffallende Kleidung

Feine Gesichtszüge und zarte Haut

Das Phos.-Kind

- Groß und dünn für sein/ihr Alter, Haare eventuell mit rötlichem Schimmer.
- Feine Gesichtzüge, schmale Hände, errötet/erblaßt schnell.
- Flatterig, nervös, aufnahmefähig, begeisterungsfähig und vertrauensvoll.
- Liebt Gesellschaft und möchte beliebt sein.
- Großes Mitgefühl für andere, sehr guter Tröster. Liebt selbst Trost und Kuscheln.
- Phantasiebegabt und künstlerisch.
- Abneigung gegen ständige geistige Arbeit. Haßt Prüfungen und Hausaufgaben.
- Furcht vor Dunkelheit und Gewitter.

Äußeres Erscheinungsbild

Phosphorus-Menschen sind gewöhnlich groß, schlank und wirken wohlproportioniert. Ihre Haare sind dunkel oder aschblond, oft mit kupfrigem Schimmer, ihre Haut ist zart, durchscheinend und erblaßt/errötet leicht. Sie bevorzugen bunte, auffallende Kleidung.

Anfällige Körperbereiche
- Linke Körperseite
- Lungen
- Verdauungstrakt: Magen, Darm
- Leber
- Durchblutung
- Nervensystem

PULSATILLA PRATENSIS/ANEMONE PRATENSIS

PULSATILLA

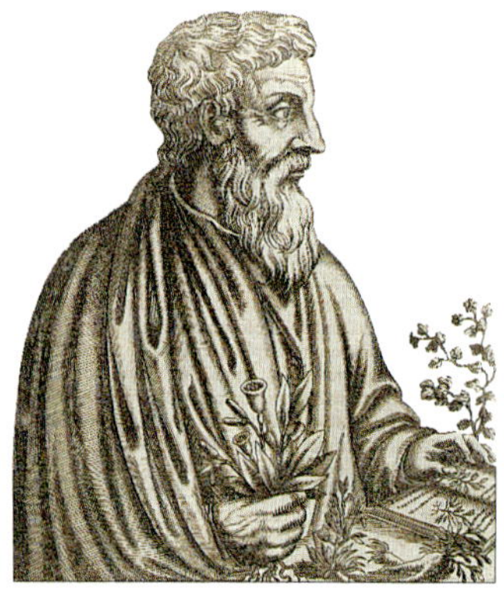

Dioskurides *(40–90 n. Chr.). Der bekannte römische Arzt gab* Pulsatilla *bei Augenbeschwerden.*

Die zarte Pulsatillastaude wird schon seit Jahrhunderten als Heilpflanze verwendet. Im 18. Jahrhundert diente sie zur Behandlung von Schnupfen, Geschwüren, Zahnkaries und Depressionen. Frische Pulsatillablätter schmekken beißend bitter und verursachen beim Kauen brennende Zungen- und Halsschmerzen. Das homöopathische Mittel hat ein breites Anwendungsspektrum – von Erkältungen und Husten bis zu Verdauungsproblemen und gynäkologischen Beschwerden.

Hauptindikationen

- Beschwerden mit grünlich-gelben Absonderungen.
- Verdauungsbeschwerden nach fetter Nahrung.
- Gynäkologische Beschwerden.
- Depressionen.

Selbstbehandlung

Akne – *Seite 188*
Depressionen – *Seite 194*
Erkältung – *Seite 172*
Frostbeulen – *Seite 198*
Gerstenkörner – *Seite 168*
Häufiger Harndrang bei Schwangeren – *Seite 212*
Husten – *Seite 174*
Knochen- und Gelenkentzündung – *Seite 154*
Magen-Darm-Infektionen – *Seite 182*
Menstruationsschmerzen – *Seite 204*
Migräne – *Seite 160*
Morgenübelkeit – *Seite 208*
Nasennebenhöhlenentzündung – *Seite 170*
Prämenstruelles Syndrom – *Seite 204*
Rheumatische Beschwerden – *Seite 156*
Übelkeit und Erbrechen – *Seite 182*
Verdauungsschwäche – *Seite 180*
Wehenschmerzen – *Seite 212*

ARZNEIMITTELBILD

Deutscher Name: Kuhschelle, Küchenschelle.
Herkunft: Naturstandorte in Skandinavien, Deutschland und Rußland.
Verwendete Teile: Frische, ganze blühende Pflanze.
➪ In Deutschland verschreibungspflichtig bis einschließlich D3.

Indikationen

Beschwerden mit reichlichen Absonderungen einschließlich katarrhischen Beschwerden wie Erkältungen mit laufender oder verstopfter Nase, Nasennebenhöhlenentzündung und lockerer Husten mit grünlich-gelbem Auswurf. Augenbeschwerden wie Gerstenkörner und Bindehautentzündung sowie Verdauungsbeschwerden infolge zu schwerer, fetter Nahrung und Durcheinanderessen, zum Beispiel Verdauungsschwäche, Magenschleimhautreizung, Übelkeit und Erbrechen.
Weibliche Gesundheit: Vielfältige Menstruations- und Wechseljahrsbeschwerden mit den Leitsymptomen Niedergeschlagenheit, Tränenausbrüche und großes Bedürfnis nach Trost und Zuwendung.
Ferner Depressionen, Krampfadern, Nasenbluten, Zahnschmerzen, Arthritis, Rheuma, Kreuzschmerzen, Frostbeulen, Akne, Migräne und Stirnkopfschmerzen sowie Fieber ohne Durst.
Ein wichtiges Merkmal von *Pulsatilla*-Beschwerden ist ihre Wechselhaftigkeit und Widersprüchlichkeit.
Besser: Frische Luft, leichte Bewegung, Weinen und Trost.
Schlimmer: Hitze, schwere, fette Speisen, Liegen auf der linken Seite, abends.

Pulsatilla pratensis (nigricans). *Das homöopathische Mittel wird aus dem Saft der ganzen frischen Pflanze hergestellt.*

Diese Pflanze unterscheidet sich von anderen *Pulsatilla*-Arten durch ihre kleineren dunkelroten Blütenköpfe.

Der Pulsatilla-Typ

Persönlichkeit und Temperamtent

Pulsatilla-Menschen passen sich schnell an andere Menschen und Situationen an, doch ihre Flexibilität gerät ihnen leicht zu Entschlußlosigkeit. Sie drücken sich nicht klar aus, können Ärger schlecht zeigen und vermeiden Konflikte, um den Frieden zu wahren. Trotzdem kann man sich auf sie gut verlassen. Menschen oder Tieren in Not gilt ihr ganzes Mitgefühl, doch sie lassen sich dabei eher von Gefühlen als vom Verstand leiten, daher auch die Wechselhaftigkeit und Widersprüchlichkeit ihres Verhaltens. Sie brechen ohne Hemmungen schnell in Tränen aus und verschaffen sich dadurch die Zuwendung, die sie so sehr brauchen.

Nahrungsvorlieben

Mag
- Schwere süße Speisen: Kuchen, Torten, Schokolade
- Kalte Speisen und Getränke (obwohl selten durstig)
- Erdnußbutter

Mag nicht
- Butter, Schweinefleisch, Eier, Obst
- Stark gewürzte Speisen

Verträgt nicht
- Durcheinanderessen

Furcht vor

- Engen Räumen, Menschenmengen
- Alleinsein
- Dunkelheit und Geistern
- Geistesschwäche und Tod

Allgemeine Modalitäten

Besser
- Leichte Bewegung
- Frische Luft und kühle, trockene Bedingungen

Schlimmer
- Wärme, Hitze und Stickigkeit
- Plötzliche Abkühlung
- Abends
- Liegen auf der linken Seite
- Längeres Stehen
- Vor der Menstruation

Pulsatilla-Menschen sind sehr weibliche Persönlichkeiten, niedlich, schüchtern, freundlich, zärtlich und sehr anhänglich. Sie brauchen oft die Hilfe und Unterstützung durch andere, nehmen Rat und Führung dankbar an und schließen sehr leicht Freundschaften.

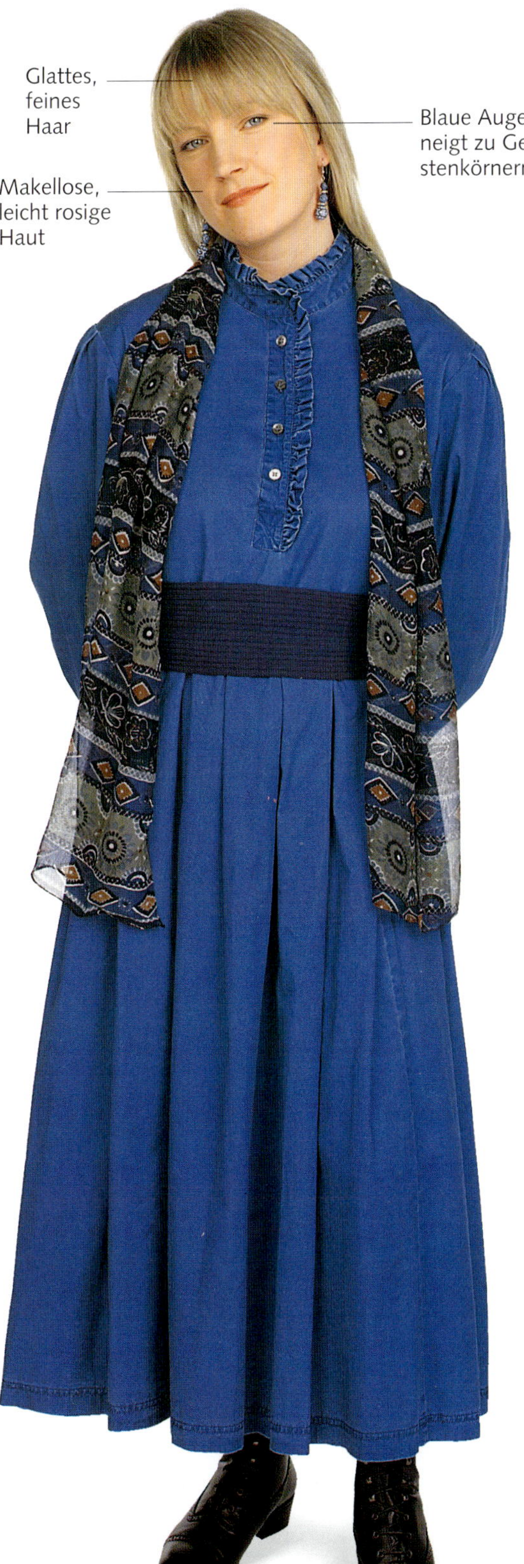
Glattes, feines Haar
Blaue Augen, neigt zu Gerstenkörnern
Makellose, leicht rosige Haut

Das Pulsatilla-Kind

Typ 1
Klein, blond, feingliedrig und leicht errötend. Fröhlich, sonnig und herzlich, aber auch schüchtern und empfindsam.

Typ 2
Rundlich, mit dunklerem Haar. Matt und weinerlich, verlangt nach Zuneigung und Besänftigung, erwidert sie aber nur zögernd.

Gemeinsame Merkmale
- Lebendigkeit nimmt im Tagesverlauf zu, aber unruhig beim Zubettgehen, fürchtet Dunkelheit.
- Empfindlich auf Wetterwechsel, besonders zum kalten Wetter. Schon ein Eis an heißen Tagen kann eine Magenverstimmung oder Ohrenschmerzen hervorrufen. Schlapp bei heißem Wetter, reizbar und weinerlich.
- Neigt zu festsitzenden Erkältungen mit viel Schleim. Fühlt sich im Freien sehr viel besser.
- Schwindelgefühle beim Hinaufsehen an etwas Hohem.

Äußeres Erscheinungsbild
Pulsatilla-Menschen neigen zu rundlicher Gestalt, haben glattes, feines Haar und häufig blaue Augen. Sie erröten/erblassen schnell.

Anfällige Körperbereiche
- Venen
- Magen
- Darm
- Blase
- Weibliche Geschlechtsorgane

SEPIA OFFICINALES

SEPIA

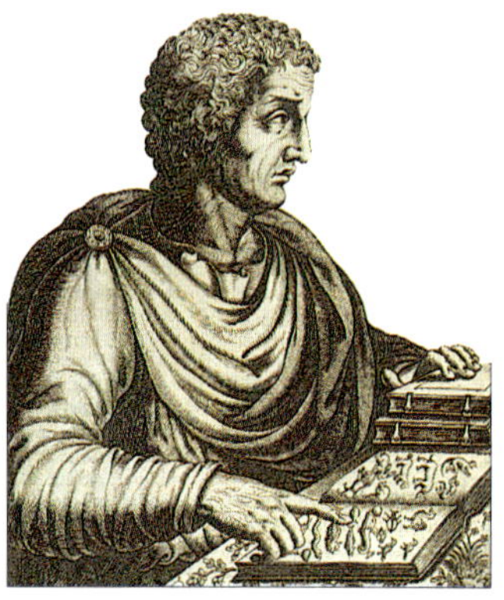

Römischer Arzt. *Dioskurides (40–90 n. Chr.) gab Tintenfischtinte bei Haarausfall.*

Die Tinte des Tintenfisches wird schon seit Jahrhunderten als Pigment für Künstlerfarben gebraucht. Ärzte im Altertum gaben sie zur Behandlung von Gonorrhoe und Nierensteinen. ***Hahnemann*** *entschloß sich zur Prüfung von Sepia, nachdem er bei einem befreundeten Maler, der oft an seinen mit Sepia getränkten Pinseln leckte, eine seltsame Erkrankung beobachtet hatte, die offenbar durch die Tinte hervorgerufen war. Sepia ist ein hervorragendes Mittel für Erschöpfungszustände und gynäkologische Beschwerden.*

Hauptindikationen

- Beschwerden infolge geistig-seelischer und körperlicher Erschöpfung durch Überarbeitung/Überlastung.
- Gynäkologische Beschwerden, besonders hormonelles Ungleichgewicht bei PMS und während Menopause.

Selbstbehandlung

Menstruationsschmerzen – *Seite 206*
Prämenstruelles Syndrom – *Seite 204*
Starke Menstruation – *Seite 204*
Vaginalausfluß – *Seite 202*
Wechseljahrsbeschwerden *Seite 206*

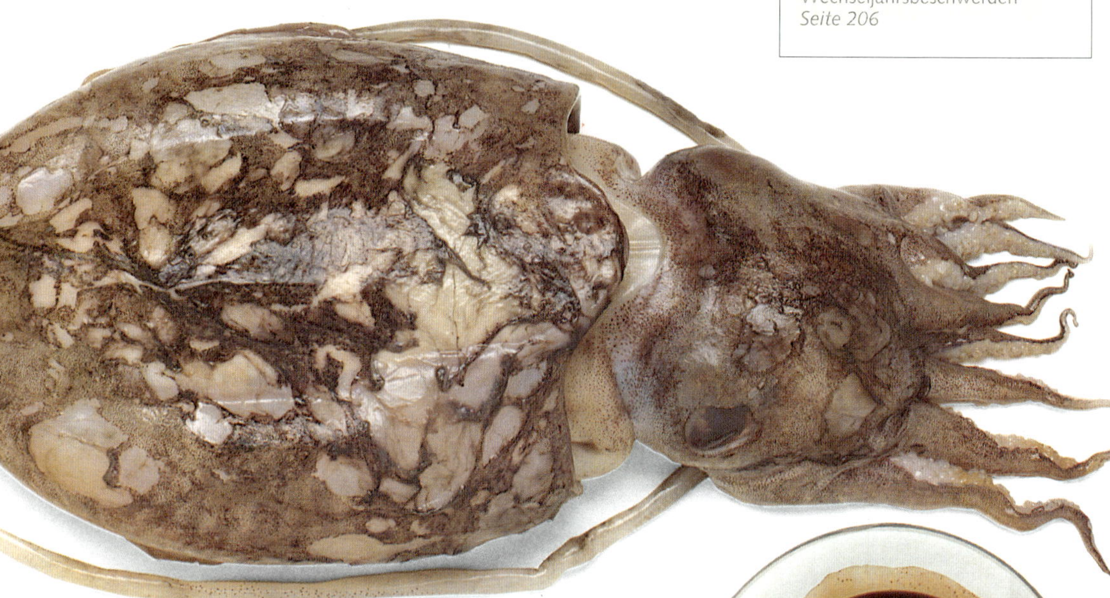

Tintenfisch. *Diese weiche Molluske gehört zur Familie der gemeinen Tintenfische und Kalamare. Sie ändert ständig ihre Farbe, um sich an ihre Umgebung anzupassen, und stößt bei Gefahr braunschwarze Tinte aus.*

Tinte aus dem Tintenbeutel

ARZNEIMITTELBILD

Deutscher Name: Gemeiner Tintenfisch, Kalamar, Kuttelfisch.
Herkunft: Vor allem Mittelmeer.
Verwendete Teile: Getrockneter Inhalt des Tintenbeutels.

Indikationen

Geistig-seelische und körperliche Erschöpfungszustände infolge jahrelanger Überarbeitung/Überlastung, mit besonderer Beziehung zu den weiblichen Geschlechtsorganen und zum Hormonhaushalt: Prämenstruelles Syndrom (PMS), schmerzhafte und starke Menstruation, Hitzewallungen in den Wechseljahren, geistig-seelische und körperliche Beschwerden während der Schwangerschaft und nach der Geburt, Vaginalausfluß und Bänderschwäche der Gebärmutter (Gefühl des Nachuntenziehens/Uterussenkung). Sehr bewährt bei Abneigung gegen Sex oder Schmerzen beim Sex mit anschließender Erschöpfung. Ferner Abneigung gegen Berührung vor der Menstruation, in der Menopause und bei emotionalen Problemen. Auch Rücken- und Seitenschmerzen infolge Muskelschwäche durch Erschöpfung. Außerdem Verdauungsbeschwerden nach Milch und fetten Speisen mit Blähungen und Druckgefühl im Oberbauch; Kopfschmerzen mit Übelkeit; Schwindel, Benommenheit; Haarausfall; Schnupfen mit salzigem Sekret infolge Erkältung oder Allergie; juckende bräunlich-gelbe Hautflecken; starke Schweißbildung und Fußschweiß. Auch venöse Störungen wie Hitze- und Kältewallungen, Krampfadern.
Besser: Wärme, frische Luft, Essen, Bewegung, Beanspruchung, Schlaf.
Schlimmer: Kälte, geistig-seelische und körperliche Müdigkeit, vor der Menstruation, früher Mogen und Abend, gewittriges Wetter, stickige Räume, auf der linken Seite.

Der Sepia-Typ

Sepia-Menschen – meist Frauen, aber nicht nur – neigen dazu, die Märtyrerrolle zu übernehmen und sich ständig von ihren Aufgaben und Verantwortlichkeiten fast erschlagen zu fühlen. Darüber hegen sie einen tiefverwurzelten Groll.

Persönlichkeit und Temperament

Zu Hause sind *Sepia*-Menschen oft gereizt, in Gesellschaft jedoch extrovertiert. Beim Tanzen, das sie sehr lieben, erscheinen sie wie verwandelt. Sie haben feste Standpunkte, hassen Widerspruch und ziehen sich bei Unwohlsein zurück, lehnen Trost und Zuwendung ab.
Zwar können auch Männer *Sepia*-Persönlichkeiten sein, die meisten sind jedoch Frauen, die zu einem oder beiden der folgenden Typen gehören: Typ 1 ist unabhängig, karrierebewußt und sucht ihre Erfüllung im Beruf. Die Menschen erscheinen verhärtet, ihre Maske verbirgt jedoch nur ihre große Verletzlichkeit. Typ 2 fühlt sich völlig von ihren Pflichten als Ehefrau und Mutter eingenommen und findet keinen Zugang zu ihren eigenen Bedürfnissen.

Nahrungsvorlieben

Mag
- Saure Speisen und Getränke: Eingelegtes, Zitronen, Essig
- Süße Speisen
- Alkohol

Verträgt nicht und mag auch nicht
- Milch
- Schweinefleisch

Furcht vor

- Alleinesein
- Armut
- Geistesschwäche

Allgemeine Modalitäten

Besser
- Wärme
- Beanspruchung
- Kräftige Bewegung (Tanzen, Reiten)
- Frische Luft

Schlimmer
- Schwüles, gewittriges Wetter (liebt aber Gewitter)
- Vor der Menstruation
- Am frühen Morgen und Abend
- Auf der linken Seite

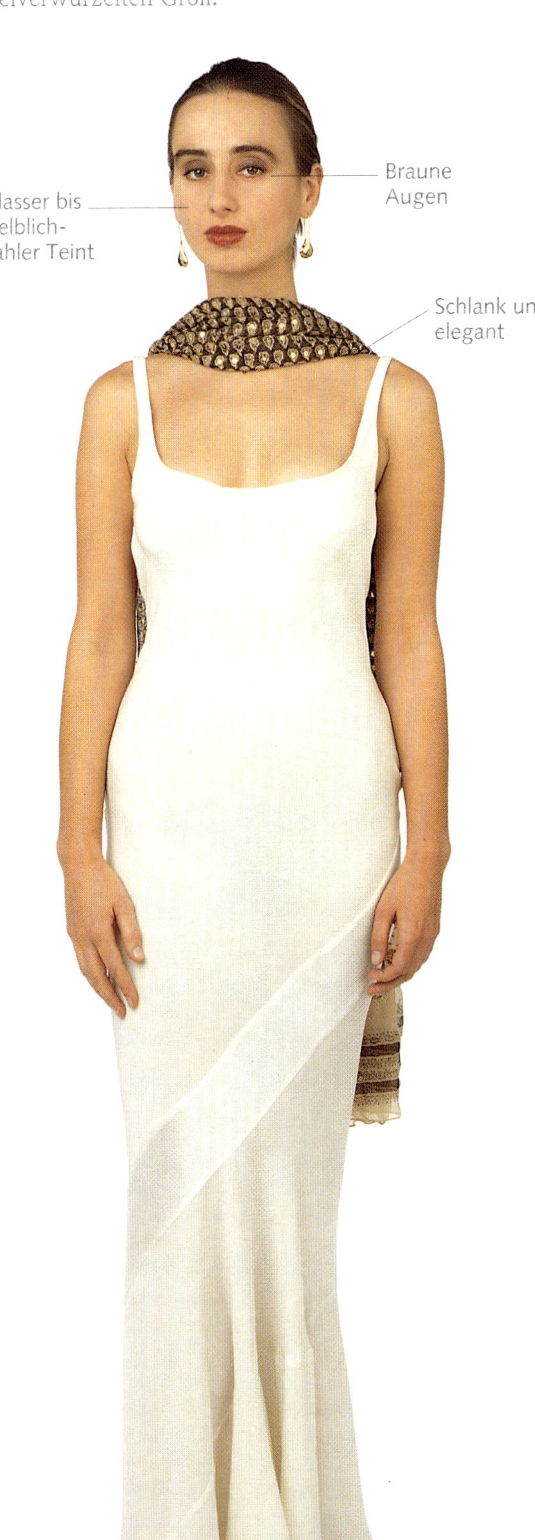

Das Sepia-Kind

- Blasse, schwitzende Haut.
- Fröstelt leicht, empfindlich auf Wetterwechsel.
- Ermüdet schnell.
- Neigt zu Ohnmacht bei längerem Stehen.
- Nervös, mag nicht allein sein.
- Neigt zu schlechtem Benehmen, launisch und faul.
- Abneigung gegen Partys, rafft sich aber unter Druck zu Hochform auf, besonders wenn getanzt wird.
- Gefräßiger Esser. Verträgt keine Milch.
- Neigt zu Verstopfung und Bettnässen in der ersten Hälfte der Nacht.

Äußeres Erscheinungsbild
Sepia-Menschen beiderlei Geschlechts sind meist groß, schlank mit schmalen Hüften, dunklem Haar und braunen Augen. Pigmentschwankungen über Nase und Wangen bilden häufig einen gelblich-braunen »Sattel«. *Sepia*-Frauen sind attraktiv, elegant, mit einer kantigen, leicht männlichen Ausstrahlung. Sie senken oft den Blick und kreuzen wegen einer Schwäche des Beckenbodens ihre Beine.

Anfällige Körperbereiche
- Linke Seite des Körpers
- Haut
- Venöse Durchblutung
- Weibliche Geschlechtsorgane

SILICEA TERRA

SILICEA

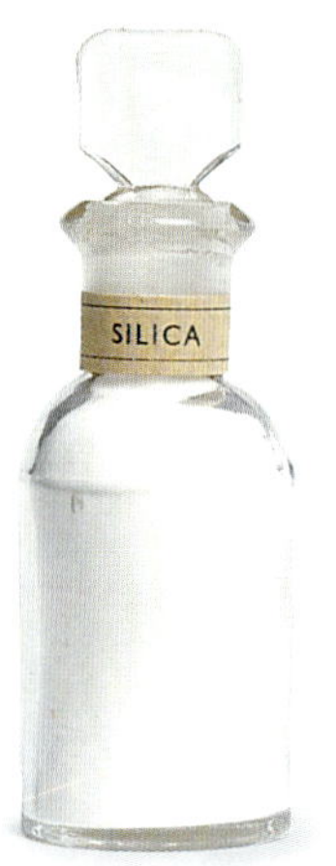

Das homöopathische Mittel Silicea *ist für Menschen, die ständig frieren und schnell ermüden.*

Das Mineral Silicium findet sich überall in der Natur, beispielsweise als Hauptbestandteil von Felsgestein. Auch die Bäume brauchen es für die Stabilität und Härte ihrer Stämme. Beim Menschen bildet es die Grundlage für kräftige, feste Zähne, Haare und Fingernägel und ist auch im Bindegewebe enthalten. Das homöopathische Mittel hilft vor allem Menschen, denen es an »Mumm« mangelt, entweder körperlich oder geistig-seelisch.

Hauptindikationen

- Allgemein schlechter Ernährungszustand, der zu wiederkehrenden Infektionen führt.
- Haut- und Knochenbeschwerden.
- Austreibung von Splittern und anderen Fremdkörpern.

Selbstbehandlung

Migräne – *Seite 160*
Splitter – *Seite 222*

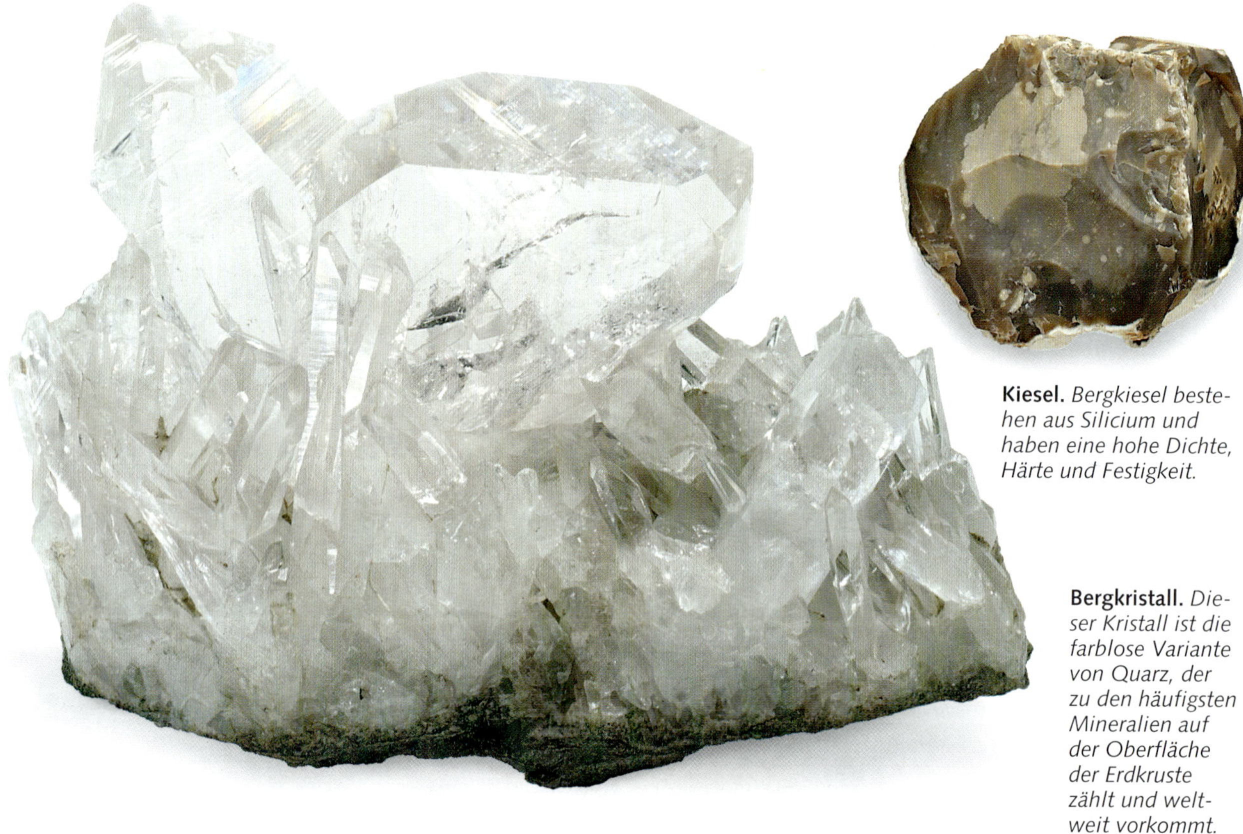

Kiesel. *Bergkiesel bestehen aus Silicium und haben eine hohe Dichte, Härte und Festigkeit.*

Bergkristall. *Dieser Kristall ist die farblose Variante von Quarz, der zu den häufigsten Mineralien auf der Oberfläche der Erdkruste zählt und weltweit vorkommt.*

ARZNEIMITTELBILD

Deutscher Name: Kieselerde, Kieselsäure, Bergkristall, Quarz, reiner Kiesel.
Herkunft: Früher aus natürlichen Quarz- und Kieselgruben, heute synthetisch hergestellt.
Verwendete Teile: Siliciumdioxid.

Indikationen

Vor allem Unterernährung und schlechte Ernährung, die zu Abwehrschwäche und wiederkehrenden Infektionen führt wie Erkältungen, grippale Infekte, Mittelohrentzündungen. Auch Haut- und Knochenbeschwerden wie ungesunde, fleckige Haut, weiche Nägel, umgeben von verhärteter Haut, schlechtheilende Knochenbrüche, langsames Knochenwachstum und eine sich langsam schließende Fontanelle bei Babys. Bewährt zum Austreiben von Splittern.
Nervöse Beschwerden wie Entleerungsstörungen beim Stuhlgang (Stuhl tritt aus, gleitet aber wieder in den Enddarm zurück); Migräneschmerzen, die im Hinterkopf beginnen und bis über ein Auge ausstrahlen. Außerdem chronische Mittelohrvereiterung, chronischer Schnupfen, heftige Schweißbildung und Schlafstörungen infolge Streß und Überarbeitung.
Besser: Heißes, feuchtes Sommerwetter, warmes Einhüllen, besonders des Kopfes.
Schlimmer: Morgens, Zugluft, Kälte und Feuchtigkeit, Neumond, Entkleiden (wegen Kälte), Unterdrückung von Schweiß, Waschen und Schwimmen, Liegen auf der linken Seite.

Der Silicea-Typ

Persönlichkeit und Temperament

Silicea-Menschen fehlt es an körperlicher und geistig-seelischer Ausdauer, sie fürchten sich vor Überforderung, arbeiten jedoch bei einmal akzeptierten Aufgaben sehr beharrlich und zielgerichtet. Dabei zeigen sie eine ausgeprägte Beobachtungsgabe und Detailtreue und arbeiten, bis sie restlos erschöpft sind und nicht mehr schlafen können. Doch ihr Engagement und Erfolg sind durch ihre Versagensangst und ihre Neigung, ein ewiger Student zu bleiben, arg begrenzt. Weil sie ihre Bedürfnisse nicht klar äußern, fühlen sie sich oft herumgestoßen und lassen ihren Ärger darüber gern an Schwächeren aus. In Partnerschaften neigen sie zu Unverbindlichkeit aus Angst, zuviel zu geben und verletzt zu werden.

Nahrungsvorlieben

Mag

- Kalte Speisen: Rohkost, Salat, Eis

Mag nicht

- Fleisch und Käse
- Milch (lehnten als Baby oft die Brust ab)
- Warme Speisen

Furcht vor

- Scharfen, spitzen Gegenständen
- Anstrengung (mangels Ausdauer)
- Fehlern im Beruf

Allgemeine Modalitäten

Besser

- Warmes Einhüllen, besonders des Kopfes
- Sommer

Schlimmer

- Kälte und Feuchtigkeit
- Neumond
- Unterdrückung von Schweiß
- Waschen und Schwimmen
- Liegen auf der linken Seite

Trotz ihrer Eigensinnigkeit und Hartnäckigkeit wirken *Silicea*-Menschen meist zerbrechlich und passiv. Sie sind zwar freundlich und feinfühlig, dennoch wirkt ihr Verhalten brüchig. Ursache sind ihr fehlendes Selbstvertrauen und ihre Angst vor Verantwortung, weshalb sie auch bei neuen Aufgaben und Unternehmungen zaudern.

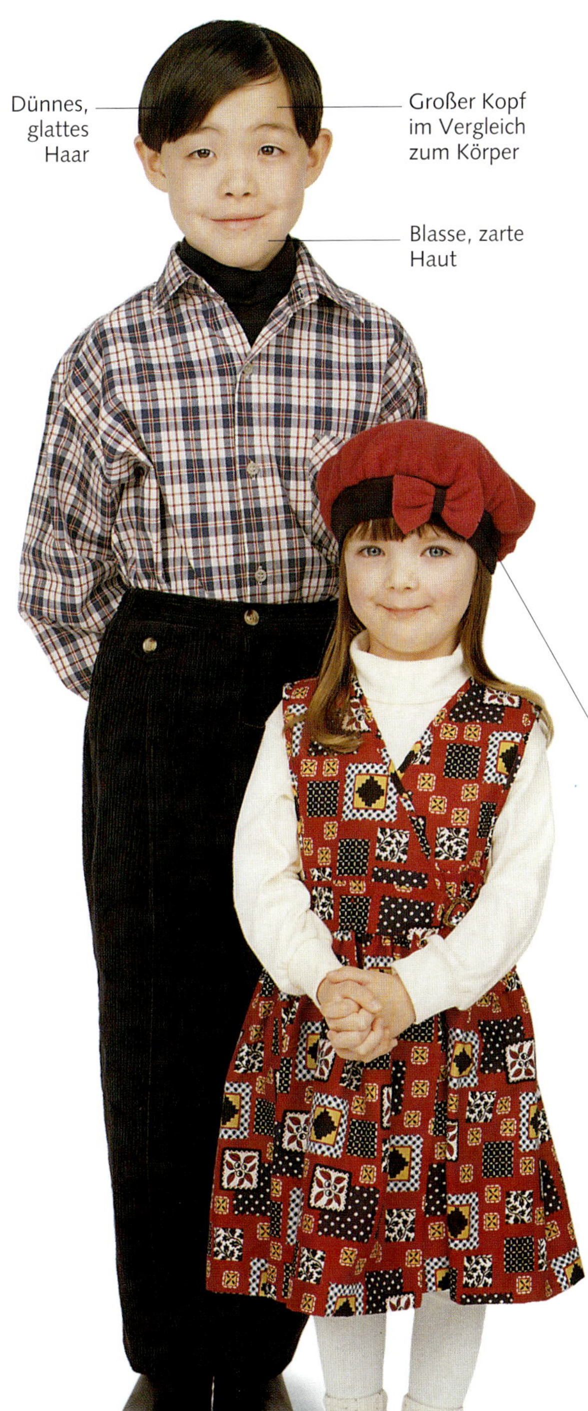
Dünnes, glattes Haar
Großer Kopf im Vergleich zum Körper
Blasse, zarte Haut
Bevorzugt Kopfbedeckungen

Das Silicea-Kind

- Großer Kopf mit blasser, zarter Haut und dünnen Haaren, Kopfschweiß.
- Klein für sein/ihr Alter, aber wohlproportioniert, schmale Hände und Füße.
- Friert sehr und ständig, feuchtkalte Hände und Füße.
- Schüchtern und wohlerzogen, aber auch eigensinnig, dickköpfig, gibt bei Hindernissen schnell auf, auch körperlich wenig Ausdauer.
- Intelligent, rasche Auffassungsgabe und Wahrnehmung, aber Mangel an Selbstvertrauen.
- Anhänglich, liebt und hortet kleine Dinge, zum Beispiel kleine, funkelnde Steine, hübsche Nadeln.
- Haßt Milch und verträgt sie auch nicht.

Äußeres Erscheinungsbild

Silicea-Menschen sind dünn und feingliedrig, niedlich und hübsch, mit dünnem, feinem, glattem Haar. Anfällig für aufgesprungene Lippen und eingerissene Mundwinkel. Brüchige, rauhe und gelbliche Nägel mit kleinen weißen Flecken. Haut bekommt schnell Schrammen und heilt schlecht.

Anfällige Körperbereiche

- Nervensystem
- Drüsen
- Knochen
- Gewebe
- Haut

STRYCHNOS NUX VOMICA

NUX VOMICA

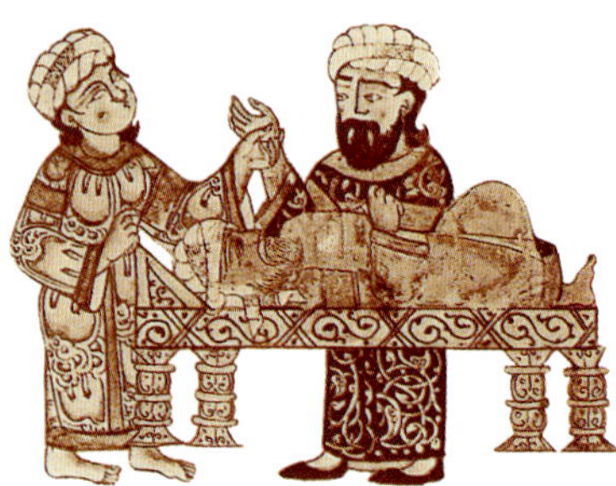

Arabische Ärzte. *Schon im 11. Jahrhundert verwendeten sie die Brechnuß für medizinische Zwecke. Viel später kam sie nach Europa.*

Obwohl hochgiftig, wurde das aus den Samen der Brechnuß gewonnene Strychnin im Mittelalter als Mittel gegen die Pest gegeben. In kleinen Dosen wirkt es appetit- und verdauungsanregend sowie harntreibend. In höheren Dosen ruft Nux vomica *schwere Nervenschäden hervor. Verdauungsprobleme und nervöse Beschwerden sind die Hauptindikationen des homöopathischen Mittels. Die homöopathische Prüfung von Strychnin erfolgte 1952 durch* **R. B. Woodward.**

Hauptindikationen

- Schlaflosigkeit und Verdauungsstörungen infolge unterdrückten Ärgers.
- Erkältungen, grippale Infekte und Grippe.

Selbstbehandlung

Blasenentzündung – *Seite 200*
Erkältung – *Seite 172*
Häufiger Harndrang in der Schwangerschaft – *Seite 210*
Krämpfe in der Schwangerschaft – *Seite 210*
Migräne – *Seite 160*
Morgenübelkeit – *Seite 208*
Müdigkeit/Abgeschlagenheit – *Seite 196*
Reisekrankheit – *Seite 222*
Reizbarkeit und Ärger – *Seite 192*
Schlaflosigkeit – *Seite 194*
Verdauungsschwäche – *Seite 180*
Verstopfung – *Seite 184*
Wehenschmerzen – *Seite 212*

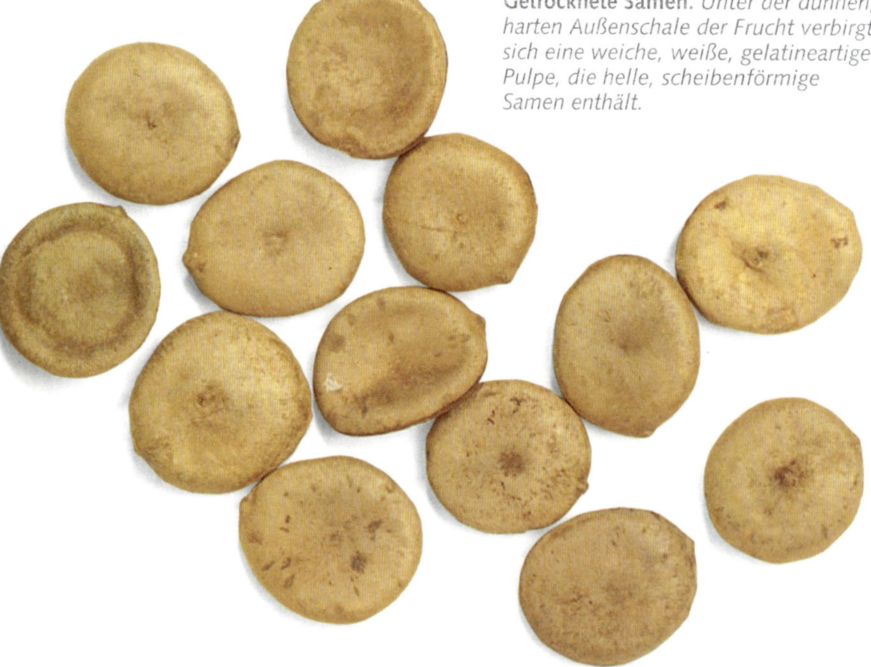

Getrocknete Samen. *Unter der dünnen, harten Außenschale der Frucht verbirgt sich eine weiche, weiße, gelatineartige Pulpe, die helle, scheibenförmige Samen enthält.*

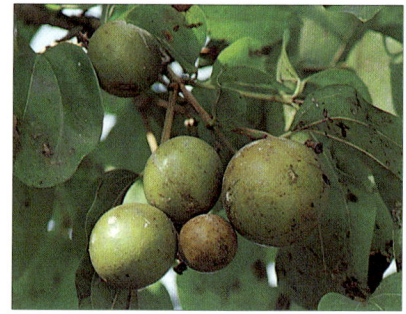

Strychnos nux vomica. *Aus Büscheln von grünlich-weißen Blüten entwickeln sich apfelgroße Früchte. Blätter, Samen und Rinde des Baumes enthalten das starke Nervengift Strychnin.*

ARZNEIMITTELBILD

Deutscher Name: Brechnuß, Krähenauge.
Herkunft: Indien, Myanmar, China, Thailand und Australien.
Verwendete Teile: Reife Samen.
➪ In Deutschland verschreibungspflichtig bis einschließlich D3.

Indikationen

Vor allem extreme Überempfindlichkeiten und Reizbarkeit. *Nux-vomica*-Menschen reagieren wütend, wenn sich ihre Erwartungen nicht erfüllen, stauen ihren Frust auf, fühlen sich unter wachsendem Streß und werden schließlich krank. Oft nehmen sie zuviel Aufputschmittel (Kaffee, Cola, Nikotin, Alkohol, Medikamente), so daß sie nicht mehr schlafen können. Verdauungsstörungen wie Verdauungsschwäche, Erbrechen, Durchfall mit schmerzhaften Oberbauchkrämpfen, Übelkeit mit kolikartigen Schmerzen, Verstopfung und Hämorrhoiden mit Krämpfen im Enddarm. Ursache entweder Unterdrükkung von Gefühlen, besonders Ärger und Gereiztheit, oder Mißbrauch von Aufputschmitteln und zuviel schwere Nahrung.
Ferner Erkältung mit am Tage laufender, in der Nacht verstopfter Nase; grippale Infekte mit Fieber, steifen, zittrigen und wehen Gliedern/Muskeln, Husten mit Brechreiz; trockener kitzelnder Reizhusten mit Kehlkopfschmerzen.
Kater-Kopfschmerzen und -Migräne, wobei sich der Kopf, insbesondere beim Erwachen, dick oder zerbrechlich fühlt oder wie von einem Nagel oberhalb der Augen angebohrt.
Weibliche Gesundheit: Verfrühte, starke oder unregelmäßige Menstruation, Neigung zu Ohnmacht vor der Menstruation, Blasenentzündung; häufiger Harndrang, Morgenübelkeit und Krämpfe während der Schwangerschaft und Wehenschmerzen.
Besser: Wärme, leichter Druck, Waschungen oder Umschläge, Schlaf, Alleinsein, abends.
Schlimmer: Kaltes, trockenes, frostiges oder windiges Wetter, zwischen 3 und 4 Uhr morgens, Aufputschmittel, Essen, stark gewürzte Speisen, Berührung, Lärm, geistige Überarbeitung.

Der Nux-vomica-Typ

Persönlichkeit und Temperament

Nux-vomica-Menschen sind ehrgeizige, entscheidungsfreudige Manager- und Unternehmerpersönlichkeiten, die Herausforderungen lieben. Intellektuell sehr agil und wortgewandt, drücken sie sich knapp und klar aus, neigen aber zu Ironie. Sie sind ungeduldig und explodieren schnell vor Ärger. Auf ihrem Weg zum Erfolg setzen sie häufig auf Alkohol und andere Aufputschmittel (auch Drogen), um bessere Leistungen zu erbringen und entspannen zu können. Oft haben sie eine starke Libido. Im Krankheitsfall sind sie undankbar und keifen schnell.

Nahrungsvorlieben

Mag

- Reichhaltige, schwere, fette Speisen: Fettes Fleisch, Sahne, fetten Käse

Mag, verträgt aber nicht

- Alkohol
- Kaffee
- Scharf gewürzte Speisen: Chilischoten, Curries

Furcht vor

- Fehlern im Beruf
- Tod
- Menschenmengen und öffentlichen Orten

Allgemeine Modalitäten

Besser

- Wärme und Feuchtigkeit
- Liegen, Nickerchen, guter Schlaf
- Abends
- Leichter Druck
- Waschungen oder Umschläge

Schlimmer

- Kaltes, trockenes, frostiges oder windiges Wetter
- Berührung
- Lärm
- Zwischen 3 und 4 Uhr morgens
- Essen
- Scharf gewürzte Speisen
- Geistige Überanstrengung

Nux-vomica-Menschen sind stark angespannte, energische, ehrgeizige Persönlichkeiten, die hart arbeiten und hoch pokern. Sie selbst vertragen keinerlei Kritik, kritisieren aber andere fortwährend und pochen auf Perfektion.

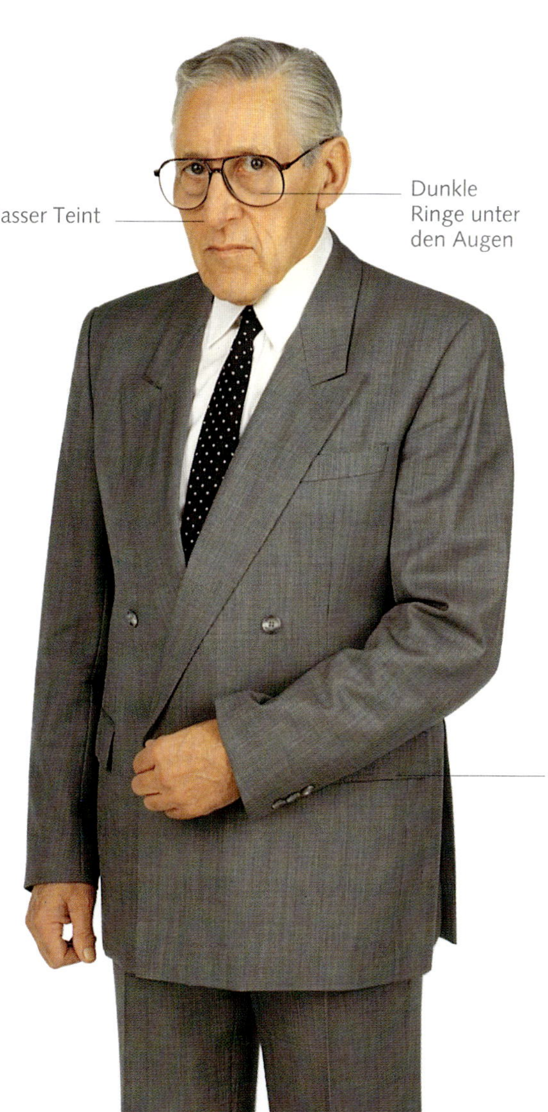

Blasser Teint

Dunkle Ringe unter den Augen

Gepflegte, elegante Erscheinung

Das Nux-vomica-Kind

- Nervös, reizbar und hyperaktiv.
- Haßt Widerspruch, neigt zu schrecklichen Wutanfällen.
- Gewissenhaft und ehrgeizig, aber schlechter Verlierer und schnell neidisch.
- Morgenmuffel.
- Ständige Bauchschmerzen.
- Als Heranwachsender oft rebellisch und trotzig.
- Starker Gerechtigkeitssinn, neigt zu Idealismus.

Äußeres Erscheinungsbild

Nux-vomica-Menschen sind magere, elegant gekleidete Persönlichkeiten mit angespannter Körperhaltung und jähzorniger Ausstrahlung. Gesicht oft von Falten und Linien durchzogen, die bei Erregung dunkel anlaufen. Blasse Haut und dunkle Augenringe.

Anfällige Körperbereiche

- Magen
- Darm
- Leber
- Lungen
- Nerven

SULFUR

SULFUR

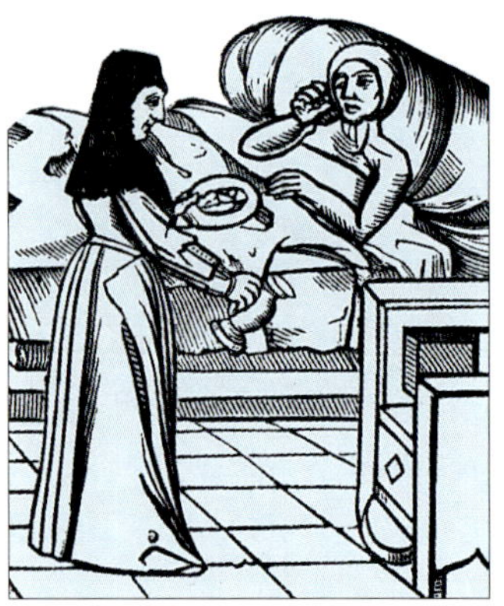

Ein Krankenhaus im 16. Jahrhundert. *Früher räucherte man Krankenzimmer mit brennender Schwefelblüte aus, um Krankheitserreger abzutöten.*

Das nichtmetallische Mineral Schwefel steckt in jeder Zelle des menschlichen Körpers, besonders konzentriert in den Haaren, Nägeln und in der Haut. Die Medizin verwendet Schwefel bereits seit 2000 Jahren. So bekamen früher viele Kinder Schwefel oder Schwefelblüte (Sulfur sublimatum) *zur Darm- und Hautreinigung. Noch heute gibt die Schulmedizin Schwefelpräparate bei Hautbeschwerden wie Akne. Auch das homöopathische Mittel* Sulfur *hilft vor allem bei Hauterkrankungen und Verdauungsbeschwerden.*

Hauptindikationen

- Hautbeschwerden, besonders Ekzeme mit roter, entzündeter, heißer und juckender Haut.
- Verdauungsstörungen.
- Gynäkologische Beschwerden.
- Geistige Überlastung.

Selbstbehandlung

Durchfall – *Seite 184*
Ekzeme – *Seite 186*
Windelausschlag – *Seite 216*
Vaginalausfluß – *Seite 202*

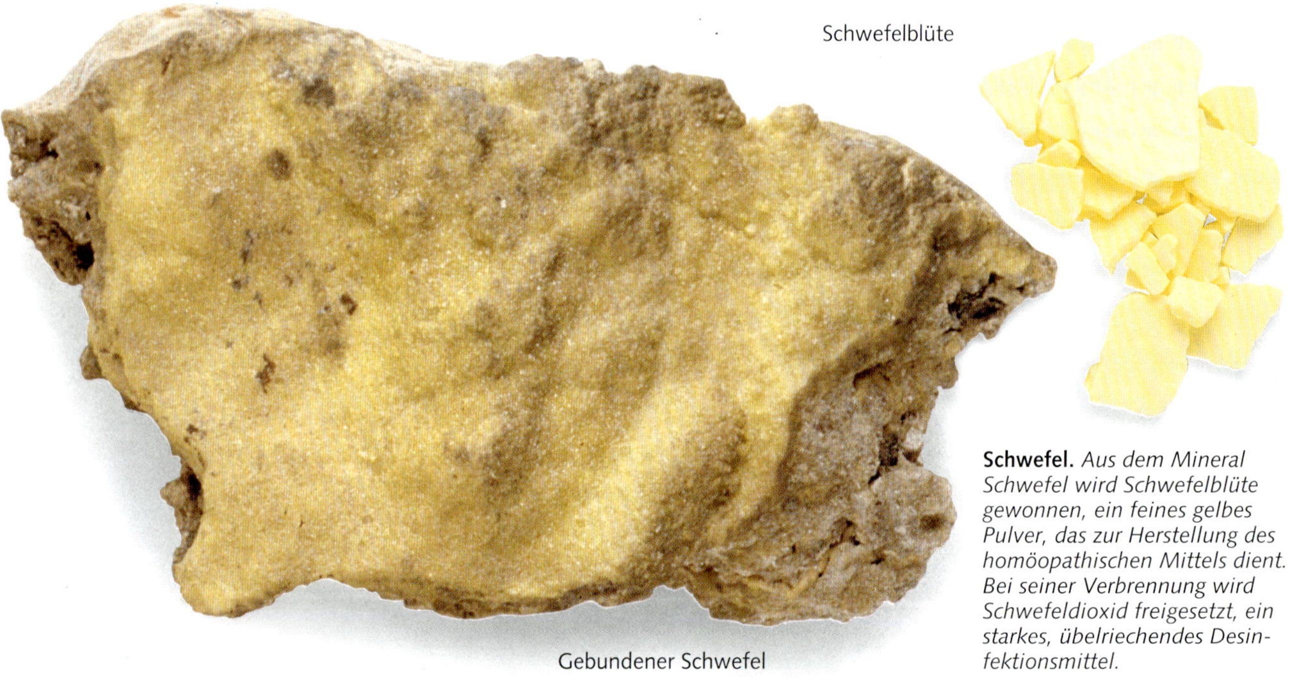

Schwefel. *Aus dem Mineral Schwefel wird Schwefelblüte gewonnen, ein feines gelbes Pulver, das zur Herstellung des homöopathischen Mittels dient. Bei seiner Verbrennung wird Schwefeldioxid freigesetzt, ein starkes, übelriechendes Desinfektionsmittel.*

ARZNEIMITTELBILD

Deutscher Name: Schwefel, Schwefelblüte.
Herkunft: Schwefellager in der Nähe von Vulkanen und heißen Quellen in Italien, Sizilien und den USA.
Verwendete Teile: Schwefel.

Indikationen

Vor allem Hautbeschwerden wie Ekzeme, Ausschläge und Windeldermatitis. Die Haut wirkt ungewaschen, ist trocken, schuppig, rot und juckt, schlimmer durch Kratzen. Trockene Kopfhaut.
Verdauungsbeschwerden wie Aufstoßen unverdauter Nahrung, Verdauungsschwäche, die sich durch Milch verschlimmert, Erbrechen und chronischer Durchfall früh am Morgen; Hunger mit Senkungsgefühl im Magen gegen 11 Uhr vormittags; juckende, brennende Hämorrhoiden, Rötungen und Juckreiz um den Anus und Analfissuren.
Weibliche Gesundheit: Vaginalausfluß, prämenstruelles Syndrom (PMS), zum Beispiel Kopfschmerzen, Reizbarkeit, Schlafstörungen; Wechseljahrsbeschwerden wie Hitzewallungen, Benommenheit und Schwindel, Schweißausbrüche.
Auch geistige Überlastung, Antriebsmangel und Willensschwäche, Vergeßlichkeit, Reizbarkeit, Niedergeschlagenheit und Depressionen, Schlafstörungen mit Alpträumen, frühes Erwachen und Entschlußlosigkeit. Außerdem Fieber, Kopfschmerzen, Migräne, Bindehautentzündung und gerötete Augen, chronischer Schnupfen mit grünlichem Sekret, Husten mit Niesen, Kreuzschmerzen nach längerem Stehen, Bücken oder Sitzen oder während der Menstruation.
Kranke, die *Sulfur* brauchen, reagieren sehr empfindlich auf schlechte Gerüche und sind eher durstig als hungrig.
Besser: Frische, warme, trockene Luft, Liegen auf der rechten Seite.
Schlimmer: Morgens, nachts, Alkohol, Dunst und Kälte, stickige Räume, Waschen, Bettwärme (streckt die Füße aus dem Bett), zu warme Kleidung, längeres Sitzen und Stehen, gegen 11 Uhr vormittags.

Der Sulfur-Typ

Sulfur-Menschen investieren eine Menge gedanklicher Energie in Ideen und Erfindungen, doch zur praktischen Umsetzung sind sie völlig unfähig. Sie sind pedantisch, ichbezogen, mit einem starken Bedürfnis nach Anerkennung.

Persönlichkeit und Temperament

Obwohl *Sulfur*-Menschen zu Streitlust und Kritiksucht schon aus geringsten Anlässen neigen, können sie auch sehr offenherzig und freigiebig mit ihrer Zeit und ihrem Geld sein. Oft leitende Angestellte voller Ideen und Pläne, umgeben von einem unbeschreiblichen Chaos. Im schlimmsten Fall werden sie faul, antriebs- und willensschwach und führen ihre Aufgaben nicht zu Ende. Obwohl sehr leicht erregbar, verfliegt ihr Ärger schnell. Sie lieben lebhafte Debatten, doch nur, wenn sie das Thema interessiert. Weil sie mehr in der Welt der Gedanken leben, sind sie gefühlsmäßig nur selten wirklich tief berührt.

Nahrungsvorlieben

Mag

- Süße Speisen
- Fette Speisen: Chips, Fleisch, Fett, Sahne, Käse
- Scharf gewürzte Speisen: Curries
- Saure Speisen: Eingelegtes, Zitronen
- Alkohol
- Rohkost: Salate
- Austern

Mag nicht und verträgt auch nicht

- Eier und Milch
- Heiße Getränke

Furcht vor

- Höhen
- Fehlern im Beruf
- Geistern

Allgemeine Modalitäten

Besser

- Frische Luft, trockenes, warmes Wetter
- Körperliche Anstrengung
- Liegen auf der rechten Seite

Schlimmer

- Stickige Räume
- Bettwärme
- Waschen
- Längeres Stehen
- Gegen 11 Uhr vormittags

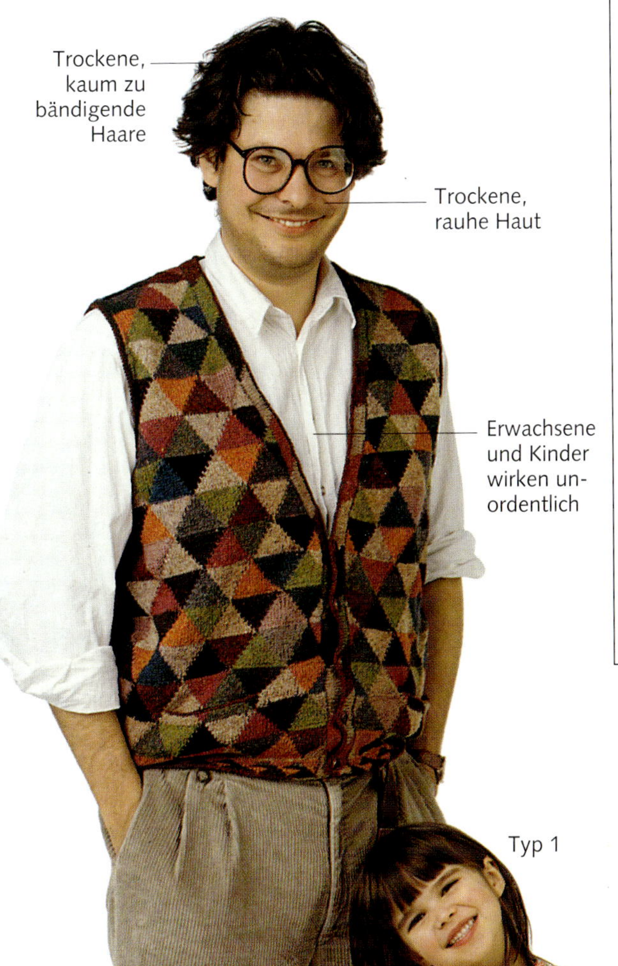

Trockene, kaum zu bändigende Haare

Trockene, rauhe Haut

Erwachsene und Kinder wirken unordentlich

Typ 1

Das Sulfur-Kind

Typ 1
Wohlgenährt und schwer gebaut, kaum zu bändigende, kräftige Haare, rotbackiges Gesicht, rote Lippen, Ohren und Augenlider.

Typ 2
Dünn mit spindeldürren Beinchen und ziemlich großem Bauch. Blaß, trockene Haut, die leicht aufspringt.

Gemeinsame Merkmale

- Tüchtiger Appetit.
- Schlampiges, schmuddeliges Aussehen.
- Freundlich und aufgeschlossen, wenn interessiert, gutes Gedächtnis. Bewundert Bücher, aber schlampig mit Schularbeiten.
- Zeigt großen Besitzerstolz.
- Neigt zum Prahlen.
- Sehr aktiv am Abend, mag nicht schlafen.

Äußeres Erscheinungsbild

Bei *Sulfur*-Menschen unterscheidet man zwei Typen: Rundlich und rotgesichtig oder mager sowie schlaksig mit gebeugter Haltung und hängenden Schultern. Beide haben kaum zu bändigendes, stumpfes Haar, trockene, schuppige Haut und wirken schmuddelig, als ob sie dringend eine Wäsche brauchten (dabei sind sie gewaschen). Auch in eleganter Kleidung sehen sie gewöhnlich leicht schlampig aus.

Anfällige Körperbereiche

- Kreislauf
- Schleimhäute, besonders des Darms und des Enddarms
- Fußsohlen
- Haut
- Linke Seite des Körpers

TROGONOCEPHALUS LACHESIS/LACHESIS MUTA

LACHESIS

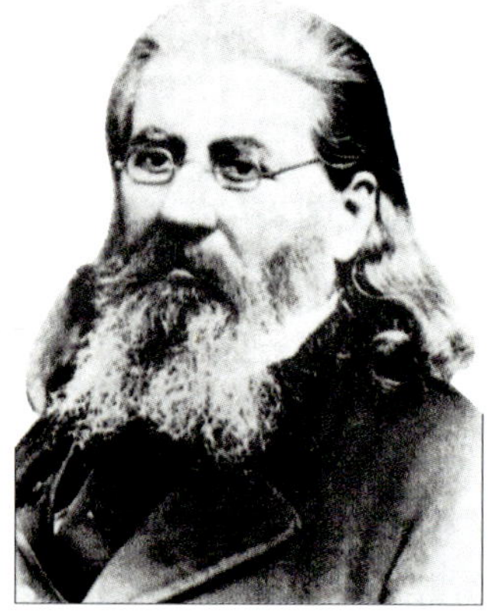

Dr. Constantine Hering *(1800–1880). Bei einer Expedition »prüfte« er das Schlangengift am eigenen Leib.*

Die mittel- und südamerikanische Buschmeisterschlange ist eine aggressive Jägerin. Ihr Name »Sururuku« bezieht sich auf das summende Geräusch, welches sie von sich gibt, während sie auf ihr Opfer wartet. Ein Biß in die Vene führt oft zum sofortigen Tod, da das Gift die Nervenimpulse des Herzens blockiert. Oberflächliche Bisse verursachen schwere Blutungen und Blutvergiftung. Das homöopathische Mittel dient zur Behandlung von Kreislauf- und Gefäßbeschwerden.

Hauptindikationen

- Kreislauf- und Gefäßbeschwerden.
- Wechseljahrs- und prämenstruelle Beschwerden.
- Schlecht heilende Wunden.
- Linksseitige Beschwerden, die sich durch Unterdrückung von Gefühlen oder körperlichen Ausscheidungen verschlimmern.

Selbstbehandlung

Wechseljahrsbeschwerden – *Seite 206*

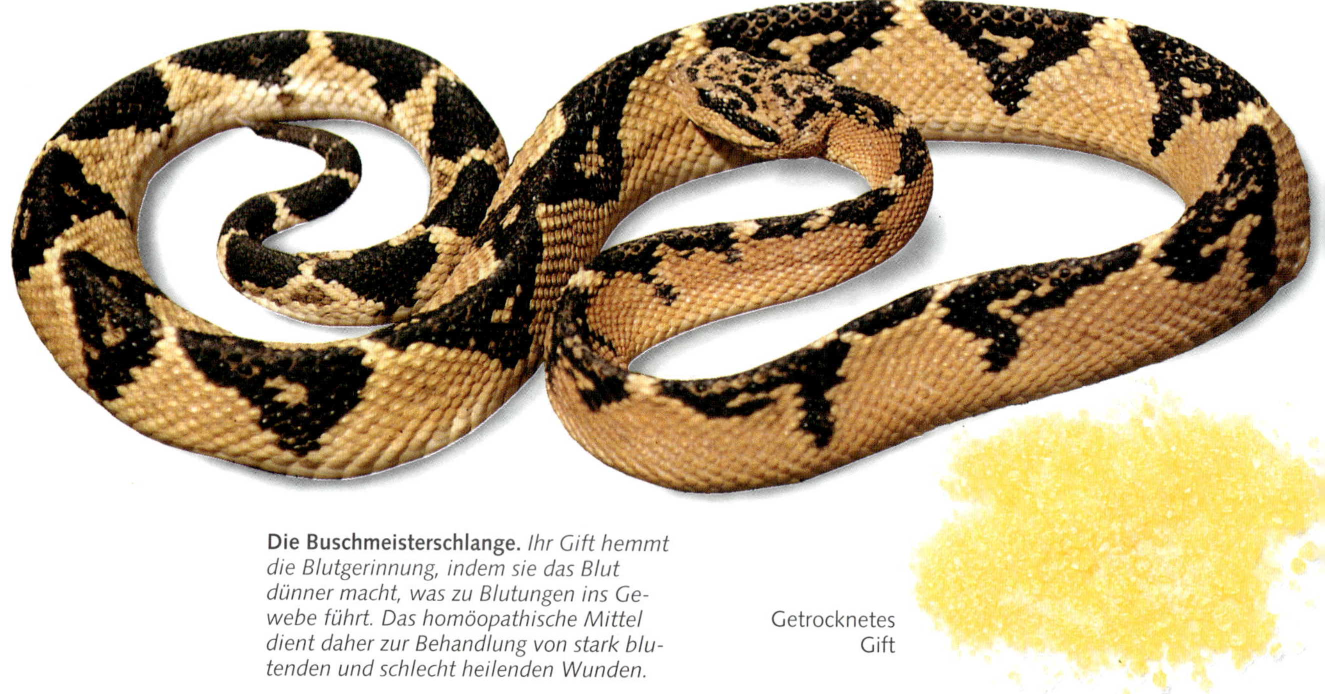

Die Buschmeisterschlange. *Ihr Gift hemmt die Blutgerinnung, indem sie das Blut dünner macht, was zu Blutungen ins Gewebe führt. Das homöopathische Mittel dient daher zur Behandlung von stark blutenden und schlecht heilenden Wunden.*

Getrocknetes Gift

ARZNEIMITTELBILD

Deutscher Name: Buschmeisterschlange, Sururuku.
Herkunft: Südamerika.
Verwendete Teile: Frisches Gift.
➪ In Deutschland verschreibungspflichtig bis einschließlich D3.

Indikationen

Vor allem Durchblutungsbeschwerden, bei Venenerweiterung mit pochenden Schmerzen, zum Beispiel Krampfadern. Auch bei blauroter Färbung (Marmorierung) von Gesicht, Ohren, Fingern und Zehen. Ferner Herzschwäche, Herzrhythmusstörungen mit schnellem, weichem Puls, Herzklopfen, Angina pectoris und Atemnot.

Weibliche Gesundheit: Hauptmittel für Wechseljahrsbeschwerden, wie Hitzewallungen und Schweißausbrüche. Ferner prämenstruelles Syndrom (PMS) und starke Menstruationskrämpfe, die mit Beginn der Blutung besser werden.

Halsbeschwerden, zum Beispiel Halsentzündung mit geschwollener dunkelblauroter Rachenschleimhaut, linksseitige Halsschmerzen, die bis ins linke Ohr ausstrahlen und sich durch Trinken verschlimmern.

Störungen des Nervensystems wie kleine Epilepsieanfälle (Petit mal) und Ohnmachten. Außerdem schlecht heilende, bläulichrot unterlaufene Wunden, rote Eiterbeulen; Nasenbluten, linksseitige Kopfschmerzen, Fieber, heiße Schweißausbrüche mit Zittern; pochende Empfindungen in einzelnen Körperteilen; Geschwürbildung, Magenschmerzen und Erbrechen bei Blinddarmentzündung und Verdauungsstörungen; blutende Hämorroiden.

Besser: Auftreten von Absonderungen, Essen, frische Luft, kalte Getränke.

Schlimmer: Heiße Getränke, heiße oder warme Bäder, nach Schlaf, Berührung, auf der linken Seite, enge Kleidung, Alkohol, Hitze oder direkte Sonne, während der Wechseljahre.

Der Lachesis-Typ

Lachesis-Menschen sind wißbegierig, kreativ und ehrgeizig. Sie leben ihr Leben sehr intensiv, haben dabei aber ein unbestimmtes Gefühl der körperlichen und intellektuellen Beengung, das nur durch Absonderungen gelindert werden kann, wozu Nasenbluten, aber auch Äußerung der eigenen Meinung gehören.

Persönlichkeit und Temperament

In Partnerschaften verhalten sich *Lachesis*-Menschen häufig ausgesprochen egozentrisch und eifersüchtig, schwanken oft zwischen Liebe und Haß. Es fällt ihnen ungeheuer schwer, sich in irgendeiner Richtung festzulegen, weshalb sie gern jeglichen Verpflichtungen ausweichen. Sie sind sehr besorgt um die Weltpolitik, neigen dazu, einer bestimmten Ideologie zu verfallen oder sie entschieden abzulehnen. Anderen Meinungen wird grundsätzlich widersprochen. *Lachesis*-Menschen reden gern und viel, sind dabei sprunghaft und unkonzentriert.

Nahrungsvorlieben

Mag

- Saure Speisen: Eingelegtes, Oliven
- Kohlenhydrate: Reis, Brot
- Alkohol
- Austern

Verträgt nicht

- Heiße Getränke
- Weizenprodukte

Andere Faktoren

Lachesis-Menschen gehören zu den wenigen, die Kaffee gut vertragen, die Wechseljahre ausgenommen.

Furcht vor

- Wasser
- Vergiftetwerden
- Bettlern und Fremden
- Ersticken und Tod

Allgemeine Modalitäten

Besser

- Körperliche Ausscheidungen, etwa Stuhlgang oder Menstruationsblut
- Kalte Getränke
- Frische Luft

Schlimmer

- Nach Schlaf
- Berührung
- Hitze und direkte Sonne
- Heiße Getränke
- Auf der linken Seite
- Enge Kleidung
- Während der Wechseljahre

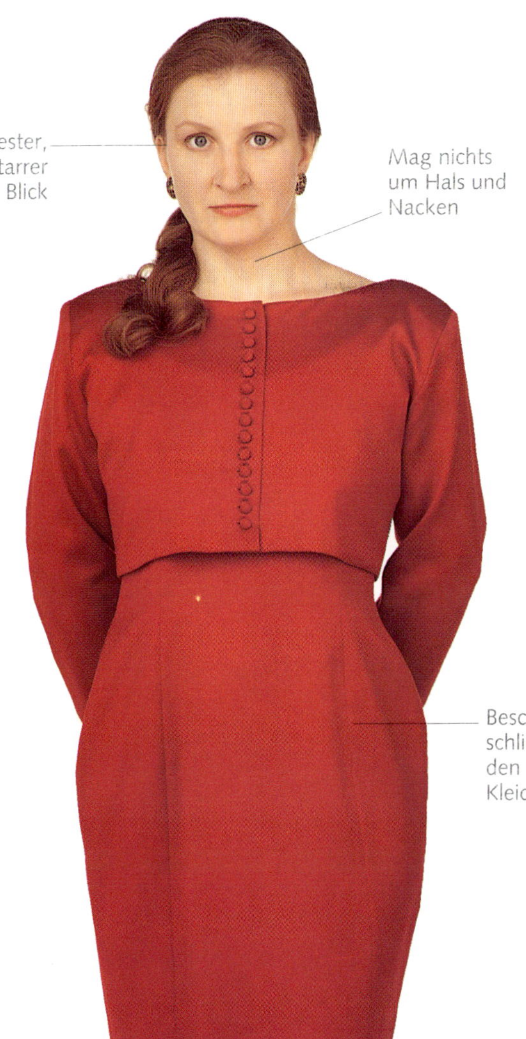
Fester, starrer Blick
Mag nichts um Hals und Nacken
Beschwerden schlimmer durch den Druck enger Kleidung

Das Lachesis-Kind

- Sprunghaft, redelustig und aufgedreht.
- Neigt zu emotionalen Problemen und Verhaltensauffälligkeiten, etwa aus Eifersucht auf jüngere Geschwister.
- In Freundschaften sehr besitzergreifend.
- Testet die Grenzen von Eltern und Lehrern, stiftet zum Beispiel Mitschüler an zu schlechtem Benehmen, Stehlen oder Tierquälerei.
- Kann sehr verletzend zu Mitschülern sein. Findet mit schlangenhafter Treffsicherheit den wunden Punkt seines Opfers und beißt zu.

Äußeres Erscheinungsbild

Lachesis-Menschen sind gewöhnlich rotgesichtig mit fleckiger Haut, haben leichtes Übergewicht und wirken aufgedunsen. Oder sie sind dunkelhaarig, mager und energiegeladen, mit blassem, aber rötlich überhauchtem Teint. Sie neigen dazu, sich in Abständen mit der Zungenspitze über die Oberlippe zu fahren (züngeln).

Anfällige Körperbereiche

- Nervensystem
- Linke Seite des Körpers
- Blut und Kreislauf
- Weibliche Geschlechtsorgane

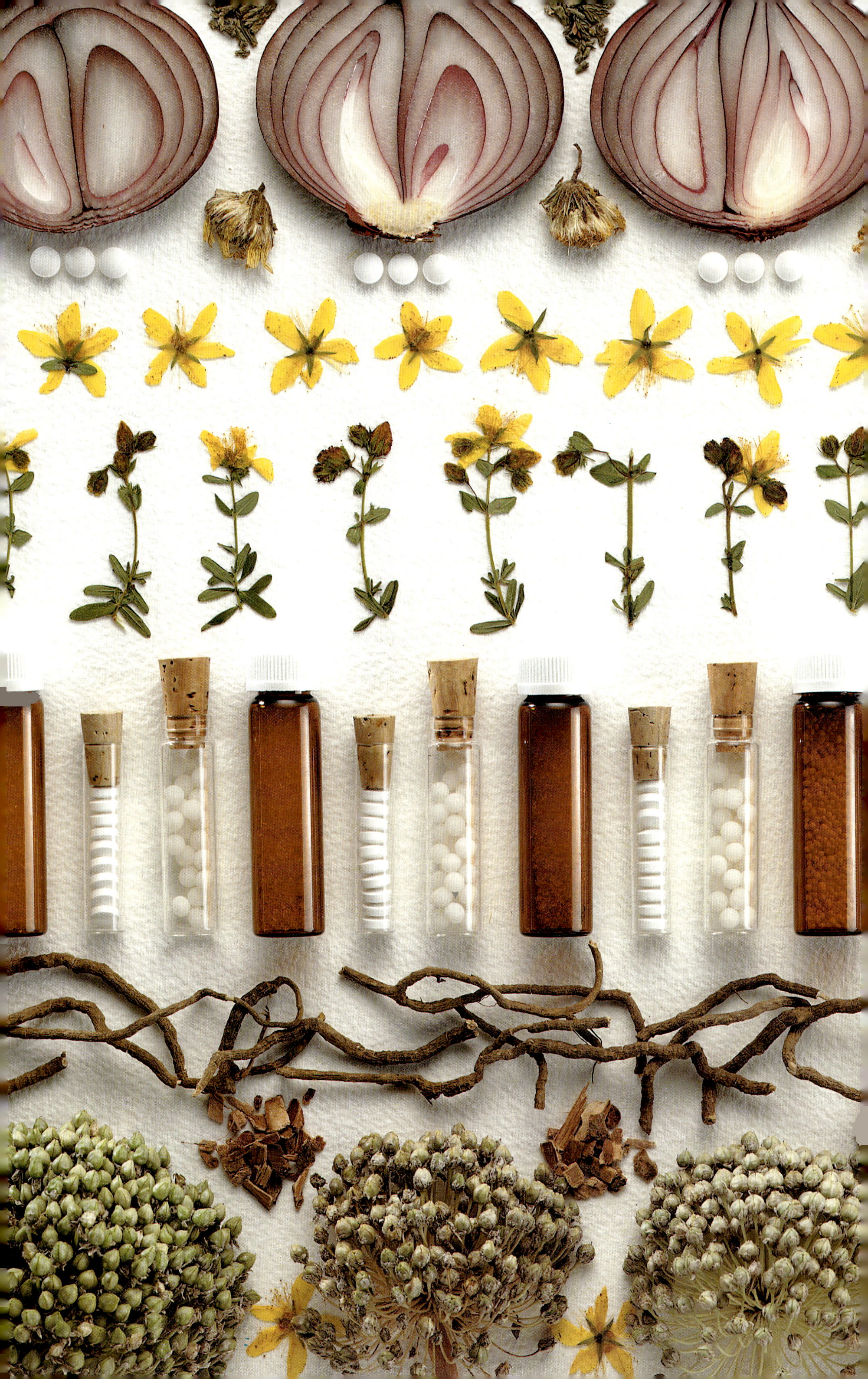

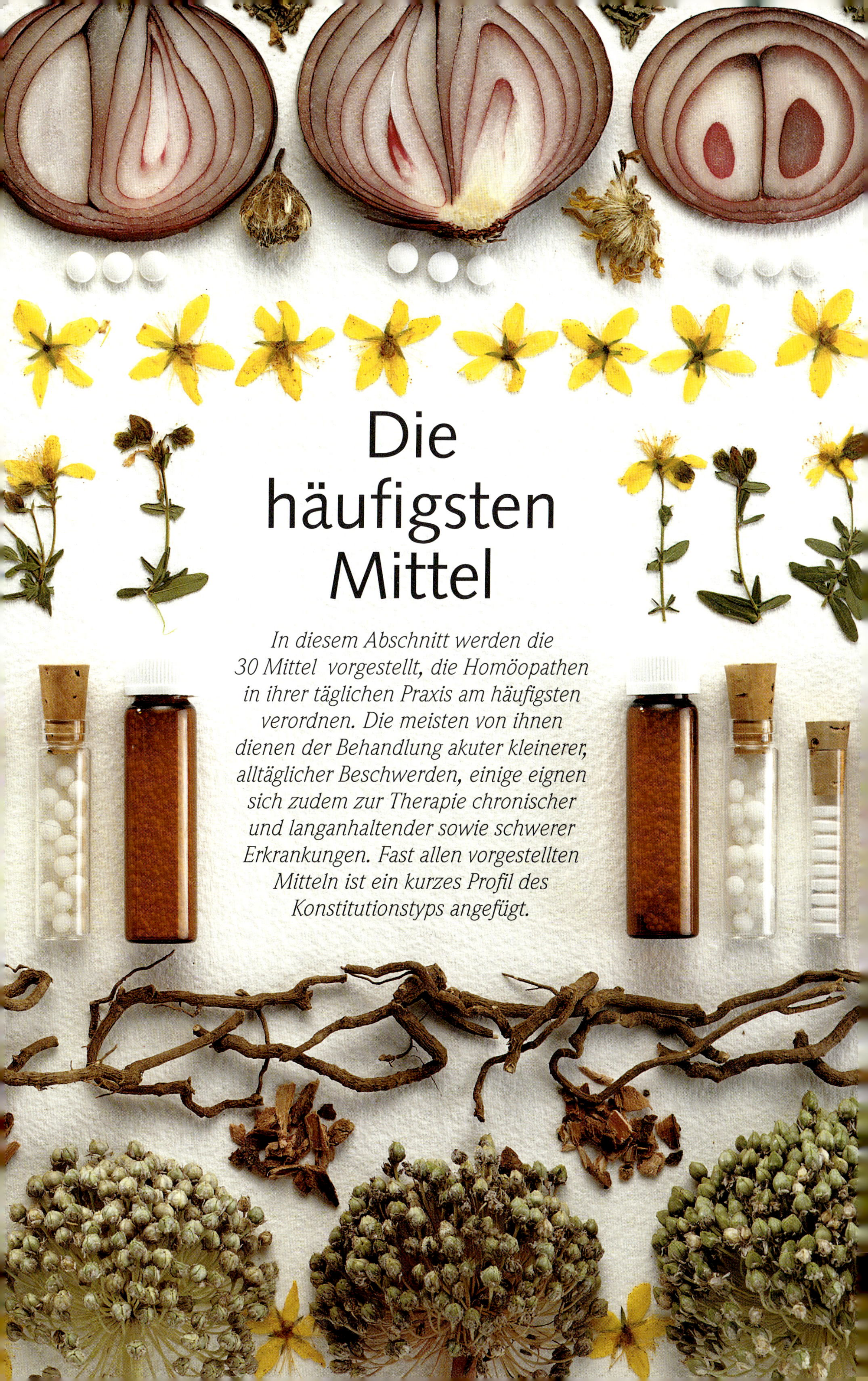

Die häufigsten Mittel

In diesem Abschnitt werden die 30 Mittel vorgestellt, die Homöopathen in ihrer täglichen Praxis am häufigsten verordnen. Die meisten von ihnen dienen der Behandlung akuter kleinerer, alltäglicher Beschwerden, einige eignen sich zudem zur Therapie chronischer und langanhaltender sowie schwerer Erkrankungen. Fast allen vorgestellten Mitteln ist ein kurzes Profil des Konstitutionstyps angefügt.

ACONITUM NAPELLUS

ACONITUM

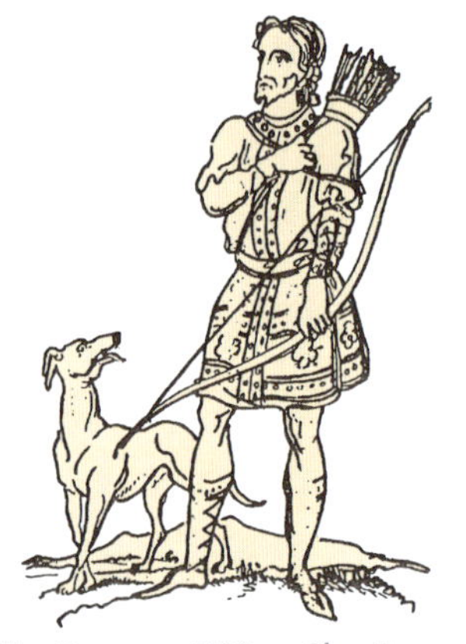

Ein Jäger um 730 n. Chr. *Zur Wolfsjagd wurden Pfeile verwendet, die mit dem Saft des gelben Eisenhutes getränkt waren. Daher der englische Name »wolfsbane« (= Wolfsgift).*

Das tödliche Gift des Eisenhutes wurde über Jahrhunderte als Pfeilgift zum Jagen verwendet. Der botanische Name leitet sich aus dem lateinischen Wort »acon« für Pfeil ab. 1805 prüfte **Hahnemann** *das homöopathische Mittel und verordnete es fortan als Mittel der Wahl bei Fieber und plötzlichen Beschwerden mit starken Schmerzen, die bis dahin mit Aderlässen behandelt worden waren.*

Hauptindikationen

- Akute, stürmisch einsetzende Infektionen, besonders nach abruptem Temperatur- und Klimawechsel.
- Ängste, Schreck und Todesangst bei Kranken.
- Brennende Schmerzen, Taubheits- und Kribbelgefühl.

Selbstbehandlung

Angst vorm Zahnarzt – *Seite 164*
Ausbleibende Menstruation – *Seite 206*
Fieber bei Kindern – *Seite 218*
Grippaler Infekt – *Seite 174*
Halsentzündung – *Seite 176*
Husten – *Seite 174*
Kehlkopfentzündung – *Seite 178*
Kopfschmerzen – *Seite 158*
Schlaflosigkeit – *Seite 194*
Schock, seelischer – *Seite 192*
Trauer – *Seite 192*
Übersteigerte Ängste – *Seite 192*
Zahnungsbeschwerden – *Seite 216*

Aconitum napellus. *Das homöopathische Mittel aus dieser extrem giftigen Pflanze hilft bei sehr plötzlich auftretenden Infektionen.*

Die Wurzelknolle ist neunmal giftiger als die Blätter

ARZNEIMITTELBILD

Deutscher Name: Blauer Eisenhut, Mönchskappe, Echter Sturmhut.
Herkunft: Bergregionen Mitteleuropas.
Verwendete Teile: Frische Wurzel, Blüten und Blätter.
In Deutschland verschreibungspflichtig bis einschließlich D3.

Indikationen

Ein Mittel für plötzlich und stürmisch einsetzende Beschwerden, oft nach seelischem Schock/Schreck oder durch trockene, kalte Winde, selten auch durch sehr heißes Wetter. Besonders im Anfangsstadium einer Infektion, zum Beispiel Erkältung, Husten, grippaler Infekt, Augen-, Ohren- und Halsentzündung. Auch Augeninfektion nach Verletzung. Alle Infektionen begleitet von großer Unruhe und dadurch bedingten Schlafstörungen. Gesicht erhitzt, geschwollen, mit starken, brennenden Schmerzen, im Liegen rot oder errötet, nach dem Aufsetzen sehr blaß.
Ferner Angst mit Unruhe, zum Beispiel Panikattacken mit Herzklopfen, Taubheits- und Kribbelgefühlen in einzelnen Körperbereichen. Gesichtsausdruck sehr angstvoll mit geweiteten Pupillen; Angst geht oft zurück auf ein traumatisches Ereignis. Auch hilfreich bei Todesangst während der Geburt.
Besser: Frische Luft, Wärme.
Schlimmer: Stickige Räume, Musik, Liegen auf der schmerzhaften Seite.

Der Konstitutionstyp

Der *Aconitum*-Mensch (Erwachsene und Kinder) ist eine starke, gesunde, vollblütige Person, die Gesellschaft liebt. Neigt aber zu schwachem Selbstwertgefühl, muß sich beweisen, häufig wenig einfühlsam und hämisch.
Kranke fürchten den Tod, sagen ihre Todeszeit genau voraus. Seelischer Schock geht tief, oft mit starken Ängsten, besonders in Menschenmengen, mag daher nicht ausgehen.

ALLIUM CEPA

CEPA

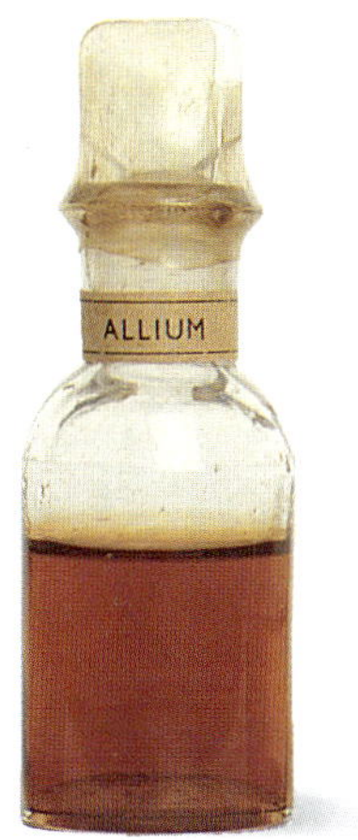

Cepa-Tinktur. *Die Urtinktur für das homöopathische Mittel Cepa wird aus frischen roten Zwiebeln hergestellt.*

(Früher: ALLIUM CEPA*). Die Zwiebel zählt zu den ältesten Kulturpflanzen der Welt und wurde besonders in Indien, China und im Mittleren Osten wegen ihrer heilenden Wirkung geschätzt. Zwiebeln enthalten ein ätherisches Öl, das die Tränendrüsen und die Schleimhäute der oberen Luftwege stimuliert – die Augen tränen, die Nase läuft. Das homöopathische Mittel dient der Behandlung von Beschwerden aller Art mit den Hauptsymptomen tränende Augen und laufende Nase, zum Beispiel Heuschnupfen und Erkältung.*

Hauptindikationen

- Brennende oder neuralgische Schmerzen.
- Beschwerden mit brennenden, klaren, fließenden Absonderungen, besonders aus Augen und Nase.
- Wandernde Beschwerden oder Schmerzen, gewöhnlich von links nach rechts.

Selbstbehandlung

Heuschnupfen – *Seite 168*

ARZNEIMITTELBILD

Deutscher Name: Rote Zwiebel.
Herkunft: Urspünglich aus dem Südwesten Asiens, heute überall angebaut.
Verwendete Teile: Frische Zwiebel.

Indikationen

Beschwerden aller Art mit brennenden oder neuralgischen Schmerzen, die von einer Körperseite zur anderen wandern oder mit reichlich klaren, wäßrigen, scharfen und/oder mit milden Absonderungen einhergehen. Besonders hilfeich bei Erkältung und Heuschnupfen mit wäßrigen, tränenden Augen, ständigem Niesen und reichlich brennendem Nasensekret, das Nasenausgänge und Oberlippe wund macht. Bisweilen Wechsel der befallenen Nasenseiten, wobei immer nur eine Seite läuft. Augen und Augenlider geschwollen.
Auch wirksam bei schießenden, neuralgischen Schmerzen, zum Beispiel Ohrenschmerzen bei Kindern, Kopfschmerzen direkt hinter der Stirn und Schmerzen in den Backenzähnen, mal links, mal rechts.
Außerdem Frühstadium von Kehlkopfentzündung mit Heiserkeit und kitzelndem Husten nach Aufenthalt in kalter Luft.
Schlüsselsymptom von *Cepa*: Scharfes Nasensekret, aber milde Tränen.
Besser: Frische Luft, kühle Umgebung.
Schlimmer: Warme, stickige Räume, feuchtkalte oder neblige Umgebung.

Die Zwiebel hat eine dunkelrote, papierartige Außenschale und besteht im Innern aus mehreren Schichten

Rote Zwiebel. *Die alten Ägypter verwendeten die Zwiebel nicht nur zu medizinischen Zwecken, sondern verehrten sie auch als Symbol des Universums, das sie in den einzelnen Zwiebelschichten widergespiegelt sahen.*

Tränende Augen. *Das ätherische Öl der Zwiebel läßt die Augen tränen. Das Mittel wird bei brennendem Nasensekret und milden Tränen verordnet.*

APIS MELLIFICA

APIS

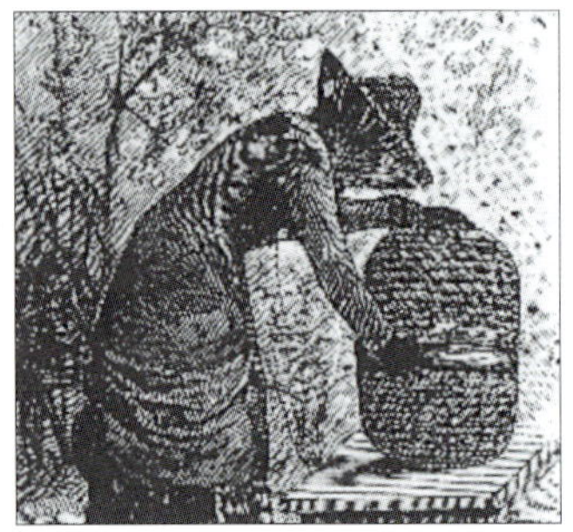

Imker. *Bienen werden seit Jahrhunderten zur Gewinnung von Honig, Bienenwachs und Propolis gehalten.*

Die Honigbiene bietet etliche medizinisch nutzbare Stoffe: Bienenwachs, Propolis (Kittharz zum Verschließen von Ritzen im Bienenstock), Weiselfuttersaft (von den Arbeitsbienen zur Fütterung von Larven und Bienenkönigin produziert), Pollen und die Biene selbst. Die homöopathische Zubereitung der ganzen Biene hilft bei Entzündungen mit brennenden, stechenden Schmerzen, besonders bei juckenden Hautbeschwerden mit glasigen Schwellungen und extremer Berührungsempfindlichkeit.

Hauptindikationen

- Brennende, stechende Schmerzen, die sich durch Hitze verschlimmern, durch Kälte bessern.
- Eng aneinandersitzende, bläschenartige Schwellungen, hochgradig empfindlich gegen Berührung und Druck.
- Fieber ohne Durst, aber trockene Haut.
- Beschwerden beginnen rechts, wandern nach links.

Selbstbehandlung

Halsentzündung – *Seite 176*
Insektenstiche – *Seite 221*
Nesselausschlag – *Seite 188*

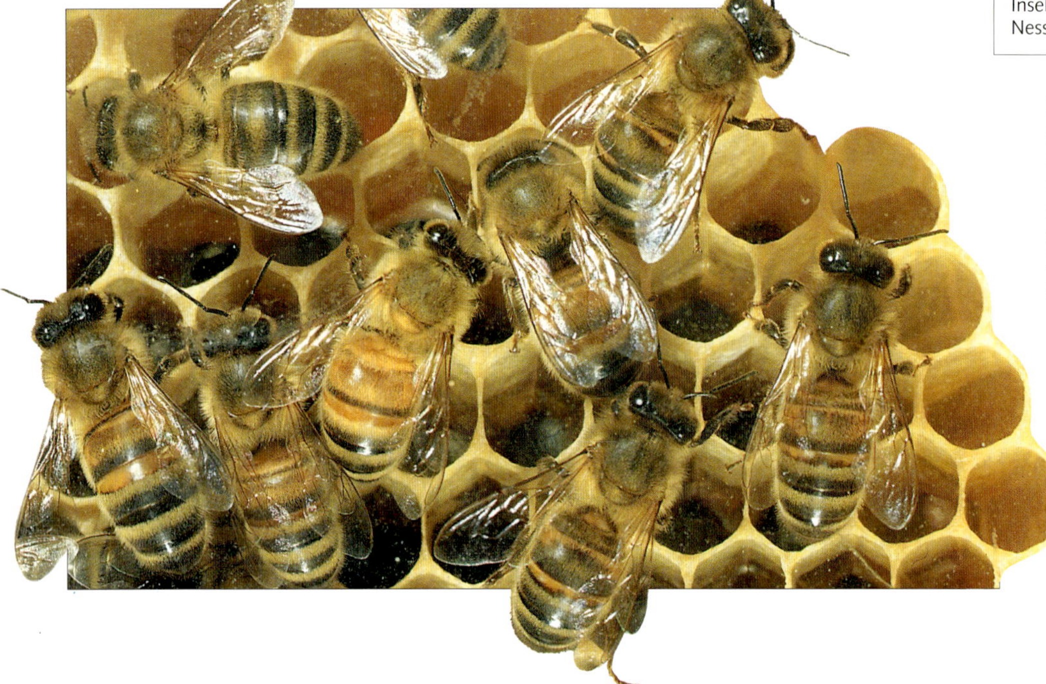

Honigbienen. *Das homöopathische Mittel wird aus der ganzen Biene mit Stachel und dem darin enthaltenen Gift hergestellt und vor allem bei Insektenstichen gegeben.*

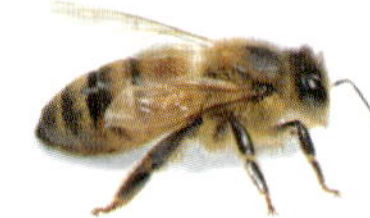

Natürliche Größe

ARZNEIMITTELBILD

Deutscher Name: Honigbiene.
Herkunft: Europa, Kanada, USA und viele weitere Länder.
Verwendete Teile: Ganze Biene.

Indikationen

Vor allem Hautbeschwerden wie Nesselausschlag (Urtikaria), Insektenbisse und -stiche, bei denen die Haut glasig geschwollen und sehr berührungsempfindlich ist, juckt oder brennt. Harnwegsinfektionen wie Blasenentzündung, ebenfalls mit brennenden, stechenden Schmerzen beim Wasserlassen und mit Urinverhaltung.

Außerdem Wassereinlagerungen (Ödeme) und allergische Augen-, Mund- und Halsbeschwerden wie glasige (wasserhaltige) Schwellungen der Augenlider oder der Mund- und Rachenschleimhäute mit Atembehinderung. Auch hilfreich bei Fieber ohne Durst und trockener, sehr empfindlicher Haut, rauhem Hals und heftigen Kopfschmerzen mit starkem Hitzegefühl und bohrendem oder pulsierendem Schmerz.

Ferner Entzündungen der Knochenhäute, der Gelenkinnenhäute, des Rippenfells und des Bauchfells.

Besser: Waschen, kalte Umschläge, kühle Umgebung.

Schlimmer: Berührung und Druck, Schlaf, Hitze sowie heiße, stickige Räume.

➪ Während der Schwangerschaft sollte Apis nicht in Potenzen unter C30 verordnet werden!

Der Konstitutionstyp

Apis-Menschen beschützen ihre nächste Umgebung mit leidenschaftlicher Fürsorge und reagieren sehr eifersüchtig auf jeden Eindringling. Sie verbringen Stunden mit Planungen, aber führen kaum etwas zum Erfolg. Weil sie so reizbar, nervös, unruhig und schwer zufriedenzustellen sind, gelten sie oft als die Königin, die das Regieren liebt, aber alles sticht, was sich ihr dabei in den Weg stellt.

ARNICA MONTANA

ARNICA

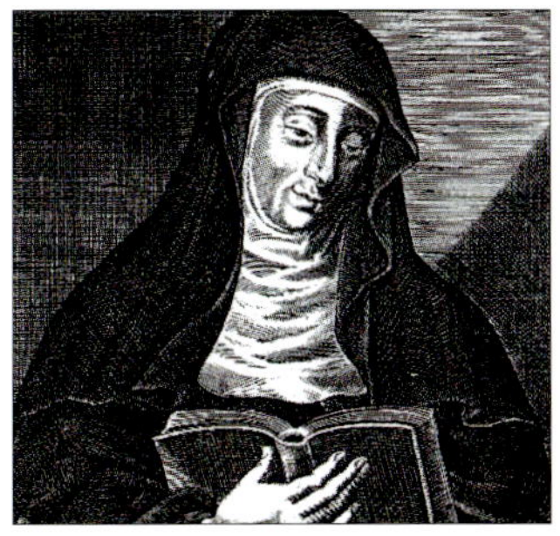

Die Heilige Hildegard von Bingen *(1099–1179). Die in der Volksheilkunde sehr bewanderte Nonne schrieb eine Menge über die Arnika-Pflanze.*

Die Bedeutung von Arnica *als Heilpflanze wurde von der Medizin erstmals im 16. Jahrhundert erkannt. Die Volksheilkunde hatte sie jedoch schon lange als Mittel für Muskelschmerzen und Quetschungen geschätzt. Schulmediziner verordneten* Arnica *vor allem bei Durchfall, Gicht, Malaria und Rheuma. Heute wird* Arnica *innerlich nur als homöopathisches Mittel gegeben, und zwar bei seelischem Schock, zum Beispiel nach einem Unfall.* Arnica*-Salbe hilft bei Quetschungen und Prellungen.*

Hauptindikationen

- Schock, Schmerzen, Quetschungen und andere Verletzungen sowie Blutungen nach Verletzung/Operation.
- Seelischer Schock, etwa Tod eines Angehörigen.

Selbstbehandlung

Augenverletzungen – *Seite 223*
Beschwerden nach Zahnbehandlung – *Seite 164*
Insektenstiche – *Seite 221*
Knochen- und Gelenkentzündung – *Seite 154*
Muskelkrämpfe – *Seite 156*
Nasenbluten – *Seite 221*
Verstauchungen – *Seite 223*
Schnittwunden – *Seite 220*
Trauer – *Seite 192*
Verbrennungen – *Seite 220*

ARZNEIMITTELBILD

Deutscher Name: Arnika, Bergwohlverlei, Johannisblume.
Herkunft: Bergregionen Europas und Sibiriens, in D, A und CH unter Naturschutz.
Verwendete Teile: Getrockneter, pulverisierter Wurzelstock.

Indikationen

Leitsymptom ist das Gefühl des Zerschlagenseins. Daher ein hervorragendes Erste-Hilfe-Mittel, besonders bei körperlichen Verletzungen und seelischem Schock (Trauma), zum Beispiel nach Trauerfall, Unfall, Operation, Zahnbehandlung und Geburt. Innerlich zur Förderung der Wundheilung und Blutstillung.
Hilfreich zur innerlichen und äußerlichen Anwendung bei Gelenk- und Muskelbeschwerden wie Arthritis, Muskelkater nach ungewohnter Anstrengung, Krämpfen, Quetschungen und Prellungen.
Innerlich auch für Hautbeschwerden wie Ekzeme und entzündete Talgdrüsen, Stoßverletzungen, Blutergüsse am Auge (Veilchen), Überanstrengung der Augen und Fieber mit heißem Kopf, aber kaltem Körper.
Kinder: Keuchhusten und Alpträume mit Bettnässen.
Besser: Zu Beginn von Bewegung, Liegen mit erhöhten Füßen (höher als Kopf).
Schlimmer: Ständige Bewegung, leichter Druck, andauernde Ruhelage, Hitze.

➪ *Arnica* immer in Potenzen ab C6/D6 einnehmen, niedrigere wirken blutungsfördernd!
➪ Wegen Verätzung und Gefahr eines allergischen Ausschlages *Arnica*-Tinktur und -Salbe niemals in offene Wunden geben!

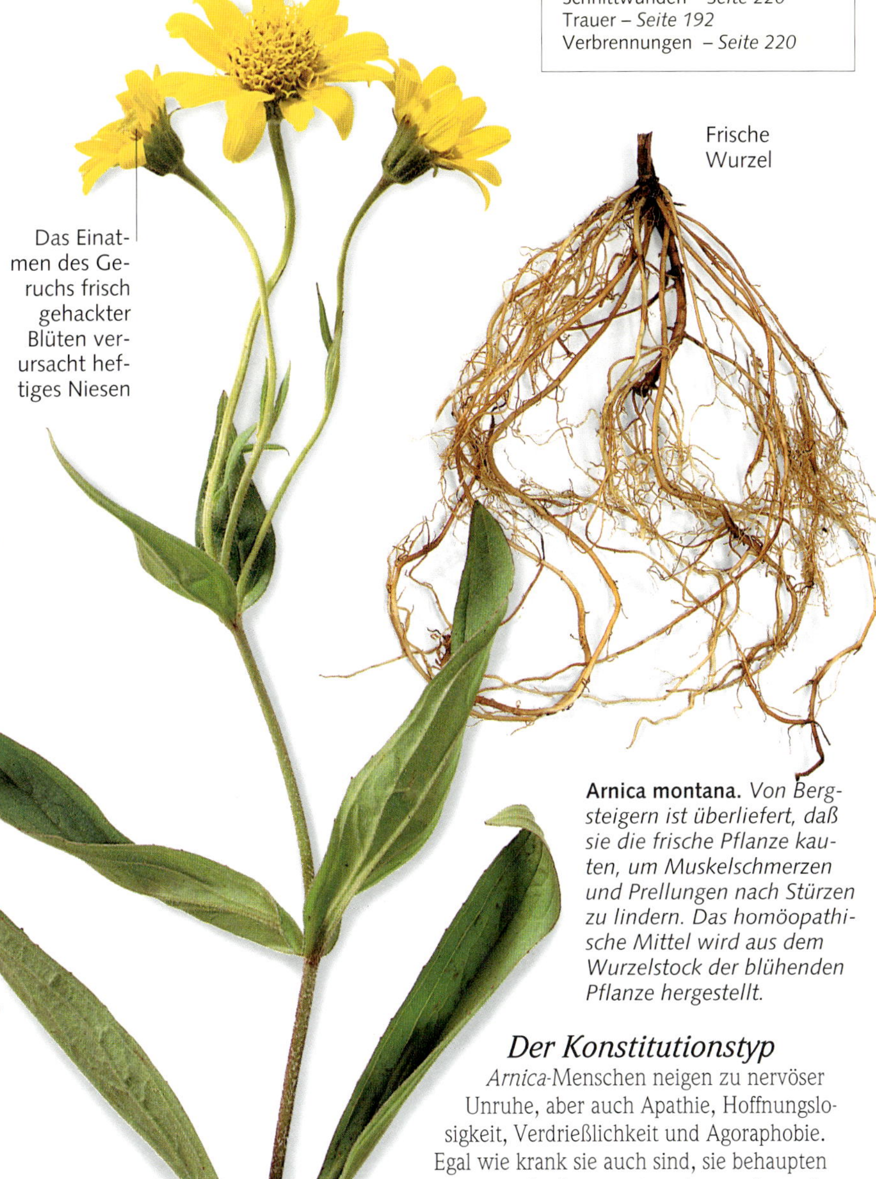
Das Einatmen des Geruchs frisch gehackter Blüten verursacht heftiges Niesen
Frische Wurzel

Arnica montana. *Von Bergsteigern ist überliefert, daß sie die frische Pflanze kauten, um Muskelschmerzen und Prellungen nach Stürzen zu lindern. Das homöopathische Mittel wird aus dem Wurzelstock der blühenden Pflanze hergestellt.*

Der Konstitutionstyp

Arnica-Menschen neigen zu nervöser Unruhe, aber auch Apathie, Hoffnungslosigkeit, Verdrießlichkeit und Agoraphobie. Egal wie krank sie auch sind, sie behaupten stets, es gehe ihnen gut, und verweigern den Arztbesuch. Sie sind sehr schmerzempfindlich und ziehen das Alleinsein vor.

ATROPA BELLADONNA

BELLADONNA

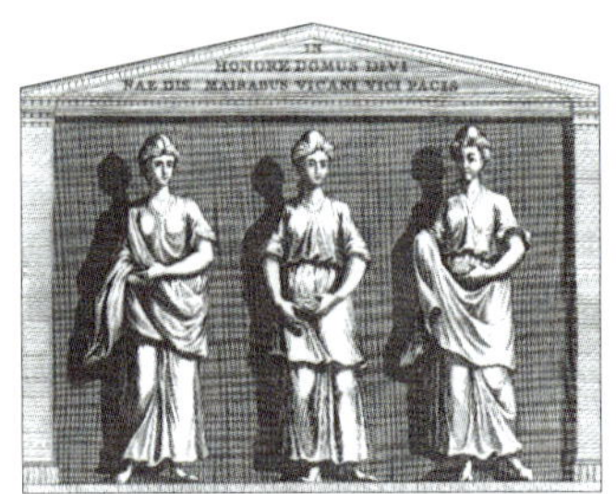

Die drei Nornen. *Atropin, das tödliche Gift der Tollkirsche, trägt den Namen der griechischen Schicksalsgöttin »Atropos«, die Unerbittliche.*

Die Tollkirsche soll im Mittelalter Hexen und Magiern als Zaubermittel gedient haben. Italienerinnen machten sich ihre pupillenerweiternde Wirkung zunutze und träufelten sich Belladonna in die Augen, um attraktiver auszusehen; daher auch der Name »schöne Frau«. Die Pflanze enthält die Alkaloide Atropin und Hyoscyamin, die die Schulmedizin bei Krämpfen, Übelkeit und Schwindel verordnete. ***Hahnemann*** *prüfte das Mittel 1799 und gab es bei Scharlach.*

Hauptindikationen

- Akute, stürmisch einsetzende Beschwerden mit Erröten und pulsierenden Schmerzen infolge erhöhter Durchblutung, besonders des Kopfes.
- Hohes Fieber mit Pupillenerweiterung und starrem Blick.
- Beschwerden mit extremer Empfindlichkeit gegen Licht, Geräusche, Berührung, Erschütterung, Druck und Schmerzen.

Selbstbehandlung

Fieber bei Kindern – *Seite 218*
Grippaler Infekt – *Seite 174*
Kopfschmerzen – *Seite 158*
Mandelentzündung – *Seite 178*
Ohrenschmerzen – *Seite 166*
Pickel und Pusteln – *Seite 188*
Stillbeschwerden – *Seite 212*
Zahnschmerzen – *Seite 162*
Zahnungsbeschwerden – *Seite 216*

ARZNEIMITTELBILD

Deutscher Name: Tollkirsche, Schlafkirsche.
Herkunft: Waldgebiete in ganz Europa.
Verwendete Teile: Frische Pflanze mit Wurzelstock.
➪ In Deutschland verschreibungspflichtig bis einschließlich D3.

Indikationen

Wie *Aconitum* ein Mittel für plötzlich und stürmisch einsetzende entzündliche Beschwerden: akutes Fieber ohne Durst mit starren Augen und dampfender, brennender Hitze des Körpers, besser durch Zudecke, grippale Infekte, Mandelentzündung, Halsschmerzen, trockener, kitzelnder Husten, der sich beim Sprechen verschlimmert, und Ohrenschmerzen, besonders rechts, die sich durch Nässe oder Kälte am Kopf verschlimmern. Leitsymptome sind: pochende, hämmernde oder pulsierende Schmerzen, blasse Lippen/Mundschleimhaut, leuchtendrote Zunge, rotes, heißes Gesicht, trockene, fleckige Haut mit kalten Händen und Füßen.
Ferner pochende Kopfschmerzen, schlimmer durch leichteste Augenbewegung, Eiterbeulen, Krämpfe, Wehenschmerzen, Brustentzündung beim Stillen, Blasenentzündung, Nierenentzündung und unruhiger Schlaf sowie Zahnungsbeschwerden. Auch zur Fiebersenkung bei Kindern.
Besser: Wärme, warme Umschläge, Aufsitzen oder aufrechtes Stehen, frische Luft.
Schlimmer: Rechte Seite, nachts, Bewegung, Erschütterung, Geräusche, Licht und Sonne, Liegen, Druck, Kälte.

Für die Herstellung der homöopathischen Urtinktur werden Blätter und Blüten der Tollkirsche fein gehackt und zu einem Brei verrührt

Atropa Belladonna. *Trotz ihrer Giftigkeit wurde die Tollkirsche seit jeher als Heilmittel für Entzündungen und Infektionen verwendet.*

Der Konstitutionstyp

Belladonna-Menschen sind geistig und körperlich sehr gesund, fit, energiegeladen und stark. Sie sind lebendige, unterhaltsame Menschen. Als Kranke werden sie jedoch häufig bockig und gewalttätig, schlagen, treten oder beißen um sich. Ihre Beschwerden gehen stets einher mit Unruhe, Erregung und extremer Empfindlichkeit gegen Licht, Geräusche, Bewegung und Berührung.

AURUM METALLICUM

AURUM MET.

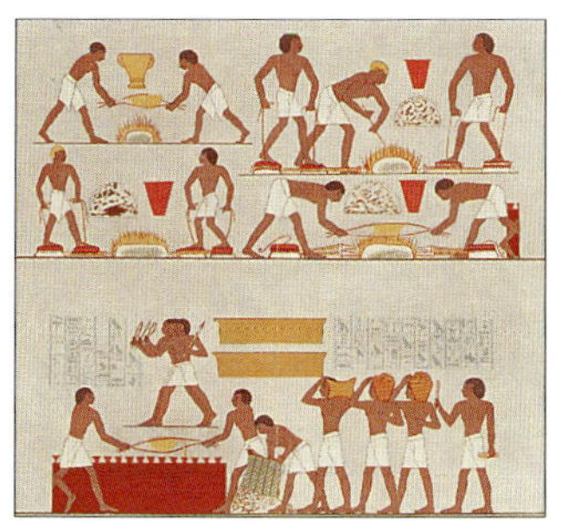

Goldgewinnung. *Ägypten war mit über 100 Goldminen in Nubien reichstes Goldland. Golddekore waren Statussymbol.*

Arabische Ärzte im 12. Jahrhundert schätzten Gold als Herzmittel. Die Schulmedizin entdeckte Gold erst in diesem Jahrhundert zur Tuberkulosebehandlung und als Bestandteil eines Bluttests auf Syphilis. Derzeit wird es in der Rheuma- und Krebstherapie verwendet. Das homöopathische Mittel wird vor allem bei schweren Erkrankungen wie speziellen Herzbeschwerden und Depressionen verordnet.

Hauptindikationen

- Depressionen und Suizidgedanken.
- Blutstau infolge Gefäß- und Herzerkrankung.
- Allgemeine Überempfindlichkeit gegen Geräusche, Gerüche, Geschmack, Berührung und Musik.

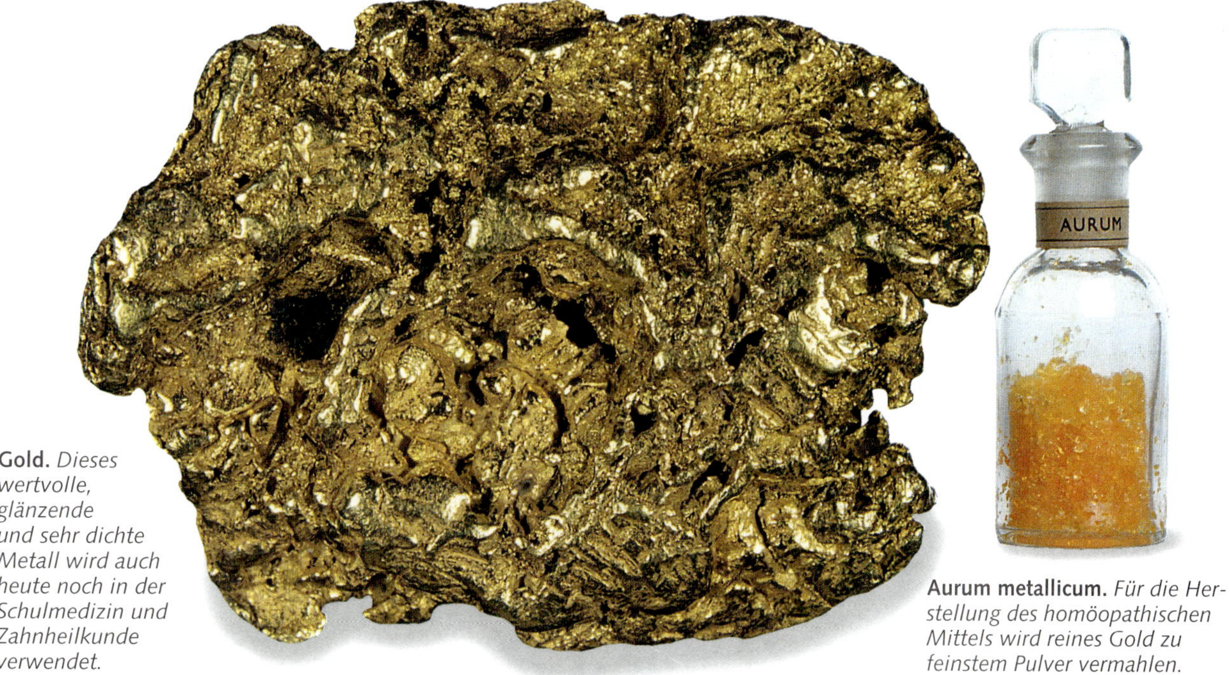

Gold. *Dieses wertvolle, glänzende und sehr dichte Metall wird auch heute noch in der Schulmedizin und Zahnheilkunde verwendet.*

Aurum metallicum. *Für die Herstellung des homöopathischen Mittels wird reines Gold zu feinstem Pulver vermahlen.*

ARZNEIMITTELBILD

Deutscher Name: Gold.
Herkunft: Australien, Südafrika, USA und Kanada.
Verwendete Teile: Gold.

Indikationen

Schwere geistige-seelische Erkrankungen wie Depressionen mit Suizidgedanken. Menschen, die dieses Mittel brauchen, reagieren sehr empfindlich auf Widerspruch, explodieren leicht vor Ärger, laufen schnell rot an und zittern.
Ferner Bluthochdruck mit Blutstau in Kopf oder anderen Organen, zum Beispiel Kopfschmerzen mit sichtbar pulsierenden Schläfen. Auch Herzbeschwerden wie Kurzatmigkeit, wiederkehrende Brustschmerzen hinter dem Brustbein, Gefühl, als ob das Herz stehenbliebe und die Blutgefäße kochten. Zudem Leberbeschwerden; Nebenhöhlenentzündung; Knochenschmerzen bei Verlust von Knochenmasse, verbunden mit starker Berührungsempfindlichkeit.
Bei Kindern unterentwickelte Hoden, besonders rechtsseitig, und chronische Hodenentzündung.
Besser: Frische Luft, kalte Waschungen, Gehen, Ruhe.
Schlimmer: Emotionale Aufregung, geistige Anstrengung oder Überarbeitung, besonders nachts.

➪ Wegen der Schwere der Erkrankungen gehört *Aurum metallicum* stets in die Hand des erfahrenen Homöopathen.

Der Konstitutionstyp

Aurum-metallicum-Menschen setzen sich hohe Ziele, ihr Ehrgeiz führt oft zur Arbeitssucht. Sie sind extrem pflichtbewußt und fürchten ständig, nicht genug geleistet zu haben, daher sehr abhängig von der Meinung anderer und leicht verletzbar. Sehr verzweifelt, wenn von einem eigenen Fehler überzeugt. In schweren Fällen kann sich daraus eine schwere Depression mit Suizidgedanken entwickeln, die umgehende ärztliche Behandlung erfordert.

BRYONIA ALBA

BRYONIA

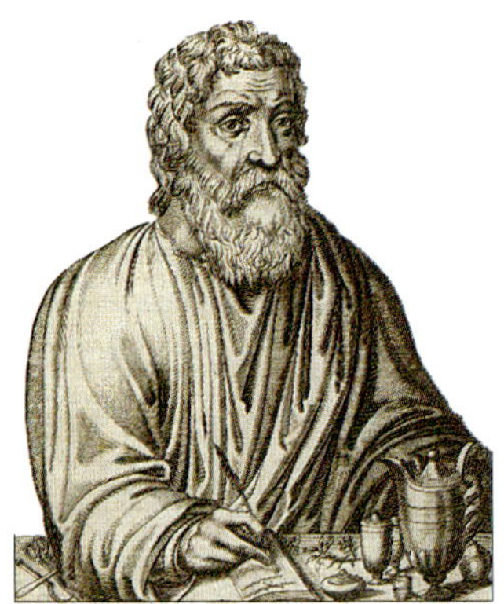

Hippokrates *(460–377 v. Chr.). Der Vater der Medizin verwendete* Bryonia *als Heilmittel.*

Schon die alten Griechen und Römer gaben die Weiße Zaunrübe als Heilmittel, besonders bei Epilepsie, Schwindel, Lähmungen, Gicht, Hysterie, Wunden und Husten. Die Wurzel riecht und schmeckt bitter und ist sehr giftig. Der Tod tritt nach wenigen Stunden ein, meist infolge der Zerstörung der Verdauungswege. Das homöopathische Mittel, das 1834 geprüft wurde, dient vor allem der Behandlung langsam beginnender Beschwerden mit Schmerzen bei der leichtesten Bewegung.

Hauptindikationen

- Akute Beschwerden, die sich langsam entwickeln, mit Schmerzen bei leichtester Bewegung, großer Durst.
- Beschwerden mit dem Leitsymptom Austrocknung.

Selbstbehandlung

Brustschmerzen – *Seite 210*
Grippaler Infekt – *Seite 174*
Hitzschlag – *Seite 222*
Husten – *Seite 174*
Knochen- und Gelenkentzündung – *Seite 154*
Koliken bei Babys – *Seite 214*
Kopfschmerzen – *Seite 158*
Rheuma – *Seite 156*

ARZNEIMITTELBILD

Deutscher Name: Weiße Zaunrübe, Gichtrübe.
Herkunft: Naturstandorte in Süd- und Mitteleuropa.
Verwendete Teile: Frische Wurzel.

Indikationen

Husten, grippale Infekte, starke Kopfschmerzen und andere akute Beschwerden, die sich langsam entwickeln und begleitet sind von Schmerzen bei der leichtesten Bewegung, Austrockung und starkem Durst. Auch hilfreich bei Entzündungen der Gelenkhäute und bei rheumatischen Beschwerden mit schmerzhaften, heißen Schwellungen.
Ferner Lungen- und Brustfellentzündung mit schweren Brustschmerzen direkt unter den Rippen, Bauchfellentzündung, Verstopfung und Krämpfe. Leitsymptome sind bohrende Schmerzen, schwere Augenlider, starkes Schwitzen und Einschnürungsgefühl im Hals.
Bewährt auch für Brustentzündung stillender Mütter mit harten, geschwollenen und schmerzhaften Brüsten.
Bryonia-Kranke mögen nicht sprechen, sich nicht bewegen, sie sind gereizt, mißmutig und matt.
Besser: Ruhe, Druck auf die schmerzhafte Stelle.
Schlimmer: Bewegung, Bücken, körperliche Anstrengung.

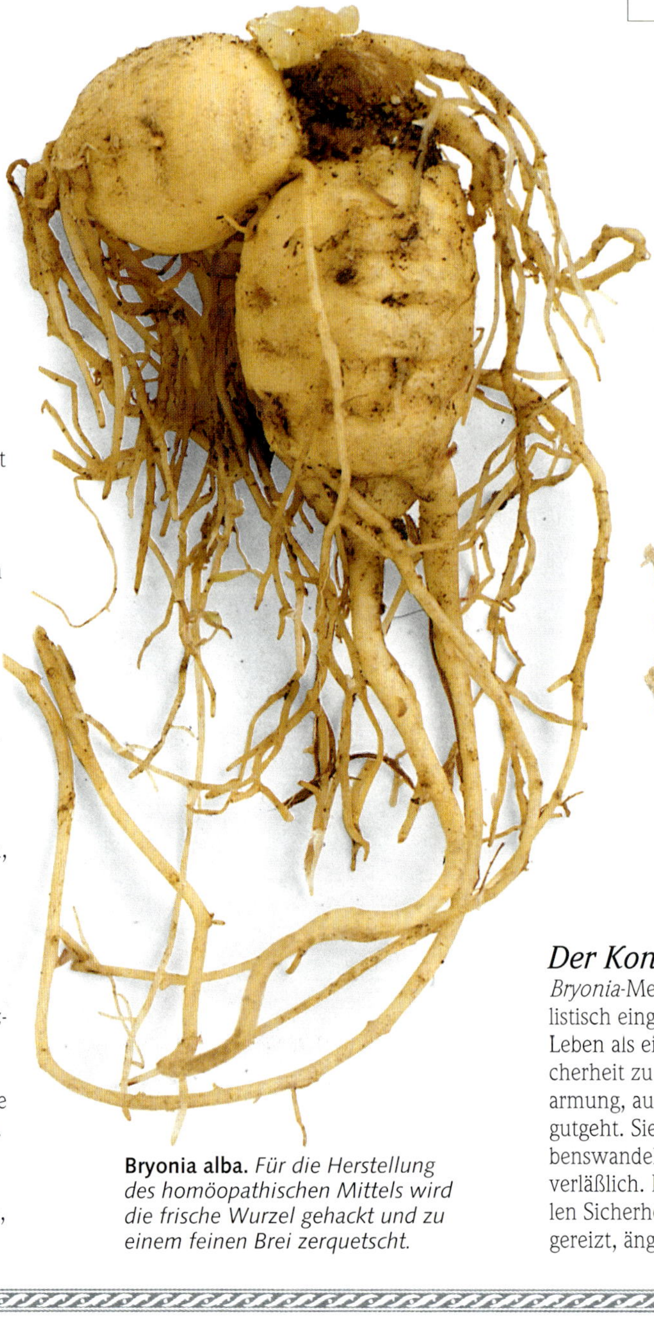

Bryonia alba. *Für die Herstellung des homöopathischen Mittels wird die frische Wurzel gehackt und zu einem feinen Brei zerquetscht.*

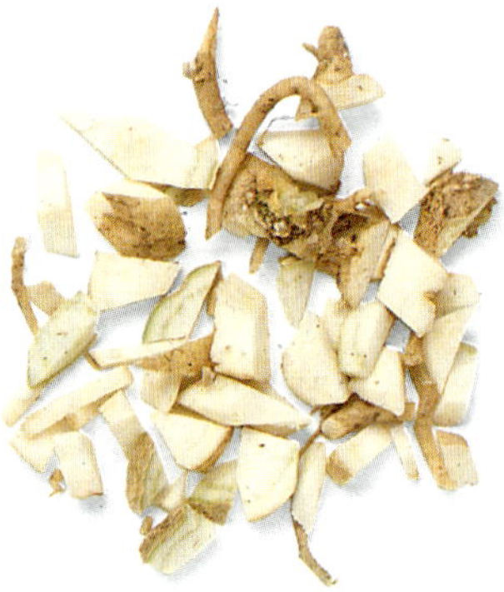

Gehackte Wurzel

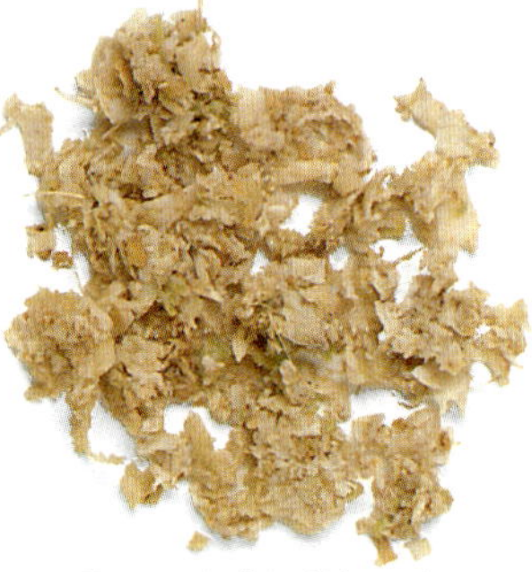

Zerquetschte Wurzel

Der Konstitutionstyp

Bryonia-Menschen sind sehr materialistisch eingestellt und neigen dazu, das Leben als einen Kampf um finanzielle Sicherheit zu sehen. Große Furcht vor Verarmung, auch wenn es ihnen finanziell gutgeht. Sie führen einen sehr soliden Lebenswandel, sind kritisch, übergenau und verläßlich. Bei Bedrohung ihrer materiellen Sicherheit reagieren sie schnell gereizt, ängstlich und niedergeschlagen.

CALCIUM PHOSPHORICUM

CALC. PHOS.

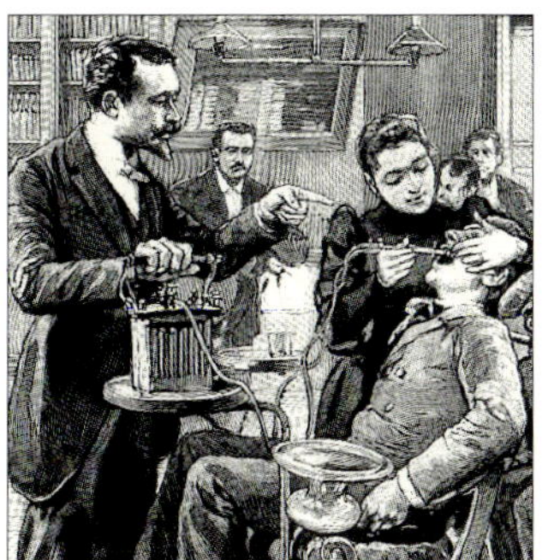

Beim Zahnarzt. *Calciumhydrogenphosphat wurde lange Zeit als Zahnpolitur verwendet.*

Das Mineralsalz Calciumhydrogenphosphat bildet den Hauptbestandteil von Knochen und Zähnen. Auch das natürliche Mineral Apatit enthält Calciumhydrogenphosphat. Gemischt mit Calciumsulfat, dient es als Pflanzendünger. Außerdem wird es bei der Glas- und Porzellanherstellung gebraucht. Das homöopathische Mittel, das es auch als Schüßler-Salz gibt (Seite 227), hilft bei Knochen- und Zahnbeschwerden, etwa bei verzögertem Wachstum und Zahnungsschmerzen.

Hauptindikationen

- Knochen- und Zahnschmerzen.
- Wachstumsbeschwerden bei Schulkindern und Heranwachsenden.
- Geistige und körperliche Erschöpfung.
- Verdauungsbeschwerden.
- Unzufriedenheit.

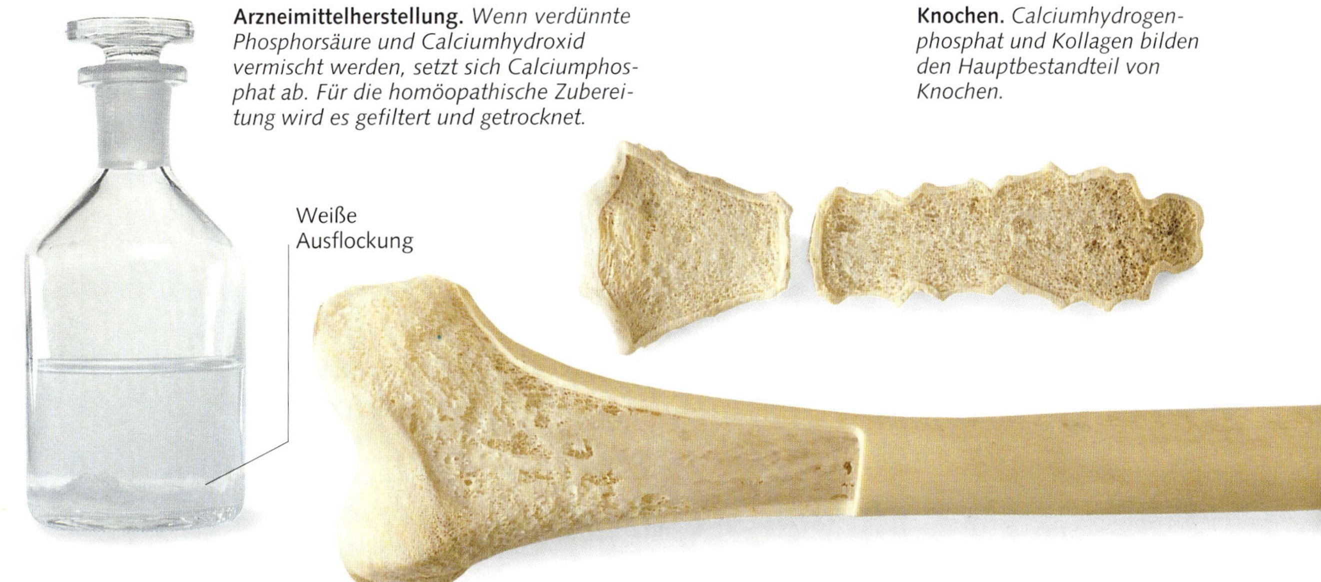

Arzneimittelherstellung. *Wenn verdünnte Phosphorsäure und Calciumhydroxid vermischt werden, setzt sich Calciumphosphat ab. Für die homöopathische Zubereitung wird es gefiltert und getrocknet.*

Knochen. *Calciumhydrogenphosphat und Kollagen bilden den Hauptbestandteil von Knochen.*

ARZNEIMITTELBILD

Deutscher Name: Calciumhydrogenphosphat.
Herkunft: Chemisches Produkt aus Calciumhydroxid und verdünnter Phosphorsäure, industriell hergestellt.
Verwendete Teile: Calciumhydrogenphosphat.

Indikationen

Wichtiges Gewebe- und Knochenheilmittel, zum Beispiel für Knochen- und Gelenkschmerzen und schlecht heilende Knochenbrüche. Auch verlangsamtes Wachstum und Wachstumsschmerzen bei Schulkindern und Heranwachsenden mit Taubheits- oder Kribbelgefühl (Ameisenlaufen) in Händen und Füßen. Auch für Kleinkinder mit spät schließender Fontanelle/verspäteter, schwieriger Zahnung. Ferner Müdigkeit, Erschöpfung und Abgeschlagenheit nach überstandener Krankheit. Wichtiges Mittel auch für Verdauungsbeschwerden wie Verdauungsschwäche oder Durchfall mit Schmerzen nach dem Essen. Außerdem Drüsenschwellungen bei Mandelentzündung oder wiederkehrenden Halsentzündungen.

Kranke, die dieses Mittel brauchen, sind unglücklich und unzufrieden. Bisweilen überfällt sie ein Heißhunger auf Rinde von geräuchertem Schinken.

Besser: Sommer, warmes, trockenes Wetter.

Schlimmer: Feuchtkaltes, nebliges Wetter, Sorgen oder Kummer, Überanstrengung und Überheben, sexuelle Exzesse.

Der Konstitutionstyp

Calcium-phosphoricum-Babys sind gereizt, verlangen ständige Zuwendung und lernen oft spät Laufen. Später werden sie empfindsamer und haben eventuell Schulprobleme mit phobischen Schulängsten, Kopf- oder Bauchschmerzen. Oft erscheinen sie gelangweilt, genervt, unglücklich und verärgert ohne ersichtlichen Grund.

Auch als Erwachsene fühlen sie sich weiter unglücklich und unzufrieden. Sie verstehen nicht, was ihnen fehlt, was wiederum ihre Unzufriedenheit und Gereiztheit weiter verstärkt. Sie wirken zwar offen und freundlich, aber ihnen ist nichts recht. Sie sind unruhig, hassen Routine, brauchen ständig neue Anregungen und kommen morgens schwer aus dem Bett.

CARBO VEGETABILIS

CARBO VEG.

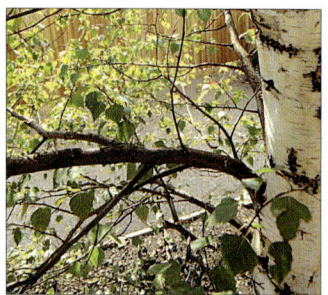

Silberbirke. *Je nach Holzart hat die Kohle unterschiedliche Wirkungen. Die Homöopathie verwendet das Holz der Silberbirke, der Rotbuche und der Pappel.*

Holzkohle wird durch Verkohlung oder Köhlen hergestellt, das heißt durch Verbrennen ohne äußere Zufuhr von Sauerstoff. Verkohltes Holz ist sehr hart und wurde früher zur Herstellung von Grenzpfählen auf dem Lande genutzt. Holzkohle gilt als Deodorant und Desinfektionsmittel, sie wurde lange bei Blähungen, Verdauungsschwäche, entzündlichen Erkrankungen und Geschwürbildung gegeben. Auch heute verordnet die Schulmedizin noch Kohletabletten bei Blähungen im unteren Darmbereich.

Hauptindikationen

- Schwächezustände, Erschöpfung.
- Schock mit feuchtkalter Haut, aber innerlichem Hitzegefühl.
- Venenbeschwerden und Verdauungsprobleme.

Selbstbehandlung

Blähungen und Völlegefühl – *Seite 184*
Kalte Hände und Füße – *Seite 198*
Verdauungsschwäche – *Seite 180*

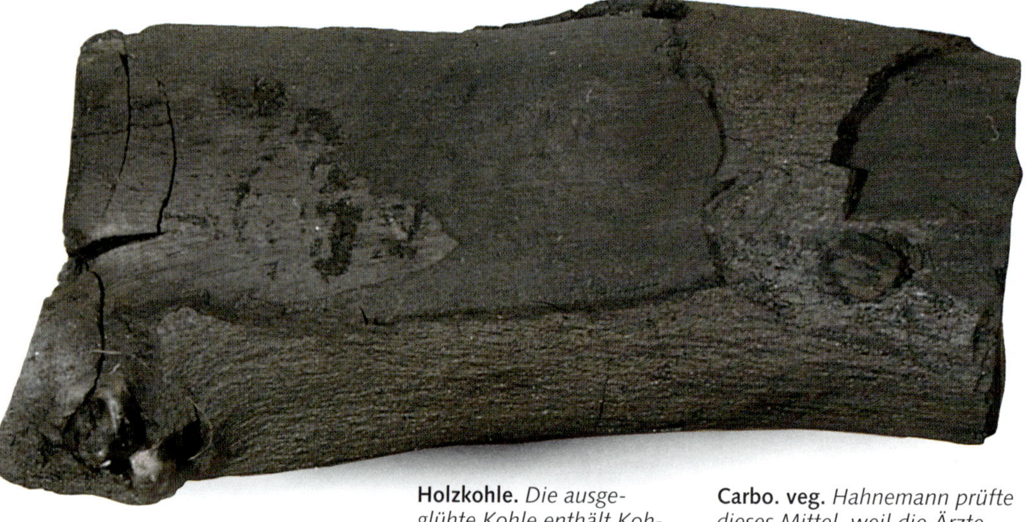

Holzkohle. *Die ausgeglühte Kohle enthält Kohlenstoff, ein Element, das in allen lebenden Organismen zu finden ist.*

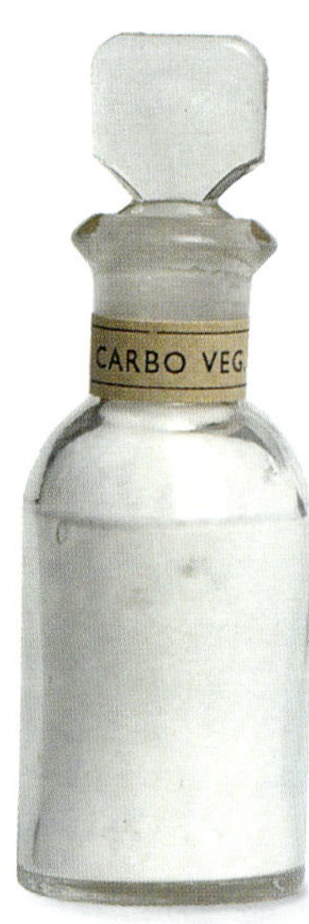

Carbo. veg. *Hahnemann prüfte dieses Mittel, weil die Ärzte seiner Zeit Spülungen aus Holzkohle zur Behandlung von Mundgeschwüren empfahlen.*

ARZNEIMITTELBILD

Deutscher Name: Holzkohle.
Herkunft: Verkohlung von Rotbuchen-, Silberbirken- und Pappelholz der nördlichen Halbkugel.
Verwendete Teile: Holzkohle.

Indikationen

Vor allem Erschöpfungs- und Schwächezustände mit Antriebsmangel nach Operation oder Krankheit. Auch Schock mit kalter, blasser Haut, aber innerlichem Hitzegefühl, besonders nach Operationen. Außerdem mangelhafte Sauerstoffversorgung des Gewebes infolge schlechter venöser Durchblutung, zum Beispiel kalte, bläuliche Haut der Handrücken, Füße und des Gesichts, offene Beine oder geschwollene kalte Beine. Mögliche Begleitsymptome sind kalte Zunge und kalter Atem, Heiserkeit, Koordinationsstörungen und geschwächte Energie. Ferner Verdauungsstörungen, unabhängig von der Ernährung, wie Blähungen, Verdauungsschwäche und Sodbrennen. Begleitsymptome sind salziger Mundgeschmack, saures Aufstoßen, Aufstoßen unverdauter Nahrung. Kopfschmerzen, die am Morgen beginnen, besonders nach Überessen und bei schwerem heißem Kopf, mit Übelkeit, Benommenheit, Schwindel und Neigung zu Ohnmacht. Auch hilfreich bei Asthma und Krampfhusten wie Keuchhusten mit Erstickungsgefühl, Würgen und Erbrechen von Schleim sowie Bronchitis bei älteren Menschen.

Besser: Aufstoßen, Kühle, Zufächeln frischer Luft.
Schlimmer: Warmes, feuchtes Wetter, fette Speisen, Milch, Kaffee und Wein, abends, Liegen.

Der Konstitutionstyp

Carbo-vegetablis-Menschen fehlt das Interesse an aktuellen Dingen, sie fürchten übernatürliche Kräfte, mögen den Tag lieber als die Nacht und neigen zu vielen fixen Ideen. Viele von ihnen klagen, sich nach einer bestimmten Krankheit/Unfall nie wieder so richtig wohl gefühlt zu haben. Oft sind sie nicht nur müde, sondern körperlich und geistig einem Kollaps nahe, ihnen fehlt Energie, sie denken langsam, ihr Gedächtnis ist schlecht.

CEPHAELIS IPECACUANHA

IPECACUANHA

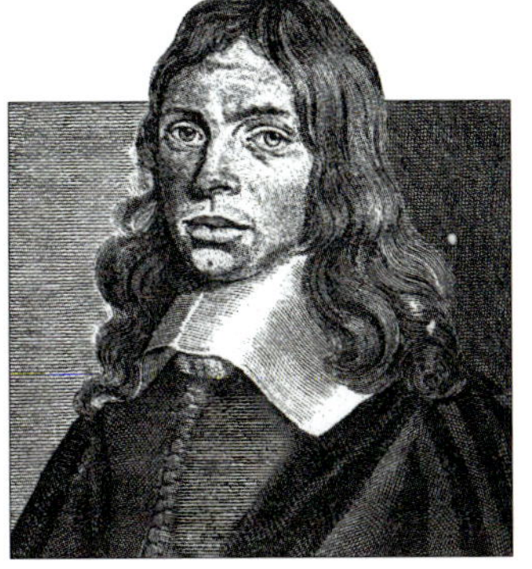

Dr. Helvetius *(1625–1709). Im Jahr 1670 verkaufte er ein Heilmittel aus Ipecacuanha gegen Übelkeit und Erbrechen.*

Ein portugiesischer Mönch, der um 1600 in Brasilien lebte, berichtete erstmals über die Heilwirkung der Brechwurzel, die, wie ihr Name sagt, Erbrechen auslöst. Etwa 70 Jahre später gelangte das Mittel nach Europa. Heute wird das homöopathische Mittel aus der Wurzel der Pflanze vor allem zur Behandlung von Übelkeit und Erbrechen verordnet. Die Schulmedizin verwendet ein Notfallmittel aus der Brechwurzel, das Erbrechen auslöst, zum Beispiel bei Vergiftungen.

Hauptindikationen

- Ständige Übelkeit mit/ohne Erbrechen.
- Atemnot mit Erstickungsgefühl.

Selbstbehandlung

Migräne – *Seite 160*
Morgenübelkeit – *Seite 208*
Übelkeit und Erbrechen – *Seite 182*

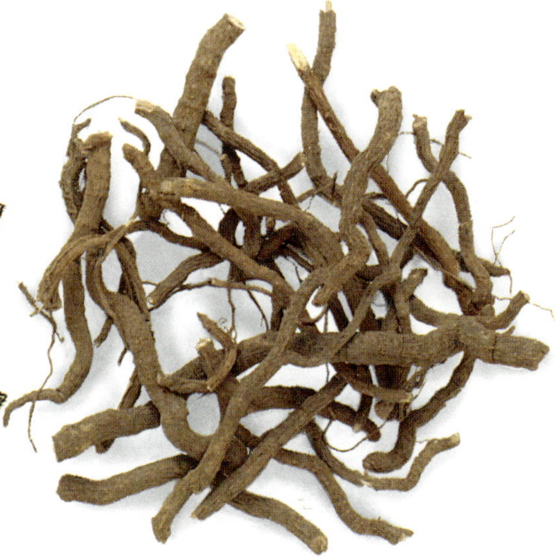

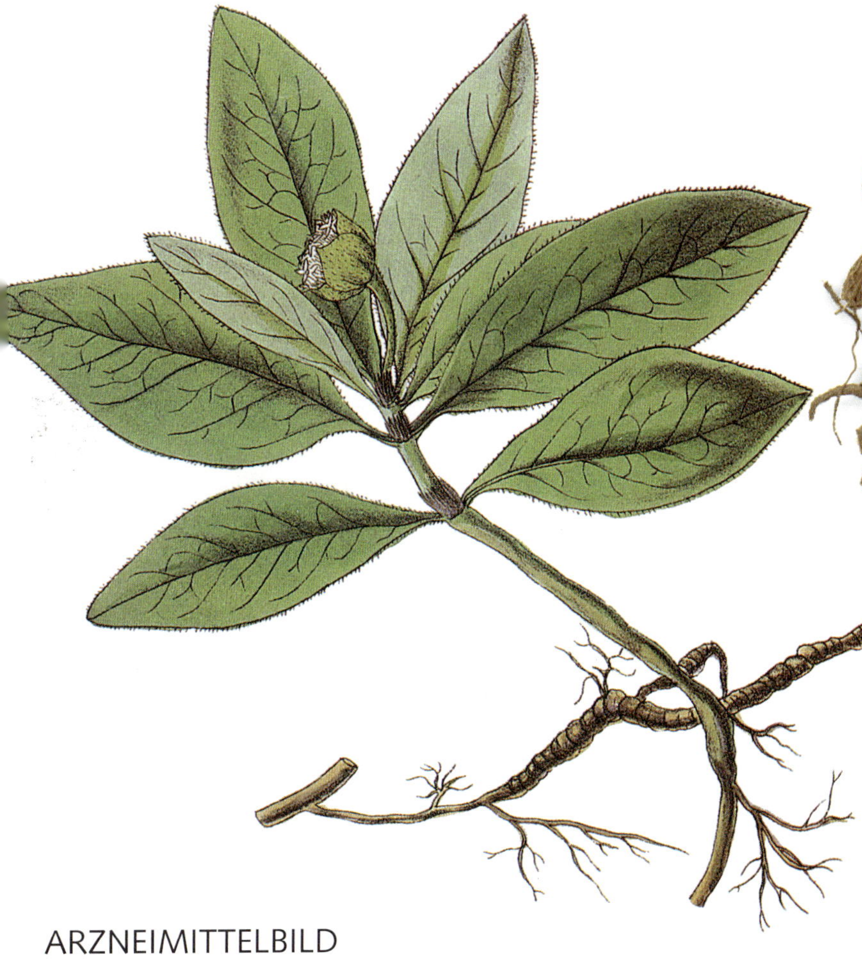

Getrocknete Wurzel

Cephaelis ipecacuanha. *Dieser kleine, ausdauernde Strauch wächst im tropischen Regenwald. Für die homöopathische Zubereitung wird die Wurzel zur Zeit der Blüte gesammelt und getrocknet.*

ARZNEIMITTELBILD

Deutscher Name: Brechwurzel.
Herkunft: Tropische Regenwälder Süd- und Zentralamerikas.
Verwendete Teile: Getrocknete Wurzel.
➪ In Deutschland verschreibungspflichtig bis einschließlich D3.

Indikationen

Ein hervorragendes Mittel für Übelkeit und Erbrechen: dauernde Übelkeit mit blassem Gesicht und blassen Lippen, kalte oder heiße Schweißausbrüche mit feuchtkalter Haut, Übelkeit mit Migräne, Übelkeit, die nicht durch Erbrechen gebessert wird, und Übelkeit, die sich durch Bücken verschlimmert. Auch Magenbeschwerden, die mit schwachem Puls, Durstlosigkeit, Ohmacht und ständiger Speichelproduktion einhergehen. Ferner Atembeschwerden wie Asthma, Krampfhusten mit Erstickungsgefühl und gleichzeitigem Husten und Erbrechen.
Außerdem starke hellrote Blutungen, die nur schwer zu stillen sind, etwa Nasenbluten und verfrühte, gußartige Menstruationsbeschwerden.
Ein Leitsymptom aller Beschwerden ist die gewöhnlich saubere Zunge, die allenfalls ganz leicht belegt sein kann. Kranke fühlen sich eventuell an der Körperoberfläche beständig kalt, innerlich aber heiß. Sie sind ängstlich und fürchten den Tod.
Besser: Frische Luft.
Schlimmer: Winter, Bewegung, Liegen, Streß oder Aufregung, Wärme und Hitze.

CHINA OFFICINALIS/CINCHONA SUCCURUBRA

CHINA

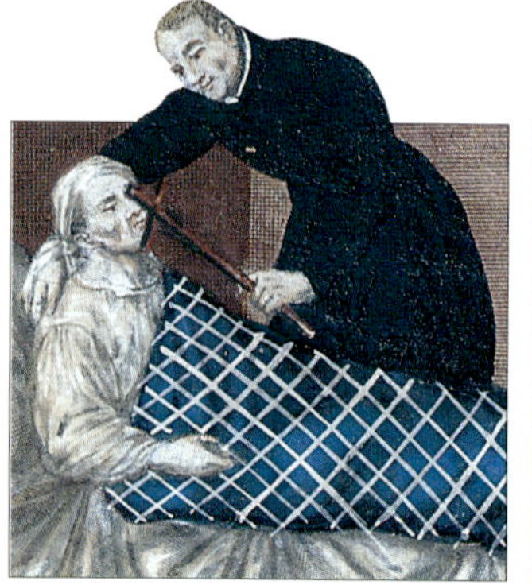

Krankenpflege. *Im 17. Jahrhundert brachten die Jesuiten Chinarinde zur Malariabehandlung mit nach Europa.*

Das Mittel China, *das aus der Rinde des Chinarindenbaumes hergestellt wird, hat eine ganz besondere Bedeutung in der Homöopathie. Denn Chinarinde war die erste Substanz, deren Arzneimittelbild* **Hahnemann** *im Selbstversuch prüfte (siehe Seite 12). Er stellte fest, daß die zur Malariabehandlung verwendete Chinarinde bei Gesunden in hohen Dosen malariaähnliche Symptome hervorruft. Heute gilt* China *als wichtiges Mittel bei Erschöpfungszuständen.*

Hauptindikationen

- Nervöse Erschöpfung nach schweren Belastungen/Erkrankungen.
- Schwächezustände nach hohen Verlusten von Körperflüssigkeiten durch Schwitzen, Durchfälle, Erbrechen, Stillen oder Menstruationsblutungen.

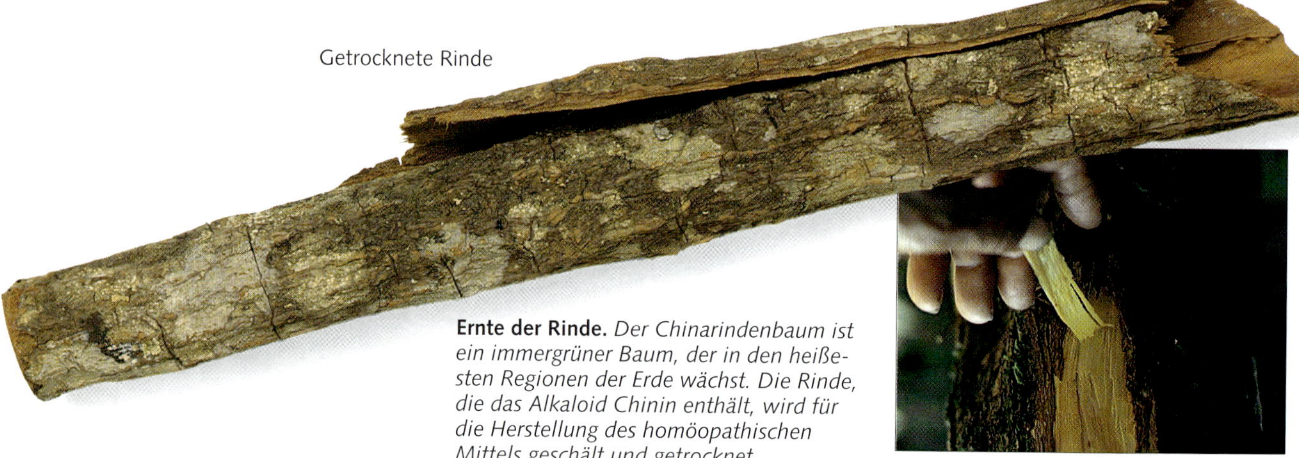

Ernte der Rinde. *Der Chinarindenbaum ist ein immergrüner Baum, der in den heißesten Regionen der Erde wächst. Die Rinde, die das Alkaloid Chinin enthält, wird für die Herstellung des homöopathischen Mittels geschält und getrocknet.*

ARZNEIMITTELBILD

Deutscher Name: Chinarinde, Fieberbaum, Jesuitenpulver, Indianerpulver, Kina-Kina-Pulver.
Herkunft: Ursprünglich nur tropische Regenwälder Südamerikas, heute Plantagen in Indien, Sri Lanka und Südostasien.
Verwendete Teile: Getrocknete Rinde.

Indikationen

Vor allem nervöse Erschöpfungszustände nach schwerer Krankheit, Schwangerschaft und Stillzeit sowie nach hohen Verlusten von Körperflüssigkeiten durch Schwitzen, Erbrechen, Durchfall, Stillen und Menstruationsblutung.
Zu den Symptomen zählen Kopfschmerzen, die sich durch festen Druck auf die schmerzhafte Stelle bessern, aber durch leichte Berührung wie beim Haarekämmen verschlimmern. Neuralgien, Krampfanfälle, Benommenheit und Schwindel, Tinnitus (Ohrgeräusche), Muskelzittern mit Müdigkeit, Blutergüsse und Nasenbluten, starkes Schwitzen, Schüttelfrost und Hitzewallungen mit und ohne Fieber. Während des Schweißausbruchs mögen die Kranken nicht trinken, während des Schüttelfrostes trinken sie gern. Gelblichfahler Teint und starke Berührungsempfindlichkeit der Haut.
Ferner Verdauungsbeschwerden wie Magenschleimhautentzündung, Gallenbeschwerden und Blähungen, die sich bei Bewegung verschlimmern.
Außerdem geistig-seelische Beschwerden wie Konzentrationsmangel, Teilnahmslosigkeit, Gleichgültigkeit, Reizbarkeit und Ärger sowie ungewöhnlich heftige Wutausbrüche. Eventuell Ein- und Durchschlafstörungen.
China-Patienten haben oft geschwollene Knöchel, leiden an Verdauungsschwäche, die nicht durch Aufstoßen gebessert wird, und einem Engegefühl hinter dem Brustbein. Sie mögen keine Butter und fette Speisen, haben aber ein starkes Verlangen nach Alkohol.
Besser: Schlaf, Wärme, fester Druck.
Schlimmer: Kälte und Zugluft, nachts, im Frühjahr.

➪ Als Konstitutionsmittel gehört China in die Hand des erfahrenen Homöopathen.

Der Konstitutionstyp

China-Menschen neigen zu Überempfindlichkeit, sind idealistisch und schnell beleidigt. Ihre komplexe, künstlerische Persönlichkeit macht es ihnen schwer, ihre Gefühle anderen gegenüber auszudrücken. Statt dessen drücken sie sich häufig auf schöpferische/künstlerische Art aus, wobei sie sich sehr naturverbunden zeigen. Sie hassen Klatsch und sprechen lieber über ernste, bedeutsame Themen. Diese Intensität läßt sie jedoch selbst schnell ermüden, sie werden dann faul, niedergeschlagen, reizbar, ausfallend, ja sogar gewalttätig. *China*-Menschen haben eine enorme Vorstellungskraft, besonders nachts, wenn sie große Zukunftspläne schmieden oder von großen Taten »träumen«. Über solche Gedanken ärgern sie sich später oft.

CIMICIFUGA RACEMOSA/ACTAEA RACEMOSA

CIMICIFUGA

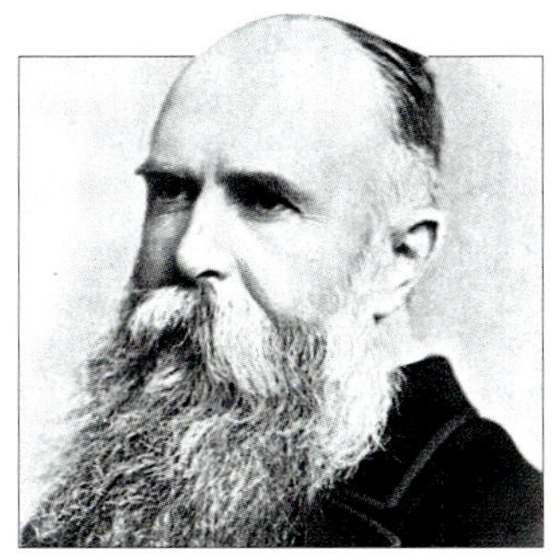

Dr. Hughes *(1836–1902). Der englische Homöopath prüfte* Cimicifuga *intensivst als Mittel gegen Spannungskopfschmerzen.*

Die Ureinwohner Amerikas gaben den Wurzelstock dieser Pflanze bei Klapperschlangenbissen sowie bei Menstruations- und Wehenschmerzen. Ferner empfahlen sie das Kauen der Wurzel gegen Depressionen. Mit dem Tee aus den Blättern besprenkelten sie ihre Wohnräume, um böse Geister zu vertreiben. In der Pflanzenheilkunde wird Cimicifuga *auch heute noch zur Entwässerung, zur Unterdrückung von Hustenreiz und bei Entzündungen sowie rheumatischen Schmerzen verordnet.*

Hauptindikationen

- Gynäkologische Beschwerden bei Menstruation, Schwangerschaft, Geburt und Wechseljahren.
- Spannungskopfschmerzen mit Nackenbeschwerden.
- Niedergeschlagenheit und Traurigkeit.
- Beschwerden mit ausgeprägtem Frösteln.

Selbstbehandlung

Kopfschmerzen – *Seite 160*

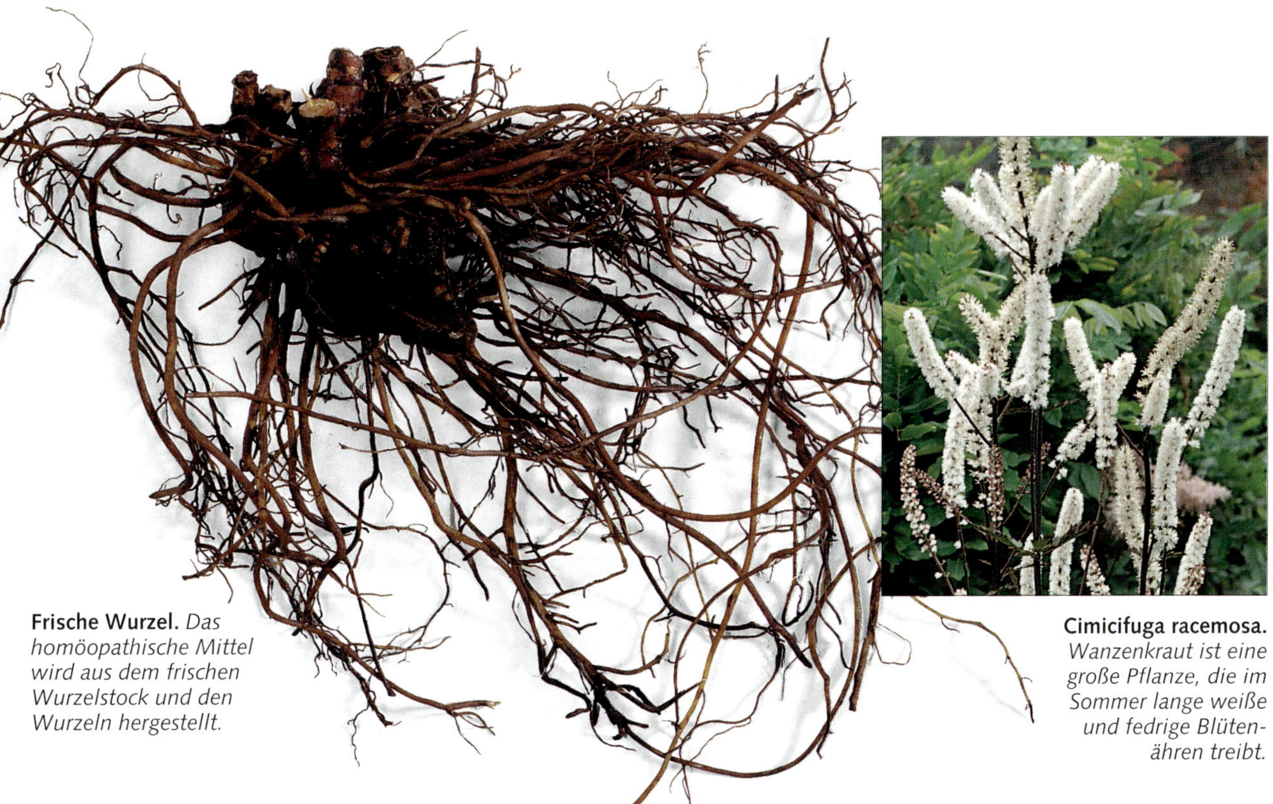

Frische Wurzel. *Das homöopathische Mittel wird aus dem frischen Wurzelstock und den Wurzeln hergestellt.*

Cimicifuga racemosa. *Wanzenkraut ist eine große Pflanze, die im Sommer lange weiße und fedrige Blütenähren treibt.*

ARZNEIMITTELBILD

Deutscher Name: Wanzenkraut.
Herkunft: Naturstandorte in den USA, Kanada und England.
Verwendete Teile: Frischer Wurzelstock, frische Wurzel.

Indikationen

Ein Mittel vor allem für gynäkologische Beschwerden, da es auf die Muskulatur und Nerven der Gebärmutter wirkt. Menstruationsbeschwerden mit Spannungskopfschmerzen vor Einsetzen der Blutung und krampfenden, ziehenden Kreuzbeinschmerzen beziehungsweise Schweregefühl während der Blutung. Auch Fehlgeburten in der Frühschwangerschaft. Ferner typische Schwangerschaftsbeschwerden wie Übelkeit und Erbrechen, Schlaflosigkeit und schießende Gebärmutterschmerzen. Postnatale Depressionen. Wechseljahrsbeschwerden wie kleine Ohnmachtsanfälle und Hitzewallungen.
Ferner Nackenverspannungen, die Kopfschmerzen hervorrufen, sowie geistig-seelische Beschwerden aufgrund eines hormonellen Ungleichgewichts wie einer ausgeprägten Neigung zum Seufzen, Kummer, Traurigkeit, Angst und Reizbarkeit.

Besser: Warm einhüllen, frische Luft, Druck, sanfte, ständige Bewegung.
Schlimmer: Kälte, Feuchtigkeit, Zugluft, Wetterwechsel, Alkohol, Aufregung.

Der Konstitutionstyp

Cimicifuga-Menschen sind meistens Frauen. Zu unterscheiden sind zwei Typen.
Typ 1: begeisterungsfähig, extrovertiert, fordernd, redelustig und sprunghaft.
Typ 2: traurig, niedergeschlagen mit häufigem Aufseufzen. Beide Typen haben ein intensives Gefühlsleben und starke Ängste, etwa vor Tod oder Geistesschwäche (besonders in den Wechseljahren).

CITRULLUS COLOCYNTHIS

COLOCYNTHIS

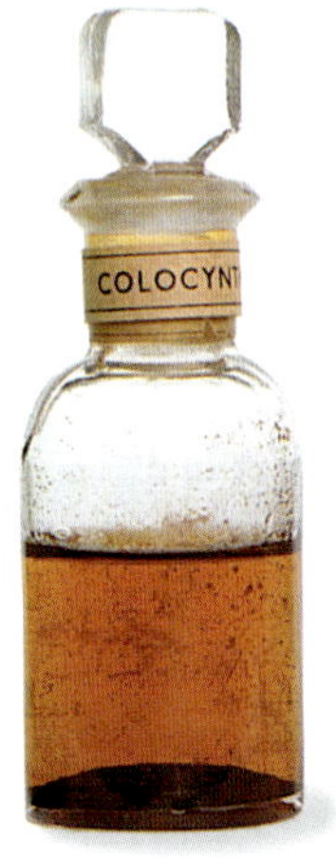

Colocynthis-Tinktur. *Seit 1834 ist diese Tintur ein Grundstoff für Verdauungsmittel.*

Schon die alten Griechen kannten die heftige Abführwirkung dieser Kürbisfrucht und gaben sie bei Wassersucht, Lethargie, manischen Zuständen sowie zur Abtreibung. Die Samen der Frucht gelten als sehr nährstoffreich. Das Fruchtfleisch enthält jedoch das harzige Colocynthin, das den Darm reizt, Entzündungen und Krämpfe hervorruft. Das homöopathische Mittel dient zur Behandlung genau dieser Beschwerden sowie kolikartiger Schmerzen und anderer Verdauungsbeschwerden.

Hauptindikationen

- Kolikartige und neuralgische Schmerzen durch heftige Verärgerung und Kränkung.
- Verdauungsstörungen.
- Kopfschmerzen in Verbindung mit Ärger und Empörung.

Selbstbehandlung

Koliken bei Babys – *Seite 214*
Magen-Darm-Infektionen – *Seite 182*

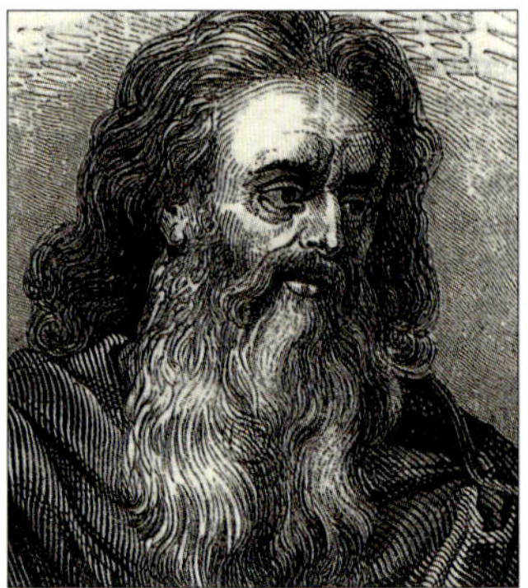

Der Prophet Elias. *Laut Bibel verwandelte der Prophet während einer Hungersnot in Gilgal einen bitteren Apfel (einen giftigen Kürbis) in eine eßbare Frucht.*

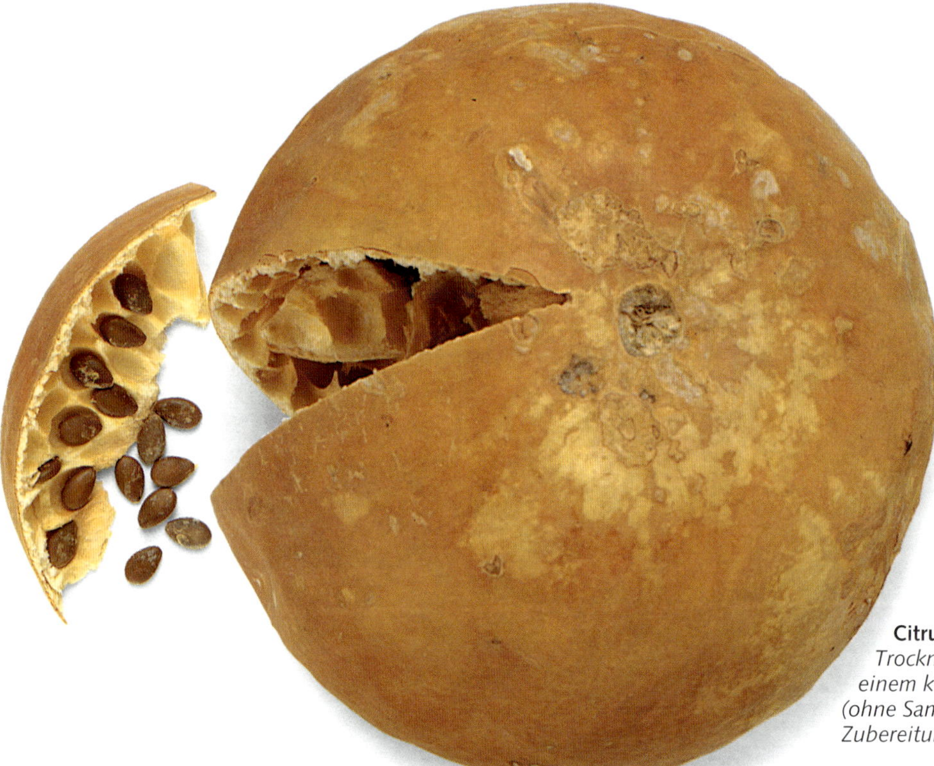

Citrullus colocynthis. *Durch Trocknen schrumpft die Frucht zu einem kleinen orangen Kürbis, der (ohne Samen) für die homöopathische Zubereitung pulverisiert wird.*

ARZNEIMITTELBILD

Deutscher Name: Koloquinte.
Herkunft: Plantagen weltweit in heißen, trockenen Steppen- und Wüstenregionen.
Verwendete Teile: Getrocknete, entkernte Frucht.
➪ In Deutschland verschreibungspflichtig bis einschließlich D3.

Indikationen

Leitsymptom sind kolikartige oder neuralgische Schmerzen, die durch unterdrückten Ärger hervorgerufen werden. Sehr wirksam bei Kopfschmerzen, Gesichtsneuralgien, Magenschmerzen mit Übelkeit oder Erbrechen, schweren Bauchschmerzen, die durch Liegen mit angezogenen Knien gebessert werden, sowie Bauchschmerzen mit Durchfall. Auch Nervenschmerzen im Bereich der Nieren oder Eierstöcke, Gichtschmerzen, Ischiasschmerzen, rheumatische Schmerzen sowie Benommenheit und Schwindel durch Schiefhalten des Kopfes infolge rheumatischer Nackenbeschwerden. *Colocynthis*-Patienten sind sehr leicht verärgert, unterdrücken ihre Verärgerung jedoch, die sich dann oft in Gereiztheit entlädt und sich durch Fragen oder weitere Beleidigung noch verschlimmert.
Besser: Wärme, Druck, Kaffee, abgehende Winde, Zusammenkrümmen.
Schlimmer: Essen und Trinken, feuchtkaltes Wetter, Verärgerung und Kränkung.

Der Konstitutionstyp

Colocynthis-Menschen wirken reserviert, sie haben ein ausgeprägtes Rechts- und Gerechtigkeitsempfinden. Widerspruch können sie kaum ertragen, reagieren sehr aufgebracht, besonders wenn sie das Gefühl haben, daß man sie nicht ernst nimmt oder sich lustig über sie macht. Auf Verärgerung oder Kränkung folgen sehr häufig körperliche Beschwerden wie Krämpfe, Verdauungsstörungen und Neuralgien.

CUPRUM METALLICUM

CUPRUM MET.

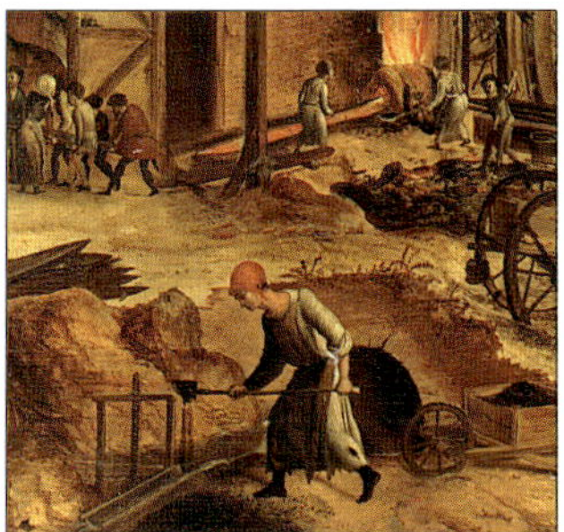

Kupfermine. *Kupfer war das erste Metall für Werkzeuge und Waffen. Mit Zinn legiert, entsteht Bronze.*

Kupfersalbe diente früher zur Wundbehandlung. Kupfervergiftungen wurden erstmals bei Kupferschmieden beobachtet, die an Koliken, Krämpfen und schlechter Nährstoffverwertung litten. In großen Dosen aufgenommen, wirkt Kupfer giftig und verursacht Krampfanfälle und Lähmungen, die schließlich zum Tod führen können. Das homöopathische Mittel Cuprum metallicum, *das bereits 1834 geprüft wurde, wird heute unter anderem bei nervösen Beschwerden und Atemwegserkrankungen verordnet.*

Hauptindikationen

- Krämpfe infolge unterdrückten Ärgers, Muskelkrämpfe.
- Müdigkeit und Erschöpfung nach geistiger Überanstrengung.
- Atemwegsbeschwerden mit Atemnot.

Selbstbehandlung

Muskelkrämpfe – *Seite 156*

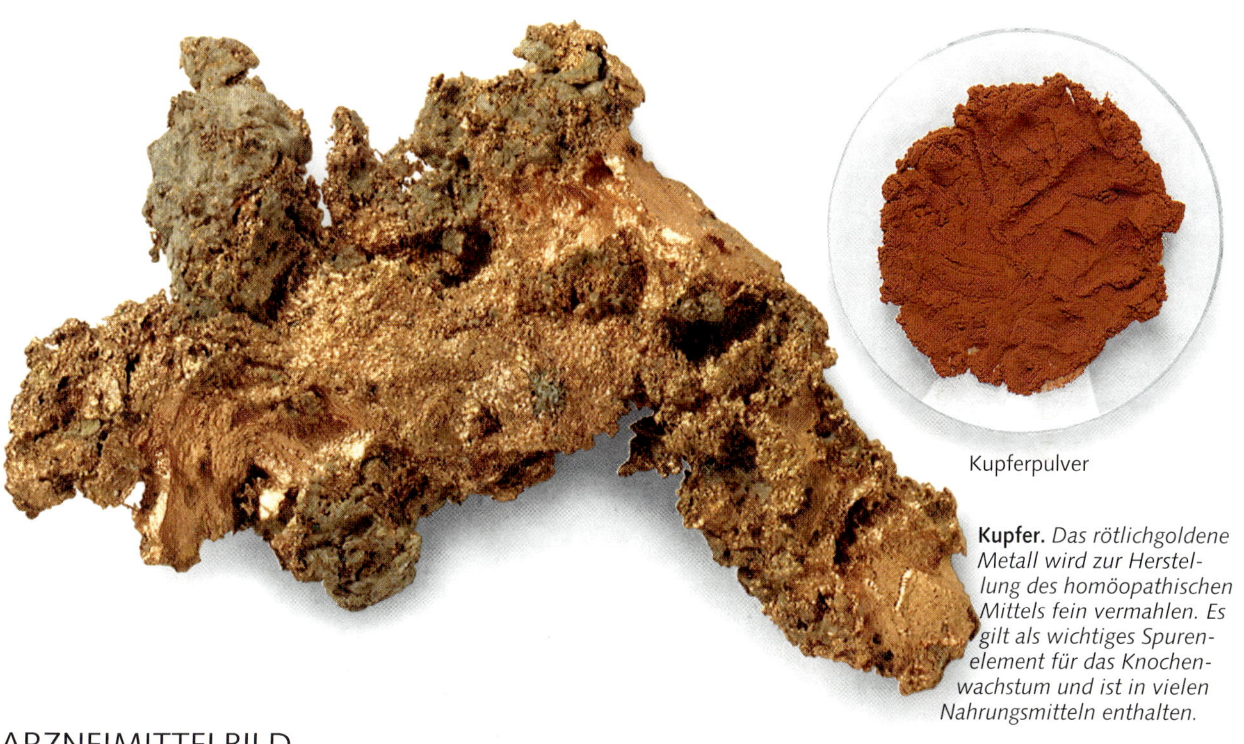

Kupferpulver

Kupfer. *Das rötlichgoldene Metall wird zur Herstellung des homöopathischen Mittels fein vermahlen. Es gilt als wichtiges Spurenelement für das Knochenwachstum und ist in vielen Nahrungsmitteln enthalten.*

ARZNEIMITTELBILD

Deutscher Name: Kupfer.
Herkunft: Weltweit in Felsgestein.
Verwendete Teile: Kupfer.

Indikationen

Dieses Mittel wirkt vor allem auf das Nervensystem. Angezeigt bei Muskelkrämpfen, die in den Zehen beginnen und sich dann tief in den Füßen, Knöcheln und Waden fortsetzen. Auch wirksam bei epileptischen Anfällen, die mit Muskelkrämpfen und Zuckungen in den Fingern und Zehen beginnen und sich dann zur Körpermitte ausdehnen. Ferner ein wichtiges Mittel für Erschöpfungszustände nach geistiger Überarbeitung.

Außerdem Beschwerden der Atmungsorgane wie Asthma und Keuchhusten, bei denen die Atmung kurz auszusetzen scheint. Kranke sind blaß bis bläulich; sie trinken eventuell mit gurgelndem Geräusch.

Cuprum-Patienten sind wechselhafte Persönlichkeiten, die zwischen Nachgiebigkeit und Halsstarrigkeit schwanken. Manchmal weinen sie, bevor sie in dumpfes Brüten und Gram verfallen. Das Unterdrücken von Gefühlen wie Ärger und von körperlichen Absonderungen, zum Beispiel Schwitzen durch Körperpflegemittel, verschlimmert ihre Beschwerden.

Besser: Kalte Getränke, Schwitzen.

Schlimmer: Heißes Wetter, Erbrechen, Berührung, Unterdrückung von Gefühlen.

Der Konstitutionstyp

Cuprum-metallicum-Menschen sind sehr ernsthafte, selbstkritische Persönlichkeiten mit starken Gefühlen, die sie aber mit Macht unterdrücken. Daher erscheinen sie sehr verschlossen und wenig entgegenkommend. Beschwerden treten häufig in und nach der Pubertät auf, wenn sie ihre sexuellen Bedürfnisse unterdrücken. Kinder verhalten sich häufig zerstörerisch. Sie ertragen keine Nähe anderer und halten bisweilen ihren Atem aus Wut so lange an, bis sie im Gesicht blau anlaufen.

DROSERA ROTUNDIFOLIA

DROSERA

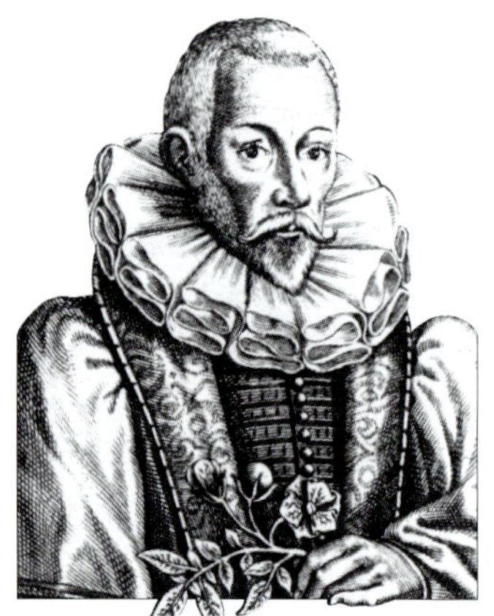

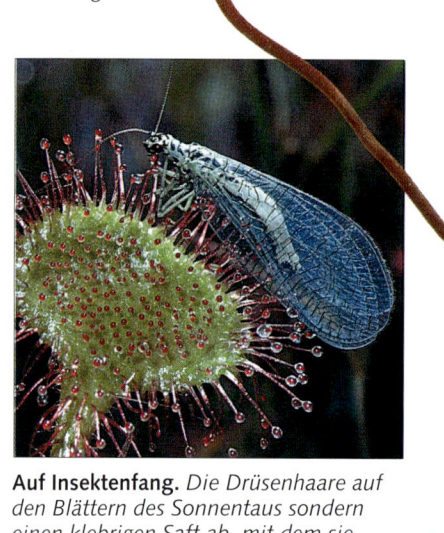

John Gerard *(1545–1612). Nach Gerards Aufzeichnungen diente Sonnentau im 16. Jahrhundert als Tuberkulosemittel.*

Die fleischfressende Pflanze ernährt sich von Insekten, die sie mit ihren feinen Drüsenhaaren fängt und anschließend bei geschlossenem Blatt mittels eines Saftes aus den Blattdrüsen verdaut. Asiatische Ärzte gaben Sonnentau bei Pickeln und Pusteln, im Mittelalter wurde er auch gegen die Pest verordnet. Schafe, die versehentlich Sonnentau fressen, bekommen einen schweren Krampfhusten, der dem Keuchhusten ähnelt. Die homöopathische Zubereitung ist ebenfalls ein Hustenmittel.

Hauptindikationen

- Heftiger, hohlklingender Husten, etwa Keuchhusten, der sich nach Mitternacht verschlimmert.
- Zunehmende Schmerzen und Knochenschmerzen.
- Unruhe und Starrsinnigkeit.

ARZNEIMITTELBILD

Deutscher Name: Sonnentau, Himmelstau.
Herkunft: Europa, Indien, China, Südamerika und USA.
Verwendete Teile: Ganze frische Pflanze in Blüte.

Indikationen

Drosera ist vor allem ein Hustenmittel für heftigen, krampfigen, tiefen, heiseren, hohlen oder bellenden Husten, wie etwa Keuchhusten. Husten, ausgelöst durch Kitzeln wie von einer Feder im Kehlkopf. Schlimmer nach Mitternacht. Endet im akuten Stadium oft mit Würgen, Erbrechen, Nasenbluten und kaltem Schweiß, gefolgt von Redelust. Ferner Heiserkeit, Tonlosigkeit der Stimme bis Stimmverlust.
Auch für zunehmende Schmerzen mit Kitzelgefühl in den Beinknochen und Knochenschmerzen, die sich durch Strecken bessern. Außerdem Steifheit und Bewegungsunfähigkeit der Knöchel.
Drosera-Patienten sind unruhig, dickköpfig, ängstlich bei Alleinsein, können sich schlecht konzentrieren, fürchten Geister, fühlen sich verfolgt und vermuten hinter allem schlechte Nachrichten.
Besser: Druck, frische Luft, Gehen, Bewegung, Aufsitzen im Bett, Stille.
Schlimmer: Nach Mitternacht, Liegen, Sprechen und Singen, kalte Speisen und Getränke, Weinen, Bettwärme.

➪ Wegen der Schwere der Indikationen muß der erfahrene Homöopath über die Gabe von Drosera entscheiden.

Drosera rotundifolia. *Diese kleine Pflanze wächst, eng an den Boden geschmiegt, in Heide- und Moorlandschaften. Der Saft aus der frischen Pflanze ist ätzend und wirkt auf die Atemwege.*

Die Blüten öffnen sich am frühen Morgen und schließen sich bei voller Sonne.

Auf Insektenfang. *Die Drüsenhaare auf den Blättern des Sonnentaus sondern einen klebrigen Saft ab, mit dem sie Insekten fangen und verdauen. Am aktivsten sind die Saftdrüsen bei vollem Sonnenschein.*

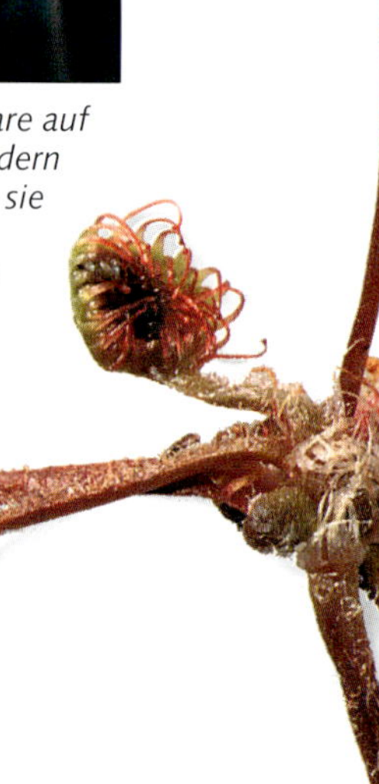

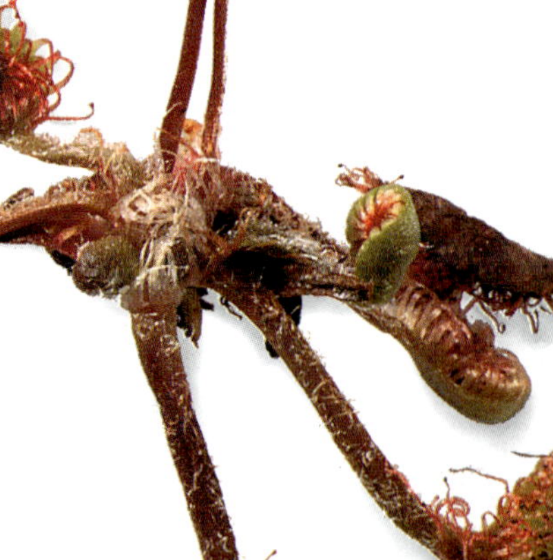

EUPHRASIA OFFICINALIS

EUPHRASIA

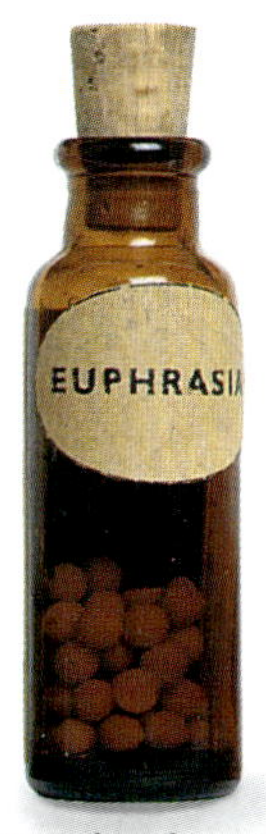

Das homöopathische Mittel Euphrasia. *Es wird von Homöopathen vor allem bei Augenbeschwerden verwendet.*

Diese kleine Wildblume wurde bereits 1305 erstmals als Heilpflanze für die Augen erwähnt. Daher auch der Name Augentrost. Im 14. und 15. Jahrhundert verwendeten die Bewohner des schottischen Hochlands einen Auszug aus Augentrost zur Behandlung von Augeninfektionen. Im 19. Jahrhundert wurde die Pflanze auch bei Husten und Heiserkeit, Ohren-, Kopfschmerzen gegeben, heute bei Wundinfektionen.

Hauptindikationen

- Augenbeschwerden mit wäßriger Tränenbildung, Brennen und Stechen.
- Augenentzündungen und -verletzungen.
- Heuschnupfen mit brennenden Tränen, aber mildem Nasensekret.

Selbstbehandlung

Augenverletzungen – *Seite 223*
Bindehautentzündung – *Seite 168*
Heuschnupfen – *Seite 168*

ARZNEIMITTELBILD

Deutscher Name: Augentrost.
Herkunft: Europa und USA.
Verwendete Teile: Ganze, frische, blühende Pflanze.

Indikationen

Vor allem Augenbeschwerden wie Bindehautentzündung, Lidentzündung, Irisentzündung, verschwommenes Sehen, Unverträglichkeit von hellem Licht, klebriger Schleim oder kleine Pusteln auf der Hornhaut und Trockenheit der Augen in den Wechseljahren. Auch hilfreich bei Augenverletzungen und allen Arten von Augenbeschwerden mit wäßrigen oder stechenden, brennenden Tränen und reichlich brennendem, klebrigem Schleim.

Ferner Erkältung, Heuschnupfen mit heißen, roten Wangen und wäßriger Schnupfen. Mittel der Wahl für Heuschnupfen, der besonders auf die Augen schlägt: Augen geschwollen, gereizt mit brennenden Tränen, Nasensekret aber mild.

Bewährt auch bei berstenden Kopfschmerzen, Verstopfung und Frühstadium von Masern mit Augenbeschwerden.

Weibliche Gesundheit: Kurze, schmerzhafte Menstruationsblutung, die höchstens eine Stunde pro Tag dauert.

Männliche Gesundheit: Entzündung der Prostata.

Schlüsselsymptom: Scharfe, brennende Tränen, aber mildes Nasensekret.

Besser: Kaffee, Liegen im abgedunkelten Zimmer.

Schlimmer: Warmes, windiges Wetter, helles Licht, im Haus, abends.

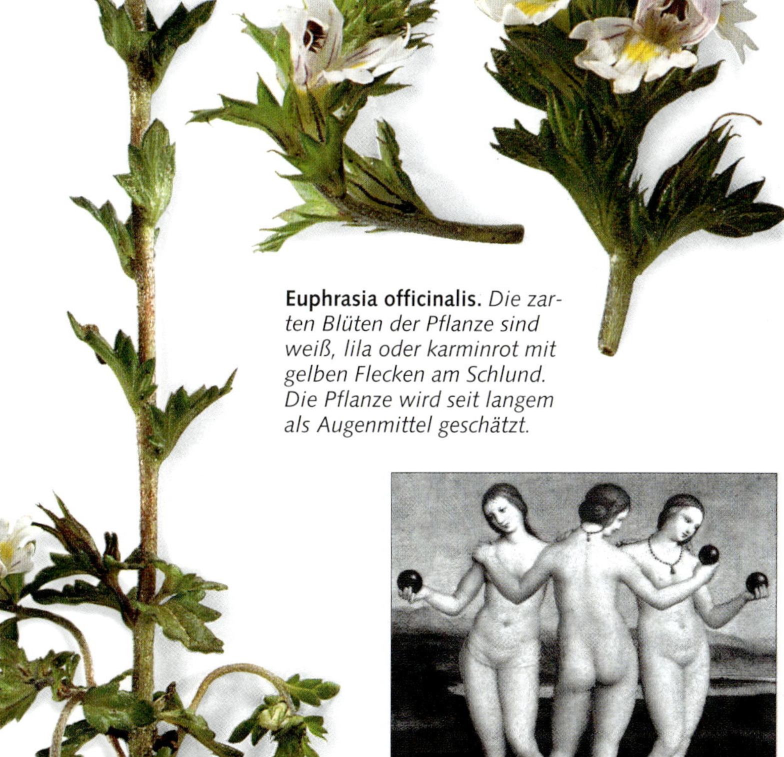

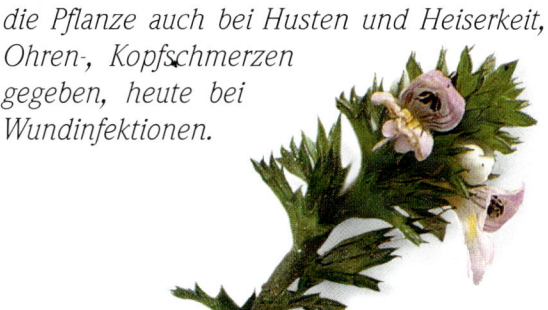

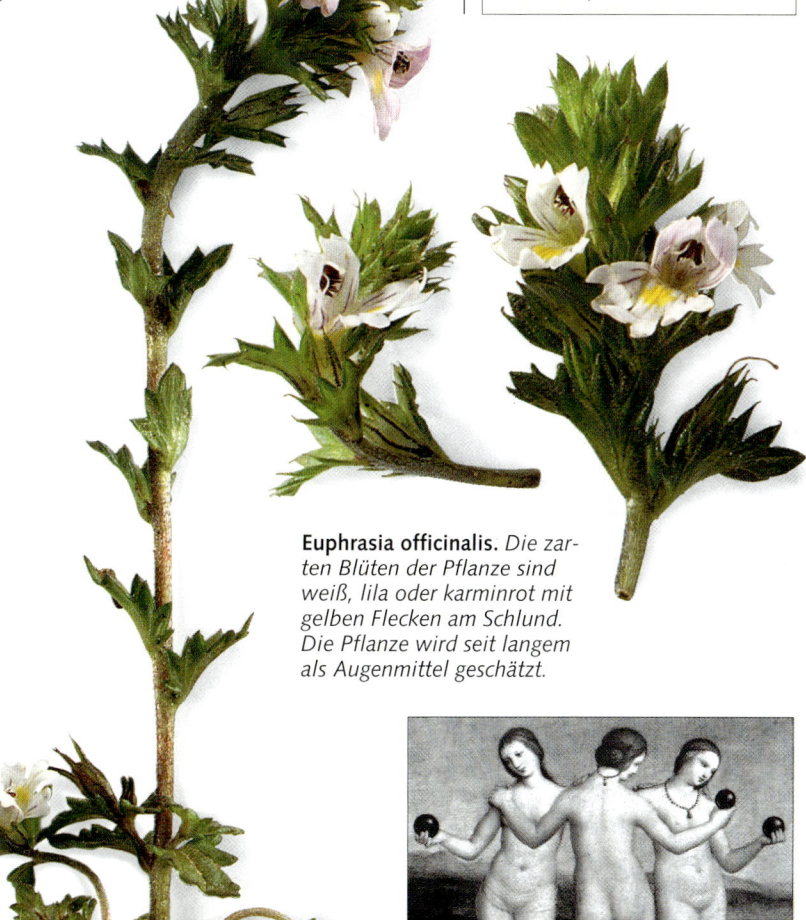

Euphrasia officinalis. *Die zarten Blüten der Pflanze sind weiß, lila oder karminrot mit gelben Flecken am Schlund. Die Pflanze wird seit langem als Augenmittel geschätzt.*

Die drei Grazien. *Der Name* Euphrasia *ist abgeleitet von dem griechischen Wort für Frohsinn: »euphrosyne«. Die gleichnamige Grazie war ja auch die Göttin des Frohsinns. Man nimmt an, daß die Pflanze nach ihr benannt wurde, weil sie das Augenlicht wiederbringt und damit Freude in das Leben des Kranken.*

FERRUM PHOSPHORICUM

FERRUM PHOS.

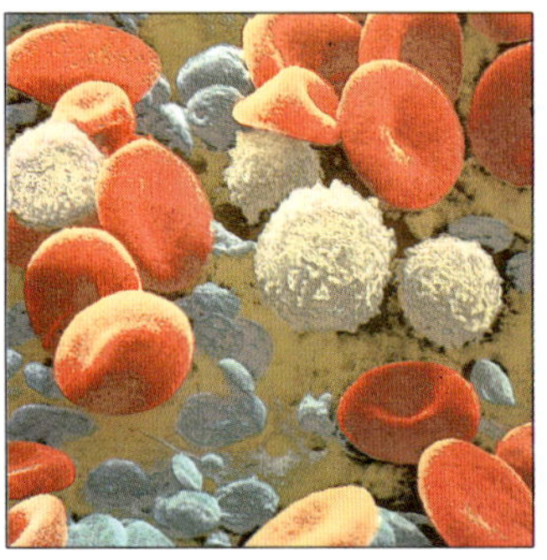

Rote Blutkörperchen. *Eisen ist Bestandteil des Blutfarbstoffs Hämoglobin (Sauerstofftransport).*

Das aus Eisenphosphat hergestellte Mittel Ferrum phos. *ist ein Schüßler-Salz* *(Seite 227)**.* ***Schüßler*** *war überzeugt, daß dieses Mittel im ersten Stadium einer Entzündung hilft, wenn das erkrankte Gewebe besonders stark durchblutet wird und daher eine Stauung entstehen kann.* Ferrum phos., *so nahm er an, stärke die Wände der Blutgefäße und verringere damit das Risiko von Stauungen. Das homöopathische Mittel wird ebenfalls im Frühstadium von Entzündungen und Infektionen verordnet.*

Hauptindikationen

- Frühstadien von Entzündungen, Fieber und Infektionen, bevor sich andere spezifische Symptome zeigen.
- Langsam beginnende Erkältung, grippale Infekte und Husten.

Selbstbehandlung

Erkältung – *Seite 172*
Fieber bei Kindern – *Seite 218*

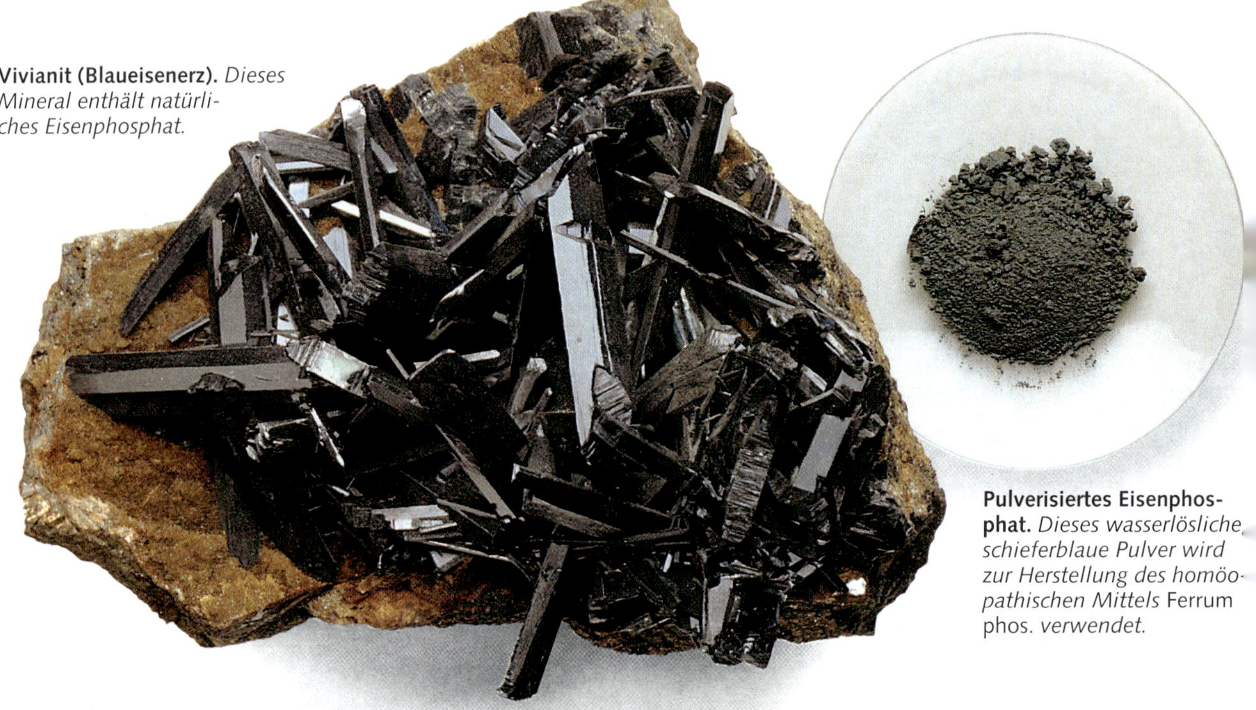

Vivianit (Blaueisenerz). *Dieses Mineral enthält natürliches Eisenphosphat.*

Pulverisiertes Eisenphosphat. *Dieses wasserlösliche schieferblaue Pulver wird zur Herstellung des homöopathischen Mittels* Ferrum phos. *verwendet.*

ARZNEIMITTELBILD

Deutscher Name: Ferriphosphat, Eisen(III)-Phosphat.
Herkunft: Chemisches Produkt aus Eisensulfat, Natriumphosphat und Natriumacetat, industriell hergestellt.
Verwendete Teile: Ferriphosphat.

Indikationen

Beginn und Frühstadium von Entzündungen und Infektionen: langsam beginnende Erkältung eventuell mit Nasenbluten, langsam beginnendes Fieber und trockener, hackender Husten mit Brustschmerzen, Kehlkopfentzündung, Kopfschmerzen, die durch kalte Umschläge gelindert werden, sowie Ohrenschmerzen. Ferner rheumatische Beschwerden mit leichtem Fieber und schießenden Schmerzen, die bei leichter Bewegung nachlassen. Auch Verdauungsschwäche mit saurem Aufstoßen, Magenschleimhautentzündung mit Erbrechen unverdauter Nahrung und Frühstadium von ruhrartigen Durchfallerkrankungen mit blutigen Stühlen.
Weibliche Gesundheit: Zu kurze Menstruationszyklen, ziehende Gebärmutterschmerzen, Trockenheit der Vagina und nächtliche Streßinkontinenz.
Leitsymptome: Blasses Gesicht, das schnell errötet, schwacher, schneller Puls und Schüttelfrost, beginnend am frühen Nachmittag. *Ferrum-phos.*-Patienten mögen kein Fleisch und keine Milch, dafür aber koffeinhaltige Getränke.

Besser: Leichte Bewegung, kalte Umschläge.
Schlimmer: Hitze, direkte Sonne, Erschütterung und Bewegung, Berührung, Liegen auf der rechten Seite, Unterdrückung von Schwitzen, nachts, zwischen 4 und 6 Uhr morgens.

Der Konstitutionstyp

Ferrum-phos.-Menschen sind gewöhnlich schlank, ihr Teint ist häufig ganz leicht rötlich überhaucht. Sie sind offen, aufmerksam und sprudeln von Ideen über, neigen aber zu Verdauungsstörungen und Atemwegsbeschwerden.

GELSEMIUM SEMPERVIRENS

GELSEMIUM

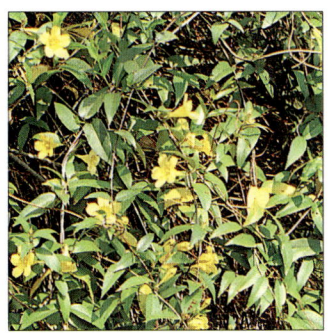

Gelber Jasmin. *Diese bezaubernde Wildpflanze wächst an Flüssen und der Küste von Virginia bis Florida.*

Diese hübsche Kletterpflanze mit ihren duftenden gelben Blüten ist hochgradig giftig. In hohen Dosen aufgenommen, wirkt sie atmungs- und muskellähmend. Ihre heilende Wirkung wurde per Zufall entdeckt, als 1840 ein Mississippi-Farmer aus Versehen ein Stück Wurzel aß und prompt von einem Fieber geheilt wurde, an dem er seit einiger Zeit gelitten hatte. Fortan setzte die Pflanzenheilkunde Gelsemium *als Fiebermittel ein. Die Richtigkeit wurde später durch die homöopathische Prüfung bestätigt.*

Hauptindikationen

- Beschwerden des Nervensystems.
- Kopfschmerzen und Augenbeschwerden.
- Erkältungen und grippale Infekte.
- Ängste und Phobien einschließlich Lampenfieber.

Selbstbehandlung

Angst vorm Zahnarzt – *Seite 164*
Grippaler Infekt – *Seite 174*
Halsentzündung – *Seite 176*
Seelischer Schock – *Seite 194*

ARZNEIMITTELBILD

Deutscher Name: Gelber Jasmin.
Herkunft: Naturstandorte im Süden der USA.
Verwendete Teile: Frischer Wurzelstock.
➪ In Deutschland verschreibungspflichtig bis einschließlich D3.

Indikationen

Gelsemium wirkt vor allem auf Gehirn und Rückenmark (zentrales Nervensystem), die Motoneurone und Muskelzellen (auch der Augenlider) und die Schleimhäute. Bewährt bei Kopfschmerzen wie von einem engen Band um den Kopf, die sich durch Bewegung und helles Licht verschlimmern, bei empfindlichen Haarwurzeln infolge Nervenreizung, bei Muskelschmerzen mit Fieber und bei Sommererkältungen. Auch für Nervenerkrankungen wie Multiple Sklerose. Ferner Gebärmutter- und Menstruationsschmerzen, schwere, herunterhängende Augenlider sowie Halsentzündung mit geröteten Mandeln, Schluckbeschwerden und Ohrenschmerzen.
Leitsymptome bei Fieber sind schwitzendes, gerötetes Gesicht, übler Mundgeschmack, pelzige, zittrige Zunge, kaltes, kitzelndes Muskelzittern, Schüttelfrost mit Hitzewallungen entlang der Wirbelsäule und Durstlosigkeit.
Hilfreich außerdem bei Ängsten und Phobien wie Angst vorm Zahnarzt, Lampenfieber und Prüfungsangst sowie Ängsten nach einem seelischen Schock; alle begleitet von Zittern und Harndrang. Herzrhythmusstörungen infolge Übererregung, wobei das Herz einen Schlag auszusetzen scheint, sowie Benommenheit und Schlaflosigkeit.
Besser: Nach Wasserlassen; Aufputschmittel wie Kaffee, Alkohol, Schwitzen, Vornüberbeugen.
Schlimmer: Direkte Sonne, Hitze und Schwüle, Feuchtigkeit und Nebel, Tabakrauch, Aufregung, Streß.

Die frische Wurzel hat einen aromatischen Geruch

Wurzel von Gelsemium sempervirens. *Die frische Wurzel, die sehr bitter schmeckt, enthält das Nervengift Gelsemin, das das Nervensystem im Rückenmark und die Atmung lähmt.*

GELSEMIUM

Das homöopathische Mittel Gelsemium. *Es hilft bei den verschiedensten Beschwerden – von Ängsten und Phobien bis zu Infektionen mit fiebrigen Symptomen.*

Der Konstitutionstyp

Gelsemium-Menschen wirken schwerfällig und begriffsstutzig, ihre Haut hat einen leicht bläulichen Schimmer, oft sind sie starke Raucher. Ihre Hauptbeschwerde ist die Schwäche. Sie neigen zu Verzagtheit und Ängsten vor öffentlichen Auftritten und leiden oft unter Lampenfieber und Prüfungsängsten. Daher ist *Gelsemium* auch eines der Hauptmittel für Schauspieler, Redner usw. Geistig-seelische Schwäche, Ängste und Phobien machen es *Gelsemium*-Menschen bisweilen unmöglich, ein aktives Leben zu führen.

HAMAMELIS VIRGINICA

HAMAMELIS

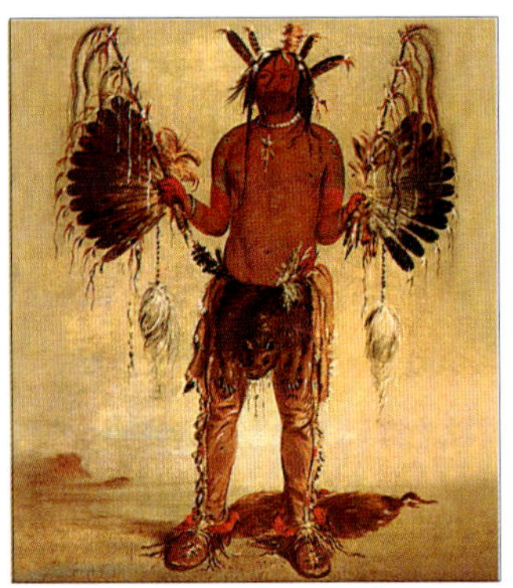

Medizinmann. Hamamelis *wurde zuerst von den Indianern Nordamerikas verwendet.*

Die Rinde der Zweige und die äußere Haut der Wurzeln vom Zaubernußstrauch wirken zusammenziehend auf das Körpergewebe und werden daher in der Pflanzenheilkunde bei erweiterten Venen, besonders Hämorrhoiden, verordnet. Die Schulmedizin gab früher verdünnte Zaubernußtinktur bei kleineren Hautausschlägen, Verbrennungen und Insektenstichen. Das homöopathische Mittel, 1850 von **Dr. Hering** *(siehe Seite 17) geprüft, hilft bei Krampfadern und Frostbeulen.*

Hauptindikationen

- Venenschwäche mit Entzündungen und Blutungen.
- Quetschungen und Wundsein.
- Nasenbluten.
- Schwäche nach Blutverlust durch Platzen einer entzündeten Vene.
- Depressionen.

Selbstbehandlung

Hämorrhoiden – *Seite 184*
Krampfadern – *Seite 198*

ARZNEIMITTELBILD

Deutscher Name: Virginische Zaubernuß, Hexenhasel, Zauberhasel.
Herkunft: Ursprünglich nur Nordamerika, heute auch in Europa angebaut.
Verwendete Teile: Frische Rinde der Zweige und frische äußere Haut der Wurzel.

Indikationen

Venenschwäche und Venenentzündungen, besonders Krampfadern und Hämorrhoiden, sowie venöse Blutungen, die nur schwer zu stillen sind, etwa Nasenbluten. Auch bewährt bei Frostbeulen mit Venenentzündung.
Ferner hilfreich bei Kopfschmerzen, die sich durch Nasenbluten bessern, bei schmerzhaften, entzündeten Quetschungen durch Unfälle, schmerzhaften Blutergüssen am Auge und Husten mit blutigem Auswurf.
Weibliche Gesundheit: Schmerzen beim Eisprung (Mittelschmerz) oder bei starker Menstruation mit Quetschungsgefühl im Unterleib. Gebärmutter- und Eierstockentzündung.
Hilfreich auch bei Depressionen, wenn die Kranken allein sein wollen, Respekt einfordern, reizbar und unruhig sind und große Ideen wälzen.
Besser: Frische Luft, Lesen, Denken oder Sprechen.
Schlimmer: Feuchtwarme Luft, Druck, Bewegung.

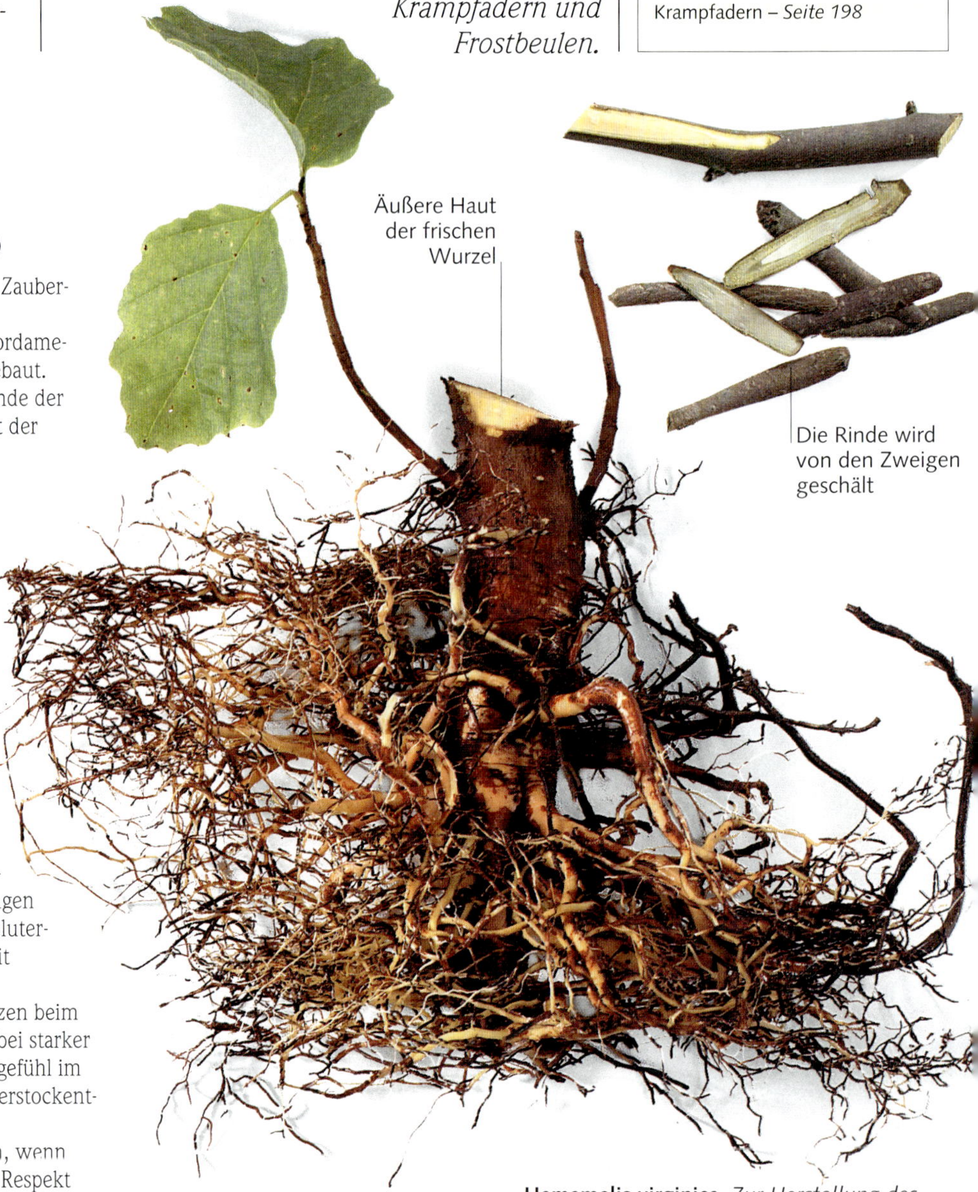

Äußere Haut der frischen Wurzel

Die Rinde wird von den Zweigen geschält

Hamamelis virginica. *Zur Herstellung des homöopathischen Mittels werden die Rinde der Zweige und die äußere Haut der Wurzel gehackt und zerquetscht. Die zusammenziehende und blutstillende Wirkung machen Hamamelis zu einem ausgezeichneten Mittel gegen innere und äußere Blutungen.*

HEPAR SULFURIS CALCAREUM

HEPAR SULF.

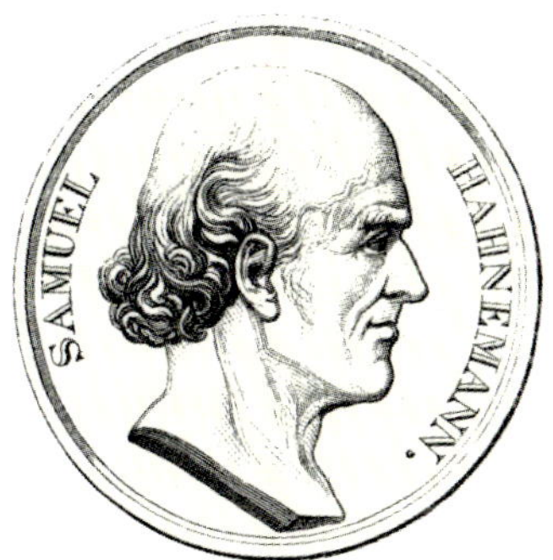

Samuel Hahnemann. *1794 mischte und erhitzte er Austernschalenkalk (Calciumcarbonat) mit Schwefelblumen (*Sulfur*).*

In der Zeit vor Hahnemann wurde Calciumsulfit zur äußerlichen Behandlung von Juckreiz, Rheuma, Gicht, Kropf und Eierstockschwellungen verwendet. Nach ihrer Prüfung 1794 empfahl **Hahnemann** *die homöopathische Zubereitung von Calciumsulfit, die er* Hepar sulfuris calcareum *nannte, zur Linderung der Nebenwirkungen von Quecksilber, das damals bei vielen Krankheiten gegeben wurde. Die Schulmedizin verabreichte Calciumsulfit bei unreiner Haut und Akne.*

Hauptindikationen

- Infektionen, besonders mit Eiterbildung.
- Beschwerden mit scharfen Schmerzen, sauer riechenden Absonderungen und erhöhter Berührungs-, Schmerz- und Lärmempfindlichkeit.
- Halsentzündung, Ohrenschmerzen beim Schlucken.

Selbstbehandlung

Akne – *Seite 188*
Mandelentzündung – *Seite 178*
Nasennebenhöhlenentzündung – *Seite 170*
Ohrenschmerzen – *Seite 166*
Pickel und Pusteln – *Seite 188*

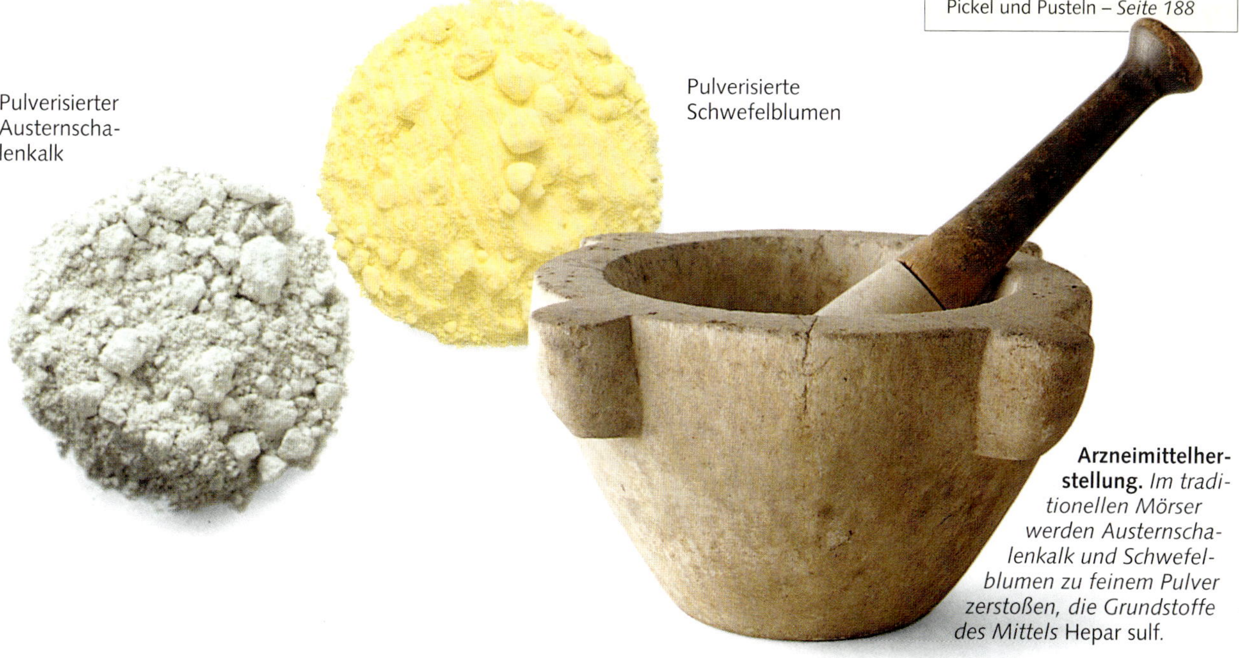

Pulverisierter Austernschalenkalk

Pulverisierte Schwefelblumen

Arzneimittelherstellung. *Im traditionellen Mörser werden Austernschalenkalk und Schwefelblumen zu feinem Pulver zerstoßen, die Grundstoffe des Mittels* Hepar sulf.

ARZNEIMITTELBILD

Deutscher Name: Kalkschwefelleber.
Herkunft: Erhitzung von pulverisiertem Austernschalenkalk und Schwefelblumen.
Verwendete Teile: Ungereinigtes Calciumsulfit.

Indikationen

Vor allem Infektionen, wie Mandelentzündung, Ohrenschmerzen oder Hautbeschwerden, mit starker Berührungsempfindlichkeit, feuchter Haut und Eiterbildung. Bewährt zur Ausscheidung von Eiter, etwa bei reifen entzündeten Talgdrüsen, Aknepusteln und Furunkeln. Auch Halsentzündung mit Schmerzen beim Schlucken, die bis zu den Ohren ausstrahlen, und bei gleichzeitiger Heiserkeit bis Stimmverlust. Geschwüre und Infektionen der Augen, Erkältungen, die mit einem juckenden, kitzelnden Gefühl im Hals beginnen, trockener, heiserer oder krächzender Husten mit lockerem Schleimrasseln in den Bronchien; tiefsitzender Husten durch kalte Luft und grippale Infekte mit Fieber, Niesen, Schwitzen und Verlangen nach Wärme.
Hepar-sulf.-Patienten reagieren empfindlich auf kalte Luft, Berührung, Schmerzen. Alle Körperausscheidungen wie Urin, Schweiß und Stühle riechen sauer. Sie sind ängstlich und reizbar, zeigen unbegründete Vorlieben und Abneigungen, sind leicht hastig und schnell beleidigt.
Besser: Essen, warme Umschläge, Wärme, Kopf warm einhüllen.
Schlimmer: Kälte, nach Entkleiden (wegen Kälte), Berührung der erkrankten Bereiche.

➪ *Hepar sulf.* bei Mittelohrentzündung mit Eiterbildung nur nach Verordnung des behandelnden Homöopathen und niemals in Potenzen unter D6/C6 geben.

Der Konstitutionstyp

Hepar-sulfuris-Menschen neigen zu Übergewicht, sind weich, blaß und niedergeschlagen. Sie wirken, als hätten sie viel durchgemacht. Sie sind sehr verletzlich, können Schmerzen nur schwer ertragen. Ihre Klagen stehen oft in keinem Verhältnis zu der Schwere ihrer Leiden. Oft sind sie sehr unruhig, beruhigen sich jedoch in stiller Umgebung und durch Strenge.

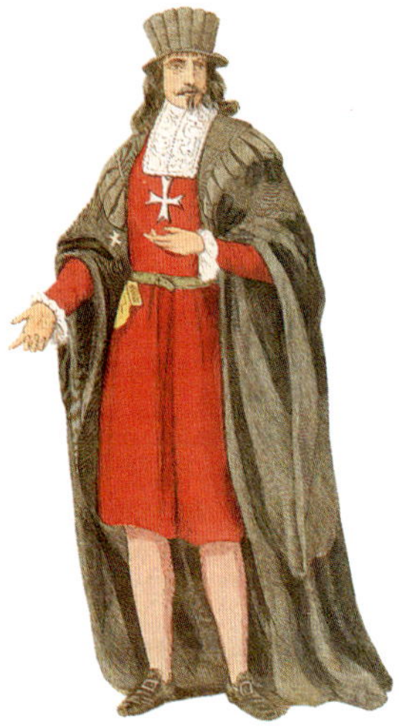

HYPERICUM PERFORATUM

HYPERICUM

Ritter des Johanniter-Ordens. *Das Johanniskraut ist wohl nach dem Ritterorden der Johanniter von Jerusalem benannt worden.*

Der berühmte Pflanzenheiler ***John Gerard*** *pries bereits im 16. Jahrhundert das Johanniskraut als »wertvollstes Heilmittel für tiefe Wunden«. Da der Saft der Pflanze eine dunkelrote Farbe hat, hielt man Johanniskraut für ein gutes Wundmittel. Auch heute verwendet die Pflanzenheilkunde noch Mittel aus* Hypericum, *allerdings für Gelbsucht und Fieber sowie zur Stärkung der Nieren und des Nervensystems. Das homöopathische Mittel dient wie ehedem zur Behandlung von Nervenschmerzen nach Verletzungen.*

Hauptindikationen

- Schmerzhafte Nervenverletzungen.
- Starke, stechende Schmerzen, die die Nervenbahnen entlang schießen.
- Folgen von Kopfverletzungen.
- Asthma, das sich bei nebligem Wetter verschlimmert.

Selbstbehandlung

Beschwerden nach Zahnbehandlung – *Seite 164*
Schnittwunden – *Seite 220*

ARZNEIMITTELBILD

Deutscher Name: Johanniskraut, Hexenkraut, Hartheu.
Herkunft: Ursprünglich Europa und Mittelasien, heute weltweit angebaut.
Verwendete Teile: Frische, blühende Pflanze.

Indikationen

Stechende, aufwärts schießende Schmerzen und Nervenverletzungen durch Unfälle und Operationen. Besonders Verletzungen sehr nervenreichen Gewebes wie Finger(spitzen), Zehen(spitzen), Augen, Lippen, Wirbelsäule, Nagelbett und Kopf. Auch Verletzungen durch Schlag und Erschütterung mit Augenbeschwerden und Kopfsymptomen, zum Beispiel eiskaltes Gefühl. Schwere Rückenschmerzen, die die Wirbelsäule hinaufschießen.
Hervorragendes Erste-Hilfe-Mittel für glatte Schnittwunden, etwa durch Messer oder Glasscherben, sowie punktförmige Wunden, etwa durch Nägel, Gartengeräte, Bisse oder Splitter sowie Quetschungen besonders der Finger- und Zehenspitzen, die sich durch Kälte verschlimmern.
Außerdem bewährt bei Asthma, das sich bei feuchtem Wetter verschlimmert, bei ziehenden neuralgischen Zahnschmerzen und Schmerzen nach Zahnbehandlung, besonders Zahnziehen.
Ferner Übelkeit, Verdauungsschwäche mit belegter Zunge, aber sauberer Zungenspitze, Durchfall, blutende, schmerzhafte Hämorrhoiden, Nervenschmerzen im Enddarm und verspätete Menstruation mit Kopfschmerzen. Hilfreich auch bei Depressionen und Benommenheit.
Besser: Kopf nach hinten beugen.
Schlimmer: Kaltes, feuchtes und nebliges Wetter, heiße, stickige Räume, Berührung, nach Entkleiden (wegen Kälte).

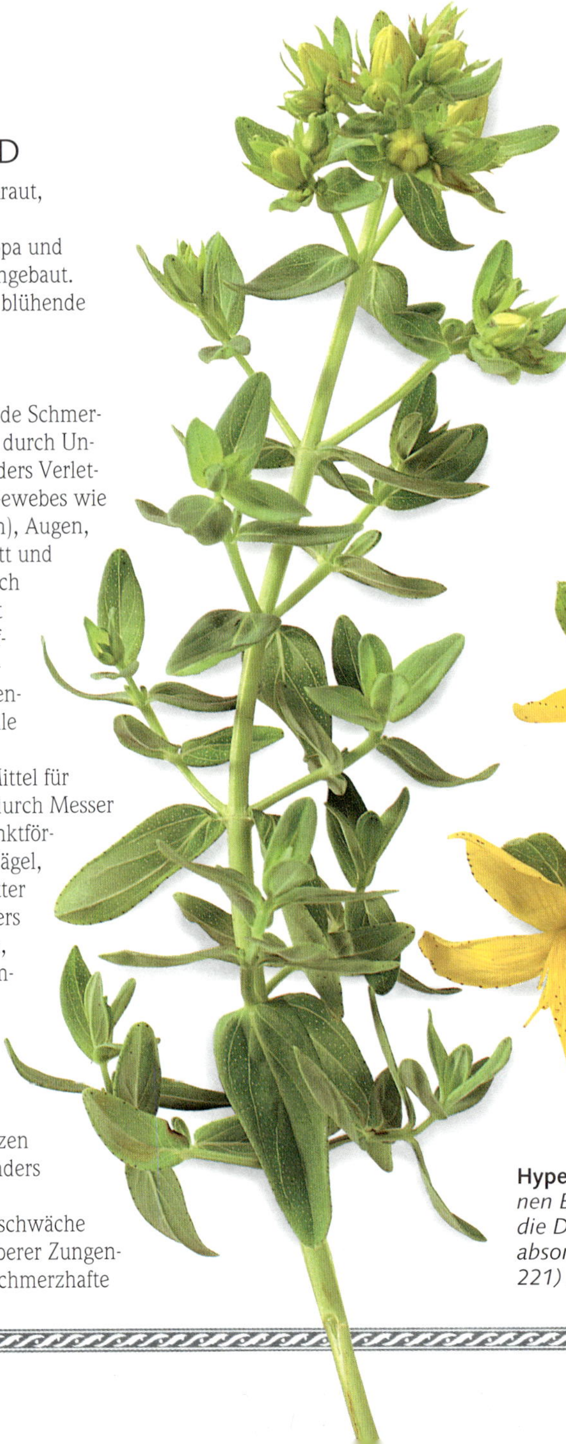

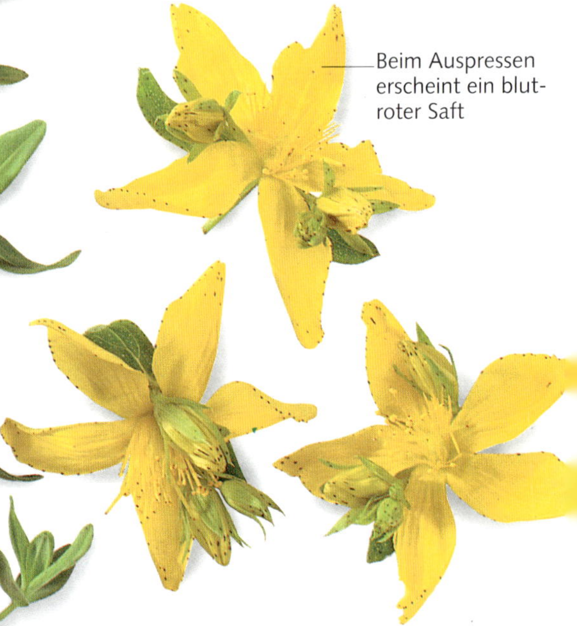

Beim Auspressen erscheint ein blutroter Saft

Hypericum perforatum. *Die kleinen dunkelgrünen Blätter haben ganz feine Löcher, in denen die Drüsen sitzen, die den blutroten Pflanzensaft absondern. Johanniskraut-Tinktur (siehe Seite 221) hilft bei Schnitt-, Schürf- und Platzwunden.*

KALIUM BICHROMICUM

KALIUM BI.

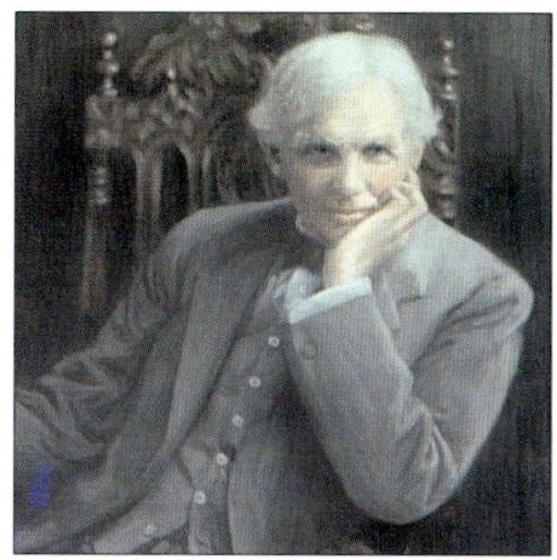

Dr. John H. Clark *(1853–1931). Er prüfte* Kalium bi. *und befand es als gutes Mittel bei Erbrechen.*

Kaliumdichromat, der Grundstoff des Mittels Kalium bi., *wirkt ätzend und zersetzend, er wurde früher bei syphilitischen Geschwüren äußerlich angewendet. Er wird vor allem zu industriellen Zwecken verwendet, zum Beispiel in der Färberei, Tintenproduktion, Fotografie und Batterieherstellung. Das homöopathische Mittel wurde erstmals 1844 geprüft. Wie viele andere Kalium-Mittel hat sich auch* Kalium bi. *bei der Behandlung starker Schleimbildung und anderer Absonderungen aus Harnleiter, Magen, Vagina bewährt.*

Hauptindikationen

- Dicker, zäher gelber oder weißer Schleim und andere Absonderungen, die wie Klebstoff Fäden ziehen.
- Schmerzen, die schnell von einem Teil des Körpers zum anderen wandern und regelmäßig kommen und gehen.

Selbstbehandlung

Mittelohrentzündung – *Seite 218*
Nasennebenhöhlenentzündung – *Seite 170*

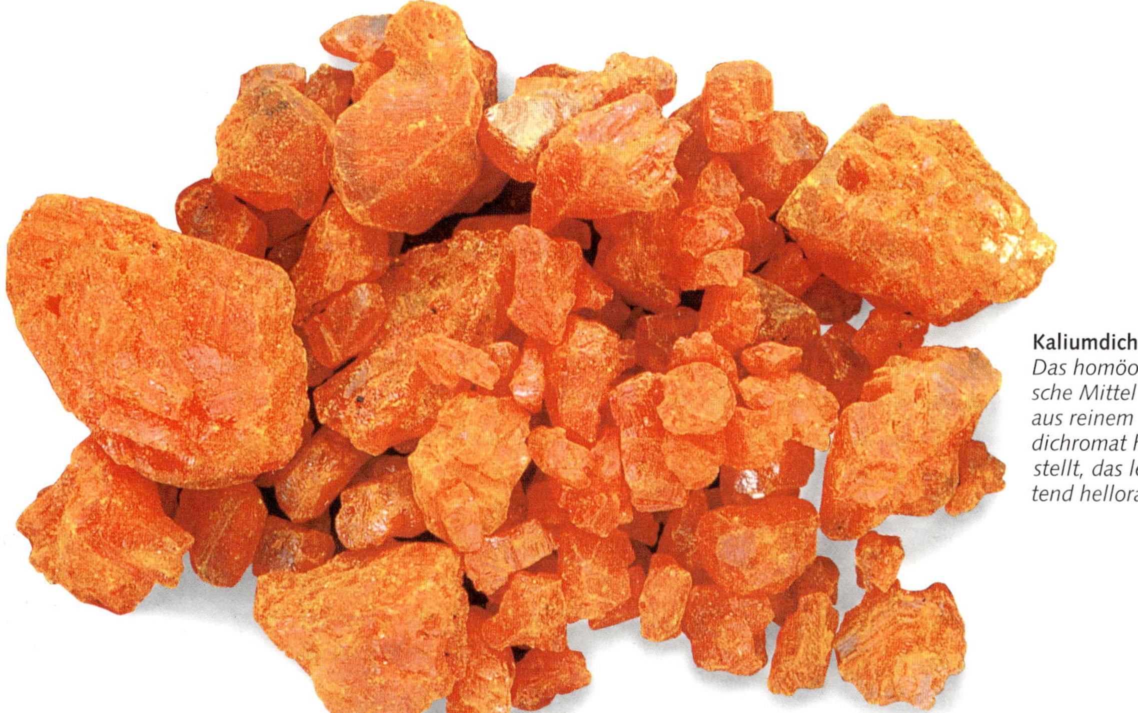

Kaliumdichromat. *Das homöopathische Mittel wird aus reinem Kaliumdichromat hergestellt, das leuchtend hellorange ist.*

ARZNEIMITTELBILD

Deutscher Name: Kaliumdichromat, Kaliumbichromat.
Herkunft: Lösung von gelbem Kaliumchromat in einer stärkeren Säure.
Verwendete Teile: Kaliumdichromat.
➪ In Deutschland verschreibungspflichtig bis einschließlich D3.

Indikationen

Beschwerden der Schleimhäute mit Schleimbildung, besonders in Hals, Nase, Vagina, Harnleiter und Magen. Wichtiges Mittel für katarrhische Beschwerden, Erkältungen, die sich als Nasennebenhöhlenentzündung festsetzen mit Druck- und Völlegefühl in Nase und Nebenhöhlen, und verschleimte Ohren mit Völlegefühl im Ohr.
Auch Gelenkbeschwerden mit rheumatischen Schmerzen, die plötzlich kommen und gehen, sich schnell ausbreiten und sich bei schnellem Wechsel zu heißem Wetter verschlimmern.
Verdauungsstörungen wie Übelkeit und Erbrechen gelben Schleims.
Ferner Migräne, die nachts beginnt, sich durch festen Druck auf die Nasenwurzel lindern läßt, sich aber durch Bücken verschlimmert.
Kalium-bi-Patienten frösteln und reagieren sehr empfindlich auf Kälte. Trotzdem fühlen sie sich bei heißem Sommerwetter schlechter.
Schlüsselsymptom ist zäher, klebriger, fädenziehender Schleim.
Besser: Hitze, Bewegung, Essen nach Erbrechen.
Schlimmer: Zwischen 3 und 5 Uhr morgens, kaltes, nasses Wetter, im Sommer, beim Erwachen, nach Entkleiden (wegen Kälte), Alkohol.

Der Konstitutionstyp

Kalium-bi.-Menschen sind konservativ, korrekt, sehr moralisch und stehen mit beiden Beinen auf dem Boden. Sie sind detailbesessene Tüftler und lieben Ordnung und Regelmäßigkeit. Daher folgen sie im Alltag einer strikten Routine, sie essen, schlafen und arbeiten nach der Uhr. Diese Grundhaltung erklärt auch ihre Neigung zu Engstirnigkeit und Selbstbezogenheit.

KALIUM PHOSPHORICUM

KALIUM PHOS.

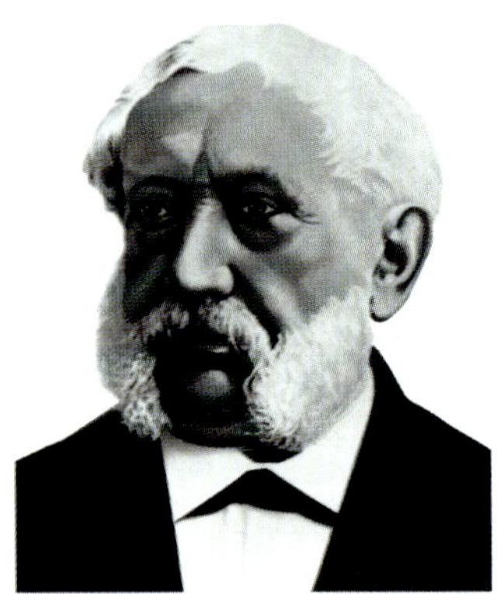

Wilhelm Schüßler *(1821–1898). Der berühmte deutsche Homöopath entwickelte 1873 sein System der biochemischen Mittel, kurz Schüßler-Salze genannt.*

Kaliumphosphat ist ein wichtiger Nährstoff und Bestandteil der Nerven- und Gehirnzellen des menschlichen Körpers. Dieser braucht Kalium, um Energie in den Zellen zu speichern und eine einwandfreie Funktion der Nerven zu sichern. Die Schulmedizin verabreicht Kaliuminfusionen an solche Patienten, die intravenös ernährt werden müssen. Kalium phos. *gehört zu den Schüßler-Salzen (siehe Seite 227). In der homöopathischen Zubereitung dient es als wichtiges Nerven- und Erschöpfungsmittel.*

Hauptindikationen

- Körperliche und geistig-seelische Erschöpfung durch starken Streß oder Überarbeitung mit Abneigung gegen Gesellschaft und ausgeprägtem Frösteln.
- Eitrige Absonderungen.

Selbstbehandlung

Chronisches Müdigkeitssyndrom – *Seite 196*

ARZNEIMITTELBILD

Deutscher Name: Kaliumdihydrogenphosphat.
Herkunft: Synthetisch hergestellt aus verdünnter Phosphorsäure und gelöstem Kaliumcarbonat.
Verwendete Teile: Kaliumdihydrogenphosphat.

Indikationen

Körperliche und geistig-seelische Erschöpfungszustände mit nervöser Unruhe und Überempfindlichkeit der Sinne infolge von Überarbeitung oder starkem Streß. Oft das Mittel der Wahl für Studenten, die zuviel gelernt haben und plötzlich zusammenbrechen. Die Patienten zucken bei dem geringsten Geräusch zusammen, werden zaghaft und möchten allein sein, was sich bis zu einer Abneigung gegen die eigene Familie steigern kann. Sie ärgern sich über ihre Schwäche, werden gereizt und wütend. Zu den körperlichen Erschöpfungssymptomen zählen Kälteempfindlichkeit, gelber Zungenbelag, gelber oder eitriger Ausfluß aus Vagina, Blase, Lungen oder Darm zusammen mit dem Stuhlgang. Ferner extreme Muskelschwäche und morgendliches Erwachen gegen 5 Uhr mit Hunger und nagenden Bauchschmerzen. Patienten, die völlig erschöpft sind oder am chronischen Müdigkeitssyndrom leiden und *Kalium phos.* brauchen, neigen zu Gesichts- und Kopfschweiß bei Aufregung oder nach dem Essen, schwitzen ansonsten aber nicht so leicht. Hunger mit Kopfschmerzen und nervösem Leeregefühl im Magen. Oft Abneigung gegen Brot, aber Vorliebe für Süßes.

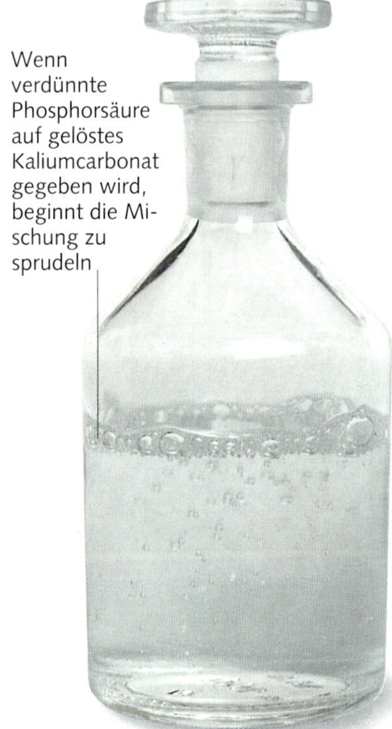

Wenn verdünnte Phosphorsäure auf gelöstes Kaliumcarbonat gegeben wird, beginnt die Mischung zu sprudeln

Kaliumphosphat. *Zur Herstellung des homöopathischen Mittels wird verdünnte Phosphorsäure mit gelöstem Kaliumcarbonat vermischt. Kaliumcarbonat fällt bei der vollständigen Verbrennung von Holz an, wenn keine Holzkohle mehr übrigbleibt, sondern nur noch die feine weiße Pottasche.*

Besser: Essen, wolkiges Wetter, Hitze, sanfte Bewegung.
Schlimmer: Leichteste geistige Anstrengung, Sorgen, Berührung, Schmerzen, kalte, trockene Luft, kalte Getränke, körperliche Anstrengung, während und nach dem Schlaf, im Winter, Geräusche, Sprechen.

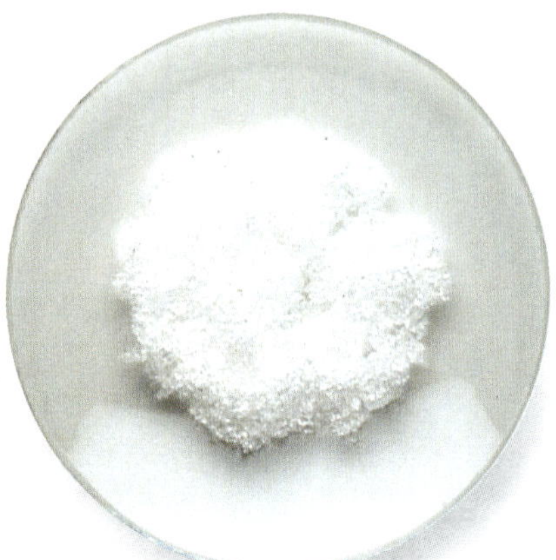

Kaliumcarbonat

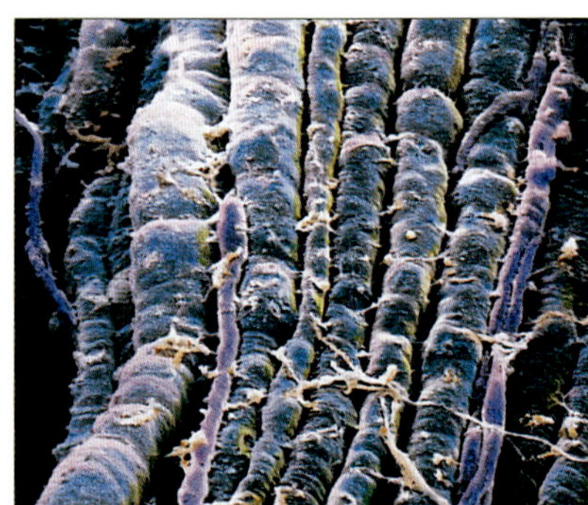

Menschliche Nervenstränge. *Kalium ist für die Funktionsfähigkeit des Nervensystems und die reibungslose Übertragung von Nervenimpulsen entlang der Nervenbahnen zuständig.*

Der Konstitutionstyp

Kalium-phos.-Menschen geben sich konservativ, sind oft extrovertiert und sehen die Dinge sehr klar. Schlechte Nachrichten oder Berichte über Hungersnöte und andere Katastrophen in entfernten Ländern können sie sehr aufregen. Streß und Überarbeitung erschöpfen sie schnell.

LEDUM PALUSTRE

LEDUM

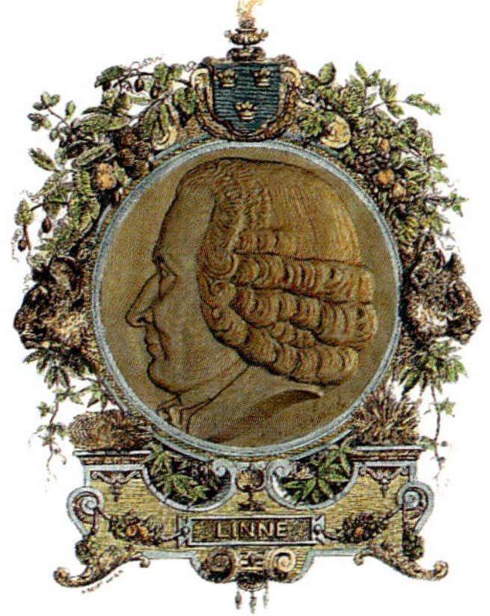

Carl von Linné *(1707–1778). Der berühmte schwedische Botaniker entdeckte die heilende Wirkung von* Ledum palustre *bei Halsinfektionen und Husten.*

Der botanische Name des Wilden Rosmarins ist abgeleitet vom griechischen »ledos«, das Wollkleid bedeutet, und bezieht sich auf die wolligen Haare an den Blattunterseiten der Pflanze. Die frische Pflanze enthält ein ätherisches, aromatisches Öl, das antiseptisch wirkt und Insekten vertreibt. Diese Eigenschaft nutzten die Finnen seit dem 13. Jahrhundert gegen Schädlinge und Ungeziefer. Ab 1773 diente Ledum palustre *in den heutigen USA (wegen der hohen Steuern auf Schwarztee) als Tee-Ersatz.*

Hauptindikationen

- Infektionsvorbeugung bei Wunden.
- Insektenstiche, Stich-, Schnitt- und Schürfwunden.
- Augenverletzungen.
- Rheumatische Schmerzen, die nach oben wandern, mit ausgeprägter Kälte der erkrankten Bereiche.

Selbstbehandlung

Augenverletzungen – *Seite 223*
Insektenstiche – *Seite 221*
Schnittwunden – *Seite 220*

Die Blätter enthalten ein ätherisches Öl, das nach Kampfer riecht

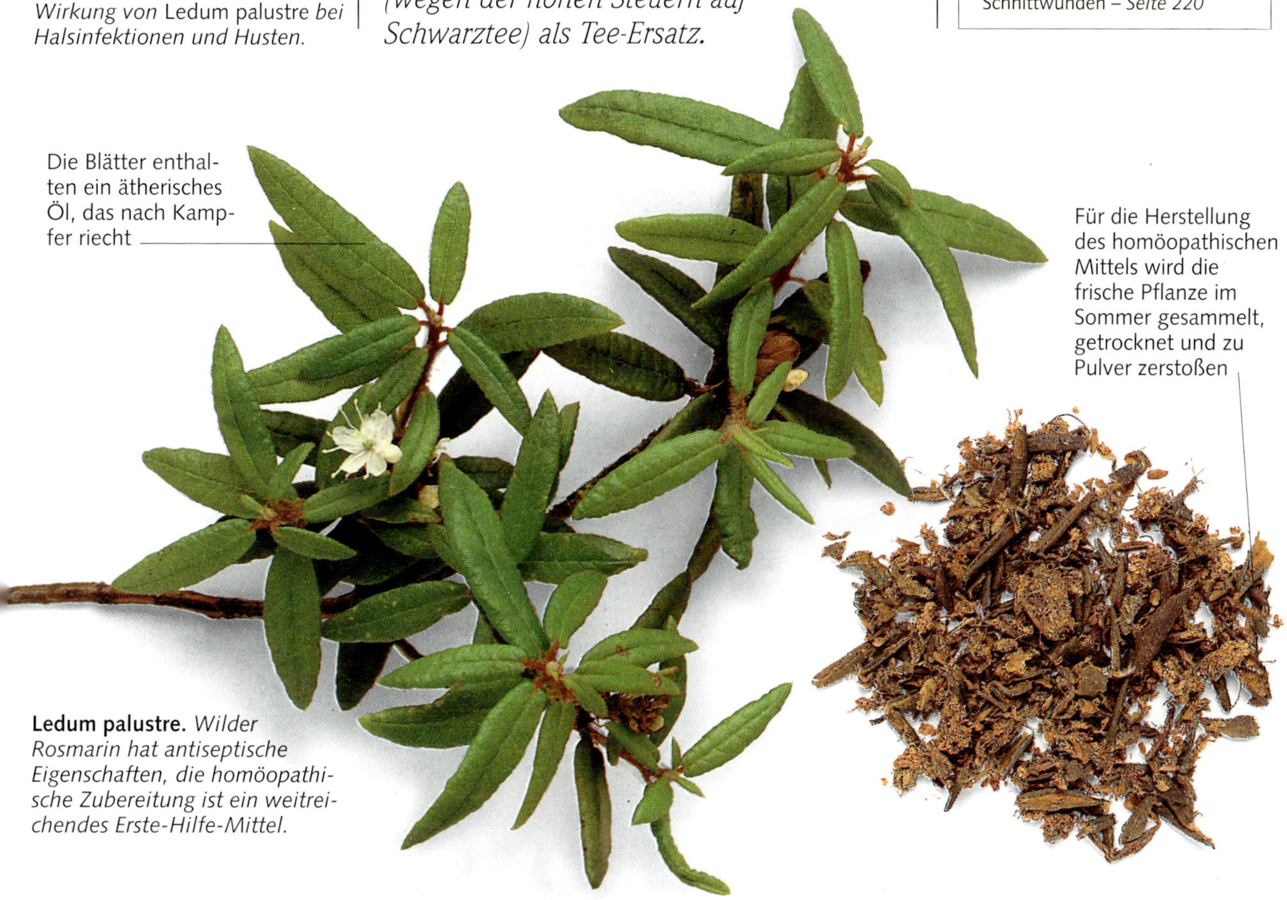

Für die Herstellung des homöopathischen Mittels wird die frische Pflanze im Sommer gesammelt, getrocknet und zu Pulver zerstoßen

Ledum palustre. *Wilder Rosmarin hat antiseptische Eigenschaften, die homöopathische Zubereitung ist ein weitreichendes Erste-Hilfe-Mittel.*

ARZNEIMITTELBILD

Deutscher Name: Wilder Rosmarin, Mottenkraut, Porschkraut, Sumpfporstkraut.
Herkunft: Moor- und Sumpflandschaften in Europa und Nordasien.
Verwendete Teile: Getrocknete junge Sprosse.

Indikationen

Ledum wirkt entzündungshemmend und ist damit ein wichtiges Erste-Hilfe-Mittel zur innerlichen Anwendung. Besonders bewährt bei akuten Beschwerden wie Insektenstichen, stumpfen Augenverletzungen (»Veilchen« durch Tennisball), Schnitt- und Schürfwunden sowie punktförmigen Wunden (etwa durch Nägel, Grabegabel, Dornen, Splitter). Leitsymptome sind starke Quetschung (sichtbar als Bluterguß) mit geschwollener rötlichblauer Haut und stechenden Schmerzen, die durch kalte Umschläge gebessert werden.
Ferner rheumatische Schmerzen, die in den Füßen beginnen und aufwärts wandern, sowie steife, schmerzhafte Gelenke, die sich kalt anfühlen, obwohl sich die Kranken innerlich heiß fühlen, und die durch kalte Umschläge gebessert werden. Auch schmerzhafte Gichtknoten im Ballen des großen Zehs und schmerzhafte, steife Sehnen.
Ledum-Patienten schwitzen nachts und entledigen sich der Bettdecke. Eventuell starker Juckreiz an Füßen und Knöcheln. Neigung zu Knöchelverstauchungen. Die Kranken sind ärgerlich, ungeduldig, verzagt und ängstlich. Sie wollen gern allein sein.
Besser: Kalte Umschläge.
Schlimmer: Nachts, Wärme und Berührung.

LYCOSA TARENTULA/TARENTULA HISPANICA

TARANTULA

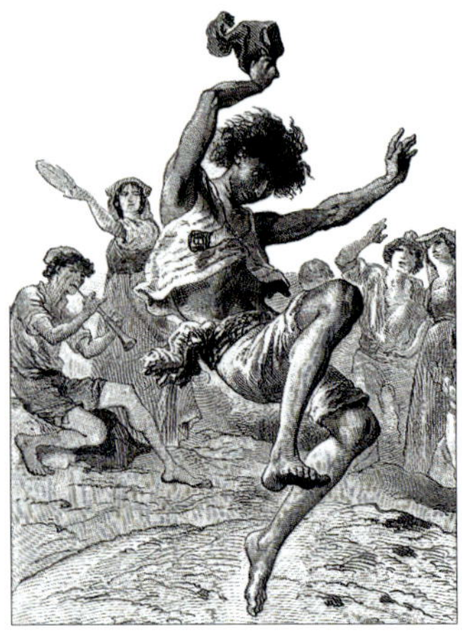

Tarantismus. *Die Gebissenen tanzten unter Zuckungen und Geschrei umher »wie von einer Tarantel gestochen«.*

Die Wolfsspinne ist nach der italienischen Stadt Taranto (Tarent) benannt, wo sie in großen Massen vorkam. Im Gegensatz zu der südamerikanischen Tarantel, deren Biß manische Zustände, Zittern und Erstickungsgefühle hervorrufen kann, wird die Wolfsspinne dem Menschen nicht gefährlich. Trotzdem hielt sich lange der Glaube, daß auch der Biß der Wolfsspinne bei jedem Menschen »Tarantismus« bewirke, eine Vergiftung, die in Melancholie oder Manie endet.

Hauptindikationen

- Hochgradige Unruhe, körperlich wie geistig-seelisch.
- Herzbeschwerden.
- Eierstockbeschwerden.
- Überempfindliche Genitalien bei Frauen.
- Beschwerden mit dem Drang, sich von einer Seite auf die andere zu rollen, die durch Musik besser werden.

ARZNEIMITTELBILD

Deutscher Name: Wolfsspinne.
Herkunft: Ganz Europa.
Verwendete Teile: Ganze Spinne.

Indikationen

Vor allem nervöse Beschwerden wie körperliche und geistig-seelische Erschöpfung, manische Zustände mit hochgradiger Ruhelosigkeit und Ungeduld. Ferner Herzbeschwerden wie Angina pectoris und koronare Herzkrankheit. Auch Kopfschmerzen wie von stechenden Nadeln im Gehirn sowie Atemwegsbeschwerden wie Husten.

Weibliche Gesundheit: Eierstockbeschwerden, besonders linksseitig. Hochempfindliche Genitalien mit Juckreiz der Vulva und Vagina, Genitalien rot, heiß und wund, schlimmer durch Kratzen und starke Menstruation.

Alle *Tarantula*-Beschwerden gehen einher mit körperlichen Symptomen wie steifen, ungelenken Bewegungen und äußerster Unruhe, vor allem der Beine, was sich durch Gehen aber noch verschlimmert. Ferner Zittern und Zucken der Gliedmaßen und Muskeln. Die Kranken wälzen sich häufig von einer Seite auf die andere, um sich Linderung zu verschaffen.

Tarantula-Patienten leiden oft an plötzlichen Stimmungsumschwüngen, sie sind freundlich und fröhlich, im nächsten Moment aber bösartig und zerstörerisch.

Besser: Helle Farben, Musik, frische Luft, von einer Seite zur anderen rollen und (erstaunlicherweise) Rauchen.

Schlimmer: Jedes Jahr zur selben Zeit, Bewegung, Berührung, Geräusche und Lärm, andere Menschen in Schwierigkeiten sehen.

➪ Wegen der Schwere der Indikationen darf *Tarantula* nur vom erfahrenen Homöopathen verordnet werden.

Das homöopathische Mittel Tarantula *wird aus der ganzen Spinne hergestellt und bei starker nervöser Unruhe verordnet.*

Lycosa tarentula. *Diese Spinne wird Wolfsspinne genannt, weil sie ihre Beute eher jagt als in einem Netz fängt.*

Der Konstitutionstyp

Tarantula-Menschen leiden an einer Überstimulierung des Nervensystems. Zunächst zeigt sich das nur in hyperaktivem Verhalten, die Menschen können nicht mit ihrer Arbeit aufhören. Später nehmen Hast und Ungeduld zu, geistig-seelische Beschwerden wie hochgradige Unruhe und Stimmungsschwankungen, die von manischem Gelächter bis zu Gewalttätigkeit reichen können, folgen. *Tarantula*-Menschen neigen auch dazu, andere zu manipulieren.

LYTTA VESICATORIA/CANTHARIS VESICATORIA

CANTHARIS

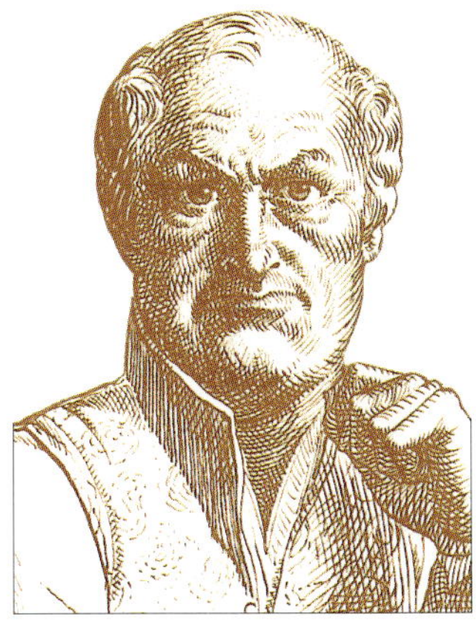

Marqius de Sade *(1740–1814). Der wegen Giftmordes Angeklagte hatte seinen Opfern ein Mittel aus* Lytta vesicatoria *verabreicht.*

Dieser smaragdgrün glänzende und blauschillernde Käfer enthält den giftigen Reizstoff Cantharidin, der seit dem Altertum zur Entfernung von Warzen, zu blasenziehenden Pflastern, bei rheumatischen Beschwerden und als Aphrodisiakum verwendet wurde. In hohen Dosen aufgenommen, wirkt Cantharidin hochgiftig, vor allem auf die Harnwege, es verursacht heftiges Erbrechen und brennende Schmerzen. Das homöopathische Mittel Cantharis *wird bei Beschwerden mit brennenden Schmerzen verordnet.*

Hauptindikationen

- Beschwerden mit brennenden, stechenden Schmerzen mit großem Durst, die Kranken mögen aber nicht trinken.
- Verbrennungen und Stiche.
- Beschwerden, die sich rasant verschlimmern.

Selbstbehandlung

Blasen – *Seite 222*
Blasenentzündung – *Seite 200*
Verbrennungen/Verbrühungen – *Seite 220*

ARZNEIMITTELBILD

Deutscher Name: Spanische Fliege, Blasenkäfer.
Herkunft: Vor allem Südfrankreich und Spanien.
Verwendete Teile: Ganzer getrockneter Käfer.
➪ In Deutschland verschreibungspflichtig bis einschließlich D3.

Indikationen

Vor allem schwere Entzündungen der Harnwege mit stechenden, brennenden Schmerzen beim Wasserlassen und extrem starkem Harndrang. Auch andere Infektionen der Harnwege mit Stechen und Brennen, die durch kalte Umschläge gebessert werden.
Ferner hilfreich bei Reizungen der Verdauungswege mit sichtbar erweitertem Bauch sowie bei brennenden Schmerzen und stechendem Durchfall. Außerdem nächtliches Brennen der Fußsohlen, eiskalte Hände mit heißen, roten Fingernägeln, eitrige Ausschläge auf den Händen und Stiche mit schwarzer Mitte.
Begleitsymptome von *Cantharis*-Beschwerden sind u.a. Appetitverlust, brennende Halsschmerzen sowie großer Durst, aber Abneigung gegen Getränke.
Bewährt auch bei geistig-seelischen Beschwerden wie übersteigerte Libido, Wutausbrüche, hochgradige Gereiztheit, die sich in Gewalttätigkeit entladen kann, starke Angst, Schreien, Überheblichkeit.
Alle *Cantharis*-Beschwerden nehmen einen rasanten Verlauf und verschlimmern sich schnell.
Besser: Wärme, sanfte Massage, Aufstoßen, Abgehen von Winden, nachts.
Schlimmer: Bewegung, Kaffee und kaltes Wasser.

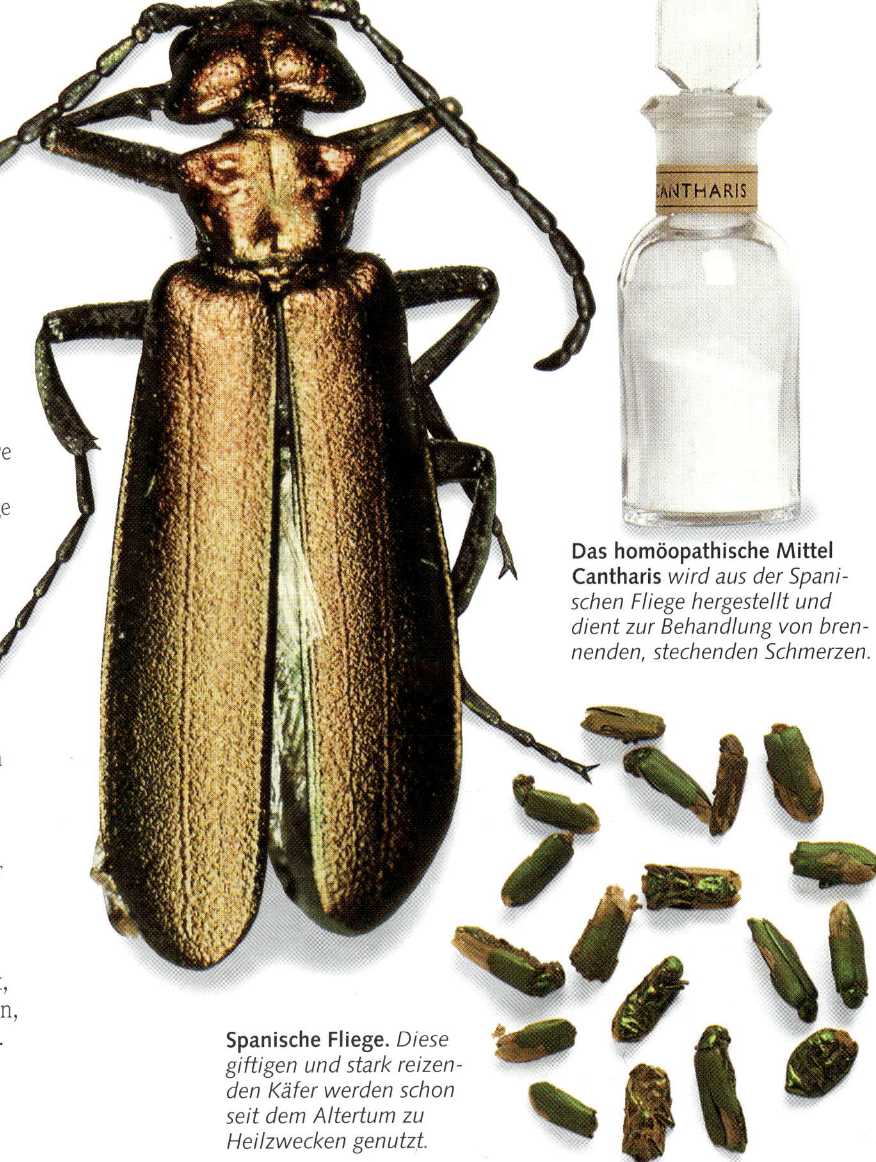

Das homöopathische Mittel Cantharis *wird aus der Spanischen Fliege hergestellt und dient zur Behandlung von brennenden, stechenden Schmerzen.*

Spanische Fliege. *Diese giftigen und stark reizenden Käfer werden schon seit dem Altertum zu Heilzwecken genutzt.*

Natürliche Größe

RHUS TOXICODENDRON/TOXICODENDRON QUERCIFOLIUM

RHUS TOX.

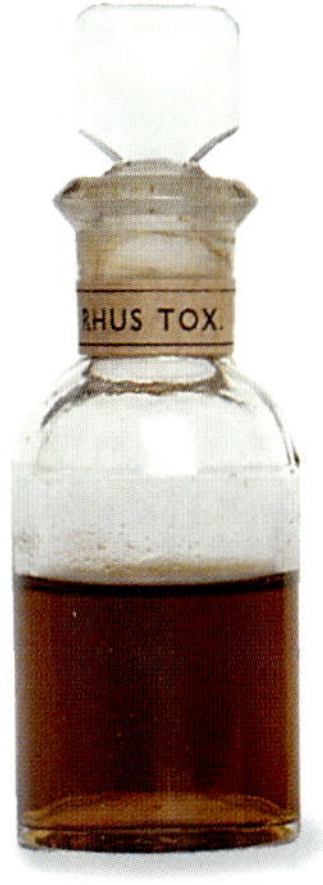
RHUS TOX.

Tinktur von Rhus tox. *Diese Tinktur wird aus den frischen, jungen, beblätterten Trieben des Giftsumachs gewonnen.*

Giftsumach verursacht schwere Kontaktekzeme mit heftiger Blasenbildung, oft begleitet von Fieber, Appetitverlust, Kopfschmerzen und Drüsenschwellungen. Als Heilmittel wurde Rhus tox. *im 18. Jahrhundert entdeckt: Ein Arzt hatte beobachtet, wie einer seiner Patienten von einem Herpes am Handgelenk geheilt wurde, nachdem er aus Versehen Giftsumachblätter angefaßt hatte. Die Schulmedizin gab die Pflanze bei Rheuma. In der Homöopathie wird sie vor allem bei rheumatischen Schmerzen und Hautbeschwerden verordnet.*

Hauptindikationen

- Hautbeschwerden mit Juckreiz, Brennen, Rötung und Schwellung.
- Gelenk- und Muskelbeschwerden mit Steifheit und reißenden Schmerzen, die sich bei der ersten Bewegung verschlimmern, bei ständiger Bewegung sich aber bessern.

Selbstbehandlung

Arthritis – *Seite 154*
Blasen – *Seite 222*
Rheuma – *Seite 156*
Unruhige Beine – *Seite 156*
Verstauchungen – *Seite 223*
Windelausschlag – *Seite 216*

ARZNEIMITTELBILD

Deutscher Name: Giftsumach, Giftefeu.
Herkunft: Ursprünglich Nordamerika, heute auch in Deutschland angebaut.
Verwendete Teile: Frische, junge Triebe mit Blättern.

Indikationen

Vor allem Hautbeschwerden mit brennender, juckender, roter, geschwollener Haut und Neigung zu Schuppenbildung wie bei Herpes, Windelausschlag, Blasen und Ekzemen. Auch reißende und Muskelbeschwerden wie Rheuma, Arthritis, unruhige Beine, Krämpfe, Verstauchungen und Zerrungen.
Ferner rheumatisches Fieber, grippale Infekte und andere virale Infektionen mit folgenden Leitsymptomen: hohes Fieber mit Benommenheit bis Delirium, Benommenheit und Schwindel schlimmer im Stehen, geschwollene Augen mit schmerzhaften, stechenden Tränen, empfindliche Kopfhaut, verstopfte Nase am Abend, trockene, zerfurchte Zunge mit bräunlichem Belag und roter Spitze, Reizhusten, der durch Singen und Sprechen nachläßt, steifes Kreuz, Taubheitsgefühl in Armen und Beinen, Übelkeit und Erbrechen sowie stichartige Schmerzen, die sich durch feuchte Kälte verschlimmern.
Weibliche Gesundheit: Verfrühte, starke und zu lange Menstruation, brennende Schmerzen in der Vagina und Bauchschmerzen, die sich durch Liegen bessern.
Rhus-tox.-Patienten sind häufig reizbar, niedergeschlagen mit Gedanken an Suizid, sie weinen bisweilen ohne ersichtlichen Grund. Sie können Sinnesfreuden nicht genießen, sind ängstlich, fürchten, vergiftet zu werden, und reagieren extrem empfindlich auf Kälte und Feuchtigkeit.
Besser: Ständige Bewegung und Lageänderung, trockene Wärme.
Schlimmer: Ruhe, erste Bewegungen nach Ruhelage, Entkleiden (wegen Kälte), windiges und stürmisches Wetter, nachts.

Schon die leichteste Berührung der frischen Blätter kann einen heftigen Ausschlag hervorrufen

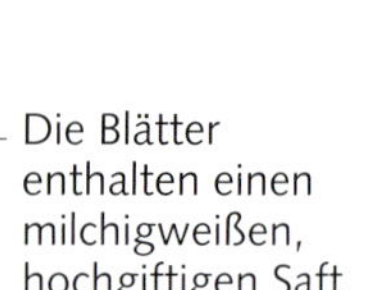
Die Blätter enthalten einen milchigweißen, hochgiftigen Saft

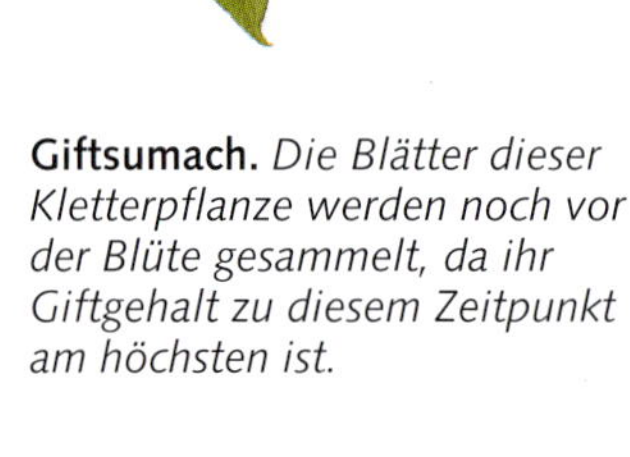

Giftsumach. *Die Blätter dieser Kletterpflanze werden noch vor der Blüte gesammelt, da ihr Giftgehalt zu diesem Zeitpunkt am höchsten ist.*

Der Konstitutionstyp

Rhus-tox.-Menschen sind gewöhnlich herzlich, freundlich, aktiv, witzig, schlagfertig und gute Gesellschafter, obwohl sie sich am Anfang etwas schüchtern verhalten. Sie sind ernste, harte Arbeiter und ziemlich hastig. Innerlich unruhig und erregt, reagieren sie unwirsch, unzufrieden und niedergeschlagen auf Krankheiten und Schmerzen, die sie länger außer Gefecht setzen. Ihr bisweilen zwanghaftes und ritualisiertes Verhalten macht ihnen oft das Leben schwer.

RUTA GRAVEOLENS

RUTA

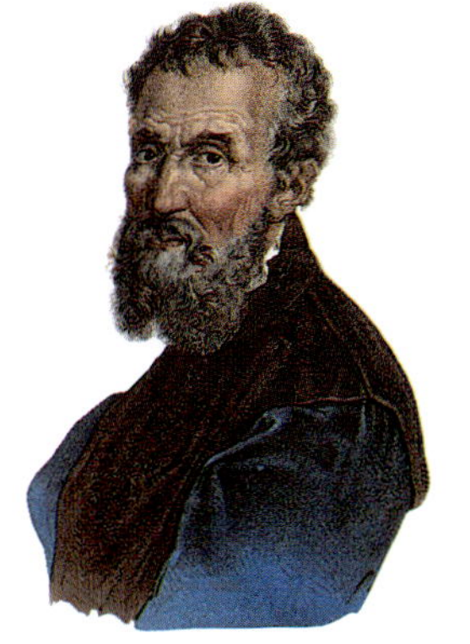

Michelangelo *(1475–1564). Wie viele andere Künstler seiner Zeit glaubte auch der große Renaissance-Maler, daß* Ruta *die Sehkraft stärke.*

Schon die alten Griechen gaben Weinraute bei Verdauungsschwäche. Die Volksmedizin verwendete sie als Mittel gegen Husten, Krupphusten, Koliken, Blähungen, Krämpfe, Kopfschmerzen, zur Beruhigung und als Gegenmittel bei Pilzvergiftungen, Schlangenbissen und Insektenstichen. In hohen Dosen wirkt Weinraute stark reizend, führt zu Erbrechen, Anschwellen der Zunge, Verwirrung und zwanghaftem Zittern. Das homöopathische Mittel Ruta *wurde 1820 geprüft.*

Hauptindikationen

- Muskel- und Knochenschmerzen wie nach einer Prellung.
- Überanstrengung der Augen nach zuviel Arbeit im Nahbereich.

Selbstbehandlung

Rheumatische Beschwerden – *Seite 156*
Überanstrengung der Augen – *Seite 166*
Verstauchungen und Zerrungen – *Seite 223*

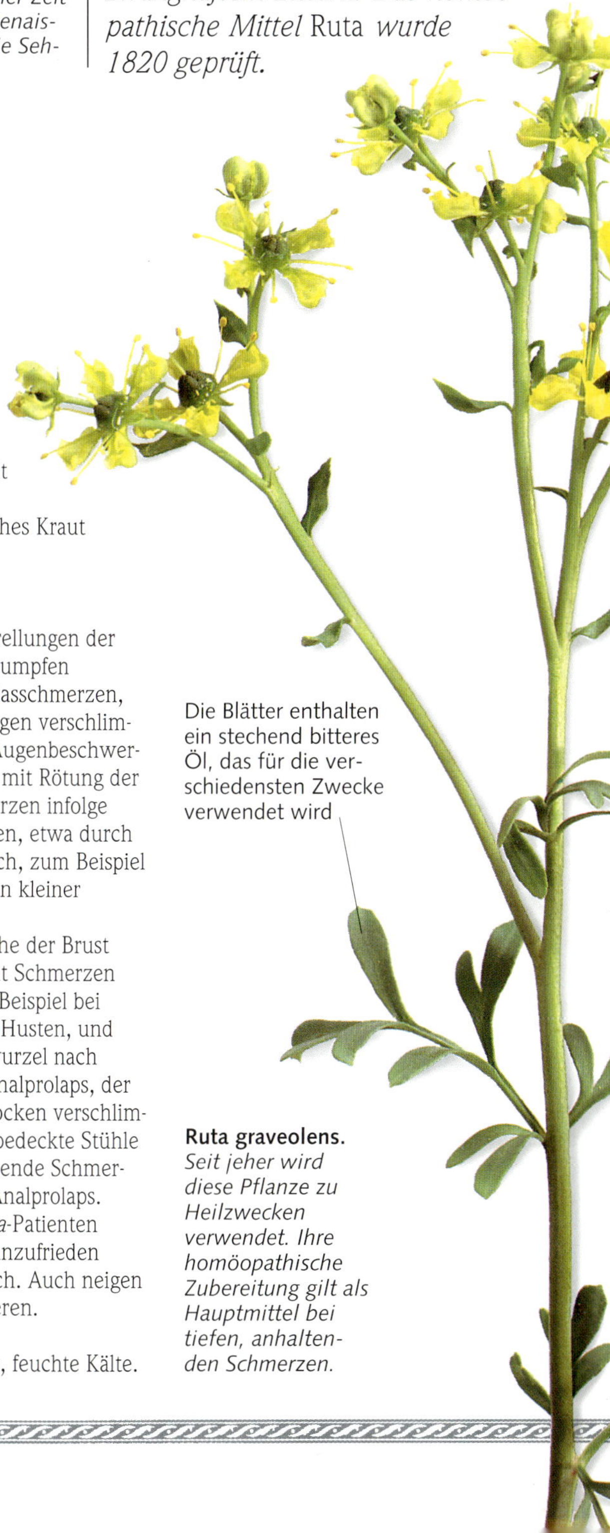

ARZNEIMITTELBILD

Deutscher Name: Weinraute, Edelraute.
Herkunft: Ursprünglich Südeuropa, heute weltweit angebaut.
Verwendete Teile: Frisches Kraut vor Beginn der Blüte.

Indikationen

Ein wichtiges Mittel für Prellungen der Knochenhaut mit tiefen, dumpfen Schmerzen sowie für Ischiasschmerzen, die sich nachts und im Liegen verschlimmern. Auch bewährt bei Augenbeschwerden wie Überanstrengung mit Rötung der Augen und bei Kopfschmerzen infolge Überanstrengung der Augen, etwa durch zuviel Arbeit im Nahbereich, zum Beispiel Näharbeiten und Lesen von kleiner Schrift.

Auch hilfreich bei Schwäche der Brust und Atembeschwerden mit Schmerzen über dem Brustbein, zum Beispiel bei Husten und kruppartigem Husten, und bei Infektionen der Zahnwurzel nach Zahnentfernung. Ferner Analprolaps, der sich durch Bücken und Hocken verschlimmert, blutige und schleimbedeckte Stühle sowie ziehende oder stechende Schmerzen im Enddarm wie bei Analprolaps.

Im Krankheitsfall sind *Ruta*-Patienten häufig niedergeschlagen, unzufrieden mit sich selbst und ängstlich. Auch neigen sie dazu, andere zu kritisieren.

Besser: Bewegung.
Schlimmer: Liegen, Ruhe, feuchte Kälte.

Der Saft der Pflanze kann Hautreizungen hervorrufen

Die Blätter enthalten ein stechend bitteres Öl, das für die verschiedensten Zwecke verwendet wird

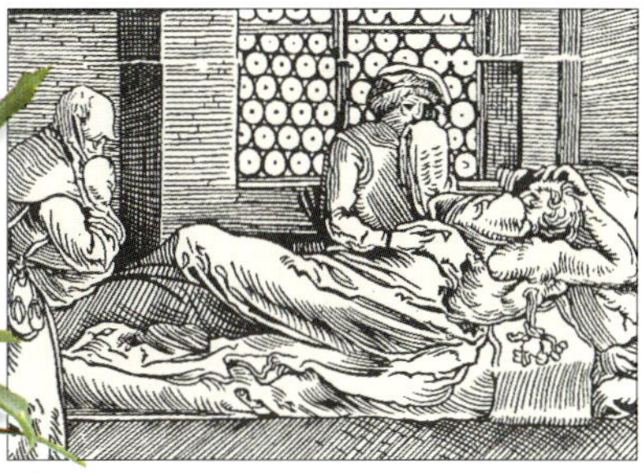

Pflanze gegen die Pest. *Im Mittelalter wurde Weinraute überall als Schutz gegen die Pest gepflanzt – vermutlich wegen ihres starken, betäubenden Geruchs.*

Ruta graveolens. *Seit jeher wird diese Pflanze zu Heilzwecken verwendet. Ihre homöopathische Zubereitung gilt als Hauptmittel bei tiefen, anhaltenden Schmerzen.*

THUJA OCCIDENTALIS

THUJA

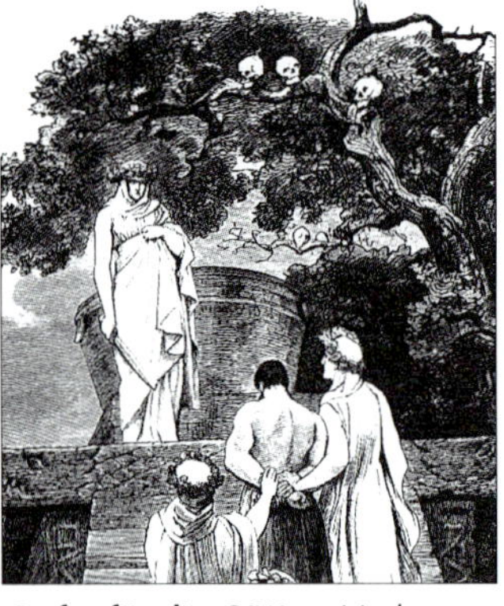

Opfer für die Götter. *Verbrennen von Lebensbäumen als heidnische Opfergabe.*

Der Name dieser immergrünen Konifere stammt von dem griechischen Wort »thero« ab, das opfern oder ausräuchern bedeutet. Zwar nutzten die nordamerikanischen Indianer lange Zeit Blätter und Zweige des Lebensbaums zur Behandlung von Malaria, Husten, Gicht und Rheuma. Doch in der Schulmedizin fand Thuja *keinerlei Verwendung. Dagegen empfiehlt die Aromatherapie das ätherische Öl von* Thuja *bei Haarausfall und Akne.*

Hauptindikationen

- Warzen und andere Hautbeschwerden.
- Nagelbeschwerden.
- Beschwerden im Urogenitalbereich.
- Schnupfen mit grünlichgelbem oder grünem Sekret.

Selbstbehandlung

Warzen – *Seite 188*

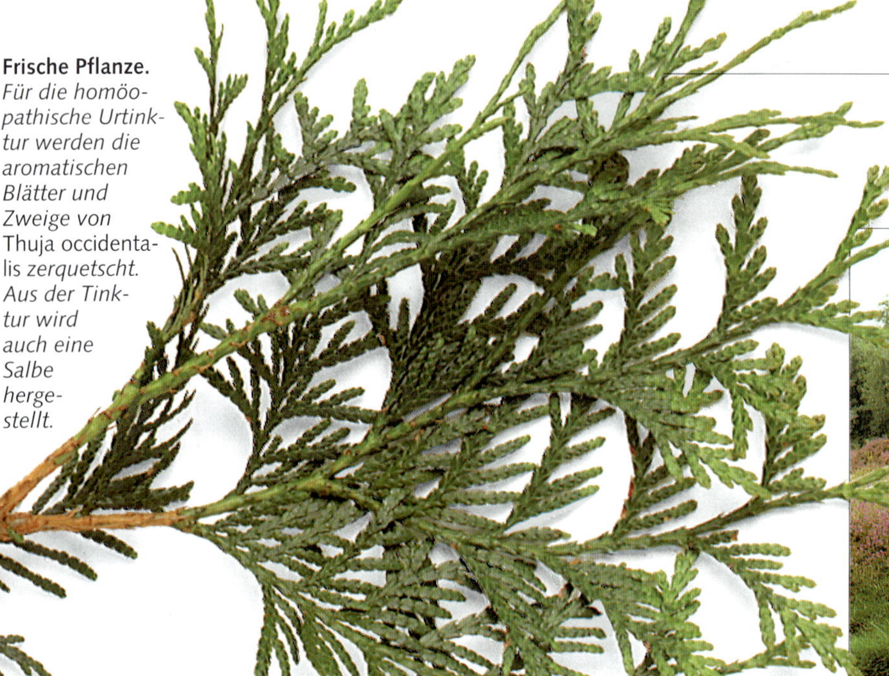

Frische Pflanze. *Für die homöopathische Urtinktur werden die aromatischen Blätter und Zweige von* Thuja occidentalis *zerquetscht. Aus der Tinktur wird auch eine Salbe hergestellt.*

Die frischen Zweige haben einen beißenden Geruch, der an Kampfer erinnert

Thuja occidentalis. *Seit Jahrhunderten verwendet die Naturheilkunde die frischen Blätter und Zweige dieser immergrünen Konifere.*

ARZNEIMITTELBILD

Deutscher Name: Abendländischer Lebensbaum.
Herkunft: Ursprünglich Nordamerika, heute auch häufig in Europa angebaut.
Verwendete Teile: Frische einjährige Zweigspitzen und Blätter vor der Blüte.

Indikationen

Hauptmittel für Warzen. Aber auch hilfreich bei anderen Hautbeschwerden wie fettige Haut, bei schwachen Nägeln sowie bei urogenitalen Beschwerden wie Infektionen der Harnleiter und der Vagina. Ferner übelriechende Schweiße, Kopfschmerzen nach Streß, Überanstrengung oder zuviel Aufregung, Zahnverlust durch Karies und Schwellung des Gaumens, chronischer Schnupfen mit grünlich-gelben oder grünen Absonderungen sowie Appetitmangel am Morgen.
Weibliche Gesundheit: Menstruationsbeschwerden wie verfrühte, spärliche Blutung und Krämpfe.
Thuja-Patienten sind sehr empfindsam mit ausgeprägter bis wahnhafter Furcht, jemand könne sie manipulieren. Sie schlafen schlecht und reden im Schlaf.
Besser: Bewegung.
Schlimmer: Feuchte Kälte, auf der linken Seite, nachts.

Der Konstitutionstyp

Thuja-Menschen mangelt es oft sehr an Selbstwertgefühl. Sie verwenden viel Kraft darauf, gepflegt, hübsch, gesund und natürlich auszusehen. Sie reagieren aufgebracht, wenn dies nicht gewürdigt wird, ziehen sich niedergeschlagen zurück und verlieren das Interesse an ihrem Aussehen. Ihre Haut ist gewöhnlich blaß, fettig oder wachsartig.
Thuja-Kinder sind meist schlank, feingliedrig und können ihre Persönlichkeit nur schlecht ausdrücken. Sie neigen dazu, andere gegeneinander auszuspielen und zu manipulieren.

URTICA URENS

URTICA

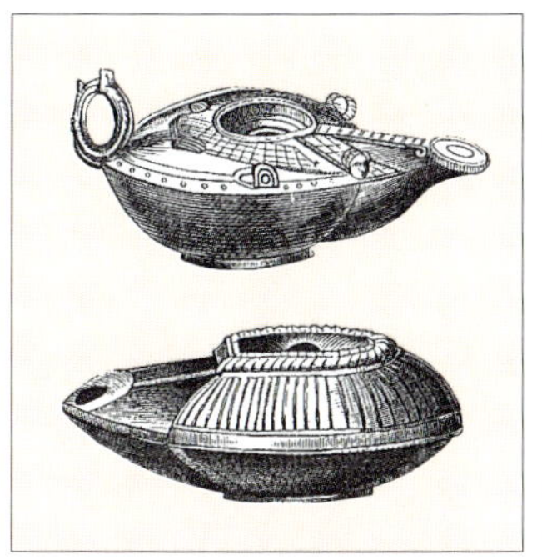

Lampen aus Ägypten. *Die alten Ägypter nutzten das Samenöl der Brennessel für ihre Lampen.*

Die Brennessel wurde seit jeher zu medizinischen Zwecken genutzt. So gab sie der große Pflanzenheiler des 16. Jahrhunderts, ***John Gerard,*** *als Gegenmittel bei Vergiftungen. Erstaunlicherweise erwies sich die Brennessel als perfektes Mittel gegen ihre eigenen »Stiche«. Auch heute noch wird diese weitverbreitete Pflanze in der Naturheilkunde verordnet, zum Beispiel bei Hämorrhoiden, Magenbeschwerden, Diabetes und Nasenbluten. Das homöopathische Mittel dient besonders zur Behandlung von nesselartigen Ausschlägen.*

Hauptindikationen

- Brennende oder stechende Hautbeschwerden.
- Rheumatische Schmerzen.
- Verbrennungen mit Juckreiz und Schwellung.
- Insektenstiche.

Selbstbehandlung

Nesselausschlag – *Seite 188*
Verbrennungen/Verbrühungen – *Seite 220*

ARZNEIMITTELBILD

Deutscher Name: Kleine Brennessel, Nesselkraut.
Herkunft: Weltweit.
Verwendete Teile: Frisches Kraut in Blüte.

Indikationen

Vor allem zur innerlichen und äußerlichen Anwendung bei Hautbeschwerden, besonders brennende und stechende Hautreizungen aufgrund einer allergischen Reaktion. Hervorragend bewährt bei Hautausschlägen wie Nesselsucht (Urticaria) oder durch Insektenstiche und Schalentiere wie Krabben und Muscheln. Verbrennungen einschließlich Sonnenbrand mit roter Haut und Blasen sowie Ekzeme, besonders mit Juckreiz oder Pusteln. Ferner Ausschläge, die durch Kortison-Salben unterdrückt wurden und sich eventuell als Durchfälle äußern.

Außerdem hilfreich bei Rheuma und akuten Gichtanfällen, Nervenentzündungen und Neuralgien.

Weibliche Gesundheit: Juckreiz der Vagina und spärliche Milchbildung bei stillenden Müttern.

Auch bewährt bei scharfem, brennendem Urin, der Juckreiz im Bereich der Harnröhrenöffnung hervorruft, eventuell mit Harnleiter- oder Blasenentzündung.

Besser: Rubbeln der erkrankten Bereiche, Liegen.

Schlimmer: Feuchtkalte Luft, Wasser und Schnee, Berührung, Verzehr von Schalentieren.

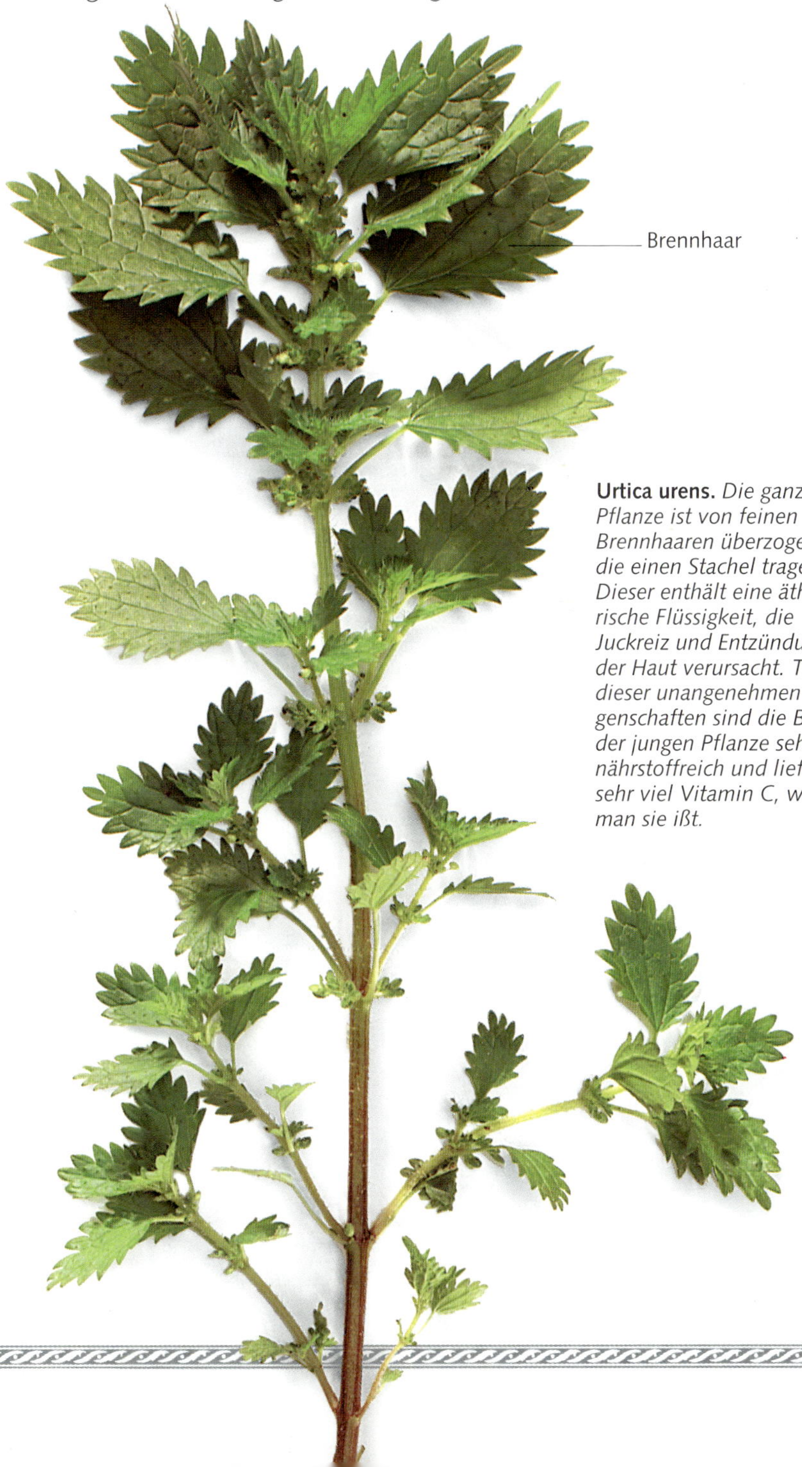

Brennhaar

Urtica urens. *Die ganze Pflanze ist von feinen Brennhaaren überzogen, die einen Stachel tragen. Dieser enthält eine ätherische Flüssigkeit, die Juckreiz und Entzündungen der Haut verursacht. Trotz dieser unangenehmen Eigenschaften sind die Blätter der jungen Pflanze sehr nährstoffreich und liefern sehr viel Vitamin C, wenn man sie ißt.*

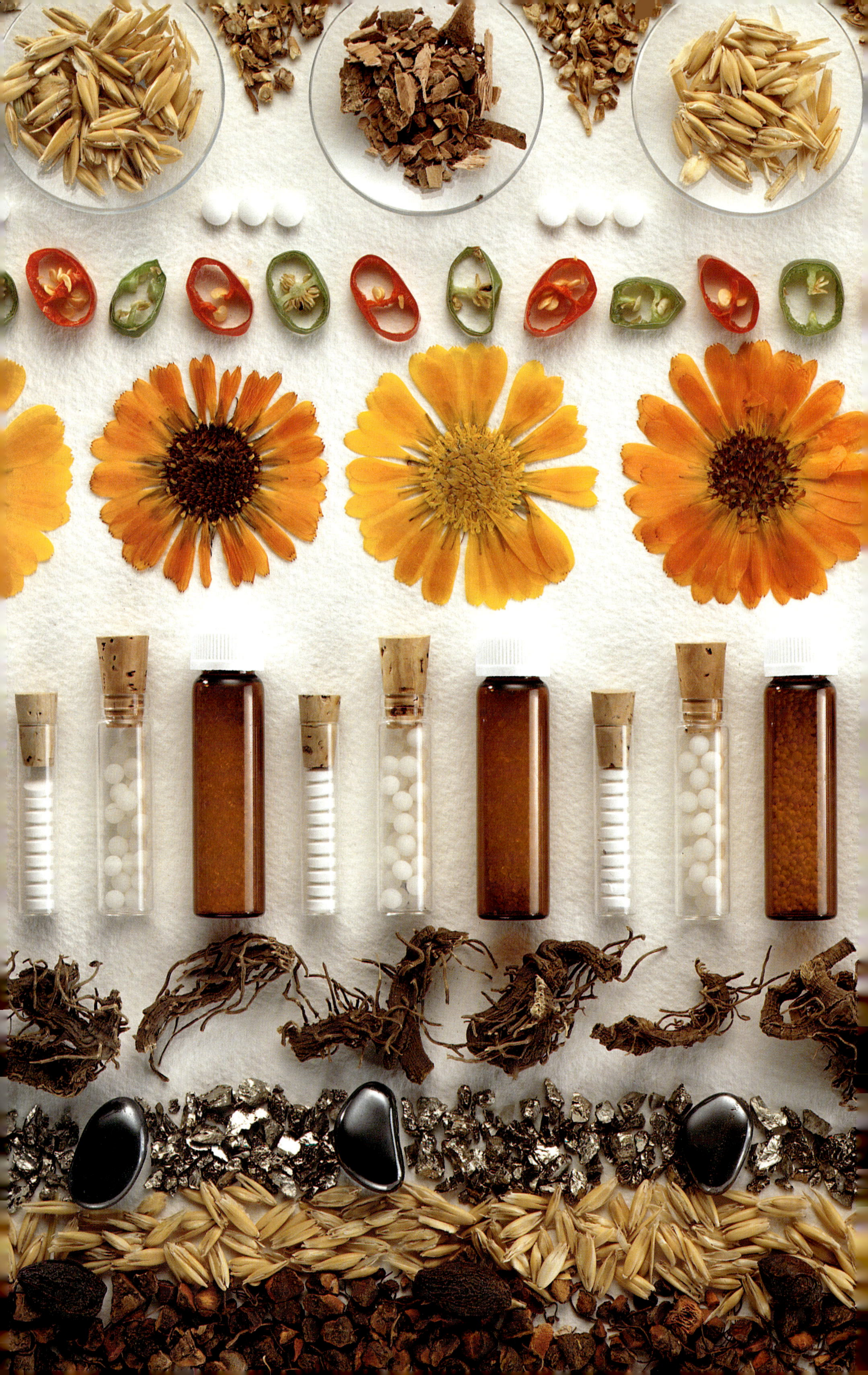

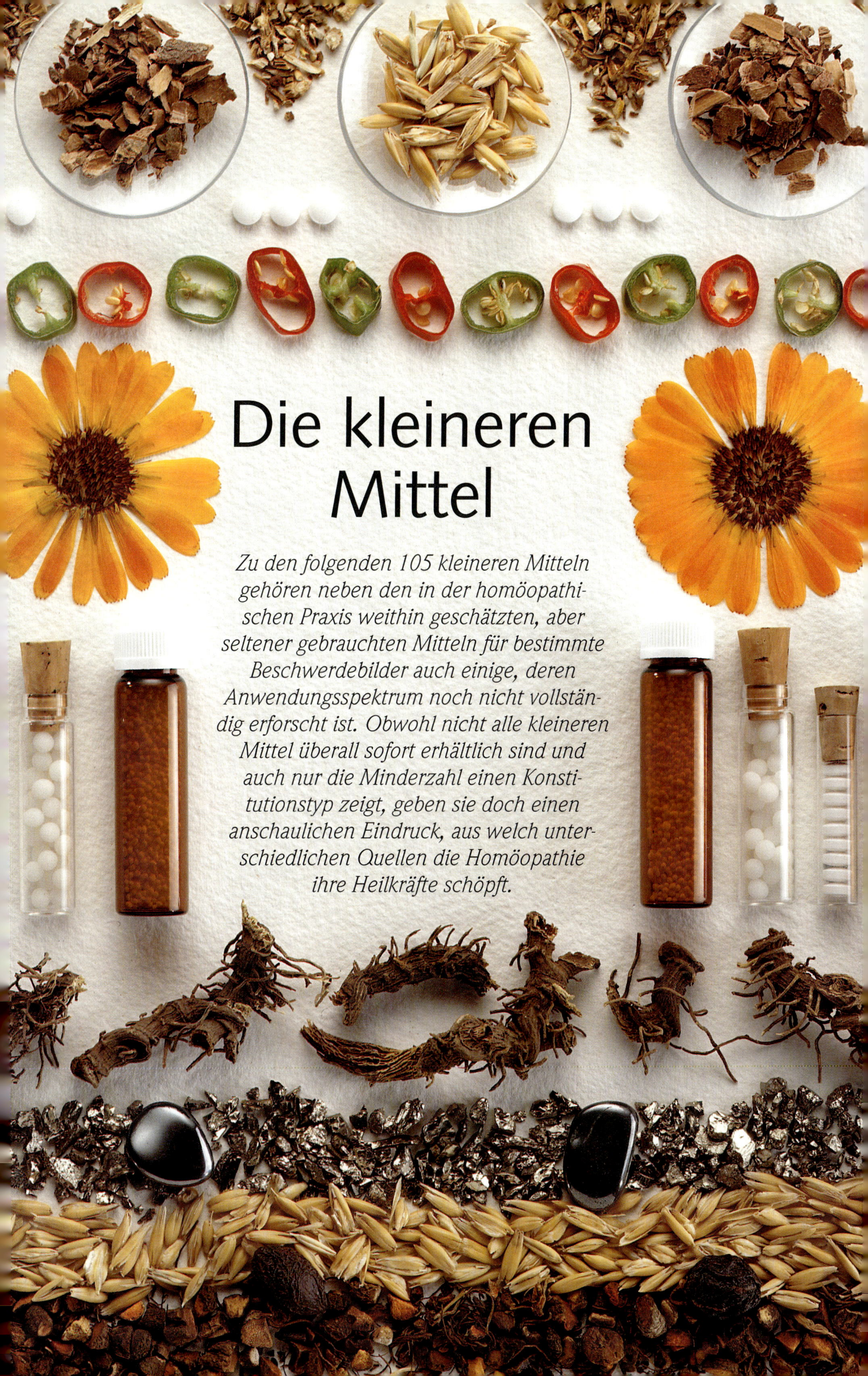

Die kleineren Mittel

Zu den folgenden 105 kleineren Mitteln gehören neben den in der homöopathischen Praxis weithin geschätzten, aber seltener gebrauchten Mitteln für bestimmte Beschwerdebilder auch einige, deren Anwendungsspektrum noch nicht vollständig erforscht ist. Obwohl nicht alle kleineren Mittel überall sofort erhältlich sind und auch nur die Minderzahl einen Konstitutionstyp zeigt, geben sie doch einen anschaulichen Eindruck, aus welch unterschiedlichen Quellen die Homöopathie ihre Heilkräfte schöpft.

AETHUSA CYNAPIUM

AETHUSA

Der Name stammt von dem arabischen Wort »ai« für »brennend«, da die giftige Pflanze beim Menschen Wundheit und brennende Schmerzen verursacht. Der englische Name »fool`s parsley« (Narrenpetersilie) verweist direkt auf eine Indikation in der Homöopathie: unklares Denken und Konzentrationsschwäche.

Deutscher Name : Hundspetersilie, Gartenschierling.
Herkunft: Europa.
Verwendete Teile: Ganze frische Pflanze in Blüte.

Indikationen

Wirkt besonders auf Nerven- und Verdauungssystem. Heftiges Erbrechen, Schmerzen, Krampfanfälle bis zu Delirium, alle mit großer Erschöpfung und Schläfrigkeit. Milchunverträglichkeit und Durchfall bei Säuglingen/Kleinkindern, besonders beim Zahnen oder bei heißem Wetter. Auch zur geistigen Stärkung bei Konzentrationsschwäche.
Besser: Frische Luft, Gesellschaft.
Schlimmer: Wärme, abends, zwischen 3 und 4 Uhr morgens, Sommer.

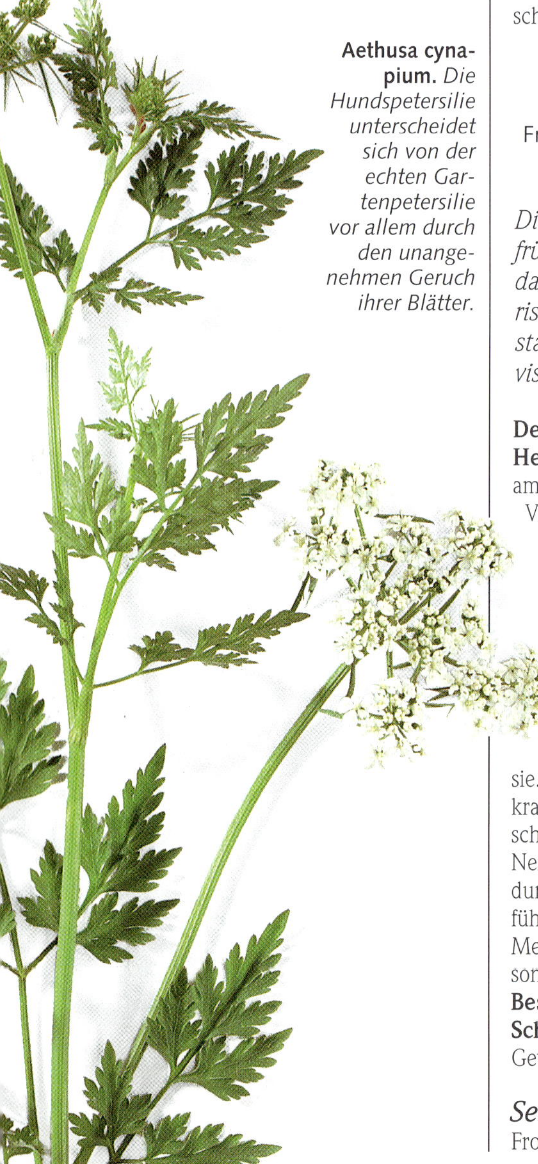

Aethusa cynapium. *Die Hundspetersilie unterscheidet sich von der echten Gartenpetersilie vor allem durch den unangenehmen Geruch ihrer Blätter.*

Amanita muscaria. *Vor der Weiterverarbeitung werden die Fliegenpilze an den Stengeln zum Trocknen aufgehängt.*

AMANITA MUSCARIA
Früher: *AGARICUS MUSCARIUS*

AGARICUS

Dieser hochgiftige Pilz diente früher zum Töten von Fliegen, daher sein Name Fliegenpilz. Sibirische Heiler verwendeten diesen stark halluzinogenen Pilz, um visionäre Zustände zu erreichen.

Deutscher Name: Fliegenpilz.
Herkunft: Europa, Sibirien, Nordamerika, Südafrika.
Verwendete Teile: Ganzer frischer Pilz.

Indikationen

Wichtiges Mittel für Frostbeulen sowie Nervenbeschwerden mit den Leitsymptomen Juckreiz, Zittern und krampfhafte Zuckungen, wie zum Beispiel bei Chorea oder Epilepsie. Auch Delirium tremens bei Alkoholkrankheit und senile Dementia sowie Beschwerden mit ausgeprägtem Schwindel, Neigung, nach rückwärts zu fallen, aufgedunsenem rotem Gesicht ohne Hitzegefühl und wachsendem Appetit. *Agaricus*-Menschen sind sehr kälteempfindlich, besonders wenn sie krank sind.
Besser: Langsame Bewegung.
Schlimmer: Kälte, kalte Umgebung, vor Gewitter, vor dem Essen.

Selbstbehandlung

Frostbeulen – *Seite 198*

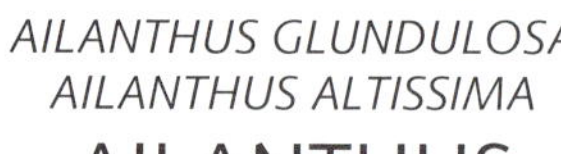

AILANTHUS GLUNDULOSA
AILANTHUS ALTISSIMA

AILANTHUS

Ein beliebter Straßenbaum in Städten Ostasiens. Die homöopathische Prüfung geht auf eine Beobachtung eines amerikanischen Homöopathen (1953) zurück. Er hatte bemerkt, daß Menschen auf Einatmen des Blütenduftes dieses Baumes mit verschiedensten Verdauungsbeschwerden reagieren.

Deutscher Name: Götterbaum, Chinesischer Sumach.
Herkunft: China, heute auch andere Länder Ostasiens wie Indien und Japan.
Verwendete Teile: Frische Triebe, Blüten und junge Rinde.

Indikationen

Drüsenfieber mit charakteristischer Schwellung, hochroter Entzündung der Mandeln und Rachenschleimhaut und schmerzhaften Schluckbeschwerden. Eventuell begleitet von Kopfschmerzen, chronischer Müdigkeit, Muskelschmerzen.
Besser: Druck.
Schlimmer: Morgens, frische Luft, Liegen, Licht, Vornüberbeugen, Schlucken.

ALOE SOCOTRINA/ALOE FEROX

ALOE

Schon im Altertum wurde Aloe *als Abführ- und Stärkungsmittel geschätzt. So glaubten die Griechen und Römer, daß* Aloe *den Gallefluß anrege und damit Verdauungsstörungen löse. In der ersten Hälfte des 20. Jahrhunderts war* Aloe *ein weitverbreitetes Abführmittel. Das homöopathische Mittel wurde erstmals 1864 von* **Dr. Constantine Hering** *geprüft.*

Deutscher Name: Aloe.
Herkunft: Afrika, Mittelmeerländer, Indien.
Verwendete Teile: Getrockneter Saft der Blätter.

Konstitutionstyp

Aloe-Menschen sind oft reizbar, besonders bei wolkigem Wetter. Sie sind unzufrieden und ärgerlich mit sich selbst, besonders wenn sie an Verstopfung leiden. Müde und matt, unfähig zur Arbeit. Paradoxerweise verlangt es sie oft heftig nach Bier, obwohl sie es nicht vertragen.

Indikationen

Stauungen in den Becken- und Bauchorganen sowie im Kopf, zum Beispiel leichte Gebärmuttersenkung, Prostata-Beschwerden, Verstopfung und Kopfschmerzen. Auch hilfreich bei Durchfall mit Schmerzen beim Wasserlassen aufgrund von Nahrungsunverträglichkeiten. Bewährtes und häufiges Mittel für Menschen mit sitzender Lebensweise, besonders ältere und müde, abgeschlagene Menschen. Katerbeschwerden nach zuviel Alkohol (Bier).
Besser: Kaltes Wetter, kalte Umschläge, abgehende Winde.
Schlimmer: Sommer, heißes, trockenes Wetter, frühmorgens, Essen und Trinken.

Selbstbehandlung

Durchfall – *Seite 182*

ALUMINIUMOXID

ALUMINA

Aluminium ist ein vielgebrauchter Wirkstoff für Säurehemmer bei Magenbeschwerden. Auch Kochgeschirr wird immer noch aus diesem Metall hergestellt. Nach neuesten und übereinstimmenden Erkenntnissen der Medizin haben Menschen, die an der Alzheimer Krankheit leiden, einen erhöhten Aluminiumspiegel im Gehirn. Interessanterweise dient das homöopathische Mittel schon lange zur Behandlung der senilen Dementia.

Deutscher Name: Reines geglühtes Aluminiumoxid, Tonerde.
Herkunft: Bauxit aus Frankreich, Italien, Ungarn, Ghana, USA, Jamaika, Indonesien und Rußland.
Verwendete Teile: Aluminiumoxid.

Konstitutionstyp

Alumina-Menschen sind gewöhnlich ältere, geistig verwirrte oder senile Menschen mit schlechtem Gedächtnis. Sie sind meist schlank mit ausgetrockneter, grauer Haut. Auf scharfe, spitze Gegenstände und Messer reagieren sie äußerst empfindlich und fürchten, deswegen ihren Verstand zu verlieren. Sie haben das Gefühl, daß etwas Schlimmes passieren wird, was sie tief verzweifeln läßt. *Alumina*-Menschen haben zuweilen Verlangen nach unverdaulichen Dingen wie Kreide, Kaffeesatz und Teeblätter sowie Stifte. Sie mögen kein Fleisch und kein Bier.

Indikationen

Verlangsamung ist das Leitsymptom von *Alumina*. Hervorragend bewährt bei schwerer Verstopfung mit verlangsamter Darmtätigkeit und kleinen, weichen Stühlen, die nur schwer entleert werden können; häufig bei Schwangeren und Kindern.
Hilfreich auch für Schwindel bei geschlossenen Augen, Gefühl eines Spinnengewebes auf dem Gesicht, Schweregefühl, Koordinationsschwäche und Lähmung der Gliedmaßen wie bei Multipler Sklerose; Probleme beim Wasserlassen durch Schwäche der Blasenmuskulatur.
Besser: Abends, kalte Umschläge, frische Luft.
Schlimmer: Kalte Luft, morgens, salzige und stark gewürzte Speisen.

Selbstbehandlung

Verstopfung – *Seite 184*

AMMONIUM CARBONICUM

AMMON. CARB.

Das berühmte Riechsalz der Damen, die leicht in Ohmacht fielen, war nichts anderes als Ammoniumcarbonat. Auch zur Behandlung von Blutvergiftungen bei Scharlach wurde es über Jahrhunderte verwendet. **Hahnemann** *beobachtete, daß der Stoff in potenzierter Zubereitung weitaus vielfältigere Wirkungen aufweist.*

Deutscher Name: Hirschhornsalz, Ammoniumcarbonat.
Herkunft: Chemisches Produkt aus Natriumcarbonat und Ammoniumchlorid, industriell hergestellt.
Verwendete Teile: Ammoniumcarbonat.

Konstitutionstyp

Ammonium-carbonicum-Menschen neigen zu Vergeßlichkeit, schlechter Laune, Verdrießlichkeit und Weinerlichkeit, besonders bei wolkigem, stürmischem Wetter. Sie sind oft untersetzt bis rundlich und leiden an ausgeprägter Müdigkeit.

Indikationen

Mangelhafte Sauerstoffversorgung des Gewebes, etwa bei Atembeschwerden und leichter koronarer Herzkrankheit. Auch angezeigt beim chronischen Müdigkeitssyndrom.
Besser: Druck, warme, trockene Räume, Füße hochlegen.
Schlimmer: Wolkiges, stürmisches Wetter, ständige Bewegung.

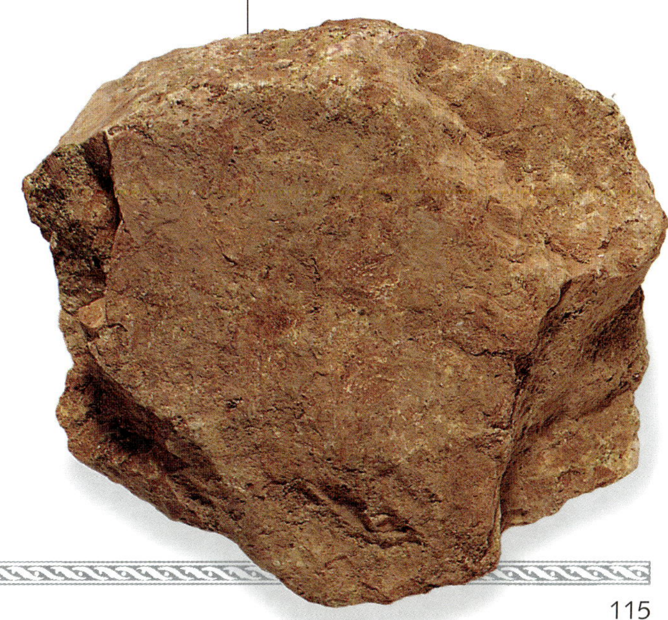

Aluminiumoxid. *Das homöopathische Mittel* Alumina *wird aus dem Mineral Bauxit gewonnen, das neben verschiedenen anderen Bestandteilen auch Aluminiumoxid enthält.*

AMMONIUM CHLORATUM
(Früher: *MURIATICUM*)

AMMON. CHLOR.

Die Alchimisten des Abendlandes schätzten Ammoniumchlorid (Salmiak) seit seiner Einführung im 2. Jahrhundert als wichtige Substanz. Heute wird es vor allem als Elektrolyt in Batterien und beim Galvanisieren, Löten und in der Konservenindustrie verwendet und ist auch in konventionellen Husten- und Erkältungsmitteln enthalten. Bis zum 9. Jahrhundert wurde Salmiak ausschließlich aus den Feuerbergen Zentralasiens eingeführt, heute wird er industriell hergestellt.

Deutscher Name: Salmiak, Sal ammoniacum.
Herkunft: Industrielle Herstellung aus Ammoniumsulfat und Natriumchlorid.
Verwendete Teile: Ammoniumchlorid.

Konstitutionstyp

Ammonium-chloratum-Menschen neigen zu Übergewicht und Aufgedunsensein, aber mit dünnen Armen und Beinen. Sie sind verdrießlich, weinerlich, fürchten sich vor der Dunkelheit und zeigen bisweilen eine ausgeprägte, aber unverständliche Abneigung gegen bestimmte Menschen. Ihre Durchblutung ist unregelmäßig, was zu brennenden und pulsierenden Schmerzen führt. Weiteres Leitsymptom: Schmerzen in der Ferse, eventuell mit Geschwüren auf der Fußsohle.

Indikationen

Lungenbeschwerden wie Bronchitis, Husten und Lungenentzündung mit dickem, zähem, klebrigem Schleim. Weitere Symptome: Schleimiges Gefühl in Hals und Mund, Drüsen und Nacken geschwollen, Kreuzbeinschmerzen und Gefühl, als seien die Sehnen zu kurz. Hilfreich auch bei Ischiasschmerzen und Hexenschuß, die auf der linken Seite schlimmer sind.
Besser: Frische Luft, schnelle Bewegungen.
Schlimmer: Morgens, nachmittags, zwischen 2 und 4 Uhr morgens.

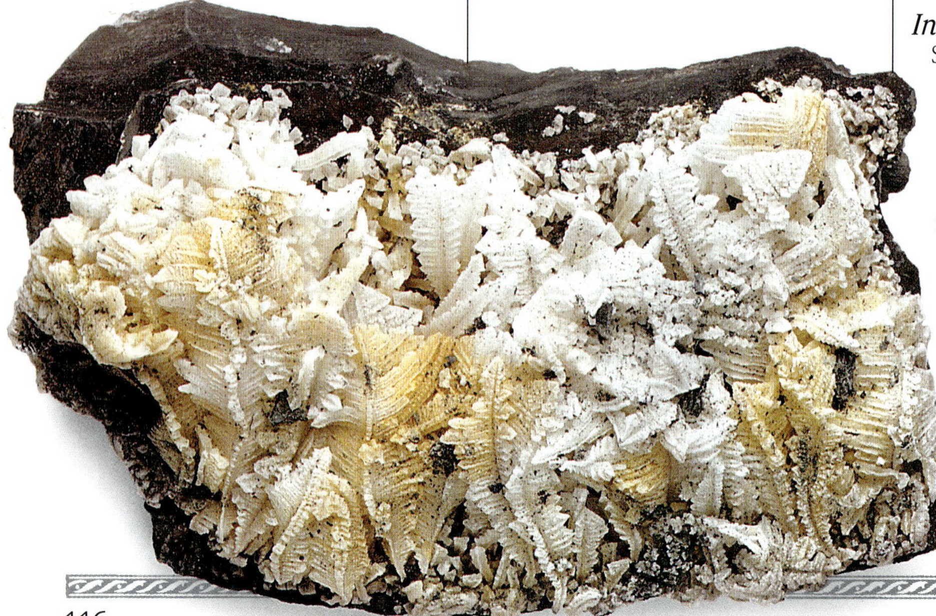

Ammonium chloratum. *Zu deutsch Salmiak. Das homöopathische Mittel wird aus der chemischen Verbindung von Ammoniumsulfat und Natriumchlorid hergestellt.*

ANACARDIUM ORIENTALE
SEMECARPUS ANACARDIUM

ANACARDIUM

Die Hindus benutzten die Früchte des Tintenbaumes für alle Arten von Hautbeschwerden. So verwendeten sie den öligen schwarzen Saft des Fruchtfleischs zum Ausätzen von Warzen und zur Säuberung von Beingeschwüren. Gemischt mit Kreide, diente er als Stoffarbe. Die Araber gaben den Saft vor allem bei geistig-seelischen Beschwerden, Gedächtnisverlust, Lähmungen und Krämpfen.

Deutscher Name: Malakkanuß, Nuß des Tintenbaumes, ostindische Elefantenlaus.
Herkunft: Südasien.
Verwendete Teile: Reife, getrocknete Früchte, Saft.

Konstitutionstyp

Anacardium-Menschen leiden oft an einem Minderwertigkeitskomplex und arbeiten hart, um sich zu beweisen. Die Ursache für ihr mangelndes Selbstbewußtsein liegt häufig in Vernachlässigung und Zurückweisung in der Kindheit. Dadurch verloren sie den Kontakt zu sich selbst und entwickelten das Gefühl, als seien sie in zwei Persönlichkeiten gespalten. Besonders geeignet für Studenten, die ihr Studium plötzlich wegen Gedächtnisschwäche aufgeben. Sie neigen eventuell zu boshaftem und grausamem Verhalten und können Wirklichkeit und Fantasie nicht mehr unterscheiden.

Indikationen

Beschwerden mit Gefühl eines Propfens/Pflocks in verschiedenen Körperteilen, etwa in Darm, Anus oder Blase; Körper wie von einem engen Band umschlungen. Eventuell verbunden mit Hämorrhoiden und Verdauungsschwäche. Auch Verstopfung, Rheuma und Zwölffingerdarmgeschwüre, die sich beim Essen vorübergehend bessern, nach ein bis zwei Stunden aber wieder verschlechtern. Ferner Prüfungsängste mit Heißhunger auf Süßes und Drang zum Fluchen.
Besser: Fasten.
Schlimmer: Nach dem Essen, heiße Bäder und Umschläge, gegen Mitternacht.

ANTIMONIUM TARTARICUM

TARTARUS STIBIATUS

Brechweinstein dient in der Textilfärberei als Fixiermittel. Früher von der Schulmedizin als Brechmittel und zur Förderung von Hustenauswurf sowie zur Behandlung von Pilzinfektionen und Würmern verwendet.

Deutscher Name: Brechweinstein, Antimonyl-Kaliumtartrat.
Herkunft: Industrielle Herstellung aus Antimontrioxid und Brechweinstein.
Verwendete Teile: Antimonyl-Kaliumtartrat.
➪ In Deutschland verschreibungspflichtig bis einschließlich. D3.

Indikationen

Sehr alte und sehr junge Menschen mit Bronchitis und deutlichem Schleimrasseln in der Brust, aber zu geschwächt, um den Schleim herauszuhusten; dabei benommen und gereizt. Auch hilfreich bei Kopfschmerzen wie von einem engen Band um den Kopf, schlimmer beim Husten. Allgemeine Begleitsymptome: Gesicht kalt, Zunge mit dickem weißem Belag, aber mit roter Mitte und roten Rändern. Gewöhnlich kein Durst. Eventuell Ödeme in den Beinen. Übelkeit besser nach Erbrechen.
Besser: Kalte Luft, Aufsitzen.
Schlimmer: Warme Räume, Feuchtigkeit und Kälte, Bewegung, Liegen.

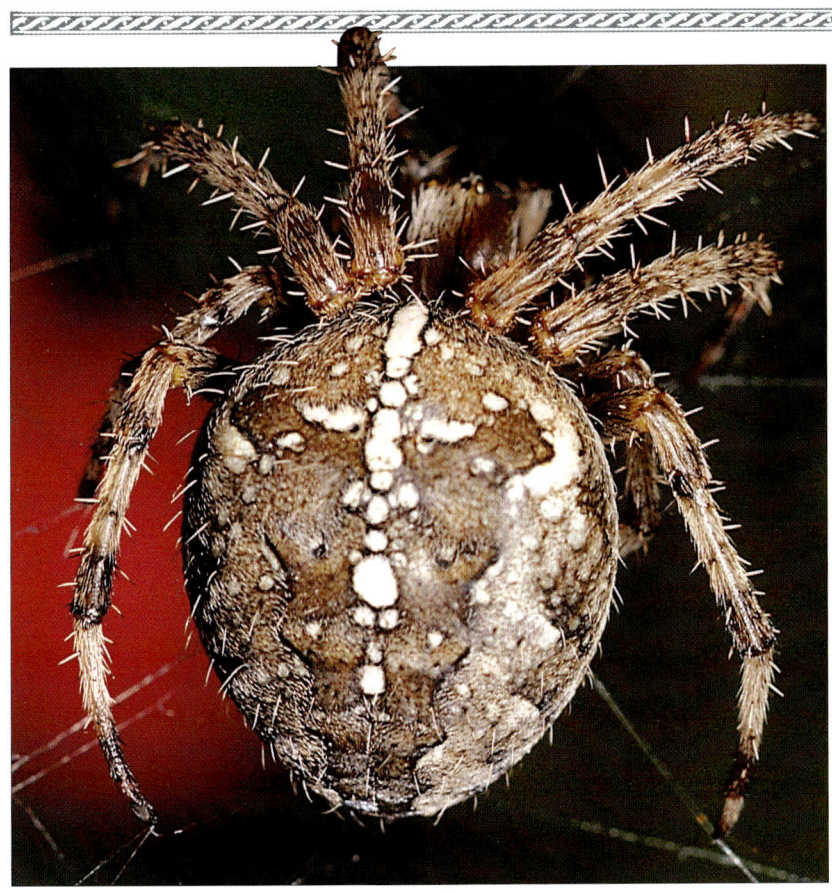

Aranea diadema. *Das homöopathische Mittel aus der Kreuzspinne dient vor allem der Behandlung von Nervenbeschwerden.*

ARANEA DIADEMA
ARANEA DIADEMATUS

ARANEA DIADEMA

Die Kreuzspinne betäubt ihre Opfer mit einem Gift, das sie beim Zubeißen aus ihrem Kiefer absondert. Der deutsche Homöopath **von Grauvogl** *prüfte dieses Gift erstmals Mitte des 19. Jahrhunderts. Er empfahl* Aranea diadema *besonders für Menschen, die ungewöhnlich empfindlich auf Kälte und Feuchtigkeit reagieren.*

Deutscher Name: Kreuzspinne.
Herkunft: Weit verbreitet auf der nördlichen Halbkugel.
Verwendete Teile: Tinktur aus der ganzen Spinne.

Indikationen

Vor allem Beschwerden des Nervensystems mit plötzlichen, heftigen, bohrenden Schmerzen, die in regelmäßigen Abständen wiederkehren, etwa Gesichtsneuralgie. Schwere, einseitige brennende Nervenschmerzen bis in Wange, Lippen, Gaumen oder Kinn. Oft mit Taubheits- und Schweregefühl.
Besser: Sommer und – merkwürdigerweise – Rauchen im Freien.
Schlimmer: Kälte und Feuchtigkeit, kalte Umschläge.

ARGENTUM METALLICUM

ARG. MET.

Reine Silbervorkommen sind sehr selten, meist handelt es sich bei Silberminen um Ablagerungen mehrerer Metalle wie Kupfer, Eisen oder Zink. Silber wird vor allem als Wärme- und Stromleiter verwendet sowie in der Fotografie und in der Spiegelherstellung. Die Schulmedizin verordnete es zur Entwässerung, bei Herzklopfen und bei Mundgeruch.

Deutscher Name: Silber.
Herkunft: USA und Südamerika.
Verwendete Teile: Silber.

Indikationen

Arthritis und Rhemau mit entzündeten Gelenken der Hände, Finger, Füße und Zehen. Auch für Entzündungsschmerzen anderer innerer Organe. Leitsymptom: Schmerzen nehmen langsam zu, verschwinden jedoch plötzlich. Auch hilfreich bei Kehlkopfentzündung, Asthma und Bronchitis.
Besser: Nachts, frische Luft, Ruhe, Druck.
Schlimmer: Gegen Mittag, Bewegung.

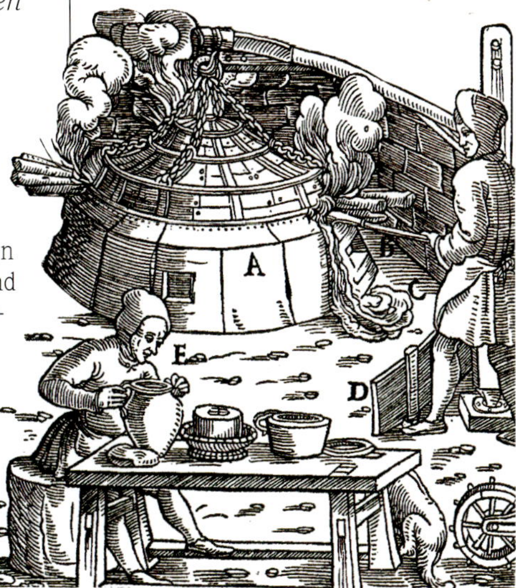

Argentum metallicum. *Silber wird schon seit dem Altertum gefördert. Die homöopathische Zubereitung hilft bei Arthritis.*

ARSENICUM JODATUM

ARS. JOD.

Eine Verwendung in der Schulmedizin ist nicht bekannt. Die Homöopathie gab Ars. jod. *im 19. und 20. Jahrhundert bei Tuberkulose und auch bei Lymphdrüsenkrebs.*

Deutscher Name: Arsen(III)iodid, Arseniodid.
Herkunft: Natürlich vorkommende Verbindung aus Arsen und Jod.
Verwendete Teile: Arsen(III)iodid.
➪ In Deutschland verschreibungspflichtig bis einschließlich D3.

Indikationen

Besonders für hyperaktive Kinder, die zu großer Hitze neigen (einige sind aber auch kalt). Auch hilfreich bei Schuppenflechte und Lungenbeschwerden, etwa Bronchitis. Nasensekret immer brennend, macht die Oberlippe wund, besonders deutlich bei Heuschnupfen oder allergischem Schnupfen. Asthma eventuell begleitet von Heuschnupfen. Ferner Drüsenverhärtungen bei Schuppenflechte und Ekzemen.
Besser: Frische Luft.
Schlimmer: Nachts, besonders nach Mitternacht.

Selbsthilfe

Heuschnupfen – *Seite 168*

ARUM TRIPHYLLUM

ARUM TRIPH.

Die ausdauernde Pflanze aus Nordamerika ist wegen ihrer ungewöhnlichen Blattform bekannt und wird in ihrer Heimat als Wildblume geschätzt, die ihre hübschen Blüten im späten Frühjahr zeigt. Arum stammt von dem arabischen Wort »ar« für Feuer ab.

Deutscher Name: Zehrwurzel.
Herkunft: Nordamerika, China.
Verwendete Teile: Frischer Wurzelstock.

Indikationen

Vor allem Heuschnupfen, bei dem das linke Nasenloch stärker befallen ist, und Erkältungen. Zu den Symptomen zählen Rötungen um dem Mund und in der unteren Gesichtshälfte mit schmerzhaften, aufgesprungenen und blutenden Lippen, eingerissenen Mundwinkeln sowie Wundheit der Nasen- und Mundschleimhaut mit Blutungen, heißem Nasensekret und Speichel. Auch bewährt bei chronischer Heiserkeit und Stimmverlust durch kaltes, windiges Wetter und zuviel Singen.
Besser: Kaffee, morgens.
Schlimmer: Kaltes, windiges Wetter, Liegen.

AVENA SATIVA

AVENA

Wilder Hafer wuchs in Westeuropa zunächst als Unkraut zwischen Gerste, bevor er als Kulturpflanze gezogen wurde. Die meisten Haferarten dienen als Futterpflanze fürs Vieh, einige werden auch zu Lebensmitteln weiterverarbeitet. Hafer ist sehr nährstoffreich und gilt in der Pflanzenheilkunde und der Homöopathie gleichermaßen als wichtiges Mittel zur Nervenstärkung.

Deutscher Name: Hafer.
Herkunft: Weltweit in gemäßigten Regionen.
Verwendete Teile: Ganze, frische, blühende Pflanze.

Indikationen

Meist als Tinktur zur Stärkung der Nerven, bei nervöser Erschöpfung, Sorgen und Ängsten. Soll auch bei Impotenz helfen. Sehr bewährt bei Nervosität und Schlaflosigkeit bei Alkoholkranken und starken Trinkern.
Besser: Schlaf.
Schlimmer: Alkohol.

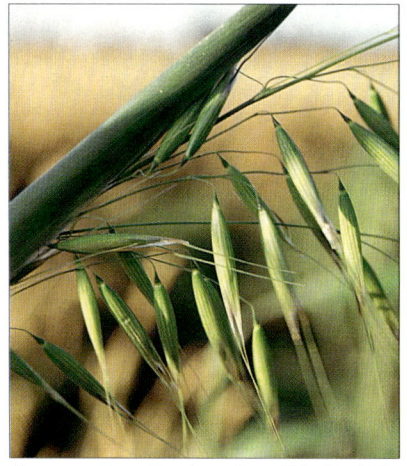

Avena sativa. *Das homöopathische Mittel aus wildem Hafer hilft bei nervöser Erschöpfung, Schlaflosigkeit und Ängsten.*

BAPTISIA TINCTORIA

BAPTISIA

In hohen Dosen wirkt diese ausdauernde Pflanze giftig, besonders auf den Verdauungstrakt. Die nordamerikanischen Ureinwohner verwendeten den Wilden Indigo als Färbemittel. Auch heute noch nutzt die Pflanzenheilkunde die Wurzel als antibakteriellen, antiseptischen und kühlenden Wirkstoff, zum Beispiel bei Halsentzündungen.

Deutscher Name: Wilder Indigo.
Herkunft: Nordamerika.
Verwendete Teile: Frische Wurzel mit Rinde.

Indikationen

Vor allem akute fiebrige Erkrankungen wie schwere grippale Infekte einschließlich echter Grippe und typhösem Fieber. Leitsymptome der akuten Beschwerden sind plötzliches Einschlafen mitten im Gespräch sowie Einschlafstörungen, weil Kopf wie benebelt bis deliriös. Zunge braun belegt mit trockener Mitte, Gaumen wund, extrem unangenehmer Mundgeruch. Eventuell plötzliche, schmerzlose, faulig riechende Durchfälle.
Besser: Gehen an der frischen Luft.
Schlimmer: Feuchte Hitze.

BARIUM CARBONICUM

BARIUM CARB.

Dieses homöopathische Mittel wird aus dem Mineral Witherit gewonnen, das 1783 von ***William Withering*** *entdeckt wurde und einen hohen Gehalt an Bariumcarbonat aufweist. Barium ist ein Element und meist als Witherit und Baryt (Schwerspat) in der Erdkruste vorhanden. Erhitzen läßt es im Dunkeln glühen. Barium wird in der Radiologie sowie in der optischen Industrie und der Glasindustrie verwendet. Die Medizin gab es früher bei Tuberkulose und Drüsenschwellungen.*

Barium carbonicum. *Die weißen Kristalle in diesem Witherit sind Bariumkristalle.*

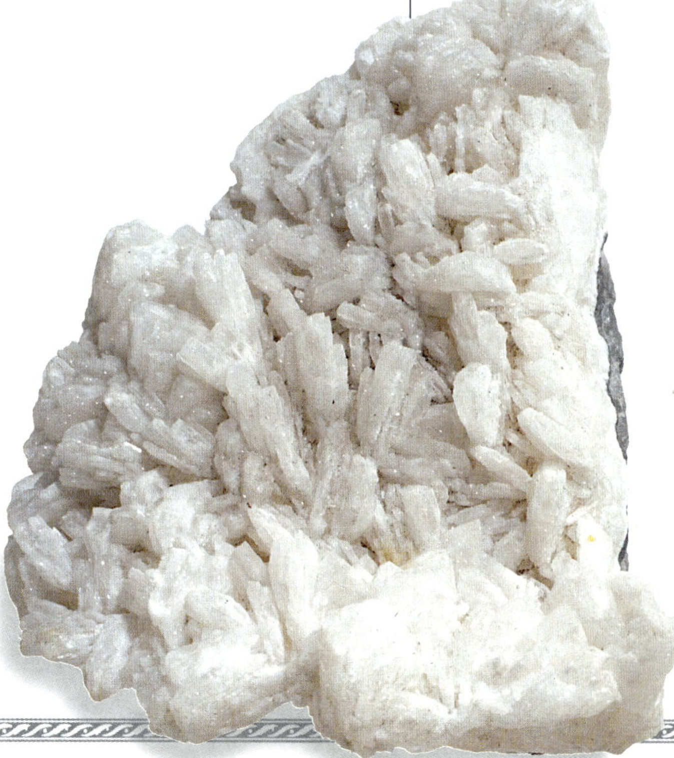

Deutscher Name: Bariumcarbonat, kohlensaures Barium.
Herkunft: Als Witherit in Schottland, England, Italien, USA.
Verwendete Teile: Bariumcarbonat.

Konstitutionstyp

Barium-carbonicum-Menschen leiden oft an mangelndem Selbstwertgefühl, sie sind eher kindisch, anhänglich, unsicher und unfähig, Entscheidungen zu treffen. Neigung zum Nägelbeißen, oft übelriechender Fußschweiß. Bisweilen seltsame Empfindungen, als ob sie zum Beispiel Rauch einatmeten.

Indikationen

Vor allem für Kinder und ältere Menschen. Ein Leitsymptom ist die verlangsamte körperliche und geistig-seelische Entwicklung. Barium ist oft angezeigt bei Menschen, die sich einer intellektuellen Herausforderung stellen müssen.
Barium-carbonicum-Kinder lernen oft spät Laufen und Sprechen, sie haben einen großen Kopf, während sich die Genitalien und andere Körperteile nicht altersgemäß entwickeln. Oft Kleinwüchsigkeit oder Down-Syndrom. Sehr infektionsanfällig, daher oft akute und wiederkehrende Mandelentzündungen.
Ältere *Barium-carbonicum*-Patienten leiden häufig an seniler Dementia oder an Folgewirkungen eines Schlaganfalls, eventuell mit Lähmungen.
Besser: Warm einhüllen, Gehen an der frischen Luft.
Schlimmer: Geringste Kälte und Feuchtigkeit.

BELLIS PERENNIS

BELLIS

Schon im Mittelalter diente das Gemeine Gänseblümchen zur Behandlung von Wunden. Man nahm an, daß die Pflanze das Blut aus gequetschtem Gewebe entferne, daher auch der englische Name »bruisewort« (Quetschkraut). Auch heute wird Bellis *bei schmerzhaften Quetschungen und Schnittverletzungen verordnet.*

Deutscher Name: Gänseblümchen, Maßliebchen.
Herkunft: Wiesen in ganz Europa, Asien und im Osten Nordamerikas.
Verwendete Teile: Ganze frische, blühende Pflanze.

Indikationen

Vor allem zur Schmerzlinderung und Beschleunigung der Heilung bei Quetschungen und Wunden, besonders nach Verletzungen oder Operationen. Auch entzündungshemmend und hilfreich bei Abszessen. Besonders bewährt bei Unfallverletzungen mit Drüsenschwellungen oder kalten Schwellungen der Gliedmaßen. Überhitzung mit plötzlicher Abkühlung verschlimmert immer die Beschwerden.
Weibliche Gesundheit: Ein hervorragendes Mittel für Gebärmutterschmerzen während der Schwangerschaft und nach Kaiserschnitt.
Besser: Bewegung, Rubbeln der schmerzhaften Stellen.
Schlimmer: Naßwerden, kalte Getränke bei Überhitzung, Schwitzen, zuviel Bettwärme.

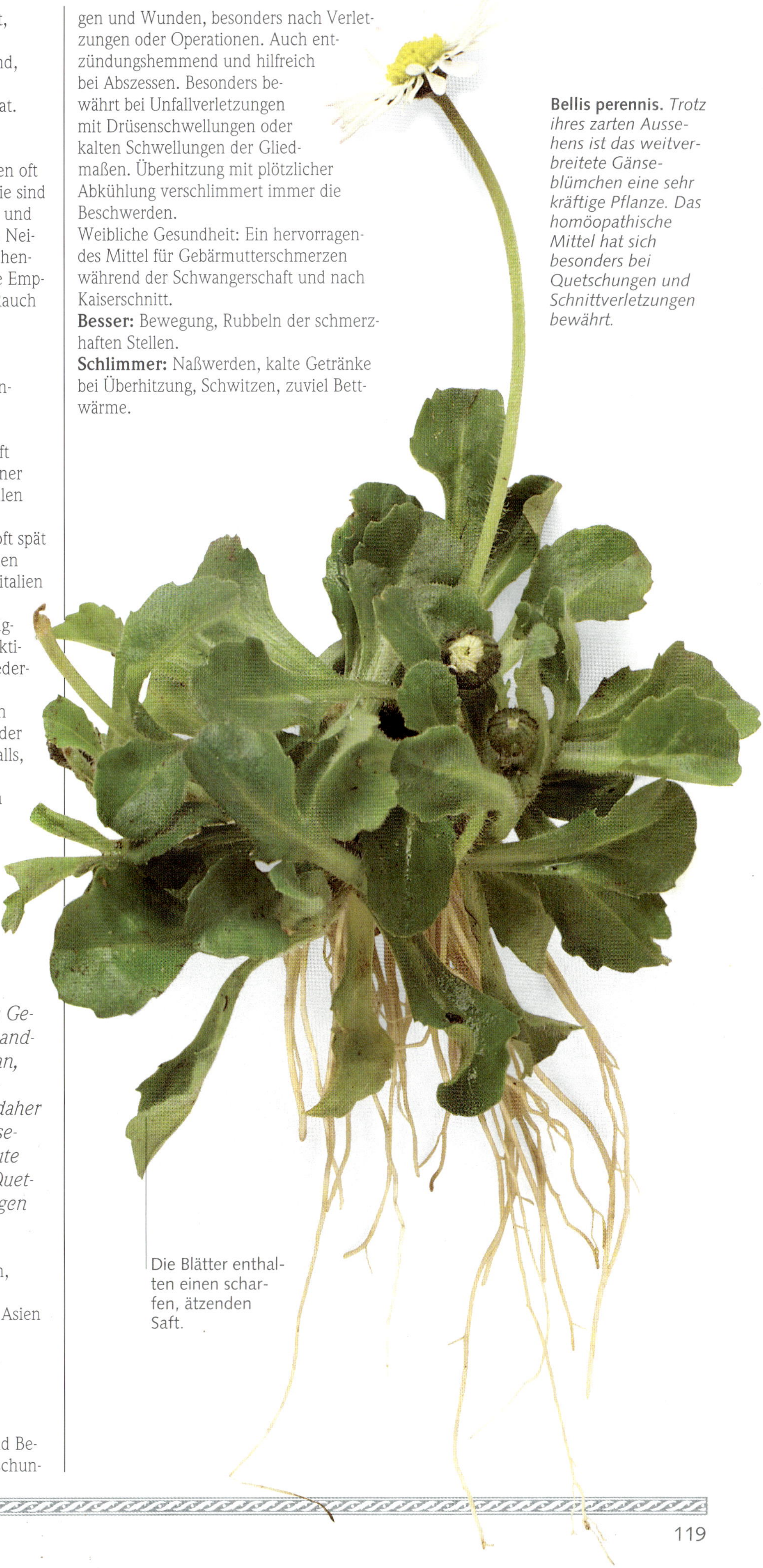

Bellis perennis. *Trotz ihres zarten Aussehens ist das weitverbreitete Gänseblümchen eine sehr kräftige Pflanze. Das homöopathische Mittel hat sich besonders bei Quetschungen und Schnittverletzungen bewährt.*

Die Blätter enthalten einen scharfen, ätzenden Saft.

BENZOICUM ACIDUM

ACIDUM BENZOICUM

Pflanzliche Benzoesäure wird aus dem Benzoeharz ostasiatischer Gummibäume gewonnen. Bei Mischung von Benzoesäure mit Natriumcarbonat entsteht Natriumbenzoat, ein weitverbreitetes Konservierungsmittel für Lebensmittel. Homöopathische Prüfungen zeigen, daß Menschen, die besonders empfindlich auf Benzoesäure reagieren, bei zu hohem Konsum von Natriumbenzoat Gesundheitsprobleme bekommen können.

Deutscher Name: Benzoesäure, Benzoeharz aus Styraxarten, Phenylameisensäure.
Herkunft: Thailand.
Verwendete Teile: Sublimierte Benzoesäure aus Benzoeharz von Styraxarten.

Indikationen

Vor allem Arthritis und Gicht mit Knacken in den Gelenken bei Bewegung. Auch Nierensteine. Leitsymptome: Ziehende Schmerzen, unangenehm riechender Urin (wie Pferdeharn) und Frösteln.
Besser: Hitze.
Schlimmer: Frische Luft, Entkleiden (wegen Kälte).

BERBERIS VULGARIS

BERBERIS

Schon die altern Griechen und Römer und auch ***John Gerard****, der berühmte Pflanzenheiler des 16. Jahrhunderts, schätzten den Sauerdorn. Man nahm an, daß er das Blut kühle, und gab ihn zur Blutstillung, bei Gelbsucht, Durchfall und Ruhr. Auch heute dient Berberis noch zur Behandlung von Gelbsucht, anderen Leber- und Nierenbeschwerden sowie Gallensteinen.*

Deutscher Name: Sauerdorn, Gemeine Berberitze.
Herkunft: Europa, Westindien.
Verwendete Teile: Getrocknete Wurzelrinde.

Indikationen

Vor allem Niereninfektionen, besonders mit Druckempfindlichkeit im Nierenbereich. Urin dunkel oder andersartig verändert. Verschlimmerung der Schwäche und Schmerzen im unteren Rückenbereich durch plötzliche Bewegung, schnelles Aufstehen aus dem Sitzen und heftiges Auftreten, etwa beim Treppenlaufen. Auch hilfreich für Gallensteine mit Gallenkoliken sowie Gelbsucht mit hellen Stühlen. *Berberis*-Patienten sind blaß mit eingefallenen Wangen, tiefliegenden Augen und trockenen Schleimhäuten. Ihre Beschwerden ändern sich häufig sehr rasch.
Besser: Strecken und Dehnen der Muskeln.
Schlimmer: Stehen.

BOTHROPS LANCEOLATUS
LACHESIS LANCEOLATUS

BOTHROPS

Die Gelbe Buschmeisterschlange ist extrem giftig. Sie ist grau oder braun, gemustert mit schwarzgeränderten Quadraten, bisweilen mit hellen Ecken. Ihr Biß kann für den Menschen tödlich sein. Durch Biß verletzte Gliedmaßen schwellen schnell zu enormer Größe an, entzünden sich und sterben ab.

Deutscher Name: Gelbe Buschmeisterschlange, Lochotter, Grubenotter.
Herkunft: Tropisches Asien, Südamerika, Karibik.
Verwendete Teile: Frisches Gift.

Indikationen

Vor allem Thrombosen und tiefliegende Blutergüsse. Ferner linksseitige Schlaganfälle mit rechtsseitigen Lähmungen und Artikulations- und Wortfindungsstörungen. *Bothrops*-Patienten sind insgesamt langsam, müde, matt und leiden an nervösem Zittern.
Besser: Keine Faktoren bekannt.
Schlimmer: Auf der rechten Seite.

BUFO RANA

BUFO

Bei Gefahr spritzt die Gemeine Kröte ein Gift, das die Augen und Schleimhäute reizt. In hohen Dosen wirkt dieses Gift auf Tiere lähmend bis tödlich. Schon im alten China galt das getrocknete Gift als Heilmittel für die verschiedensten Beschwerden. Bei der homöopathischen Prüfung notierte der berühmte amerikanische Arzt ***Dr. James T. Kent*** *(siehe Seite 17) ebenfalls eine »große Bandbreite verschiedenster Symptome«, von Unzurechnungsfähigkeit über Entschlußlosigkeit bis zur Apathie.*

Deutscher Name: Gemeine Kröte.
Herkunft: Europa, Nordasien.
Verwendete Teile: Gift aus den Hautdrüsen.

Indikationen

Vor allem epileptische Anfälle mit nachfolgenden heftigen Kopfschmerzen. Leitsymptome: Schlaffe, heraushängende Zunge sowie Unverträglichkeit von Musik und glänzenden Gegenständen vor dem Anfall; Schmerzen folgen den Lymphbahnen. *Bufo*-Patienten leiden an Wassereinlagerungen, wirken aufgedunsen und töricht. Wenn sie sich mißverstanden fühlen, werden sie sehr ärgerlich.
Besser: Morgens, im Liegen.
Schlimmer: Nachts, im Schlaf, während der Menstruation.

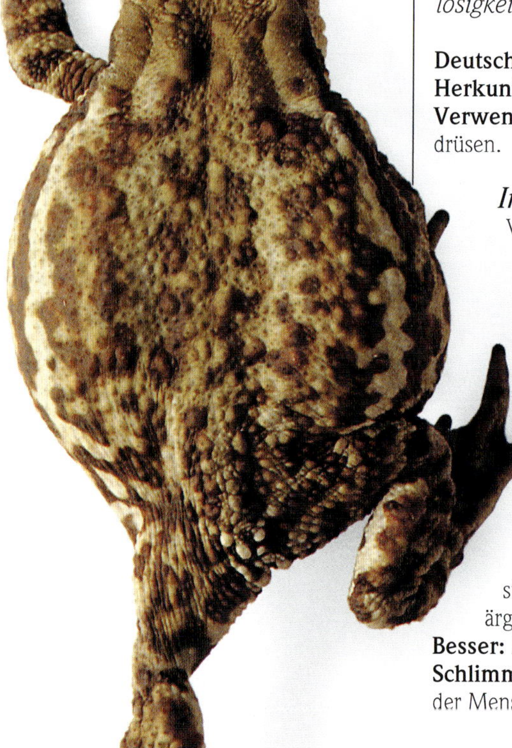

Bufo rana. *Die Giftdrüsen befinden sich in Hautwarzen, vor allem in den Erhebungen hinter den Augen.*

CACTUS GRANDIFLORUS
SELINECEREUS GRANDIFLORUS

CACTUS

Die Königin der Nacht hat große, fleischige Stengel. Bei der ersten homöopathischen Prüfung notierte der Prüfer **Dr. Rubin** *schwere Beklemmungsgefühle in der Herzregion mit Brustschmerzen. Diese Indikation gilt auch heute noch. Mittelamerikanische Heiler nutzten früher übrigens auch noch andere Kaktusarten.*

Deutscher Name: Königin der Nacht.
Herkunft: Mittelamerika, Antillen.
Verwendete Teile: Frische, junge Stengel und Blüten.

Indikationen

Ein wichtiges Mittel für Angina pectoris mit heftigen Schmerzen. Starkes Engegefühl der Brust, besonders wenn das Herz schwer arbeitet, zum Beispiel bei körperlicher Arbeit, Sport oder Streß. Die starken Schmerzen verschlimmern sich beim Liegen auf der linken Seite, eventuell mit Herzklopfen. Bisweilen auch Anschwellen der linken Hand oder Kribbelgefühl. Patienten meinen zu sterben, weil es keine Rettung gebe.
Besser: Liegen auf der rechten Seite mit erhöhtem Kopf.
Schlimmer: Gegen 11 Uhr und 23 Uhr.

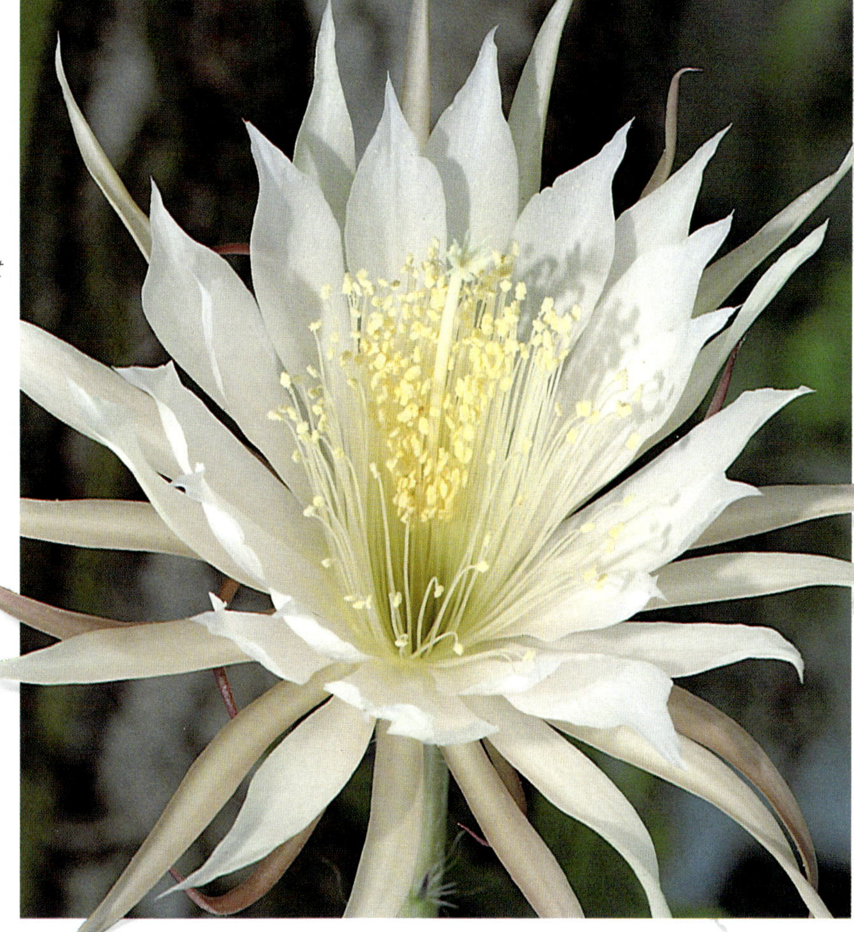

Cactus grandiflorus. *Das homöopathische Mittel aus den jungen Stengeln und Blüten hilft bei Angina pectoris.*

CALCIUM FLUORATUM

CALC. FLUOR.

Calcium fluoratum *gehört zu den Schüßler-Salzen (Seite 227) und ist ein wichtiger Baustein des menschlichen Organismus, besonders der Knochenoberfläche, der Haut, des Stützgewebes der Blutgefäße und des Bindegewebes. Das homöopathische Mittel hilft vor allem, die Elastizität des Gewebes zu erhalten.*

Deutscher Name: Flußspat, Calciumfluorid.
Herkunft: Europa, Nord- und Südamerika.
Verwendete Teile: Calciumfluorid.

Konstitutionstyp

Calcium-fluoratum-Menschen sorgen sich häufig um ihre Gesundheit und fürchten Armut. Obwohl sie eine rasche Auffassungsgabe haben und die Dinge auf den Punkt bringen, sind sie keine erfolgreichen Arbeiter, produzieren Ausschuß und brauchen Hilfe und Anleitung durch andere. Sie sind intelligent, aber unbedacht, ihre Fehler gehen oft auf das Konto mangelnder Vorbereitung.
Calcium-fluoratum-Patienten haben Probleme mit dem Stützgewebe der Venen und Drüsen. Sie sind anfällig für Krampfadern, Hämorrhoiden und Lympdrüsenschwellungen sowie für Bänderzerrungen, da ihre Muskeln und Bänder schlaff und daher sehr beweglich sind. Ihr Gang ist schnell und ruckartig. ▷

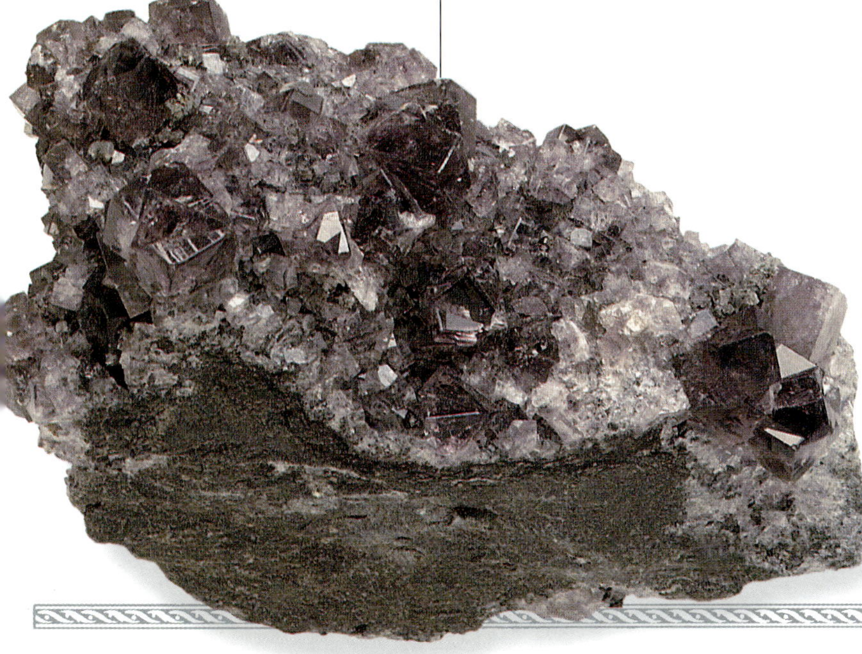

Calcium fluoratum. *Fluorid oder Calciumfluorid ist ein wichtiger Baustein menschlichen Lebens, besonders der Knochen.*

(Fortsetzung *Calcium fluoratum*)

Indikationen

Vor allem zur Erhaltung der Elastizität des Stützgewebes sowie zur Auflösung von harten Knochenwucherungen. Auch hilfreich bei überdehnten Muskeln, Bändern und Sehnen, Hexenschuß und anderen Rückenbeschwerden, vergrößerten Drüsen und mangelhafter Zahnschmelzbildung. Besonders bewährt bei verlangsamtem Wachstum im Kindesalter und damit verbundenem spätem Laufenlernen; bei vergrößerten, steinharten Drüsen nach wiederholten Hals-, Nasen-, und Ohreninfektionen.
Besser: Ständige Bewegung, Hitze, warme Umschläge.
Schlimmer: Beginn der Bewegung, Kälte und Feuchtigkeit, Zugluft, Wetterwechsel.

CALCIUM SULFURICUM

CALC. SULF.

Aus Calcium sulfuricum *oder Calciumsulfat werden Gipsverbände, Zement und weiße Farbpigmente hergestellt.* **Schüßler,** *der es in sein Repertoire biochemischer Mineralstoffe aufnahm, war überzeugt, daß ein Mangel an Calciumsulfat den vollständigen Abbau verbrauchter roter Blutkörperchen behinderte und dadurch Entzündungen und Vereiterungen hervorrufe.*

Deutscher Name: Schwefelsaures Calcium, Calciumsulfat, Gips, Marienglas, Alabaster.
Herkunft: Italien, Frankreich, Nordamerika.
Verwendete Teile: Gefälltes Calciumsulfat.

Konstitutionstyp

Ein wichtiges Merkmal von *Calcium-sulfuricum*-Menschen ist ihre ausgeprägte Eifersucht, die zu einem Zustand ständiger Melancholie und Gereiztheit führen kann. Häufiger Heißhunger auf unreifes Obst. Deutliche Abneigung gegen Hitze, selbst bei Kälte decken sie sich nicht zu.

Indikationen

Alle Arten von Eiterbildung und schlecht heilenden Wunden wie Abszesse, Pusteln, Furunkel, Karbunkel, Zysten und infizierte Hautausschläge. Begleitsymptome sind gelb belegte Zungenwurzel, Drüsenschwellungen und Brennen der Fußsohlen.
Besser: Frische Luft, Essen, schwarzer Tee.
Schlimmer: Naßkaltes Wetter.

CALENDULA OFFICINALIS

CALENDULA

Die Ringelblume ist eine weitverbreitete (Bauern)Gartenpflanze. Wegen ihrer entzündungshemmenden und desinfizierenden Wirkung wird sie seit dem Altertum geschätzt und wurde bei einer Vielzahl von Erkrankungen von Hautbeschwerden bis Krebs verordnet. Salbe und Tinktur zählen zu den am häufigsten angewendeten pflanzlichen Mitteln, vor allem bei Hautbeschwerden.

Calendula officinalis. *Ringelblumensalbe ist ein bewährtes Wundheilungsmittel.*

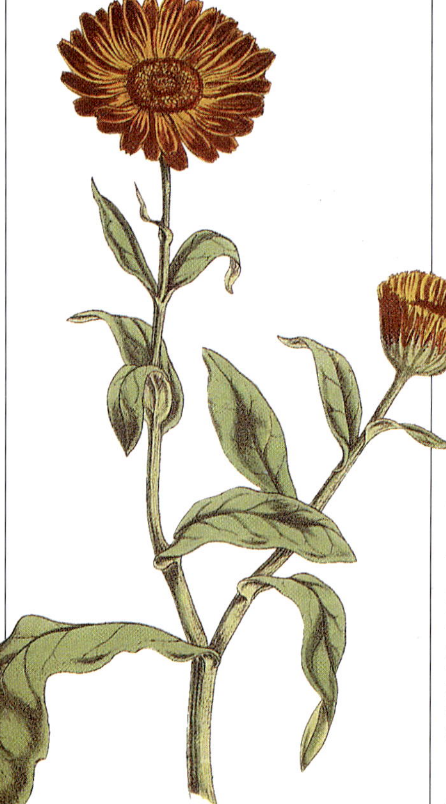

Deutscher Name: Ringelblume.
Herkunft: Europa.
Verwendete Teile: Frisches Kraut mit Blüten.

Indikationen

Als Salbe und (verdünnte) Tinktur zur Desinfektion und Beschleunigung der Heilung von offenen Wunden. Wirkt blutstillend, indem es die Granulation fördert, etwa bei kleineren Schnitt-, Schürf- und Kratzwunden. Sehr bewährt auch in der Geburtshilfe bei Dammrissen/Dammschnitten und vielfach von Hebammen empfohlen. Die desinfizierende Wirkung macht die verdünnte Tintur zu einem wirksamen Gurgelmitel bei Mundgeschwüren, Halsentzündungen und zur Blutstillung nach Zahnextraktionen. Innerliche Anwendung bei Gelbsucht und Fieber mit Reizbarkeit, Nervosität und überempfindlichem Gehör.
Besser: Stilliegen, Gehen.
Schlimmer: Feuchtes, wolkiges Wetter, Zugluft, Essen.

CAPSICUM ANNUUM

CAPSICUM

Das homöopathische Mittel Capsicum *wird heute aus dem einjährigen Spanischen Pfeffer hergestellt und nicht, wie in der älteren Literatur bisweilen noch zu lesen ist, aus dem mehrjährigen Cayennepfeffer. Spanischer Pfeffer regt den gesamten Körper an, erhöht die Durchblutung und die Schweißbildung. Früher diente er zur Behandlung von Infektionen.*

Deutscher Name: Spanischer Pfeffer, scharfer Gewürzpaprika.
Herkunft: Südeuropa, Mittel- und Südamerika.
Verwendete Teile: Reife, getrocknete Früchte.

Konstitutionstyp

Capsicum-Menschen haben oft blaue Augen und helles Haar. Sie neigen zu Schwerfälligkeit und Übergewicht mit schlaffen Muskeln. Sie sind leicht überfordert und werden dann träge, zum Beispiel durch geistige und körperliche Überanstrengung oder zuviel Aufputschmittel wie Kaffee, Alkohol, stark gewürzte Nahrung oder Nikotin. Kinder sind oft ungeschickt und unbeholfen, Erwachsene oft linkisch. Beide neigen zu Trägheit, Faulheit, Unreinlichkeit, Traurigkeit, nostalgischen Gedanken und Heimweh.

Indikationen

Leitsymptom sind stechende Schmerzen in Blase, Hüften, Oberschenkeln, Rücken, Ohren, Nacken und Brust (beim Husten). Die Schmerzen erinnern an den brennenden Geschmack/Geruch von scharfem Pfeffer. Bewährt bei Mundgeschwüren, Durchfall, Hämorrhoiden, Sodbrennen, Rheuma und Halsentzündungen. *Capsicum* Patienten verlangt es nach Aufputschmitteln wie Kaffee, obwohl diese den brennenden Schmerz noch verschlimmern.
Besser: Ständige Bewegung, Essen, Hitze.
Schlimmer: Kühle Umgebung, Beginn von Bewegung, Zugluft.

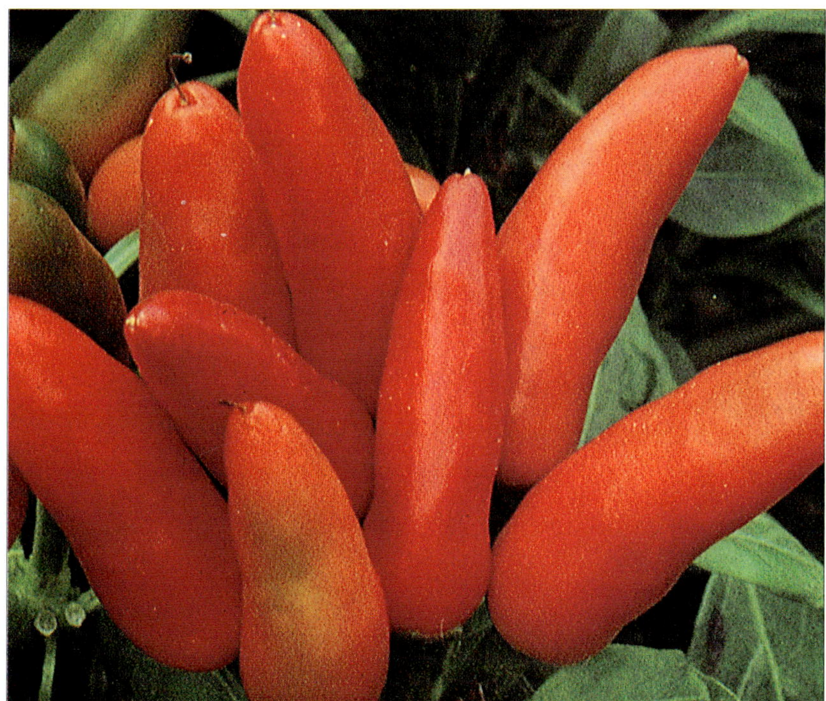

Capsicum frutescens. *Wie der einjährige Spanische Pfeffer wird auch der mehrjährige Cayennepfeffer in der Medizin wegen seiner anregenden Wirkung geschätzt.*

Selbsthilfe

Sodbrennen in der Schwangerschaft – Seite 210

CAULOPHYLLUM THALICTROIDES

CAULOPHYLLUM

Die nordamerikanischen Ureinwohner gaben die Wurzel des Blauen Hahnenfußes, um lange, schmerzhafte Wehen zu verhindern und die Geburt zu beschleunigen. Auch heute gilt sie in der Pflanzenheilkunde immer noch als Anregungs- und Kräftigungsmittel für die Gebärmutter. Der angesehene amerikanische Homöopath ***Dr. Hale*** *prüfte das Mittel 1875 zum ersten Mal.*

Deutscher Name: Frauenwurzel, Blauer Hahnenfuß.
Herkunft: Nordamerika.
Verwendete Teile: Frischer Wurzelstock mit Wurzeln.

Indikationen

Vor allem zwei Hauptindikationen: Zum einen Gelenkrheuma in Händen und Füßen mit wandernden, schießenden, krampfenden Schmerzen. Zum anderen zur Anregung der Wehentätigkeit bei langsamem Geburtsverlauf, etwa bei unregelmäßigen, schwachen Wehen oder sehr schmerzhaften, aber wirkungslosen Wehen. Auch für Scheinwehen.
Auch hilfreich bei habituellem Abort (Fehlgeburten ohne erkennabre Ursache) und zur Linderung von schmerzhaften Nachwehen und Menstruationskrämpfen. Eventuell auch hilfreich zur Normalisierung des Menstruationszyklus, besonders bei unregelmäßiger und ausbleibender Menstruation.
Besser: Wärme.
Schlimmer: Schwangerschaft, unterdrückte oder ausbleibende Menstruation.

Caulophyllum thalictroides. *Das homöopathische Mittel wird aus der Wurzel hergestellt.*

CAUSTICUM HAHNEMANNI

CAUSTICUM

Causticum *ist ein in der Homöopathie einzigartiges Mittel, denn es wurde von* **Hahnemann** *Anfang des 19. Jahrhunderts selbst hergestellt und geprüft. Das Prüfungsprotokoll vermerkt u.a. eine deutliche adstringierende Wirkung sowie einen brennenden Geschmack auf der hinteren Zungenhälfte.*

Deutscher Name: Hahnemanns Ätzstoff ohne Kalium.
Herkunft: Hergestellt aus frisch gebranntem Kalk und Kaliumhydrogensulfat nach Hahnemanns Originalrezept.
Verwendete Teile: Klares Destillat.

Konstitutionstyp

Causticum-Menschen sind dunkelhaarig, dunkeläugig und haben einen fahlen Teint. Sie sind schwache, starr denkende Menschen, die unter langanhaltenden Folgewirkungen von Kummer leiden, Zuwendung anderer brauchen, aber auch sehr mitfühlend sind. Sie neigen zum Frösteln, haben oft Warzen auf den Fingerspitzen, Augenlidern, Nase und Wangen.

Indikationen

Vor allem für Schwäche oder Lähmung der Nerven und Muskulatur, etwa der Blase, des Kehlkopfes, der Stimmbänder, der unteren Augenlider oder der rechten Gesichtshäfte. Folgen: Bettnässen, besonders bei Verkühlung und Streß, Blaseninkontinenz beim Niesen, Husten, Lachen, Gehen oder Naseschneuzen. Heiserkeit und Kehlkopfentzündung mit trockenem, tiefsitzendem Husten und festsitzender Verschleimung. Weitere Leitsymptome: Wehe, brennende Schmerzen, besonders bei rheumatischen Beschwerden und Sodbrennen während der Schwangerschaft.
Besser: Kalte Getränke, Wärme, Waschen.
Schlimmer: Trockener, kalter Wind, abends, nach Anstrengung.

Selbsthilfe

Bettnässen – *Seite 218*
Kehlkopfentzündung – *Seite 178*
Rheumatische Beschwerden – *Seite 156*
Sodbrennen in der Schwangerschaft – *Seite 210*
Streßinkontinenz – *Seite 200*

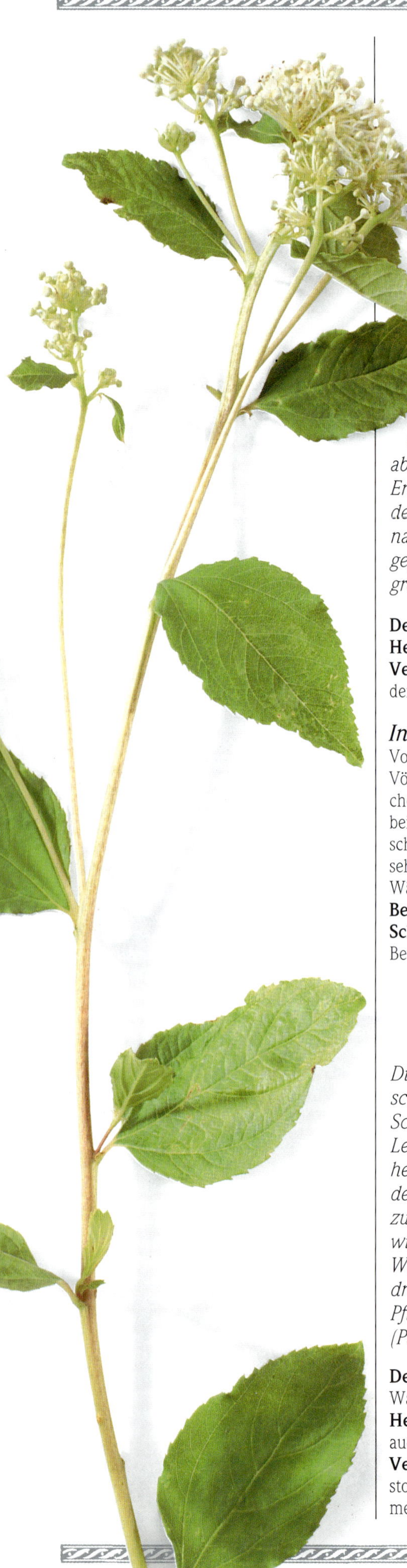

Ceanothus americanus. *Das homöopathische Mittel aus den Blättern der Säckelblume, die auch als Ziergehölz gepflanzt wird, hilft vor allem bei Bauchschmerzen.*

CEANOTHUS AMERICANUS

CEANOTHUS

Die Blätter dieses laubabwerfenden Strauches dienten während der amerikanischen Unabhängigkeitskriege als Tee-Ersatz. Erste homöopathische Prüfung Mitte des 19. Jahrhunderts, aber erst 1900 nach weiteren Prüfungen als Mittel gegen Schmerzen und bei Milzvergrößerung empfohlen.

Deutscher Name: Säckelblume.
Herkunft: Nordamerika.
Verwendete Teile: Getrocknete Blätter der blühenden Pflanze.

Indikationen

Vor allem Schmerzen, Vergrößerung und Völlegefühl auf der linken Seite des Bauches; schneidende Schmerzen, die sich beim Liegen auf der linken Seite verschlimmern. *Ceonathus*-Patienten frieren sehr und setzen sich immer nahe an eine Wärmequelle.
Besser: Ruhe, Wärme.
Schlimmer: Liegen auf der linken Seite, Bewegung.

CHELIDONIUM MAJUS

CHELIDONIUM

Die Signaturenlehre (siehe Seite 11) schloß aus der gelben Farbe des Schöllkrautsaftes, daß die Pflanze bei Leberleiden, zum Beispiel Gelbsucht, helfen müsse. Tatsächlich aber ist der Saft giftig und hat sich als Mittel zum Wegätzen von Warzen bewährt, wie auch der volkstümliche Name Warzenkraut (engl. wartweed) ausdrückt. Schöllkraut gehört zur selben Pflanzenfamilie wie der Mohn (Papaver).

Deutscher Name: Schöllkraut, Warzenkraut.
Herkunft: Ursprünglich Europa, jetzt auch Asien und Amerika.
Verwendete Teile: Frischer Wurzelstock mit Wurzeln, im Frühjahr gesammelt, oder frische Blüten.

Konstitutionstyp

Chelidonium-Menschen sind gewöhnlich schlank, mit gelblichem Teint, sie neigen zu Lethargie, Niedergeschlagenheit, Ängsten, Pessimismus und Verzweiflung. Auch geistig sind sie eher träge und mögen sich nicht anstrengen. Häufig Kopfschmerzen mit ausgeprägter Antriebsschwäche und Schwere. Heißhunger auf Käse und heiße Getränke.

Indikationen

Leber- und Gallenbeschwerden wie Gallensteine, Verdauungsschwäche, Gelbsucht und Hepatitis. Leitsymptome sind wehe Schmerzen wie von einer Quetschung unter dem unteren Teil des rechten Schulterblattes mit Magenbeschwerden, Übelkeit, Erbrechen und eventuell Erweiterung des unteren Bauches. Bauchbeschwerden besser durch Stuhlgang. Beschwerden konzentrieren sich auf die rechte Seite. Äußerlich zur Entfernung von Warzen.
Chelidonium-Menschen sind »Leber-Menschen« oder leiden häufig an Übelkeit, Niedergeschlagenheit mit dumpfen Kopfschmerzen. Ihr Teint ist falbgelb. Manchmal ein Fuß heiß, der andere kalt.
Besser: Milch und heiße Getränke, nach dem Essen, fester Druck.
Schlimmer: Hitze, Wetterwechsel, frühmorgens, gegen 4 und 16 Uhr.

CICUTA VIROSA

CICUTA

Wasserschierling wird auch heute noch bisweilen von der Schulmedizin bei Gicht gegeben. Die frische Wurzel der Pflanze ist hochgiftig und verursacht schwere Vergiftungen (ähnlich der Strychninvergiftung), begleitet von Krämpfen, starker Speichelbildung, Schwitzen und Hyperventilation.

Deutscher Name: Wasserschierling.
Herkunft: Nord- und Mitteleuropa, Nordasien, Nordamerika.
Verwendete Teile: Frischer Wurzelstock.

Indikationen

Vor allem Zittern und krampfartige Zuckungen, besonders wenn dabei der Kopf zurückgebogen wird, etwa bei Epilepsie, Meningitis, Eklampsie und Schüttellähmung sowie bei Folgewirkungen von Kopfverletzungen. *Cicuta*-Patienten essen bisweilen ungenießbare Dinge, zum Beispiel Kreide.
Besser: Hitze, abgehende Winde.
Schlimmer: Erschütterung, Berührung, kühle Umgebung, Zugluft.

COFFEA ARABICA

COFFEA

Die Perser waren der Überlieferung zufolge die ersten Kaffeetrinker und brachten den Kaffee im 15. Jahrhundert nach Aden. Sein Hauptbestandteil Coffein wurde zur Schmerzlinderung, Stärkung und Anregung, Entwässerung und bei Verdauungsbeschwerden gegeben. Auch heute noch ist Coffein in vielen konventionellen Schmerzmitteln enthalten.

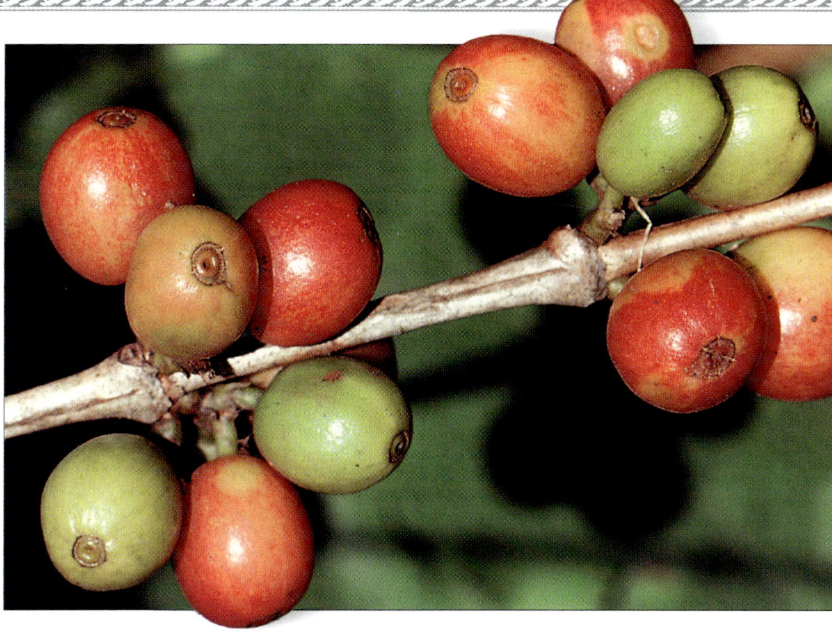

Coffea arabica. *Die reifen roten Beeren enthalten die Kaffeebohnen, aus denen das homöopathische Mittel hergestellt wird. Hilft besonders bei Schlaflosigkeit.*

Deutscher Name: Kaffee.
Herkunft: Ursprünglich Arabien und Äthiopien, heute vor allem Süd- und Mittelamerika.
Verwendete Teile: Ungeröstete Kaffeebohnen.

Indikationen

Vor allem geistige Hyperaktivität und Unruhe mit Schlaflosigkeit sowie hochgradiger Schmerzempfindlichkeit, etwa bei Zahn- oder Wehenschmerzen. Alle fünf Sinne sind überempfindlich, jegliches Geräusch erscheint unerträglich. Auch bewährt bei Wechseljahresbeschwerden und nach großer, auch freudiger, Aufregung.
Besser: Mundspülungen mit eiskaltem Wasser, Ruhe.
Schlimmer: Kaltes, windiges Wetter, Geräusche, Gerüche, Berührung.

Selbsthilfe

Schlaflosigkeit – *Seite 194*
Schlaflosigkeit bei Kindern – *Seite 216*
Wehenschmerzen – *Seite 212*
Zahnschmerzen – *Seite 162*

COLCHICUM AUTUMNALE

COLCHICUM

Die alten Griechen lobten die Herbstzeitlose als unschätzbares Mittel bei Gicht und rheumatischen Beschwerden und nannten sie »die Seele der Gelenke«. Sie gaben das Mittel auch bei Bronchitis, Ödemen, Fieber, Geschlechtskrankheiten, Neurosen und Krampfanfällen.

Colchicum autumnale. *Das homöopathische Mittel wird aus der frischen Knolle gewonnen.*

Deutscher Name: Herbstzeitlose.
Herkunft: Europa, Kleinasien, Nordamerika.
Verwendete Teile: Frische Knollen.
➪ In Deutschland verschreibungspflichtig bis einschließlich D3.

Indikationen

Vor allem bei Gicht mit schweren Schmerzen, schon die leichteste Bewegung oder Berührung erscheint unerträglich. Leitsymptom: Beschwerden besonders in der Großzehe, mit starken Schmerzen und hochgradiger Empfindlichkeit.
Hilfreich auch bei Verdauungsstörungen wie Sodbrennen, Übelkeit, Erbrechen und Durchfall, die sich durch Vornüberbeugen bessern. Ferner Herzbeschwerden sowie Muskel- und Gelenkbeschwerden.
Besser: Wärme, Ruhe, Stille.
Schlimmer: Bewegung, Berührung, feuchtkalte Witterung besonders im Herbst.

CONIUM MACULATUM

CONIUM

Der hochgiftige Gefleckte Schierling diente im alten Griechenland als offizielles Gift zur Tötung von Kriminellen und Staatsfeinden. Auch Sokrates mußte den Schierlingsbecher austrinken. Die Römer ***Dioskurides*** *und* ***Plinius*** *nutzen die Pflanze bei Haut-, Nerven- und Leberbeschwerden, bei Brusttumoren und Krebs, zur Besänftigung übersteigerter Libido und zur Schmerzlinderung.*

Deutscher Name: Gefleckter Schierling, Giftpetersilie.
Herkunft: Europa, Asien, Nordamerika, Chile.
Verwendete Teile: Frische, blühende Pflanze.
➪ In Deutschland verschreibungspflichtig bis einschließlich D3.

Konstitutionstyp

Conium-Menschen machen einen geschwächten, matten und teilnahmslosen Eindruck, sie sind niedergeschlagen, hängen an fixen Ideen und Mutmaßungen. Diese emotionale Lähmung kann durch sexuelle Exzesse, aber auch durch sexuelle Frustration verursacht sein. Der Verlust des Sexualpartners macht sie sehr niedergeschlagen.

Indikationen

Drüsenvergrößerungen wie bösartige Tumoren, besonders der Brust, Nervenstörungen mit langsam fortschreitender Muskellähmung von den Füßen an aufwärts; eventuell begleitet von hoher Lichtempfindlichkeit.
Hilfreich auch bei Schwindel, der sich im Liegen und beim Drehen des Kopfes verschlimmert, empfindliche Brüste vor und während der Menstruation und in der Schwangerschaft, vorzeitige Ejakulation und Vergrößerung der Prostata.
Besser: Druck, abgehende Winde, ständige Bewegung.
Schlimmer: Anschauen von Gegenständen, die sich bewegen, Alkohol, sexuelle Exzesse oder Enthaltsamkeit.

Selbsthilfe

Brustschmerzen – *Seite 210*

CROCUS SATIVA

CROCUS

Hippokrates *war der erste, der die langen roten Narben der Safranblüte vor allem als Abführmittel und als Aphrodisiakum verordnete. Im alten Arabien gab man Safran zur Geburtserleichterung und bei Leberbeschwerden. Seitdem wurde Safran zu den verschiedensten medizinischen Zwecken genutzt, unter anderem zur Behandlung von Asthma, Arthritis und mentalen Störungen.*

Deutscher Name: Safran, Safrankrokus.
Herkunft: Ursprünglich Vorderasien, heute auch Europa.
Verwendete Teile: Getrocknete Narben und Griffel.

Indikationen

Seelische Beschwerden wie plötzliche Traurigkeit, die die Patienten sogar beim Lesen eines interessanten Buches o.ä. überfällt. Ausgeprägte Stimmungsschwankungen von verärgert zu ruhig, von humorvoll zu traurig. Merkwürdige Empfindung, als ob etwas im Körper umschalte, eventuell ein Anzeichen für eine geistige Störung wie Schizophrenie.
Ferner bei dunklen bis schwarzen, klumpigen und fädigen Blutungen, besonders Menstruationsblutung und Nasenbluten.
Besser: Frische Luft, nach dem Frühstück.
Schlimmer: Musik, warme Räume.

CROTALUS HORRIDUS

CROTALUS

Die hochgiftige Klapperschlange ist leicht an dem klappernden Geräusch zu erkennen, das sie mit ihrem Schwanz macht, kurz bevor sie zubeißt. ***Dr. Hering*** *(siehe Seite 17) prüfte das Gift 1837 zum ersten Mal. Es dient heute zur Behandlung einer Reihe sehr schwerer Erkrankungen.*

Deutscher Name: Wald-Klapperschlange.
Herkunft: Steppen Nord- und Südamerikas.
Verwendete Teile: Frisches Gift.

Indikationen

Stillung von Blutungen aus allen Körperöffnungen, besonders langsame Blutungen mit dunkelrotem, dünnem Blut, das nicht gerinnt. Auch Gelbsucht, Blutvergiftung und völliger Kollaps. Ferner rechtsseitige Schlaganfälle, Krebs sowie Herzbeschwerden mit Schmerzen bis in die linke Hand und Verschlimmerung durch Liegen auf der linken Seite. Manchmal auch Schwellungen des ganzen Körpers, etwa bei Blutvergiftung und Leberversagen. Auch hilfreich bei Alkoholkrankheit.
Besser: Frische Luft.
Schlimmer: Feuchtwarmes Wetter, rechtsseitige Beschwerden, die sich durch Liegen auf der linken Seite verschlimmern, enge Kleidung.

Crotalus horridus. *Das homöopathische Mittel aus dem Gift der Klapperschlange dient zur Behandlung sehr schwerer Erkrankungen, etwa Schlaganfall.*

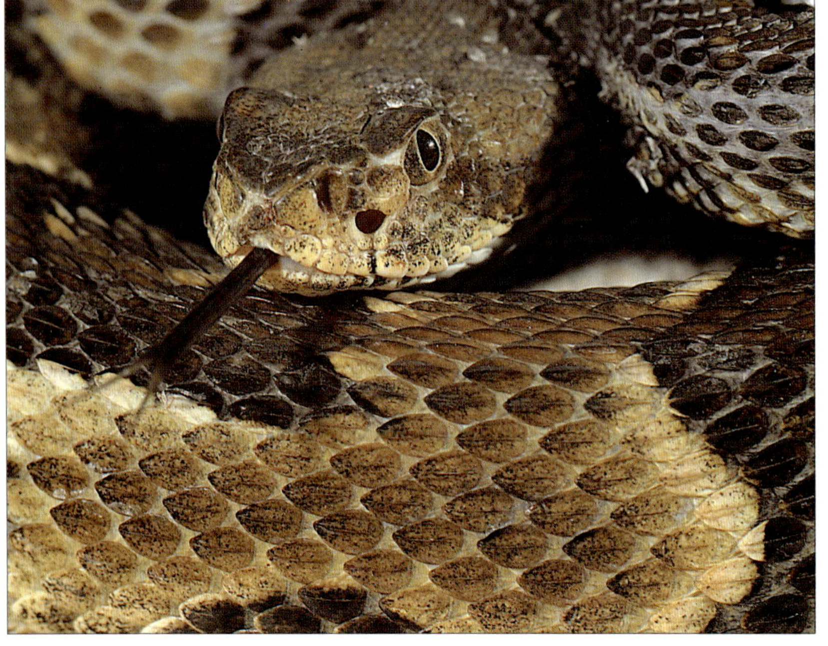

CYCLAMEN EUROPAEUM

CYCLAMEN

Das Alpenveilchen wurde schon im Altertum von griechischen, römischen und arabischen Ärzten zur Behandlung von Schnupfen, Milzvergrößerung, Lebererkrankungen, etwa Gelbsucht und Hepatitis, sowie zur Förderung der Menstruation geschätzt.

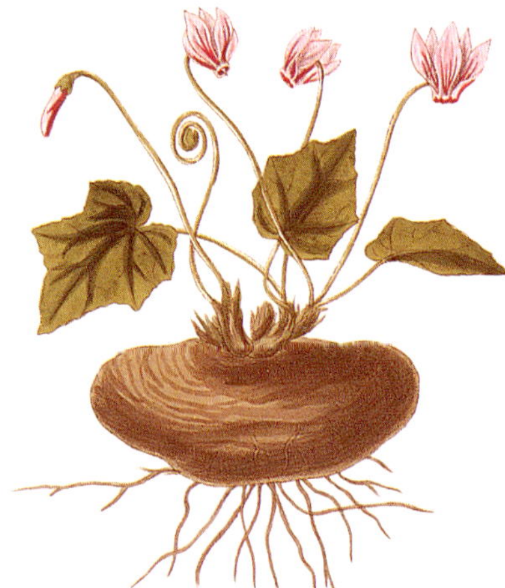

Cyclamen europaeum. *Pflanzenheiler gaben die große, knollige Wurzel des Alpenveilchens als Abführmittel.*

Deutscher Name: Alpenveilchen.
Herkunft: Süd- und Mitteleuropa, Nordafrika.
Verwendete Teile: Saft der frischen Wurzelknolle.

Indikationen

Vor allem zur Regulierung des Menstruationzyklus und bei heftigen Kopfschmerzen mit Flackern vor den Augen. Auch hilfreich bei brennenden Schmerzen der Haut und Muskulatur. *Cyclamen*-Patienten zeigen häufig eine Abneigung gegen Fett, verlangen aber ungenießbare Dinge wie Kreide, Erde und Würmer. Sie sind oft niedergeschlagen und voll heftiger Gewissensbisse.
Besser: Bewegung, Weinen.
Schlimmer: Frische Luft.

DATURA STRAMONIUM

STRAMONIUM

Der heimische Stechapfel enthält stark betäubende Bestandteile und wurde daher bei schweren Schmerzzuständen wie Rheuma, Ischias, Neuralgien verordnet. Auch ist überliefert, daß Soldaten im Mittelalter Stechapfelblätter aßen, um ihre Angst vor der Schlacht zu betäuben. Die Pflanze ist hochgiftig und verursacht Halluzinationen.

Deutscher Name: Stechapfel.
Herkunft: Europa, Asien, Amerika.
Verwendete Teile: Frische Pflanze zu Beginn der Blüte.
Hinweis: In Deutschland verschreibungspflichtig bis einschließlich D3.

Indikationen

Vor allem bei Nervenbeschwerden mit Ängsten und heftigen Muskelkrämpfen bis hin zu Krampfanfällen. Ängste, besonders vor Dunkelheit, Wasser und Gewalt. Ein Mittel für nächtliche Ängstzustände oder Beschwerden nach einem Schrecken, besonders bei Kindern. Kinder und Erwachsene stottern oft aus Nervosität. Weitere Indikationen: Verminderte Urin- und Schweißproduktion, wiederholte Zuckungen und Zittern wie bei unruhigen Beinen, Epilepsie, Meningitis, Schlaganfall sowie großer Durst, besonders auf scharfe Getränke. Auch ein wertvolles Mittel bei hohem Fieber von Kindern.
Besser: Licht, Gesellschaft, Wärme.
Schlimmer: Nach Schlaf, besonders langem Schlaf, wolkiges Wetter, Alleinsein, Schlucken, besonders von Flüssigkeiten, glänzende Gegenstände.

DELPHINIUM STAPHYSAGRIA

STAPHYSAGRIA

Schon die alten Griechen und Römer kannten dieses Mittel und gaben es innerlich, um Erbrechen herbeizuführen und den Darm zu reinigen. Die Salbe diente zur Behandlung von Stich- und Bißverletzungen.

Deutscher Name: Stephanskraut.
Herkunft: Südeuropa und Asien.
Verwendete Teile: Getrocknete reife Samen.

Konstitutionstyp

Staphysagria-Menschen unterdrücken ihre Gefühle sehr stark, besonders Wut. Sie wirken milde und nachgiebig, reagieren aber sehr empfindsam auf Rohheiten und Angriffe. Sie fürchten sehr, die Kontrolle über sich zu verlieren, und haben meist eine starke Libido. Schweiß, Stuhl und Winde riechen häufig nach faulen Eiern. Sie neigen zu Arbeitssucht und verlangen nach Süßigkeiten und Alkohol.

Indikationen

Bewährt bei Nervenbeschwerden wie Neuralgien, Zahn- und Zahnungsbeschwerden, Blasenentzündung, Gerstenkörner, Lidentzündung und Kopfschmerzen wie von einem Gewicht hinter der Stirn. Für Frauen mit Schmerzen beim Sex, besonders mit neuen Partnern. Ferner bei glatten Schnittverletzungen und Operationsschnitten, auch in der Geburtshilfe.

Besser: Wärme, nach dem Frühstück, Nachtschlaf.
Schlimmer: Nach Mittagsschlaf, Unterdrückung von Gefühlen, Aufregung, Berührung.

Selbsthilfe

Blasenentzündung – *Seite 200*
Gerstenkörner – *Seite 168*

DIGITALIS PURPUREA

DIGITALIS

Der Rote Fingerhut galt im alten Britannien als gutes Wundmittel. Aber erst 1785 entdeckte ***Dr. William Withering*** *seine große Wirksamkeit bei Wassersucht infolge von Herzmuskelschwäche. Seitdem ist* Digitalis *aus der konventionellen Behandlung von Herzschwäche und Herzrhythmusstörungen nicht mehr wegzudenken. Auch in der Homöopathie ist sie ein Hauptmittel bei Herzbeschwerden.*

Deutscher Name: Roter Fingerhut.
Herkunft: Westliches Europa.
Verwendete Teile: Frische Blätter, vor der Blüte gesammelt.
➪ In Deutschland verschreibungspflichtig bis einschließlich D3.

Indikationen

Vor allem sehr langsamer Herzschlag (Puls) oder unregelmäßiger Herzschlag mit den folgenden Symptomen: Herzmuskelschwäche, große Schwäche im Magen mit sinkendem Gefühl und Übelkeit bereits beim Anblick/Geruch von Essen. Sehr matt und schwach, meint, das Herz werde bei der geringsten Bewegung stehenbleiben. Eventuell auch Leberbeschwerden, etwa Hepatitis.
Besser: Frische Luft, leerer Magen.
Schlimmer: Aufrechtsitzen, Essen, Musik.

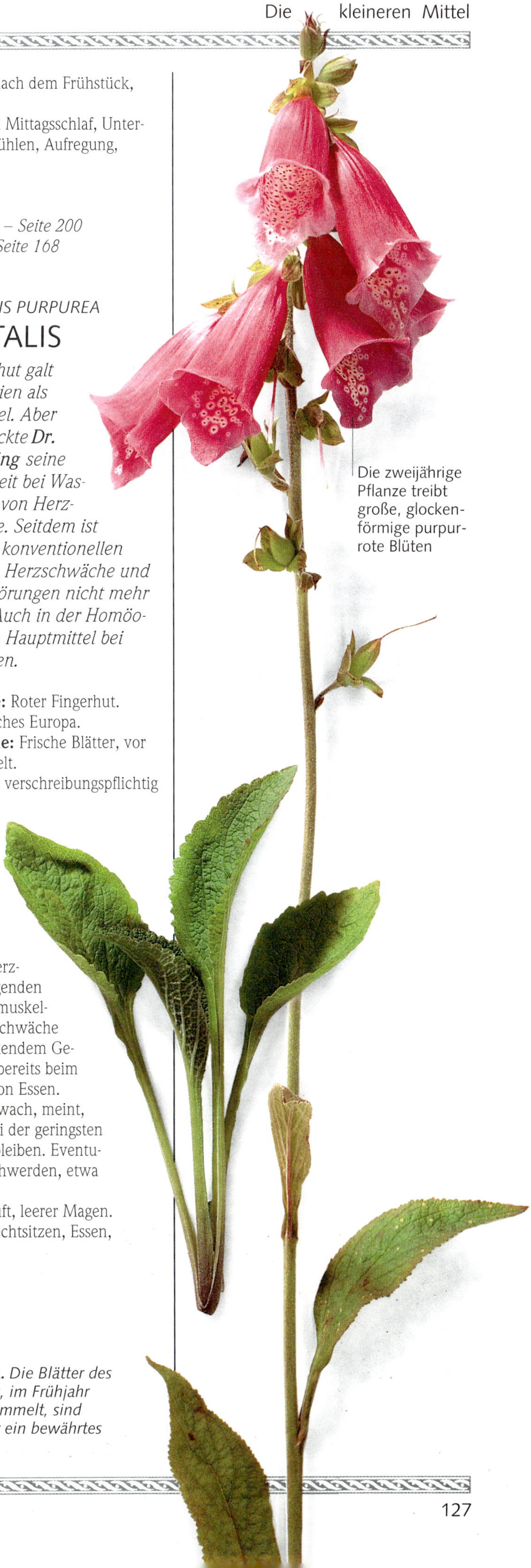

Die zweijährige Pflanze treibt große, glockenförmige purpurrote Blüten

Digitalis purpurea. *Die Blätter des Roten Fingerhutes, im Frühjahr vor der Blüte gesammelt, sind der Grundstoff für ein bewährtes Herzmittel.*

ELAPS CORALLINUS
MICRURUS CORALLINUS

ELAPS

Der Biß der Korallenotter ist auch für den Menschen tödlich, allerdings beißt sie nur selten zu. Ihr Gift wirkt gerinnungshemmend, verursacht schwere innere Blutungen. Das homöopathische Mittel, erstmals im 19. Jahrhundert von einem amerikanischen Homöopathen geprüft, dient zur Behandlung von Blutungen und Schlaganfällen.

Deutscher Name: Korallenotter, Korallennatter.
Herkunft: Echte Korallenotter nur Nordamerika und Brasilien, ähnliche Arten Asien und Afrika.
Verwendete Teile: Frisches Gift.

Indikationen

Schwere Blutungen und schwarze Absonderungen, etwa bei Nasenbluten und extrem starken Menstruationsblutungen (Menorrhagia), sowie rechtsseitige Schlaganfälle mit Krämpfen und anschließenden Lähmungen. Leitsymptome sind innere Kälte und Heißhunger auf Orangen und Eis. Paradoxerweise verschlimmern aber kalte Speisen/Getränke, Obst, heraufziehende Gewitter, Feuchtigkeit und Bettwärme die Beschwerden. *Elaps*-Patienten fürchten Regen, Alleinsein, Schlangen, Schlaganfälle und den Tod.
Besser: Nachts.
Schlimmer: Gehen, Bauchlage, kalte Getränke.

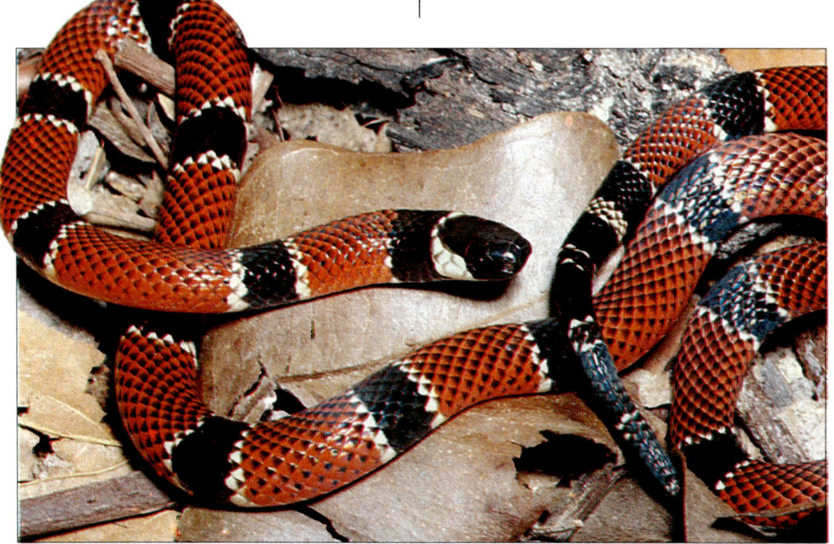

Elaps corallinus. *Die hochgiftige Korallennatter ist dreifarbig geringelt. Das Gift verursacht schwere innere Blutungen. Das homöopathische Mittel dient zur Behandlung ebensolcher Blutungen.*

EQUISETUM ARVENSE &
EQUISETUM HYEMALE

EQUISETUM

Der prähistorische Schachtelhalm bildete mit bestimmten Bäumen im Zeitalter des Karbon und Perm eine Pflanzengemeinschaft. Die Pflanze kann zwar bei Vieh Vergiftungserscheinungen hervorrufen, wurde aber schon immer als Wundheilmittel genutzt. Chinesische Ärzte geben Schachtelhalm bei Augenbeschwerden, Ruhr, grippalen Infekten und Hämorrhoiden.

Deutscher Name: Ackerschachtelhalm, Scheuerkraut, Kannenkraut, Zinnkraut, Katzenschwanz (=*E.arvense*), Winterschachtelhalm, Großer Schachtelhalm (= *E. hyemale*).
Herkunft: *E. arvense* Europa, Asien, Nordamerika;
E. hyemale vor allem Asien, besonders China.
Verwendete Teile: Frisches Kraut.

Indikationen

Vor allem Blasenbeschwerden, besonders Reizblase mit Schmerzen, die sich zum Ende des Wasserlassens verschlimmern, oder Blasendruck mit dumpfen Schmerzen und Gefühl der Fülle. Ferner ständiger Harndrang, Harntröpfeln oder Schleim im Urin. Obwohl die Symptome denen einer Blasenentzündung ähneln, besteht keine Infektion. Ferner bei Nierensteinen. Auch bewährt für nächtliches Bettnässen bei Kindern, besonders bei (Alp)Träumen.
Besser: Rückenlage.
Schlimmer: Bewegung, Druck, Berührung.

Selbsthilfe

Bettnässen – *Seite 218*

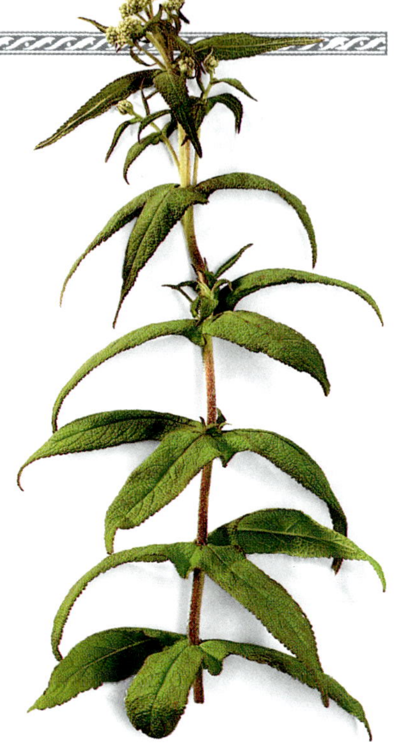

Eupatorium perfoliatum. *Diese aromatische Pflanze liefert den Grundstoff für ein hervorragendes Fiebermittel, das besonders gleichzeitigen Muskel- und Gliederschmerzen hilft.*

EUPATORIUM PERFOLIATUM

EUPATORIUM

Wasserdost ist ein uraltes Fiebermittel und war das wichtigste Malariamittel der nordamerikanischen Ureinwohner und ab etwa 1830 auch der europäischen Siedler in New York. Der römische Arzt **Dioskurides** *arbeitete mit Wasserdost vor allem bei Geschwüren, Ruhr, Reptilienbissen, chronischem Fieber und Lebererkrankungen. Auch heute wird* Eupatorium *in der Naturheilkunde oft verordnet, vor allem bei fiebrigen Infekten mit Muskel- und Gliederschmerzen.*

Deutscher Name: Wasserdost, Knochenrenker.
Herkunft: Ursprünglich Nordamerika, heute auch Europa.
Verwendete Teile: Ganze, frische Pflanze zu Beginn der Blüte,ohne Wurzel.

Indikationen

Vor allem grippale oder fieberhafte Infekte mit heftigen Muskel- und Gliederschmerzen, starkem Schwitzen und schmerzbedingter Unruhe. Knochenschmerzen oft wie bei gebrochenen Knochen. Kopf, Augäpfel und Brust schmerzhaft gereizt, oft großes Verlangen nach eiskaltem Wasser und kalten Speisen. Bisweilen begleitet von Husten, der die Beschwerden verschlimmert, sich aber bessert, wenn die Kranken auf allen vieren gehen.

Besser: Im Hause, Gespräche, Erbrechen von Galle.
Schlimmer: Frische Luft, Bewegung, zwischen 7 und 9 Uhr morgens.

FERRUM METALLICUM

FERRUM MET.

Die Schulmedizin verordnet sehr häufig Eisenpräparate zur Behandlung von Eisenmangel, der durch eine eisenarme Ernährung oder Eisenverwertungsstörungen bedingt sein und zu Anämie mit Müdigkeit und Kurzatmigkeit führen kann. Obwohl das Symptombild des homöopathischen Mittels keinen direkten Bezug zu einem ernährungsbedingten Eisenmangel zeigt, sind manche Homöopathen überzeugt, daß die homöopathische Zubereitung von Eisen die Verwertung des in der Nahrung enthaltenen Eisens steigert.

Deutscher Name: Eisen.
Herkunft: Eisenerz, zum Beispiel Rot- oder Glanzeisenerz (Hämatit) aus Nordamerika und Venezuela.
Verwendete Teile: Eisen.

Indikationen

Wird oft von kräftig gebauten Menschen benötigt, die gesund und rosig aussehen, aber zu Schwächezuständen und Verfrorenheit neigen sowie unter Kreislaufbeschwerden oder Anämie leiden. Schwäche nicht nur körperlich, sondern auch geistig-seelisch, mit großer Geräusch- und Kritikempfindlichkeit sowie Stimmungsschwanken. Abneigung gegen Bewegung aufgrund großer Müdigkeit, sitzt lieber, wird aber von Schmerzen und Unruhe zu ständiger Bewegung und Umhergehen gezwungen. *Ferrum-metallicum*-Patienten mögen keine Eier und keine fetten Speisen, die ihnen Verdauungsbeschwerden machen, aber lieben Tomaten und saure Speisen.
Besser: Leichte Bewegung.
Schlimmer: Nachts.

FLUORICUM ACIDUM
Heute: *ACIDUM HYDROFLUORICUM*

ACID. HYDROFLUOR.

Flußsäure wird in großen Mengen in der Metall- und Glasindustrie zum Reinigen, Polieren, Mattieren und Radieren verwendet. Sie enthält Fluor, das in Zähnen und Knochen gespeichert wird. Ein Fluormangel kann zum Abbau der Zahnsubstanz führen. Fluorid, ein Bestandteil von Fluor, wird vielfach zur Kariesprophylaxe dem Trinkwasser beigefügt.

Deutscher Name: Wäßrige Flußsäure.
Herkunft: Chemisches Produkt aus Fluorwasserstoff und Wasser, industriell hergestellt.
Verwendete Teile: Wäßrige Flußsäure.
➪ In Deutschland verschreibungspflichtig bis einschließlich D3.

Konstitutionstyp

Acidum-hydrofluoricum-Menschen sind ausgesprochen materialistisch orientiert, haben nicht viele spirituelle Werte, sind dominant und sexbesessen. Sie neigen zu Egoismus, kümmern sich wenig um Familie und Partner. Dadurch schließen sie sich aus; genauso ist es aber möglich, daß sie so selbstzufrieden und ichbezogen sind, daß sie keine Verpflichtugnen und Verantwortlichkeiten anderen gegenüber eingehen möchten. Die Menschen sind sehr energisch, Kälte macht ihnen nichts aus, auch haben sie nie Muskelkater. Ein kurzer Schlaf reaktiviert sie.

Indikationen

Erkrankungen des Stütz- und Bindegewebes, besonders der Knochen und Blutgefäße, etwa Krampfadern, Schmerzen im Steißbein und schwere Erkrankungen wie Knochentumoren. Auch hilfreich bei Zahnverfall durch Karies.
Besser: Kalte Kompressen, frische Luft.
Schlimmer: Hitze.

GLONOINUM

GLONOINUM

Nitroglyzerin ist eine farblose, ölige, giftige und hochexplosive Flüssigkeit, die 1846 von dem italienischen Chemiker **A. Sobrero** *entdeckt wurde. 1867 fügte der schwedische Forscher* **Alfred Nobel** *Kieselgur hinzu und erfand damit das Dynamit, einen der stärksten Sprengstoffe. Nitroglyzerin wirkt stark gefäßerweiternd und ist Bestandteil konventioneller Medikamente zur Angina-pectoris-Behandlung.*

Deutscher Name: Nitroglyzerin, Glyceroltrinitrat.
Herkunft: Chemisches Produkt aus Glyzerin, Salpeter- und Schwefelsäure, industriell hergestellt.
Verwendete Teile: Glyceroltrinitrat.

Indikationen

Vor allem Beschwerden, bei denen die zentralnervöse Kontrolle der Herz- und Gehirndurchblutung gestört ist, etwa durch Hitzschlag (Hitzestau). Leitsymptome: Plötzliche Hitzewallungen infolge er- ▷

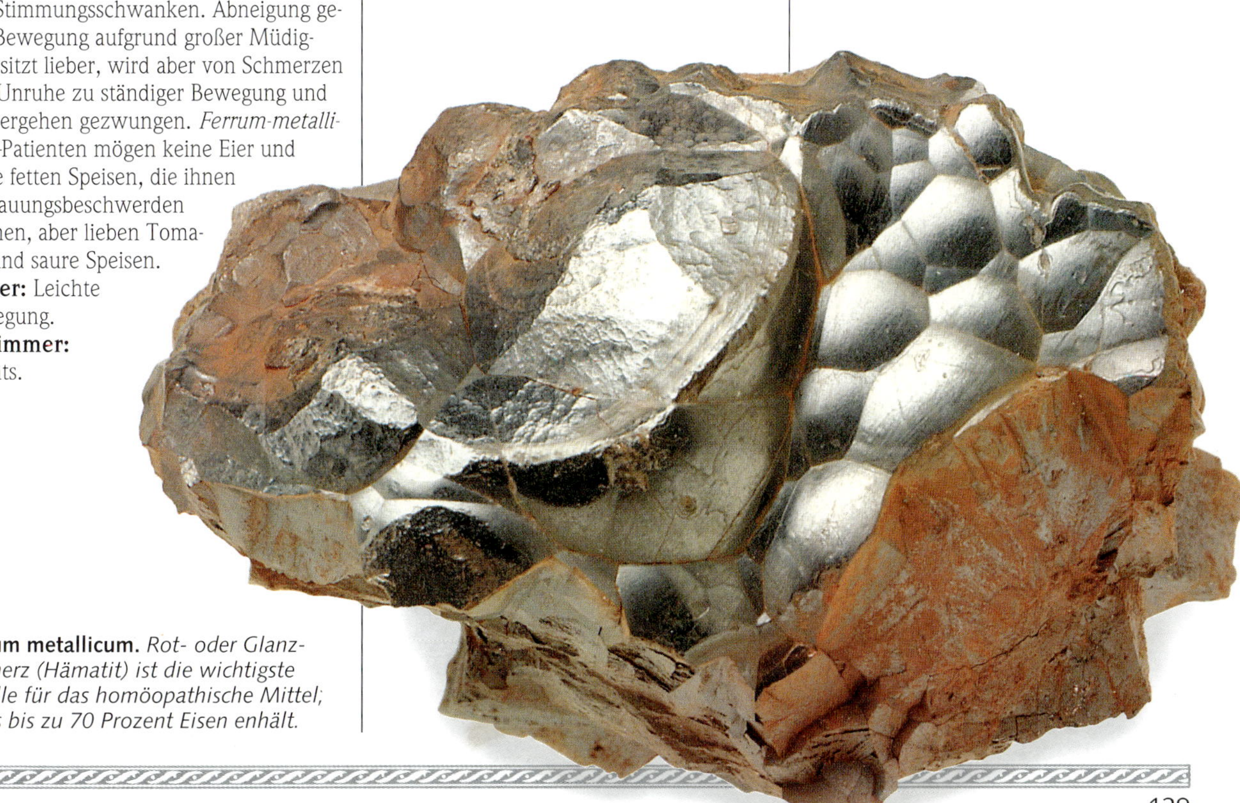

Ferrum metallicum. *Rot- oder Glanzeisenerz (Hämatit) ist die wichtigste Quelle für das homöopathische Mittel; da es bis zu 70 Prozent Eisen enhält.*

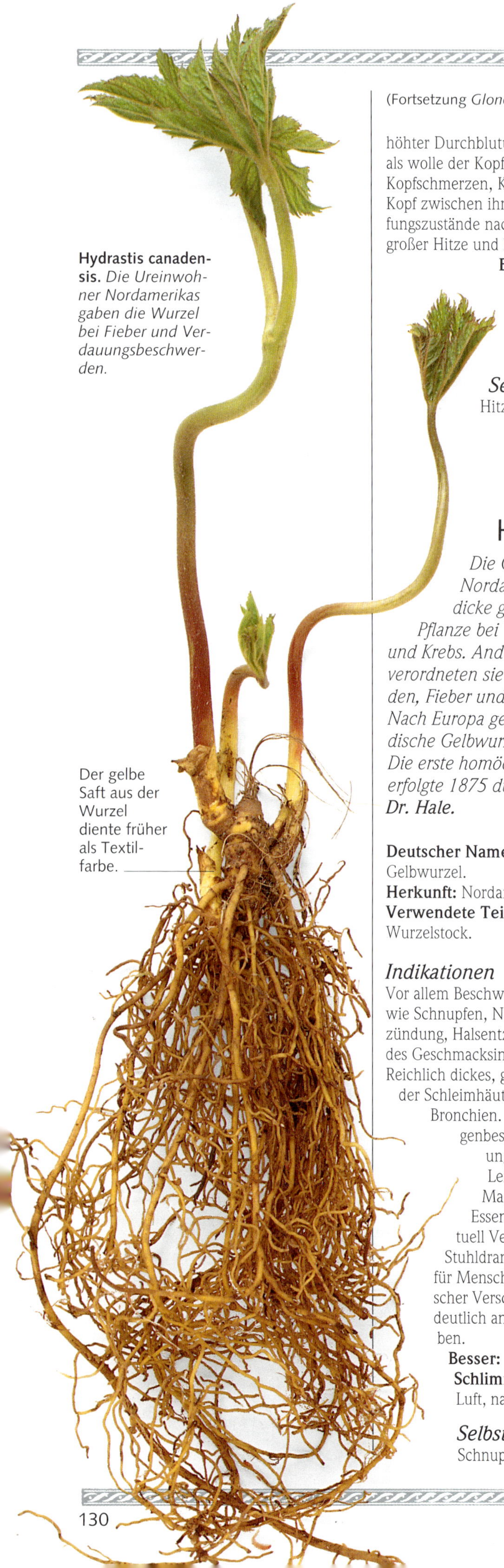

Hydrastis canadensis. *Die Ureinwohner Nordamerikas gaben die Wurzel bei Fieber und Verdauungsbeschwerden.*

Der gelbe Saft aus der Wurzel diente früher als Textilfarbe.

(Fortsetzung *Glonoinum*)

höhter Durchblutung des Kopfes. Gefühl, als wolle der Kopf platzen, berstende Kopfschmerzen, Kranke pressen ihren Kopf zwischen ihre Hände. Auch Erschöpfungszustände nach Aufenthalt in zu großer Hitze und beginnender Hitzschlag.

Besser: Frische Luft.

Schlimmer: Hitze, besonders Sonnenhitze, und Bewegung wie Kopfschütteln.

Selbsthilfe

Hitzschlag – *Seite 222*

HYDRASTIS CANADENSIS

HYDRASTIS

Die Cherokee-Indianer Nordamerikas gaben die dicke gelbe Wurzel dieser Pflanze bei Verdauungsschwäche und Krebs. Andere Indianerstämme verordneten sie bei Leberbeschwerden, Fieber und Herzproblemen. Nach Europa gelangte die Kanadische Gelbwurzel erst um 1750. Die erste homöopathische Prüfung erfolgte 1875 durch den Amerikaner ***Dr. Hale.***

Deutscher Name: Kanadische Gelbwurzel.
Herkunft: Nordamerika.
Verwendete Teile: Getrockneter Wurzelstock.

Indikationen

Vor allem Beschwerden der Schleimhäute wie Schnupfen, Nasennebenhöhlenentzündung, Halsentzündung und Störungen des Geschmacksinns. Leitsymptome: Reichlich dickes, gelbes, klebriges Sekret der Schleimhäute von Nase, Hals und Bronchien. Hilfreich auch bei Magenbeschwerden mit Verdauungsschwäche und dem Leitsymptom des leeren Magens, der nicht durch Essen gebessert wird. Eventuell Verstopfung ohne Stuhldrang. Besonders hilfreich für Menschen, die infolge chronischer Verschleißerkrankungen deutlich an Gewicht verloren haben.

Besser: Ruhe, Wärme.

Schlimmer: Einatmen kalter Luft, nachts.

Selbsthilfe

Schnupfen – *Seite 170*

HYOSCYAMUS NIGER

HYOSCYAMUS

Man nimmt an, daß die Römer diese Pflanze nach Europa brachten. Die Schulmedizin verwendete Bilsenkraut zur Beruhigung und Schmerzlinderung sowie bei Krampfanfällen. Der Wirkstoff Hyoscin ist auch heute noch in konventionellen Magen-Darm-Mitteln zur Krampflösung enthalten.

Deutscher Name: Bilsenkraut.
Herkunft: Europa, Asien, Nordamerika.
Verwendete Teile: Ganze frische, blühende Pflanze.
➪ In Deutschland verschreibungspflichtig bis einschließlich D3.

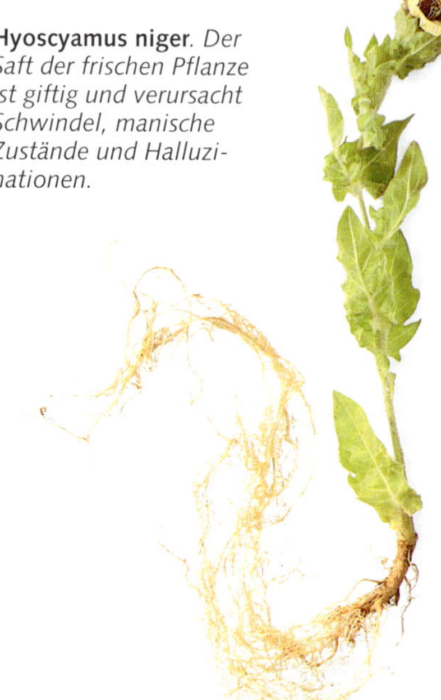

Hyoscyamus niger. *Der Saft der frischen Pflanze ist giftig und verursacht Schwindel, manische Zustände und Halluzinationen.*

Indikationen

Vor allem stärkere geistig-seelische Beschwerden wie ausgeprägte Eifersucht, Mißtrauen und Verfolgungswahn. *Hyoscyamus*-Patienten fühlen sich vergiftet oder verfolgt und sind überzeugt, daß die Mitmenschen sie nur austricksen wollen. Sie fühlen sich häufig als Außenseiter und sind entweder sehr gesprächig oder verstummen stundenlang, sitzen bewegungslos und starren vor sich hin. Eventuell Ausbrüche heftiger nervöser Erregung bis zu Gewalttätigkeit und großes Interesse an sexuellen Themen, auch bei Kindern, über die mit obszönen Worten gesprochen wird, nur um andere zu schockieren. Auch hilfreich bei trockenem, krampfigem Husten, Epilepsie und anderen Beschwerden mit Zittern, Zuckungen und Krampfanfällen.

Besser: Aufsitzen.
Schlimmer: Seelische Aufregung, Berührung, Liegen.

JODUM

JODUM

Jod ist ein wichtiges Spurenelement für den menschlichen Organismus. Jodmangel führt zu Haarausfall, trockener Haut, Anschwellen des Gesichts und der Schilddrüse, Muskelschwäche, Gewichtszunahme, geistiger Trägheit und Müdigkeit. In den westlichen Ländern werden diese Beschwerden langsam seltener, seitdem es jodiertes Tafelsalz gibt.

Deutscher Name: Jod.
Herkunft: Seetang und Salpeterablagerungen, besonders aus Chile.

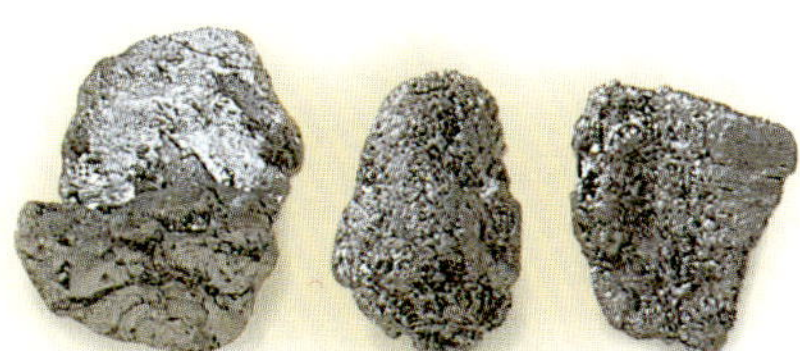

Jodkristalle. *Früher diente einfache Jod-Tinktur zur lokalen Desinfektion von Wunden. Heute verwendet man dazu eine Lösung aus dem besser verträglichen Polyvidon-Jod.*

Verwendete Teile: Jod.
➪ In Deutschland verschreibungspflichtig bis einschließlich D3.

Indikationen

Vor allem Beschwerden infolge einer Schilddrüsenüberfunktion wie Augenschmerzen, vergrößerte Drüsen, Wolfshunger mit gleichzeitiger Gewichtsabnahme und Schwächegefühlen wegen Hungers. Schweißausbrüche bei der geringsten körperlichen Anstrengung.
Jodum-Patienten sind von einem Aktivitätsdrang besessen, da sie beim Stillsitzen von angstmachenden Gedanken heimgesucht werden. Ihre Aktivitäten sind jedoch nicht durchdacht und koordiniert, was sich durch eine große Vergeßlichkeit zeigt: Die Menschen müssen sich ständig vergewissern, ob sie wirklich etwa die Tür abgeschlossen oder den Herd abgestellt haben. Sie sind sehr gesprächig und geistig ungemein rastlos.
Ferner hilfreich bei Beschwerden der Schleimhäute, besonders des Kehlkopfes, des Herzens und der Blutgefäße. Auch bei nächtlichen Knochenschmerzen und tiefem, hackendem Husten.
Besser: Essen, frische Luft, Bewegung.
Schlimmer: In heißen Räumen.

KALIUM BROMATUM

KALIUM BROM.

Kaliumbromid ist ein weißes Salzkristall, das unter anderem in der Fotografie als Entwickler verwendet wird. Die Schulmedizin gab es früher in hohen Dosen bei schwerer Epilepsie und anderen Krampfanfällen. Auch Männer mit extremer Libido und männliche Strafgefangene erhielten Kaliumbromid, um ihren Sexualtrieb zu dämpfen.

Deutscher Name: Kaliumbromid.
Herkunft: Chemisches Produkt aus Brom und Kalium, industriell hergestellt.
Verwendete Teile: Kaliumbromid.

Konstitutionstyp

Kalium-bromatum-Menschen befinden sich in einem ständigen Konflikt zwischen Tugendhaftigkeit und ihrem Gegenteil, sie sind nervös und mißtrauisch. Sie bilden sich ein, als Objekt des göttlichen Zorns ausgewählt zu sein und von ihm bestraft zu werden. Sie fühlen sich sehr hilflos und unsicher, besonders während der Pubertät, in der sie mitunter heftige Schuldgefühle wegen ihrer sexuellen Bedürfnisse entwickeln. Dadurch werden sie unruhig und müssen sich ständig mit irgend etwas beschäftigen.

Indikationen

Störungen des Nervensystem wie Epilepsie, manisch-depressive Zustände; Hautbeschwerden, besonders Akne, die tiefe Narben hinterläßt. *Kalium-bromatum*-Patienten neigen sehr zu Akne, besonders in der Pubertät und während der Menstruation. Sie sind warmblütig, aber leiden häufig an Taubheitsgefühlen, besonders der Schleimhäute.
Besser: Geschäftigkeit.
Schlimmer: Während der Menstruation.

Selbsthilfe

Akne – *Seite 186*

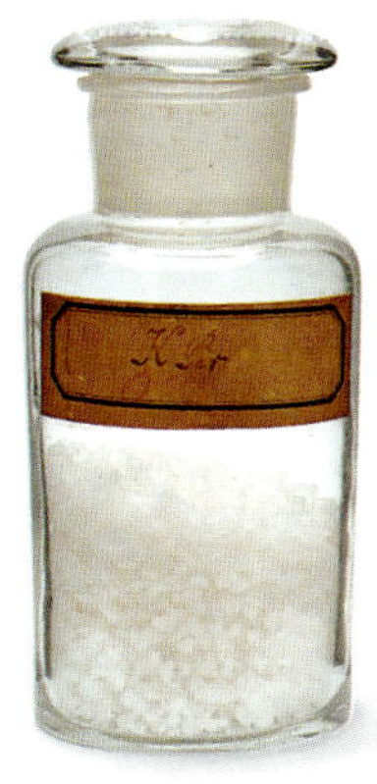

Kaliumbromid. *Das homöopathische Mittel wird aus weißen Kaliumbromidkristallen hergestellt.*

KALIUM CARBONICUM

KALIUM CARB.

Die Ägypter verwendeten Kaliumcarbonat oder Pottasche schon vor über 3000 Jahren zur Glasherstellung – ist als natürliche pflanzliche Alkalie in allen Pflanzenteilen enthalten. Pottasche wird entweder aus der Asche verbrannten Holzes gewonnen oder industriell hergestellt.

Deutscher Name: Kaliumcarbonat, kohlensaures Kalium, Pottasche.
Herkunft: Holzasche.
Verwendete Teile: Kaliumcarbonat.

Konstitutionstyp

Kalium-carbonicum-Menschen haben (wie alle *Kalium*-Typen) hohe moralische Grundsätze mit großem Pflichtbewußtsein und einer ausgeprägten Angst vor Verlust der Selbstkontrolle. Sie sind sehr besitzergreifend, sowohl in materialistischer als auch in emotionaler Hinsicht, was das Leben mit ihnen sehr schwierig machen kann. Emotionale Aufregung geht ihnen sehr nahe und schlägt ihnen meistens auf den Magen.

Indikationen

Beschwerden der Muskeln und Wirbelsäule, besonders der Lendenwirbelsäule. Ferner Menstruations- und Wechseljahrsbeschwerden. Auch Beschwerden der Schleimhäute, besonders der Brust, zum Beispiel Husten und Bronchitis. Schmerzen meist stechend. *Kalium-carbonicum*-Patienten sind sehr verfroren, ihre oberen Augenlider sind geschwollen. Sie schwitzen sehr, frieren dabei schnell und sind dadurch anfällig für Erkältungen und grippale Infekte.
Besser: Wärme, trockenes, warmes Wetter.
Schlimmer: Ruhe, kühle Umgebung, vor der Menstruation, Überanstrengung, zwischen 2 und 3 Uhr morgens, Vornüberbeugen.

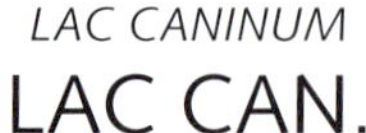

KALIUM CHLORATUM

KALIUM CHLOR.

Kaliumchlorid ist ein weißes Kristall oder kristallines Pulver, das vor allem im Mineral Sylvin enthalten ist und von allen Kalium-Salzen in der Natur am häufigsten vorkommt. Es gehört zu den Schüßler-Salzen (Seite 227) und dient zur Behandlung des zweiten Stadiums von entzündlichen Erkrankungen. Ein Kaliumchloridmangel beeinträchtigt die Gerinnungsfaktoren des Blutes.

Deutscher Name: Kaliumchlorid. Achtung: Nicht zu verwechseln mit Kaliumchlorat.
Herkunft: Sylvin aus Deutschland, Nordamerika.
Verwendete Teile: Kaliumchlorid.

Indikationen

Entzündungen der Schleimhäute mit klebrigem Sekret. Besonders bewährt bei Mittelohrentzündung und Infektionen der eustachischen Röhre (Verbindung zwischen Mittelohrhöhle und Nase) mit dickem, weißem, schleimigem, klebrigem Sekret. Zeitweise Ertaubung bei Katarrh der eustachischen Röhre. Auch bei verschleimten Ohren, Schleimtröpfeln von der Nase in den Hals und Mandelentzündung mit weiß belegten Mandeln, starken Atem- und Schluckbeschwerden, Schlucken nur durch Drehen des Nackens möglich.
Besser: Kalte Getränke, Rubbeln der schmerzhaften Stellen.
Schlimmer: Frische Luft, feuchtkaltes Wetter, schwere, fette Speisen, während der Menstruation.

Selbsthilfe

Schnupfen – *Seite 170*

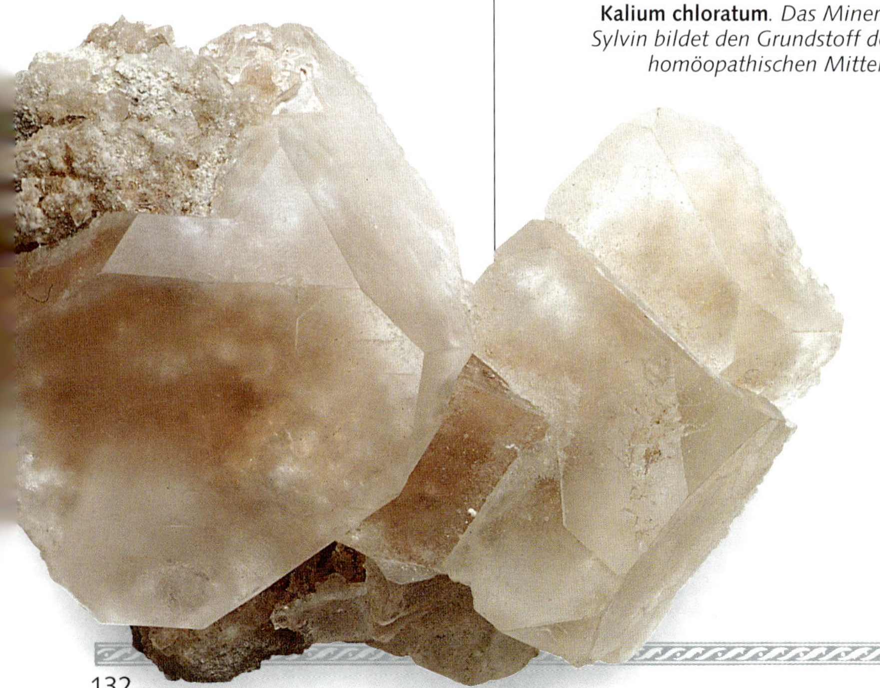

Kalium chloratum. *Das Mineral Sylvin bildet den Grundstoff des homöopathischen Mittels.*

KALIUM JODATUM

KALIUM JOD.

Tafelsalz und Tiernahrung werden heute häufig mit Kaloiumjodid angereichert, um einem Jodmangel vorzubeugen (siehe Jodum, Seite 131). Die Weltgesundheitsorganisation WHO empfiehlt 1 Teil Kaliumjodid auf 100 000 Teile Salz. Früher diente Kaliumjodid auch zur Behandlung der Syphilis.

Deutscher Name: Kaliumjodid.
Herkunft: Chemisches Produkt aus Kaliumhydroxid und Jod, industriell hergestellt.
Verwendete Teile: Kaliumjodid.

Konstitutionstyp

Kalium-jodatum-Menschen haben ein ausgeprägtes Rechtsempfinden und sehen die Welt eher schwarz/weiß. Das Leben mit ihnen ist schwierig, sie sind reizbar und oft schlecht gelaunt, bisweilen sogar bösartig. Sie bevorzugen kühles Wetter.

Indikationen

Vor allem Drüsenbeschwerden, etwa Schwellungen der Gaumen- und Rachenmandeln bei Erkältung; Halsentzündung und grippale Infekte sowie Prostatavergrößerung. Die Schmerzen sind eher diffus. *Kalium-Jodatum*-Patienten neigen zu Heuschnupfen und Nasennebenhöhlenentzündung mit dickem grünem oder wäßrigem Nasensekret, besonders bei heißem Wetter.
Besser: Frische Luft, Bewegung.
Schlimmer: Zwischen 2 und 5 Uhr morgens, Hitze, Berührung.

LAC CANINUM

LAC CAN.

Hundemilch ist eine Medizin des Altertums und wurde von **Plinius** *zum Austreiben toter Föten, bei Eierstockschmerzen sowie bei Beschwerden der Gebärmutter und des Gebärmutterhalses empfohlen.* ***Sextus****, ein griechischer Arzt der Antike, schätzte Hundemilch bei Unverträglichkeit von Licht und Mittelohrentzündung.*

Deutscher Name: Hundemilch.
Herkunft: Säugende Bastardhündinnen.
Verwendete Teile: Hundemilch.

Konstitutionstyp

Lac-caninum-Menschen neigen zu hochgradiger Empfindsamkeit (bis zu Hysterie), ihnen mangelt es an Selbstvertrauen, ihr Vorstellungsvermögen ist überaktiv. Sie sind ängstlich, fürchten sich besonders vor Schlangen. Bisweilen geistig abwesend und aggressiv.

Indikationen

Hals- und Mandelentzündung sowie Gebärmutterhalsbeschwerden, besonders Verlust von Schleimhautzellen. Sehr hilfreich, wenn die Beschwerden von einer Seite des Körpers zur anderen wandern, etwa Halsentzündungen, die rechts beginnen, nach links wandern und dann wieder nach rechts zurückkehren; oder rheumatische Beschwerden mit Seitenwechsel des Schmerzes. Auch bei Migräne. Ferner bewährt bei empfindlichen Brüsten vor der Menstruation und bei Stillbeschwerden. *Lac-caninum*-Patienten haben häufig das Gefühl, in der Luft zu schweben oder zu gehen, sie lieben salzige, pikante Speisen und warme Getränke.
Besser: Frische Luft.
Schlimmer: Berührung.

LATRODECTUS MACTANS

LATRODECTUS MAC.

Das Gift der Schwarzen Witwe kann für Mensch und Tier tödlich sein. Zu den Vergiftungssymptomen gehören Muskelkrämpfe, Gefäßkrämpfe, kalte Schweiße und Brustschmerzen wie bei Angina pectoris. Das homöopathische Mittel, das aus dem Gift der weiblichen Spinne hergestellt wird, dient zur Behandlung akuter Brustschmerzen bei Angina pectoris und Herzinfarkt.

Deutscher Name: Schwarze Witwe.
Herkunft: Weltweit in warmen Regionen, besonders Amerika.

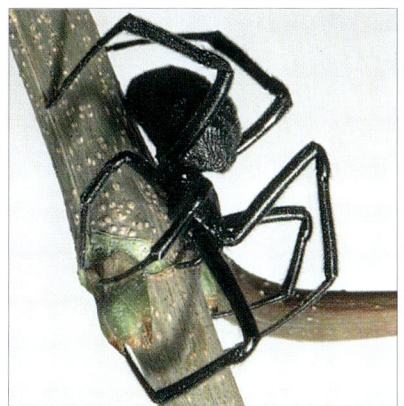

Latrodectus mactans. *Das Mittel aus dem Gift des Spinnenweibchens hilft bei Angina pectoris und Angst.*

Verwendete Teile: Ganze weibliche Spinne.

Indikationen

Schwere, anhaltende Brustschmerzen bei Angina pectoris und Herzinfarkt. Angina pectoris eventuell begleitet von Taubheit bis in die linke Hand. Hilfreich auch bei Kollaps, Angst, Unruhe und Furcht vor Ersticken.
Besser: Ruhig sitzen, heiße Bäder.
Schlimmer: Nachts, feuchtes Wetter, vor Gewitter.

LILIUM TIGRINUM

LILIUM TIG.

Die ausdauernde Tigerlilie mit ihren orangefarbenen, schwarzgesprenkelten, trichterförmigen Blüten und dicken Samenkapseln gehört zur Familie der Lilien, die mehr als 80 Arten umfaßt. Sie stammt ursprünglich aus China und Japan, wird heute weltweit als Zierpflanze geschätzt. Die erste homöopathische Prüfung erfolgte 1869.

Deutscher Name: Tigerlilie.
Herkunft: Ursprünglich Japan und China, heute weltweit.
Verwendete Teile: Frische, blühende Pflanze ohne Knolle.

Konstitutionstyp

Lilium-tigrinum-Menschen leben in ständigem Widerstreit mit ihren ausgeprägten sexuellen Bedürfnissen und ihren hohen moralischen Ansprüchen. Daher oft sehr kritikempfindlich und leicht beleidigt. Sie sind stets in Eile, ungeduldig und versuchen, zu viele verschiedene Dinge auf einmal zu erledigen, was zu Furcht vor geistiger Umnachtung führen kann. Die Menschen stehen gerne im Mittelpunkt und werden ärgerlich, wenn das nicht möglich ist. Zeitweise ziehen sie sich mit – oft religiös geprägten – Schuldvorwürfen und Sühnegedanken zurück und martern sich endlos.

Indikationen

Vor allem Beschwerden der weiblichen Geschlechtsorgane wie Schwellungen der Eierstöcke, vaginaler Juckreiz und Gebärmuttersenkung. Auch bei schmerzhafter Menstruation und Myombildung mit abwärts ziehenden Schmerzen in der Beckenregion und ständigem Harndrang. Ferner hilfreich bei Angina pectoris mit Herzklopfen, Brustenge und Taubheit des rechten Armes. Außerdem Enddarm- und Blasenbeschwerden sowie Störungen der venösen Durchblutung. *Lilium-tigrinum*-Patienten bevorzugen kühles Wetter und spüren oft ein Brennen auf ihren Handflächen.
Besser: Kühle, frische Luft, Liegen auf der linken Seite.
Schlimmer: Wärme, nachts.

Lilium tigrinum. *Aus der orangeblühenden Lilie wird ein bewährtes Mittel für Gebärmutterschmerzen gewonnen.*

LYCOPUS VIRGINICUS

LYCOPUS

Virginischer Wolfsfuß diente früher als Ersatz für den Roten Fingerhut (siehe Digitalis *auf Seite 127) bei der Behandlung von Herzbeschwerden. Er gilt als das mildeste und beste der bekannten pflanzlichen Betäubungsmittel. Früher verordnet bei Erbrechen von Blut, etwa bei Tuberkulose, und bei Herzschwäche infolge von Erkrankungen der Herzklappen.*

Deutscher Name: Virginischer Wolfsfuß, Wolfstrapp.
Herkunft: Nordamerika, von Kanada bis Florida, Missouri, Nebraska.
Verwendete Teile: Frisches, blühendes Kraut.

Indikationen

Vor allem als Herzmittel bei der Behandlung von Aneurysmen (Ausweitungen der Arterienwände, häufig bei Arteriosklerose der Aorta und der Gehirnarterien oder angeboren). Auch für Herzbeutelentzündung (Perikarditis), Herzschwäche (Herzinsuffizienz) und Herzrhythmusstörungen. Besonders hilfreich bei Herzschwäche mit starkem Herzklopfen. Puls schwach oder sehr stark. Ferner verordnet bei Schilddrüsenerkrankungen. Auch bei vorstehenden Augen infolge Schilddrüsenüberfunktion (Morbus Basedow).
Besser: Druck.
Schlimmer: Aufregung, Hitze, Überanstrengung, nach Schlaf.

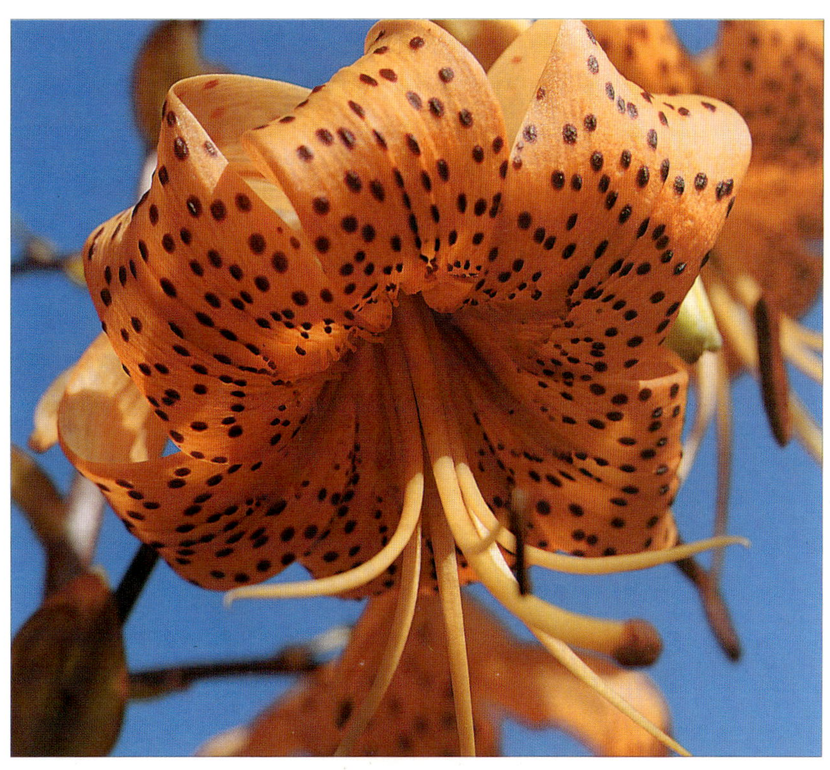

MAGNESIUM CARBONICUM

MAG. CARB.

Magnesiumcarbonat hat eine lange Geschichte als Abführmittel. Auch heute ist es noch in vielen konventionellen Präparaten zur Pufferung der Magensäure (Antazida) enthalten und spielt bei der Herstellung von kosmetischen und medizinischen Pudern sowie in der Baustoff- und Farbenindustrie eine wichtige Rolle. ***Hahnemann*** *selbst prüfte das Mittel.*

Deutscher Name: Schweres basisches Magnesiumcarbonat, basisch kohlensaures Magnesium.
Herkunft: Natürliche Magnesiumcarbonatvorkommen in Deutschland, Österreich, China und USA.
Verwendete Teile: Schweres basisches Magnesiumcarbonat.

Konstitutionstyp

Magnesium-carbonicum-Menschen brauchen eine friedliche Umgebung, sie fühlen sich leicht übergangen oder ausgeschlossen. Ihr Teint ist eher blaß, sie vertragen keine Milch. Ihr Körper ist müde und schmerzhaft, besonders Beine und Füße. Sie haben einen sauren Mundgeschmack, auch Schweiß und sonstige Körperabsonderungen riechen sauer.

Indikationen

Geschmacksstörungen, etwa bitterer Mundgeschmack mit dickem weißem Zungenbelag. Auch hilfreich bei Verdauungsbeschwerden wie Verstopfung, Verdauungsschwäche, Durchfall und Sodbrennen, alle mit Verlangen nach sauren Getränken und saurem Aufstoßen.

Magnesium carbonicum. *Das Mineral Magnesit besteht aus Magnesiumcarbonat.*

Auch für Kinder, die nicht gedeihen wollen, wenig an Gewicht zunehmen, eine verzögerte Muskelentwicklung zeigen und den Kopf nicht hochhalten können.
Besser: Frische Luft, Gehen.
Schlimmer: Nachts, Ruhe, windiges Wetter, Berührung.

MAGNESIUM PHOSPHORICUM

MAG. PHOS.

Magnesiumphosphat zählt zu den Schüßler-Salzen (Seite 227). ***Schüßler*** *war überzeugt, daß* Mag. phos. *ein gutes Mittel für die Nervenenden der Muskulatur und für das Muskelgewebe selbst ist. Seine Ansicht wird durch die Tatsache bestätigt, daß ein Magnesiummangel zu Muskelzuckungen und -krämpfen führt.*

Magnesium phosphoricum. *Das Mittel wird aus diesen beiden Substanzen hergestellt.*

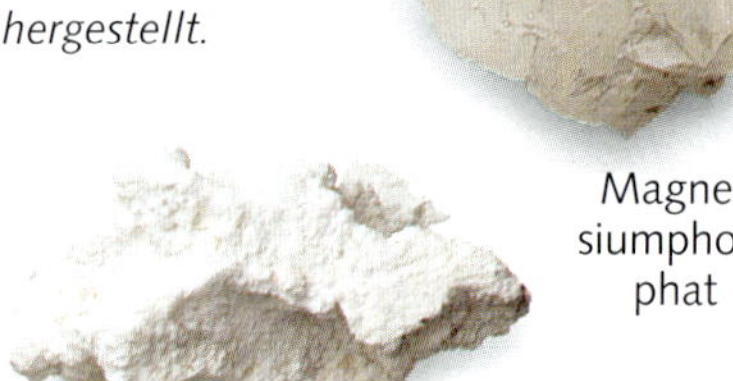

Deutscher Name: Magnesiumhydrogenphosphat, phosphorsaures Magnesium.
Herkunft: Chemisches Produkt aus Magnesiumphosphat und Natriumphosphat, industriell hergestellt.
Verwendete Teile: Magnesiumhydrogenphosphat.

Indikationen

Nerven- und Muskelbeschwerden wie dumpfe Schmerzen und schmerzhafte Krämpfe, besonders Wadenkrämpfe, neuralgische Schmerzen und Beklemmungsgefühle. Hervorragend bewährt auch bei Koliken, die sich durch festen Druck, Zusammenkrümmen und Wärme bessern, aber durch Berührung und Kälte verschlimmern. Oft rechtsseitige Beschwerden mit Neigung zu Verfrorenheit. *Magnesium-phosphoricum*-Patienten sind häufig sehr empfindsam oder intellektuell orientiert.
Besser: Wärme, warme Umschläge, fester Druck.
Schlimmer: Kühle Umgebung, Berührung, nachts, Erschöpfung und Überarbeitung.

Selbsthilfe

Koliken – *Seite 214*

MATRICARIA CHAMOMILLA

CHAMOMILLA

Die Echte Kamllie gilt seit ***Hippokrates*** *als wichtiges Heilkraut und wurde bei Ekzemen, Asthma, Schlaflosigkeit und zur Stärkung der Gebärmutter während der Schwangerschaft gegeben. Auch heute wird Kamille noch sehr häufig bei Hautbeschwerden und zur Beruhigung verordnet.*

Deutscher Name: Echte Kamille.
Herkunft: Europa, Asien.
Verwendete Teile: Ganze frische, blühende Pflanze.

Konstitutionstyp

Chamomilla-Menschen haben ängstliche Träume und stöhnen oder weinen im Schlaf. Sie strecken ihre Beine unter der Bettdecke hervor, um sie zu kühlen, und reagieren extrem ärgerlich, wenn sie abrupt aus dem Schlaf gerissen werden.

Indikationen

Besonders bewährt bei Menschen mit geringer Schmerztoleranz, die schnell aus der Haut fahren, ungeduldig sind und bei Krankheit einen Riesenaufstand machen. Die leichtesten Schmerzen lassen sie schweißgebadet im Bett sitzen oder in Ohnmacht fallen; gilt besonders für sehr weibliche Persönlichkeiten und Kinder. Hervorragend bewährt bei Zahnungsbeschwerden bei Kindern, mit Fieber und ausgeprägter Unruhe; Kinder wollen ständig getragen werden, schreien wütend, wenn sie ihren Willen nicht bekommen. Auch bei Zahnschmerzen, die sich durch Kälte bessern, aber durch Wärme verschlimmern. Eventuell eine Wange rot, heiß, die andere blaß, kalt. Bei Ohrenschmerzen mit Verstopfungsgefühl, starker Menstruation mit heftigen Krämpfen, wunden, entzündeten Brustwarzen von stillenden Müttern sowie bei Koliken und Schlaflosigkeit von Babys und Kindern.
Besser: Feuchtwarmes Wetter, Fasten.
Schlimmer: Ärger, Hitze, kalte Winde, frische Luft.

Selbsthilfe

Koliken bei Babys – *Seite 214*
Schlaflosigkeit bei Babys – *Seite 216*
Stillbeschwerden – *Seite 212*
Zahnschmerzen – *Seite 162*
Zahnungsbeschwerden – *Seite 216*

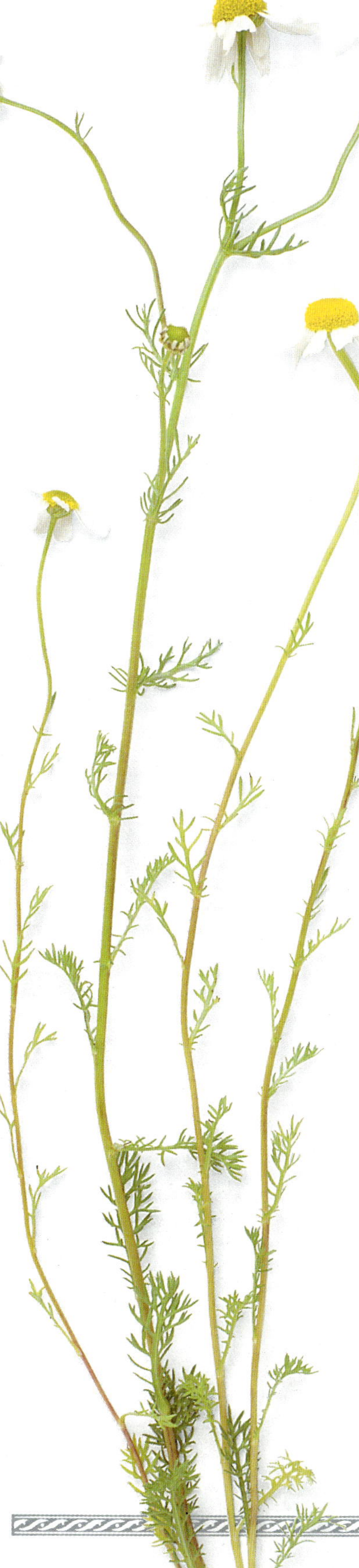

Matricaria chamomilla. *Das aus der Echten Kamille hergestellte homöopathische Mittel hat sich besonders bei Beschwerden im Kindesalter bewährt.*

MEDORRHINUM

MEDORRHINUM

Die Gonorrhoe (Tripper) ist eine sexuell übertragene Infektion, die durch Gonokokken-Bakterien hervorgerufen wird. Das homöopathische Mittel Medorrhinum *wird aus Gonokokkeneiter hergestellt und bei einer ganzen Reihe von Beschwerden, einschließlich gynäkologischer, verordnet. Die Bezeichnung Gonorrhoe stammt von dem römischen Arzt* **Galen**. *Man nimmt aber an, daß diese Infektion auch im alten Griechenland und Ägypten bekannt war. Früher wurde sie mit Silbernitratinjektionen behandelt.* **Hahnemann** *war überzeugt, daß die Gonorrhoe für das sykotische Miasma (siehe Seit 19) verantwortlich ist.*

Deutscher Name: Gonokokkeneiter.
Herkunft: Infizierte Menschen.
Verwendete Teile: Ausfluß aus der Harnröhre.

Indikationen

Chronische und wiederkehrende Erkrankungen der Beckenorgane wie schwere Unterleibsinfektionen bei Frauen, schmerzhafte Menstruation und Eierstockschmerzen. Ferner Nerven-, Wirbelsäulen-, Nieren- und Schleimhauterkrankungen sowie emotionalbedingte Beschwerden. Bisweilen auch Gonorrhoe-Erkrankungen oder frühe Herzerkrankungen in vorangegangenen Generationen, etwa der Eltern. Leitsymptome: Besserung der Beschwerden am Meer.
Medorrhinum-Menschen sind immer in Eile, neigen zu Vorahnungen. Sie fühlen sich innerlich leer, verlassen und verzweifelt, leben in einer Art Traumzustand, in dem alles unwirklich erscheint. Paradoxerweise sind ihre Fußsohlen hochgradig empfindsam.
Auch für Menschen, die extreme Verhaltensweisen zeigen, einerseits eigensüchtig, selbstbezogen und egozentrisch sind, andererseits sich aber zurückziehen, geistig abwesend erscheinen, aber sehr empfänglich für schöne Dinge sind, besonders aus der Natur.
Besser: Abends, Bauchlage oder auf allen vieren, am Meer.
Schlimmer: Feuchtigkeit, Nebel, zwischen 3 und 4 Uhr morgens, nach Wasserlassen, Hitze, geringste Bewegung.
➪ Wegen seiner tiefgreifenden Wirkung gehört Medorrhinum stets in die Hand des erfahrenen ärztlichen Homöopathen.

MERCURIUS CORROSIVUS
Heute: *MERCURIUS SUBLIMATUS CORROSIVUS*

MERC. SUBL. COR.

Quecksilberchlorid ist ein hochwirksames Gift, das im 17. und 18. Jahrhundert als lokales Antiseptikum verwendet und auch als Antisyphilitikum verabreicht wurde. Heute wird es vor allem in der Blumenzwiebelzucht als Pilzvernichtungsbad und in der Plastikindustrie gebraucht. Quecksilberchlorid wirkt stark ätzend, verursacht beim Verschlucken brennende Hals- und Magenschmerzen und zerstört die Schleimhautzellen.

Deutscher Name: Quecksilberchlorid, Quecksilber(II)-chlorid.
Herkunft: Naturvorkommen von Quecksilberchloridsalzen in Deutschland, Mexiko, USA und Ex-Jugoslawien.
Verwendete Teile: Sublimat von Quecksilber(II)-chlorid.
➪ In Deutschland verschreibungspflichtig bis einschließlich D3.

Indikationen

Vor allem für Geschwüre, besonders Darmgeschwüre mit Entzündung, Durchfall und starkem Stuhldrang bei kleinen Mengen von Blut oder Schleim. Ebenso starker Harndrang, eventuell auch mit Blut und Schleim aus der Blase. Auch hilfreich bei Geschwürbildung mit Erschöpfung, etwa Hals-, Mund- und Augengeschwüre. Eventuell begleitet von stechenden Schmerzen im hinteren Teil der Nase, bis zu den Ohren ausstrahlend, starke Speichelproduktion und eine Empfindung, als seien die Zähne ausgefallen. Auch bei Zahnschmerzen.
Besser: Nach dem Frühstück, Ruhe.
Schlimmer: Saure oder fette Speisen, Gehen, abends.

MERCURIUS DULCIS

MERC. DULC.

Die Verwendung von Kalomel als Abführmittel läßt sich bis ins 16. Jahrhundert zurückverfolgen. Die Schulmedizin nutzte es bei allen Beschwerden, für die sie eine Leberstörung verantwortlich machte. Heute ist Kalomel vor allem ein Bestandteil von Pilz- und Insektenvernichtungsmitteln.

Deutscher Name: Kalomel, Quecksilber(I)-chlorid.

▷

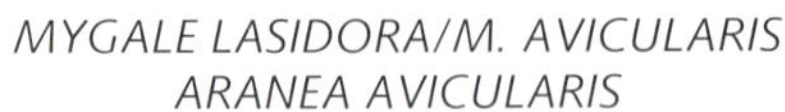

(Fortsetzung *Mercurius dulcis*)

Schwarze Einlagerungen von Kalomel

Mercurius dulcis. *Eines der Hauptmittel für verschleimte Ohren wird aus Kalomel oder Quecksilber(I)-chlorid hergestellt.*

Herkunft: Naturvorkommen von Kalomel in Deutschland, Mexiko, USA und Ex-Jugoslawien.
Verwendete Teile: Quecksilber(I)-chlorid.
⇨ In Deutschland verschreibungspflichtig bis einschließlich D3.

Indikationen

Besonders für dünne, blasse Kinder mit geschwollenen Nackendrüsen und Neigung zur Produktion dicken, weißen, klebrigen Sekrets der Schleimhäute, besonders im Mittelohr und der eustachischen Röhre (Verbindung zwischen Mittelohrhöhle und Nase). Eines der Hauptmittel für verschleimte Ohren, auch hilfreich bei Schnupfen sowie trockenen, geröteten Augen.
Besser: Keine besonderen Faktoren bekannt.
Schlimmer: Nachts, körperliche Anstrengung wie Sport.

MOSCHUS MOSCHIFERUS

MOSCHUS

Mit Hilfe seiner Drüsensekrete lockt der Moschusochse die Kühe seiner Herde an. Für Menschen ist der Geruch derart intensiv, daß manche sogar in Ohnmacht fallen. Seit Jahrhunderten wird der Moschusduft in der Parfümherstellung verwendet. Für Sterbende gab es eine besondere Zubereitung, um ihnen den Übergang ins Jenseits zu erleichtern. ***Hahnemann*** *warnte seine Patienten vor dem Gebrauch von Moschusparfüm, da es die Widerstandskraft gegen Krankheiten schwäche. Besonders chronisch Kranke sollten auf Moschus verzichten, weil der intensive Duft gar über Jahre haften bleiben könne.*

Deutscher Name: Moschusduft.
Herkunft: Moschusbock im Hochgebirge Asiens, von Tibet bis Sibirien.
Verwendete Teile: Getrocknetes Drüsensekret aus den Duftdrüsen des Moschusbocks.

Indikationen

Besonders bei hysterischen Erregungszuständen und Neigung zu Hypochondrie. Leitsymptome sind Ohnmacht, Schwindel, Benommenheit, Erschöpfung. Ein gutes Mittel für geistig-seelische Störungen. Die Kranken fühlen sich von allen Menschen abgelehnt, sie reden ununterbrochen, sind ständig in Eile und bewegen sich ungeschickt. Sie sind verfroren (obwohl sie sich eventuell im Inneren warm fühlen) und müssen häufig tief durchatmen. In Ruhe fühlen sie sich erschöpfter als bei Bewegung. Eventuell eine Seite des Körpers kalt, die andere warm.
Besser: Wärme, nach Aufstoßen.
Schlimmer: Aufregung, kühle Umgebung, frische Luft.

Naja naja. *Die Kobra spannt ihren Nacken zu einer Haube, bevor sie zubeißt.*

MYGALE LASIDORA/M. AVICULARIS ARANEA AVICULARIS

ARANEA AVICULARIS

Der Biß der mausgroßen Vogelspinne verursacht schwere Entzündungen, die Bißwunde färbt sich zunächst violett, später grün, Entzündung und Verfärbung breiten sich entlang der Lymphbahnen aus. Weitere Symptome: Schüttelfrost, später Fieber, trockener Mund, großer Durst, Zittern, Atemnot, Verzweiflung und Todesangst.

Deutscher Name: Vogelspinne.
Herkunft: Mittelamerika, besonders Kuba.
Verwendete Teile: Ganze Spinne.

Indikationen

Ein Mittel für Nervenstörungen mit Zuckungen und krampfartigen Bewegungen der Gliedmaßen, besonders in der unteren Körperhälfte, etwa Chorea. Der Körper ist ständig in Bewegung, die Muskeln zucken. Früher auch zur Behandlung von Geschlechtskrankheiten.
Besser: Im Schlaf.
Schlimmer: Morgens.

NAJA NAJA/NAJA TRIPUDIANS

NAJA TRIPUDIANS

Zehn Prozent der Menschen, die von der hochgiftigen Kobra gebissen wurden, sterben. Die Kobra kann sogar ihr Gift aus einer Entfernung bis zu zwei Metern direkt in die Augen ihres Opfers spritzen, was zu dauernder Erblindung führt, wenn das Gift nicht sofort ausgewaschen wird. In Indien wurde das Gift früher bei nervösen Beschwerden und Bluterkrankungen verwendet.

Deutscher Name: Kobra, Brillenschlange.
Herkunft: Ostasien, China, Australien, Afrika.
Verwendete Teile: Frisches Gift.

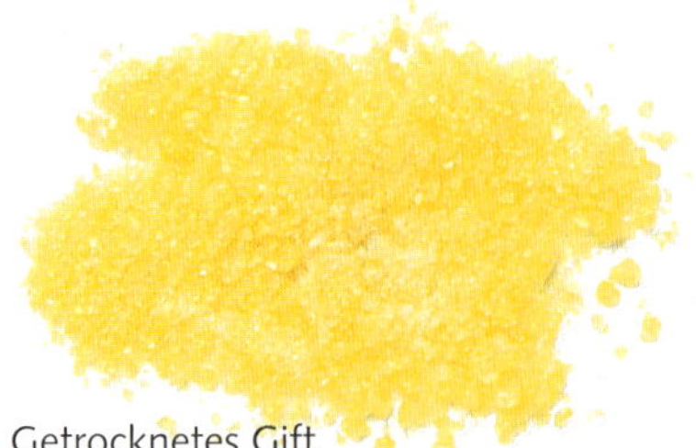

Getrocknetes Gift

Konstitutionstyp

Naja-tripudians-Menschen sind nervös, erregt, niedergeschlagen, hegen Suizidgedanken und brüten über eingebildeten Beschwerden ihrer Sexualorgane. Sie ängstigen sich vor Alleinsein, Regen und Versagen.

Indikationen

Das Mittel wirkt besonders auf Herz, Lungen, Nerven und den linken Eierstock. Hauptindikation sind Erkrankungen der Herzgefäße mit anginaartigen Schmerzen, die bis in das linke Schulterblatt und die linke Hand ausstrahlen. Eventuell auch Schmerzen im linken Eierstock, ausstrahlend bis zum Herzen. Ferner Asthma infolge von Heuschnupfen.
Besser: Niesen.
Schlimmer: Liegen auf der linken Seite, enge Kleidung, Schlaf und Alkohol, kalte Luft und Zugluft, nach der Menstruation.

NATRIUM CARBONICUM

NATRIUM CARB.

Natriumcarbonat wird bei der Glas-, Seifen- und Waschmittelherstellung sowie zur Wasserenthärtung gebraucht. Früher zur äußerlichen Behandlung von Verbrennungen und Ekzemen, innerlich bei Schnupfen und Vaginalausfluß verordnet.

Deutscher Name: Kohlensaures Natriumcarbonat, Soda.
Herkunft: Früher aus der Asche von Seetang, heute synthetisch hergestellt.
Verwendete Teile: Gereinigtes Soda, Natriumcarbonat-Monohydrat, trockenes Natriumcarbonat.

Konstitutionstyp

Natrium-carbonicum-Menschen sind extrem würdevoll, zart, unselbständig und abhängig von ihren geliebten Angehörigen. Sie sind mitfühlend, leiden selbst aber stumm und versuchen stets, liebenswert und nett zu erscheinen, auch wenn sie traurig sind. Sehr empfindlich gegen Geräusche, Musik und Gewitter. Verdauungsschwäche mit Unverträglichkeit von Milch. Schwache Knöchel, knicken dauernd um.

Indikationen

Vor allem Verdauungsbeschwerden wie Verdauungsschwäche, nervöse Beschwerden einschließlich Kopfschmerzen und Hautbeschwerden wie Herpes, Warzen, Leberflecke, Bläschen und Hühneraugen.
Besser: Essen.
Schlimmer: Hitze, Sonnenhitze, feuchtes Wetter.

NATRIUM PHOSPHORICUM

NATRIUM PHOS.

Phosphorsaures Natrium gehört zu den Schüßler-Salzen (Seite 227). Es ist Bestandteil der menschlichen Gewebezellen, reguliert den körperlichen Aktivierungsgrad und ist beim Abbau von Fettsäuren beteilgt. Das homöopathische Mittel dient der Behandlung von Beschwerden, die durch eine zu hohe Milch- oder Magensäureproduktion bedingt sind, und von Verdauungsschwäche durch fette, saure Speisen.

Deutscher Name: Natriummonohydrogenphosphat, phosphorsaures Natrium.

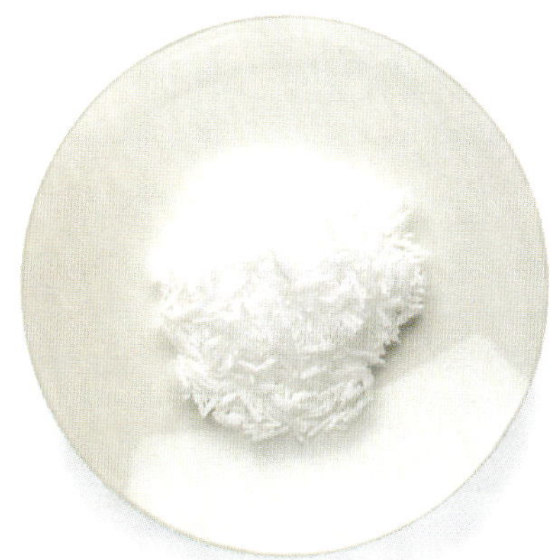

Natrium phosphoricum. *Verdauungsschwäche und Gicht sind die Hauptindikationen des Mittels, das aus den weißen Natriumphosphatkristallen hergestellt wird.*

Herkunft: Chemisches Produkt aus Phosphorsäure und Natriumcarbonat, industriell hergestellt.
Verwendete Teile: Natriummonohydrogenphosphat.

Konstitutionstyp

Natrium-phosphoricum-Menschen sind vornehm, ängstlich und erröten leicht. Sie mögen keine Ratschläge, auch keine wohlmeinenden, und neigen zu Unruhe und nervöser Zappelei trotz ihrer Müdigkeit und nervösen Schwäche.

Indikationen

Vor allem Verdauungsbeschwerden mit saurem Aufstoßen nach fetten, sauren Speisen oder durch zuviel Magensäure, besonders bei Kindern, die zuviel Zucker und Milch bekommen. Auch bewährt bei Gicht sowie Glieder- und Muskelsteifheit nach Anstrengung.
Besser: Kühle Umgebung, frische Luft.
Schlimmer: Milch, saure und süße Speisen, während Gewitter.

NATRIUM SULFURICUM

NATRIUM SULF.

Schwefelsaures Natrium, ein weißes Pulver oder Kristall, wird in der Papier-, Pappen-, Glas- und Waschmittelherstellung verwendet. Es zählt ebenfalls zu den Schüßler-Salzen (Seite 227), ist Bestandteil der Gewebezellen und reguliert den Wasserhaushalt. Das homöopathische Mittel hilft bei Abgeschlagenheit und Müdigkeit mit Verschlimmerung bei dampfigem Wetter, am Wasser und in feuchten Räumen.

Deutscher Name: Schwefelsaures Natrium, Glaubersalz, Natriumsulfat.
Herkunft: Salzseen und russische Kalunda-Steppe.
Verwendete Teile: Entwässertes Natriumsulfat.

Konstitutionstyp

Natrium-sulfuricum-Menschen neigen zu übersteigertem Ernst und Pflichtbewußtsein, sie sind verschlossen und niedergeschlagen, hegen manchmal sogar Suizidgedanken. Obwohl eher materialistisch orientiert, sind sie sehr empfindsam, Musik bringt sie zum Weinen. Manche sind weniger angespannt und mehr künstlerisch veranlagt, brauchen aber Anregung. Sie sind müde und matt, bevorzugen kühles Wetter und fühlen sich bei feuchtem, nebligem Wetter schlechter. Anfällig für Asthma infolge von Feuchtigkeit. Reichlich wäßrige oder dicke gelbgrüne Absonderungen.

Indikationen

Bewährt bei Leberbeschwerden, etwa Gelbsucht, bei Brustbeschwerden wie Bronchitis und Asthma und bei Folgewirkungen von Kopfverletzungen wie Depressionen, Suizidgedanken und andere geistig-seelische Beschwerden.
Besser: Frische Luft, nach Lagewechsel, trockene Umgebung.
Schlimmer: Spätabends, morgens, Rückenlage, feuchte, neblige Umgebung.

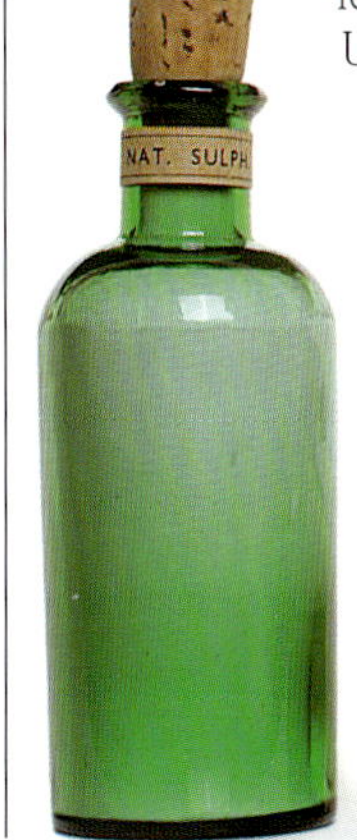

Natrium sulfuricum. *Das homöopathische Mittel aus schwefelsaurem Natrium gehört zu den ältesten Mitteln.*

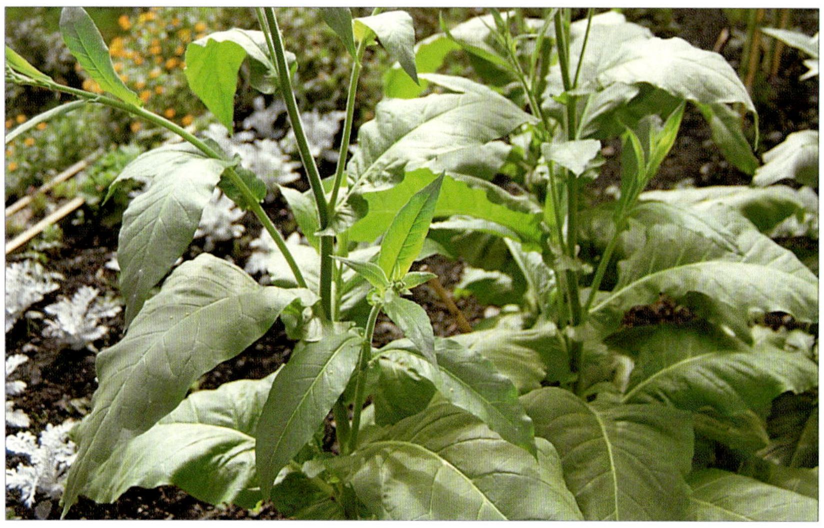

Nicotiana tabacum. *Tabak gilt als Schmerzstiller. Die Pflanzenheilkunde gibt ihn bei Insektenstichen.*

NICOTIANA TABACUM

TABACUM

Die Tabakpflanze ist nach ***Jean Nicot*** *benannt, einem französischen Botschafter in Südamerika, der sie um 1560 nach Europa brachte. Die Ureinwohner Amerikas verwendeten sie schon lange vorher. Früher bei Verstopfung, Kolik und Würmern angewendet. Tabak enthält das Gift Nikotin, das starke Übelkeit, Erbrechen, Schweißausbrüche, Benommenheit, Schwindel und Herzklopfen verursachen kann. Das homöopathische Mittel dient zur Behandlung genau dieser Beschwerden.*

Deutscher Name: Tabak.
Herkunft: USA, Südamerika, Westindische Inseln (kultiviert in allen Ländern der warmen und gemäßigten Zonen).
Verwendete Teile: Frische Blätter.

Indikationen

Akute Übelkeit, Erbrechen und Reisekrankheit. Beschwerden erscheinen plötzlich. Begleitsymptome: Starker Speichelfluß, Schmerzen, kalter Schweiß, Angst und Schwindel. Übelkeit und Erbrechen werden schlimmer durch geringste Bewegung. Hilft auch bei starker Übelkeit in Zusammenhang mit anderen Beschwerden.
Besser: Kälte, frische Luft, nach Erbrechen, kalte Umschläge.
Schlimmer: Bewegung, Hitze, geöffnete Augen, Tabakdunst

Selbstbehandlung

Reisekrankheit – *Seite 222*

NITRICUM ACIDUM
ACIDUM NITRICUM

ACID. NIT.

Diese sehr starke, farblose Säure wurde zum Ausbrennen von Warzen und verdünnt zur Behandlung von Fieber, Bronchitis und anderen Brustinfektionen, Syphilis und zur Auflösung von Blasen- und Nierensteinen verwendet. Industrielle Verwendung: Herstellung von Sprengstoffen, Düngemitteln. Stark reizende Dämpfe, Lebensgefahr beim Einatmen.

Deutscher Name: Salpetersäure, Salpetergeist.
Herkunft: Chemisches Produkt aus Natriumnitrat und Schwefelsäure.
Verwendete Teile: Reine Salpetersäure.

Konstitutionstyp

Acidum-nitricum-Menschen sind selbstbezogen, verbittert, kritiksüchtig, können anderen nicht vergeben. Sehr reizbar, explodieren vor Wut. Grübeln gerne über lange zurückliegende unangenehme Erfahrungen und Kränkungen. Allgemein überempfindlich, fühlen sich von allen getäuscht; meinen, alle beleidigt zu haben. Krankheit häufig nach lang anhaltenden seelischen Belastungen. Dann sehr ängstlich bis hin zu Todesfurcht.

Indikationen

Stechende, splitterartige Schmerzen kommen und gehen plötzlich, etwa bei Halsentzündungen, Mundgeschwüren und Ausschlägen. Auch bei Hämorrhoiden mit scharfen, stechenden Schmerzen im After. Absonderungen brennend und reizend. Urin stark riechend. Menschen, die *Acidum nitricum* brauchen, frieren sehr leicht und leiden an Warzen sowie Rissen und Geschwüren der Schleimhäute in Mund, Vagina und Enddarm.
Besser: Bewegung, mildes Wetter, heiße Umschläge.
Schlimmer: Nachts, leichteste Berührung und Bewegung, Kälte und Dampf, frische Luft, Milch.

NUX MOSCHATA
MYRISTICA FRAGRANS

NUX MOSCHATA

Nach ihrer Einführung von Indien nach Konstantinopel im Jahre 540 n. Chr. hat sich die Muskatnuß schnell durchgesetzt, vor allem als Gewürz und zur kosmetischen Entfernung u.a. von Sommersprossen. Medizinisch erstmals im 11. Jahrhundert von ***Avicenna*** *als »Nuß der Banda« erwähnt. Sie diente zur Linderung von Magenbeschwerden, Blähungen und Kopfschmerzen sowie als Halluzinogen. Das ätherische Öl hilft bei rheumatischen Schmerzen.*

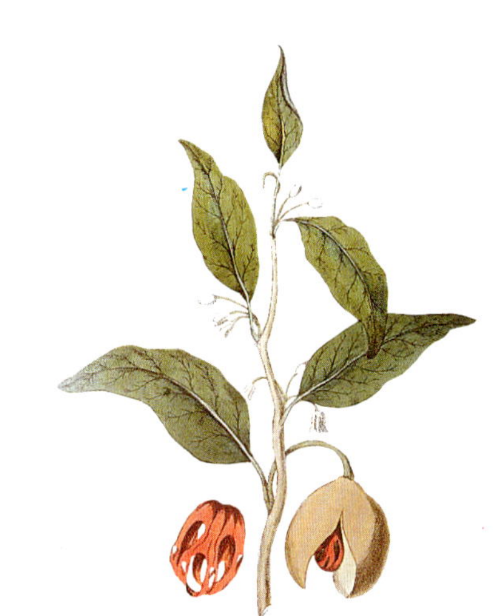

Nux moschata. *Heiler gaben die Muskatnuß zur Stärkung der Sehkraft.*

Deutscher Name: Muskatnuß.
Herkunft: Vor allem Bandainseln der südlichen Molukken (Indonesien), Indien und andere asiatische Länder, Westindien.
Verwendete Teile: Samenkern ohne Schale.

Indikationen

Mentale und nervöse Beschwerden, Hysterie, Verdauungsstörungen. Auch halluzinogene Symptome, wie sie durch hohe Dosen von Muskatnuß hervorgerufen werden, etwa Benommenheit mit Schwindel, Ohnmacht und Koordinationsstörungen, die oft nach einem Schlaganfall oder bei Epilepsie auftreten.

Auch Verstopfung und Völlegefühl in Verbindung mit anderen Verdauungsstörungen und Magenschleimhautentzündung (Gastritis). Die Kranken sind deutlich ausgetrocknet, haben aber keinen Durst.
Besser: Feuchtigkeit, warme Räume, warmes Einhüllen.
Schlimmer: Wechsel der Jahreszeiten, kalte Temperaturen, schrille Töne, Aufregung.

OLEUM PETRAE

PETROLEUM

Petroleum ist ein fossiler Brennstoff aus Lagerstätten, die nicht sehr tief unter der Erdoberfläche liegen. Früher im Schiffs- und Straßenbau und als Brennstoff verwendet. Heute wichtigster Grundstoff der Benzinherstellung. Außerhalb der Homöopathie früher nur zur Wundbehandlung gebraucht.

Deutscher Name: Petroleum, Steinöl.
Herkunft: Fossile Lagerstätten, meist aus dem Tertiär.
Verwendete Teile: Gereinigtes, rohes Öl.

Indikationen

Vor allem Hautbeschwerden wie Ekzeme mit trockener, tief eingerissener Haut, besonders an Händen und Fingerspitzen; extreme Verschlimmerung bei kaltem Wetter. Auch hilfreich bei Übelkeit, Durchfall und Erbrechen, besonders bei Reisekrankheit. Eventuell ständiges Hungergefühl trotz Übelkeit und Erbrechen. *Petroleum*-Patienten mögen keine fetten Speisen. Ihr Schweiß riecht oft unangenehm. Blähende Speisen verursachen Verdauungsstörungen. Ihre Stimmung ist häufig gereizt, sie meckern viel und sind verwirrt.
Besser: Warme Luft, trockenes Wetter, nach dem Essen.
Schlimmer: Bewegung, kaltes Wetter, besonders im Winter, während Gewitter.

Selbsthilfe

Ekzeme – *Seite 186*

Papaver somniferum. *Die Blütenfarbe variiert von Weiß bis Pupurrot. Aus den unreifen Samenkapseln wird ein milchiger Saft gewonnen.*

PAEONIA OFFICINALIS

PAEONIA OFF.

Heute wird die Bauernpfingstrose vor allem als Zierpflanze geschätzt. Wahrscheinlich nach **Paeon** *benannt, einem griechischen Arzt, der zur Zeit der Trojanischen Kriege lebte. Im Jahr 77 n. Chr. berichtet* **Plinius**, *daß Pfingstrose gegen Alpträume helfe. Der englische Pflanzenheiler* **Culpeper** *(1610–1654) schreibt, daß die Wurzel der männlichen Pflanze als Halsamulett bei Kindern Epilepsie verhindere. Auch nach Geburten verordnet. Heute gibt die Naturheilkunde Pfingstrosenmittel zur Entzündungshemmung, Krampflösung, Beruhigung, Blutdrucksenkung und zur Linderung von Schwellungen.*

Deutscher Name: Bauernpfingstrose.
Herkunft: Europa, Asien.
Verwendete Teile: Frischer Wurzelstock mit Wurzeln.

Indikationen

Vor allem stark juckende Hämorrhoiden mit starker Schwellung des Anus und eventuell Analfissuren (Einrisse der Afterschleimhaut). Auch – wie in der Naturheilkunde – verordnet bei Schlafproblemen, etwa Schläfrigkeit am Nachmittag, Alpträume und Schlaflosigkeit infolge von Verdauungsbeschwerden.
Besser: Periodisch, Rubbeln und Kratzen.
Schlimmer: Nachmittags, nachts.

PAPAVER SOMNIFERUM

OPIUM

Opium *wird seit der Antike als Schmerzmittel benutzt. Es imitiert die Eigenschaften der körpereigenen Endorphine im Gehirn, die für das Gefühl des Wohlbefindens und das Einsetzen von Schläfrigkeit zuständig sind. In der modernen Schulmedizin spielen Opiumderivate wie Codein und Morphium eine wichtige Rolle.*

Deutscher Name: Schlafmohn.
Herkunft: Östliches Mittelmeergebiet, Südostasien, Iran, Indien, Türkei.
Verwendete Teile: Saft der unreifen Samenkapsel.
➪ Unterliegt in Deutschland dem Betäubungsmittelgesetz. Anbau von *Papaver somniferum* ist grundsätzlich verboten.

Indikationen

Vor allem bei Folgewirkungen seelischen Schocks oder schweren Schreckens, etwa Tod eines nahen Angehörigen. Die Homöopathie unterscheidet zwei Formen:

1. Apathie und Gleichgültigkeit, als seien alle Sinne betäubt. Die Patienten klagen nicht.
2. Übererregrung aller Sinne mit schwerer Schlaflosigkeit. Das Gehör ist zum Beispiel so geschärft, daß die Patienten sogar glauben, Fliegen an der Wand entlanglaufen zu hören.

Auch bewährt bei Verstopfung und Atembeschwerden wie unregelmäßige Atmung. Sehr bewährt nach Schlaganfällen und bei Delirium tremens infolge Alkoholentzugs.
Besser: Kühle Umgebung.
Schlimmer: Wärme, während und nach Schlaf.

PHOSPHORICUM ACIDUM
ACIDUM PHOSPHORICUM

ACID. PHOS.

Phosphorsäure spielt heute in der Arznei-, Dünge- und Waschmittelherstellung eine wichtige Rolle und wird auch in der Zuckerraffinierung und in der Limonadenproduktion verwendet. Die Schulmedizin gab sie früher zur Verdauungsanregung. Heute wird Phosphorsäure zur Senkung des Calciumspiegels im Blut bei Tumorbildung in der Nebenschilddrüse verordnet.

Deutscher Name: Phosphorsäure.
Herkunft: Als durchsichtige kristalline Masse aus phosphorhaltigen Mineralien, etwa Apatit, hergestellt.
Verwendete Teile: Verdünnte Phosphorsäure.

Indikationen

Eines der wirksamsten homöopathischen Mittel für Antriebsschwäche und Teilnahmslosigkeit. Beschwerden oft Folge von geistiger Überarbeitung oder zuviel Streß. Auch nach hohen Verlusten von Körperflüssigkeiten, etwa durch schwere Durchfälle.
Körperliche Begleitsymptome: Frieren, Appetitverlust, Heißhunger auf saftiges Obst oder erfrischende Obstsäfte, Schwitzen, Empfindung eines drückenden Gewichts auf dem Kopf und Benommenheit mit Schwindel am Abend nach längerem Stehen und beim Gehen. Auch sehr bewährt für Kinder, die zu schnell gewachsen sind und daher unter Knochenschmerzen leiden, und für Kinder, die viel masturbieren und feuchte Träume haben und darunter leiden.
Besser: Wärme, nach kurzem Schlaf.
Schlimmer: Kälte, Zugluft, Geräusche.

PHYTOLACCA AMERICANA
PHYTOLACCA DECANDRA

PHYTOLACCA

Die Kermesbeere diente in der europäischen Volksheilkunde vor allem zur Behandlung von Drüsenbeschwerden wie Mastitis bei stillenden Müttern sowie kleinen, harten Brusttumoren. Die nordamerikanischen Ureinwohner gaben sie bei Hautbeschwerden, als Brech und Abführmittel und zur Anregung der Herztätigkeit.

Deutscher Name: Kermesbeere.
Herkunft: Ursprünglich Nordamerika, heute auch in Europa, Asien und Nordafrika angebaut.
Verwendete Teile: Frische Pfahlwurzel.

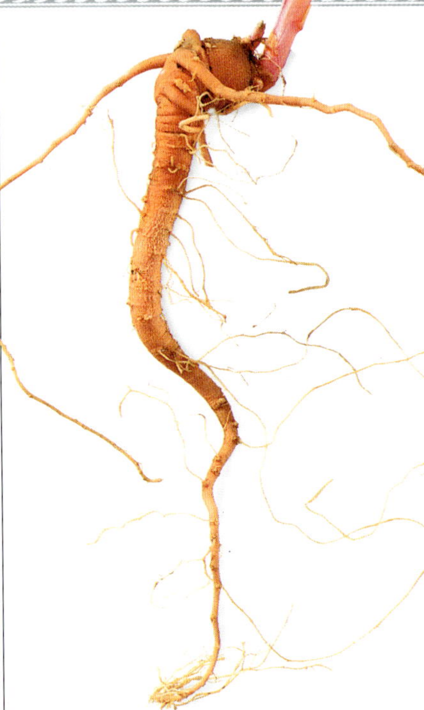

Phytolacca americana. *Die Wurzel wird in der Naturheilkunde bis heute wegen ihrer entzündungshemmenden Wirkung geschätzt.*

Indikationen

Vor allem Drüsenbeschwerden, besonders der Brust, etwa Brustentzündung mit stechenden Schmerzen bei stillenden Müttern und Brusttumoren (gut- und bösartige). Brüste sind steinhart geschwollen, Schmerzen strahlen eventuell in den ganzen Körper aus. Ferner hilfreich bei Kehlkopf- und Mandelentzündung mit dunkelroter Rachenschleimhaut und Schmerzen, die beim Schlucken bis zu den Ohren ausstrahlen.
Besser: Kalte Getränke, Ruhe, Wärme, trockenes Wetter.
Schlimmer: Beginn von Bewegung, längere Bewegung, Schlucken, heiße Getränke, feuchtkaltes Wetter.

PICRINICUM ACIDUM
ACIDUM PICRINICUM

ACID. PICRINIC.

Die Pikrinsäure, 1788 entdeckt, ist ein starkes Gift. Sie schädigt die Leber, verursacht Gelbsucht und Gewichtsverlust. Das homöopathische Mittel, 1868 erstmals geprüft, dient zur Behandlung von schwerer geistiger Erschöpfung und Verschleißerkrankungen der Wirbelsäule.

Deutscher Name: Trinitrophenol, Pikrinsäure.
Herkunft: Chemisches Produkt aus Kohlensäure, Salpetersäure und Schwefelsäure, industriell hergestellt.
Verwendete Teile: Pikrinsäure.

Indikationen

Vor allem schwere geistige Erschöpfungszustände nach langanhaltender geistiger Anstrengung mit Teilnahmslosigkeit und mangelnder Willenskraft. Die Patienten können nicht mehr klar denken oder sprechen und keine neuen Aufgaben mehr angehen. Häufig begleitet von brennenden oder tauben Empfindungen entlang der Wirbelsäule. Besonders häufig bei Studenten, die sich lange auf ein Examen vorbereitet haben. Allgemeines Schweregefühl im ganzen Körper, eventuell mit Kopfschmerzen und Pusteln im äußeren Ohr. Die Erschöpfung kann auch Folge von schwerem Kummer sein.
Besser: Ruhe, kühle Umgebung, Sonne.
Schlimmer: Geistige oder körperliche Anstrengung, Hitze.

PLATINUM METALLICUM

PLATINUM

Platin wurde im 18. Jahrhundert in Südamerika entdeckt und trägt die Bezeichnung »wie Silber«. Es wird vor allem als Schmuck und Zahnersatz verwendet, auch chirurgische Bestecke und elektrische Kontakte bestehen häufig aus diesem Edelmetall. Im 19. Jahrhundert wurde es kurz in der Syphilistherapie genutzt. Die Homöopathie verordnet Platin seit langem vor allem bei gynäkologischen Beschwerden.

Deutscher Name: Platin.
Herkunft: Vor allem Lagerstätten in Südamerika.
Verwendete Teile: Platin.

Konstitutionstyp

Platinum-Menschen sind sehr weibliche Persönlichkeiten, vor allem Frauen, mit großen Idealen und unerreichbar hohen Zielen für sich und ihre Partner. Da aber niemand diesen hohen Anforderungen genügen kann, reagieren *Platinum*-Menschen entweder enttäuscht, verzweifelt und ziehen sich in die Vergangenheit zurück, oder sie werden arrogant und verachten ihre Umgebung.

Indikationen

Ein wichtiges Mitel für Beschwerden der weiblichen Fortpflanzungsorgane und des Nervensystems. Bewährt bei ausbleibenden oder schweren Menstruationsblutungen, vaginalem Juckreiz, Eierstockschmerzen, Vaginismus (äußerst schmerzhafte Verkrampfungen der Vagina beim Sex) und Neuralgien.

Begleitsymptome: Taubheit der Haut, Erstickungsgefühle und Kälte. Die Fortpflanzungsorgane von *Platinum*-Frauen sind hochgradig empfindlich; die Frauen haben daher nachgerade einen Horror vor gynäkologischen Untersuchungen.
Besser: Frische Luft.
Schlimmer: Emotionale Aufregung, Berührung, nervöse Erschöpfung, abends.

PLUMBUM METALLICUM

PLUMBUM MET.

Die Römer kannten bereits Wasserleitungen aus Blei und verwendeten dieses Metall auch zur Herstellung von Haarnadeln und Eintrittsmünzen für ihre Arenen. Zu den Symptomen einer Bleivergiftung gehören Muskelschwäche im Handgelenk (abgeknicktes Handgelenk) sowie kolikartige Bauchschmerzen. Solche Beschwerden wurden früher häufig bei Menschen beobachtet, die Wasser mit hohem Bleigehalt tranken. Das homöopathische Mittel dient der Behandlung von kolikartigen Schmerzen und Nervenschäden.

Deutscher Name: Blei.
Herkunft: Nordamerika, Afrika, Australien und Europa.
Verwendete Teile: Bleiacetat oder Bleicarbonat.

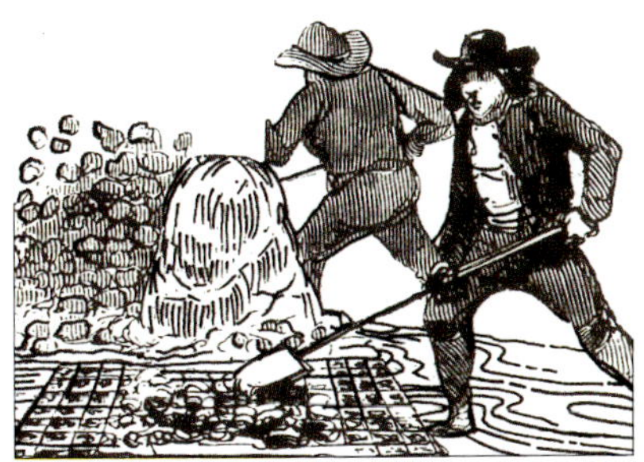

Plumbum metallicum. *Blei wird seit Jahrhunderten aus Minen gefördert. Das homöopathische Mittel hilft bei Erkrankungen mit Gewebeverhärtungen.*

Konstitutionstyp

Die geistig-seelische Verfassung von *Plumbum*-Menschen ähnelt derjenigen von Arteriosklerose-Kranken: Wahrnehmung und Denken sind verlangsamt, das Gedächtnis läßt nach. Sie werden teilnahmslos und reizbar.

Indikationen

Ein wichtiges Mittel bei Beschwerden, die sich langsam im verborgenen entwickeln und erst spät sichtbar werden, etwa sklerotische Beschwerden oder Gewebeverhärtungen einschließlich Arteriosklerose, Multiple Sklerose und Parkinsonsche Krankheit. Sehr weitreichende Wirkungen auf das Gewebe, besonders Muskulatur und Nerven. Bewährt bei Muskelschwäche, -zittern und -krämpfen. Symptome der Muskelschwäche sind u.a. Urinverhaltung und Verstopfung mit kolikartigen Schmerzen.
Besser: Wärme, Massage, Druck.
Schlimmer: Nachts, Bewegung.

PODOPHYLLUM PELTATUM

PODOPHYLLUM

Die Ureinwohner Nordamerikas gaben die Wurzel des Maiapfels zum Austreiben von Würmern und bei Taubheit. Die erste homöopathische Prüfung erfolgte bereits im 19. Jahrhundert und empfahl das Mittel bei Verdauungsbeschwerden.

Deutscher Name: Maiapfel, Entenfuß.
Herkunft: Nordamerika.
Verwendete Teile: Wurzelstock mit Wurzeln, im Spätherbst gesammelt.
➪ In Deutschland verschreibungspflichtig bis einschließlich D3.

Indikationen

Wirkt besonders auf den Zwölffingerdarm, den Dünndarm, die Leber und den Enddarm. Bei Magen-Darm-Infektionen mit kolikartigen Schmerzen, Erbrechen von Galle und Durchfall. Auch bei Leberentzündung und Gallensteinen mit berührungsempfindlicher Leberregion. *Podophyllum*-Patienten knirschen und malmen oft mit den Zähnen, besonders nachts. Auch bewährt bei schwieriger Zahnung. Die Beschwerden wechseln sich häufig ab, zum Beispiel Durchfall und Verstopfung.
Besser: Bauchlage, Rubbeln des Bauches.
Schlimmer: Heißes Wetter, frühmorgens, beim Zahnen.

Podophyllum peltatum. *Die Wurzel hat eine starke Wirkung auf das Verdauungssystem und wurde von den nordamerikanischen Ureinwohnern als Brechmittel genutzt. Die homöopathische Zubereitung wird für Verdauungsbeschwerden empfohlen.*

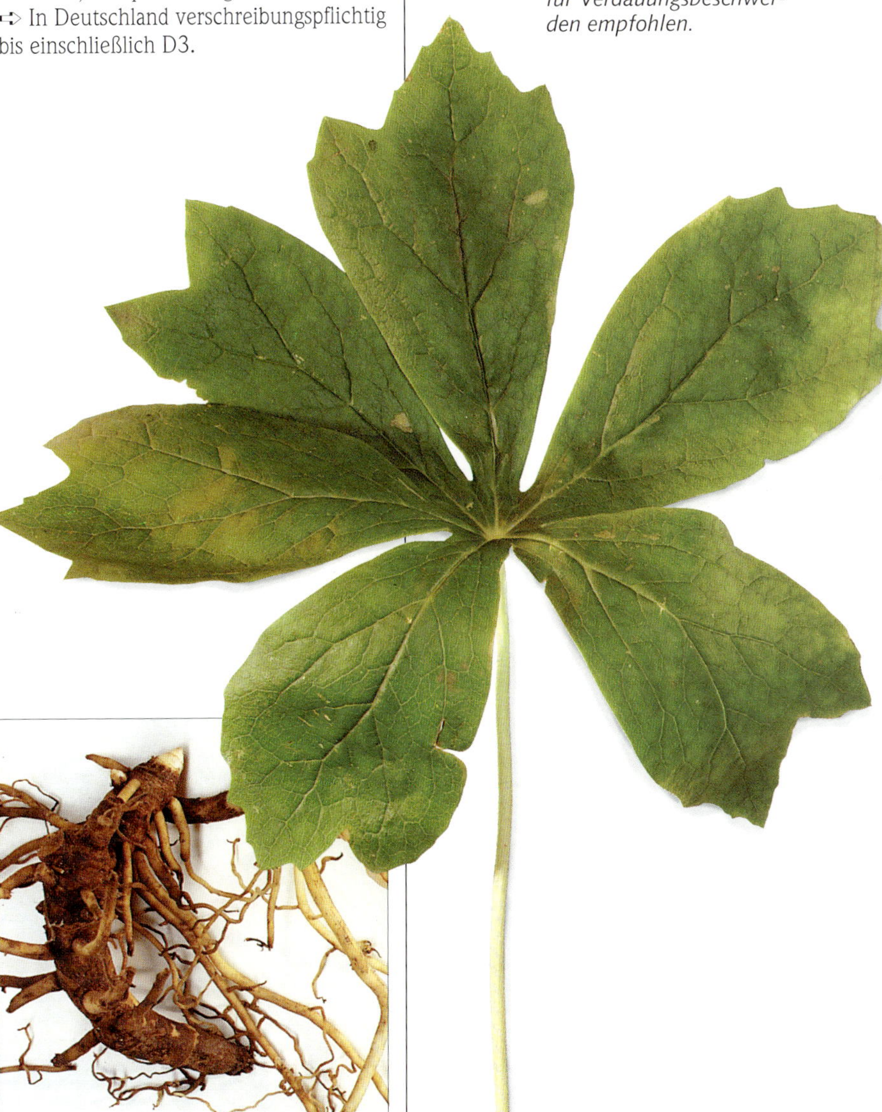

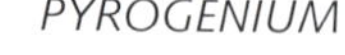

PSORINUM

PSORINUM

Das Mittel Psorinum, *hergestellt aus dem Inhalt von Krätzebläschen, wurde von* **Hahnemann** *selbst geprüft. Er war überzeugt, daß bei manchen Menschen die Krätzebläschen eine tiefersitzende Störung widerspiegelten. Obwohl die Bläschen wieder abheilten, seien die Pateienten nicht wirklich geheilt, die Krankheit dehne sich auf tiefergelegene Organe aus. Das Phänomen der unterdrückten Krankheit wird in der Homöopathie als Miasma bezeichnet. »Psora« ist das erste von drei grundlegenden Miasmen (siehe Seite 19).*

Deutscher Name: Inhalt von Krätzebläschen.
Herkunft: Von Krätzemilben befallene Menschen mit Bläschenbildung auf der Haut.
Verwendete Teile: Flüssigkeit aus den Krätzebläschen.

Konstitutionstyp

Psorinum-Menschen sind ängstlich, es mangelt ihnen an Antrieb und Ausdauer, sie sehen das Leben eher pessimistisch und fürchten sich vor Fehlern, Armut und Tod. Sie fühlen sich im Stich gelassen und ausgeschlossen. Auch im Sommer sind sie extrem verfroren und hassen Zugluft. Sie schwitzen schnell und haben ständig Hunger mit Kopfschmerzen, die durch Essen gelindert werden. Vor Beginn einer Krankheit, die oft regelmäßig wiederkehrt, fühlen sie sich plötzlich außerordentlich wohl.

Indikationen

Besonders Hautbeschwerden, aber auch Verdauungs- und Atemwegsbeschwerden. Hautbeschwerden, die leicht nässen wie Ekzeme, Geschwüre, Akne und Pusteln. Alle diese Beschwerden verschlimmern sich im Winter und paradoxerweise auch durch Hitze, etwa Bettwärme, zu dicke Kleidung und körperliche Anstrengung. Darmbeschwerden, zum Beispiel Durchfall bei Reizdarm, Magen-Darm-Infektionen und Diverticulitis (Taschenbildung im Darm). Auch hilfreich bei Atemwegsbeschwerden wie Heuschnupfen und Asthma sowie bei Erschöpfungszuständen nach einer akuten Erkrankung.
Besser: Warme Räume, Sommer, Liegen mit weitausgestreckten Armen.
Schlimmer: Kaffee, Winter, Wetterwechsel.
➪ Wegen seiner tiefgreifenden Wirkung gehört *Psorinum* stets in die Hand des erfahrenen ärztlichen Homöopathen.

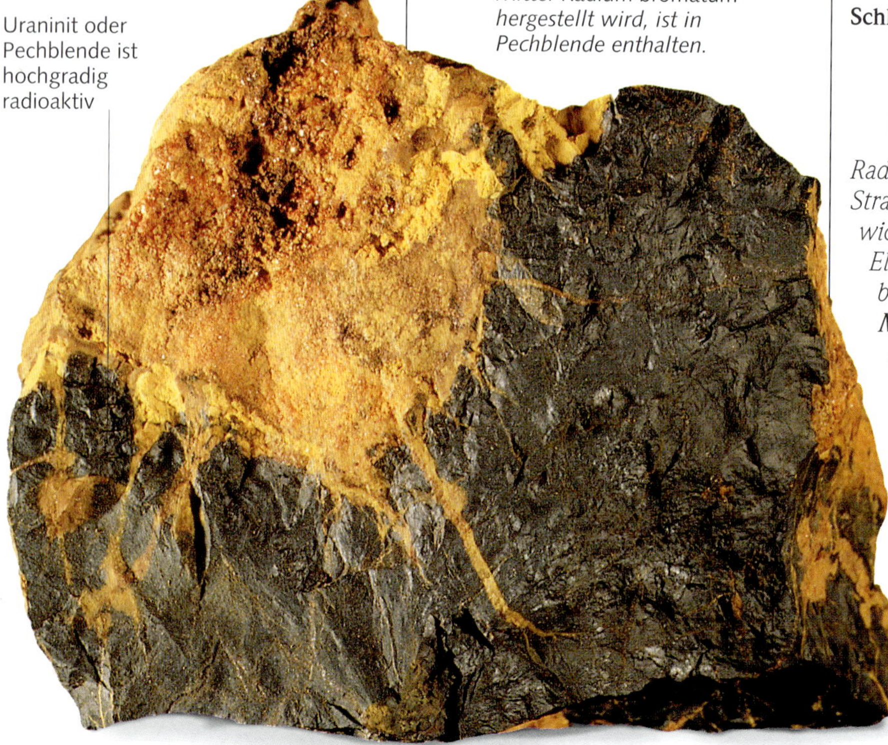

Uraninit oder Pechblende ist hochgradig radioaktiv

Radium bromatum. *Das radioaktive Element Radium, aus dem das homöopathische Mittel* Radium bromatum *hergestellt wird, ist in Pechblende enthalten.*

PYROGENIUM

PYROGENIUM

Pyrogenium *wurde 1880 von* **Dr. Drysdale** *in die Homöopathie eingeführt. Das Mittel ist aus rohem, magerem Rindfleisch und Wasser hergestellt und muß drei Wochen in der Sonne belassen werden, bis sich das Fleisch zersetzt hat. Die abgeseihte gelbbraune Flüssigkeit (Sepsin) wird mit Glyzerin versetzt und* Pyrogenium *genannt. In hohen Dosen verursacht es Blut- und Gewebeveränderungen, die einer Blutvergiftung nach einer Verletzung stark ähneln. In kleinen, potenzierten Dosen heilt es solche septischen Zustände.*

Deutscher Name: Pyrogenium.
Herkunft: Rindfleisch.
Verwendete Teile: Extrakt aus autolysiertem Fleisch, das, mit Wasser vermischt, drei Wochen in der Sonne gestanden hat.

Indikationen

Vor allem Blutvergiftungen und ähnliche septische Zustände. Leitsymptome: Hohes Fieber mit starkem Schwitzen und abnorm hohem Puls. Starke Knochenschmerzen, der ganze Körper wie geprellt. Große Unruhe. Zunge trocken, aufgerissen, rot und glänzend. Das Mittel wird oft bei akuten septischen Zuständen und bei Beschwerden, die auf eine nie richtig ausgeheilte Blutvergiftung zurückzuführen sind. Evtl. heftige, brennende Schmerzen, etwa bei einem Abszeß. Alle Absonderungen äußerst übelriechend.
Besser: Bewegung, Lagewechsel, heftiges Schaukeln.
Schlimmer: Kälte.

RADIUM BROMATUM

RADIUM BROM.

Radium spielt in der konventionellen Strahlentherapie von Krebs eine wichtige Rolle. Das radioaktive Element wurde 1898 von dem berühmten Chemikerehepaar **Marie** *und* **Pierre Curie** *bei Experimenten mit Pechblende entdeckt.* **Pierre Curie** *untersuchte die gewebezerstörenden Eigenschaften von Radium im Selbstversuch: Er füllte einige Radiumsalze in eine Kaspel und befestigte diese an seinem Arm. Schon wenig später war eine Wunde entstanden, die erst nach Monaten abheilte und eine von runzeliger Haut umgebene, weiße Narbe hinterließ.*

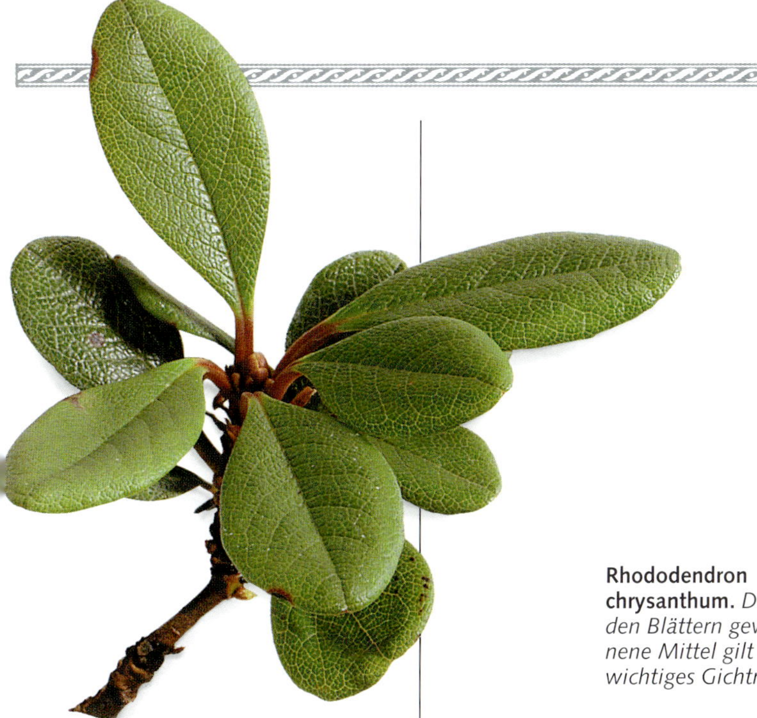

Rhododendron chrysanthum. *Das aus den Blättern gewonnene Mittel gilt als wichtiges Gichtmittel.*

Deutscher Name: Radiumbromid.
Herkunft: Uraninit, Pechblende, Uranpecherz.
Verwendete Teile: Radiumbromid.

Indikationen

Vor allem Hauterkrankungen wie schwere Ekzeme, Akne, Leberflecken, Hautkrebs, großflächige Entzündungen und Akne rosacea (akneartige Hautbeschwerden mit starken Rötungen bei Patienten in mittlerem Alter). Leitsymptome: Brennen und Juckreiz der Haut, eventuell mit Geschwürbildung und starkem Verlangen nach kühler Luft. Schmerzen wandern von einer Körperseite zur anderen. Auch verordnet bei Knochenkrebs, Lumbago und Arthritis mit dumpfen, wehen Schmerzen in Knochen und Gelenken.
Besser: Frische Luft, ständige Bewegung, heiße Bäder, Liegen.
Schlimmer: Aufstehen nach Liegen, nachts.
➪ Nur als Sonderanfertigung lieferbar. Gehört unbedingt in die Hand des erfahrenen ärztlichen Homöopathen.

RHODODENDRON CHRYSANTHUM

RHODODENDRON

Die Gelbe Alpenrose kam als Heilmittel für Rheuma und Gicht aus Sibiren nach Europa. Die erste homöopathische Prüfung erfolgte 1831. Rhododendron-*Menschen leiden sehr unter heranziehenden Gewittern.*

Deutscher Name: Gelbe Alpenrose.
Herkunft: Bergregionen Sibiriens und Kamschatkas.
Verwendete Teile: Getrocknete Zweige mit Blättern.

Indikationen

Vor allem Gicht, Arthritis und Rheuma. Leitsymptome: Schwellungen und rheumatische, ziehende Schmerzen in Bändern, Knorpeln und im Gelenkinneren. Auch hilfreich bei Fieber, Delirium, Kopfschmerzen, neuralgischen Schmerzen der Augen und Hodenentzündung.
Rhododendron-Patienten sind nervös und fürchten Gewitter. Alle Beschwerden schlimmer bei heranziehenden Gewittern und besser danach.
Besser: Wärme, Essen, nach Gewitter.
Schlimmer: Nachts, vor Gewitter, Ruhe, Beginn von Bewegung, längeres Stehen.

SABADILLA OFFICINALIS
SCHOENOCAULON OFFICINALE

SABADILLA

Über die heilenden Wirkungen der Sabadillpflanze wurde erstmals im 16. Jahrhundert berichtet. Ihre Samen wurden damals fast ausschließlich zur Abtötung von Läusen und zum Austreiben von Würmern verwendet. In der homöopathischen Prüfung zeigte Sabadilla *ausgeprägte Erkältungs- und Heuschnupfensymptome und wird auch bei diesen Beschwerden empfohlen.*

Deutscher Name: Sabadill, Läusekörner.
Herkunft: Mexiko, Venezuela, Guatemala und USA.
Verwendete Teile: Samen.

Indikationen

Wirkt vor allem auf die Nasenschleimhäute und die Tränendrüsen. Erkältungen und Heuschnupfen mit krampfartigen Niesanfällen, laufender, juckende Nase, Kitzeln im Gaumen und brennenden, wäßrigen Augen mit berstenden Stirnkopfschmerzen direkt über den Augen. Hals trocken und wund, Schlucken sehr schmerzhaft. Besser durch heiße Getränke. Auch hilfreich bei Wurmbefall (Fadenwürmer) von Kindern.
Besser: Wärme, warm einhüllen.
Schlimmer: Kalte Luft.

Selbsthilfe

Heuschnupfen – *Seite 168*

SABAL SERRULATA

SABAL

Im Sommer 1885 beobachtete der amerikanische Homöopath **Dr. Hale,** *daß ausgehungerte wilde Tiere sehr schnell wieder an Gewicht zunahmen, nachdem sie aus Not die Früchte von Zwergpalmen gefressen hatten. Und ein Kollege von ihm behauptete, daß der regelmäßige Konsum dieser Früchte Gewicht und Größe der Brüste steigere.*

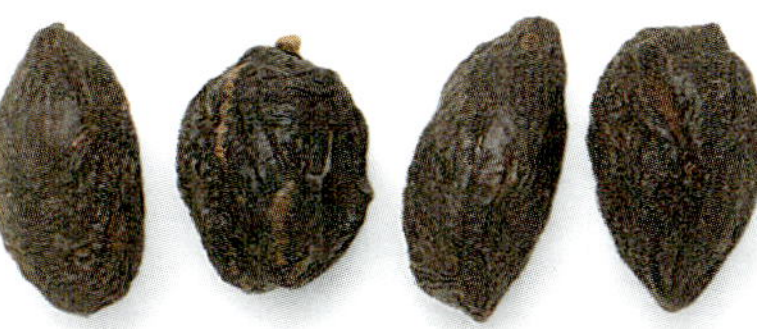

Sabal serrulata. *Das homöopathische Mittel aus den Früchten und Samen hilft bei Prostatabeschwerden und Brustdrüsenentzündung.*

Deutscher Name: Zwergpalme.
Herkunft: Mittelamerika.
Verwendete Teile: Frische reife Früchte und Samen.

Indikationen

Männliche Gesundheit: Prostatavergrößerung mit scharfen, stechenden Schmerzen in den Harnleitern, Wasserlassen erschwert, kaltes Gefühl in den Genitalien mit Libidoverlust, Schwäche und nervöse Reizbarkeit. Auch hilfreich für Hodenentzündung.
Weibliche Gesundheit: Mastitis (Brustdrüsenentzündung) bei stillenden Müttern sowie empfindliche, geschwollene Brüste vor der Menstruation. Auch für schrumpfende Brüste infolge einer Störung des Hormonhaushaltes.
Sabal-Patienten fürchten sich häufig vor dem Einschlafen.
Besser: Wärme.
Schlimmer: Feuchtkaltes Wetter, Zuwendung, Mitgefühl.

Selbsthilfe

Prostatavergrößerung – *Seite 200*

SANGUINARIA CANADENSIS

SANGUINARIA

Diese Pflanze enthält das starke Alkaloid Sanguinarin, das Übelkeit, Erbrechen und brennende Magenschmerzen hervorrufen kann und in hohen Dosen tödlich wirkt. Die brennenden Schmerzen sind auch das Leitsymptom des homöopathischen Mittels.

Deutscher Name: Kanadische Blutwurzel.
Herkunft: Nordamerika.
Verwendete Teile: Getrockneter Wurzelstock mit Wurzeln.

Sanguinaria canadensis. *Die nordamerikanischen Ureinwohner verwendeten den roten Saft der Wurzel als Textil- und Körperfarbe.*

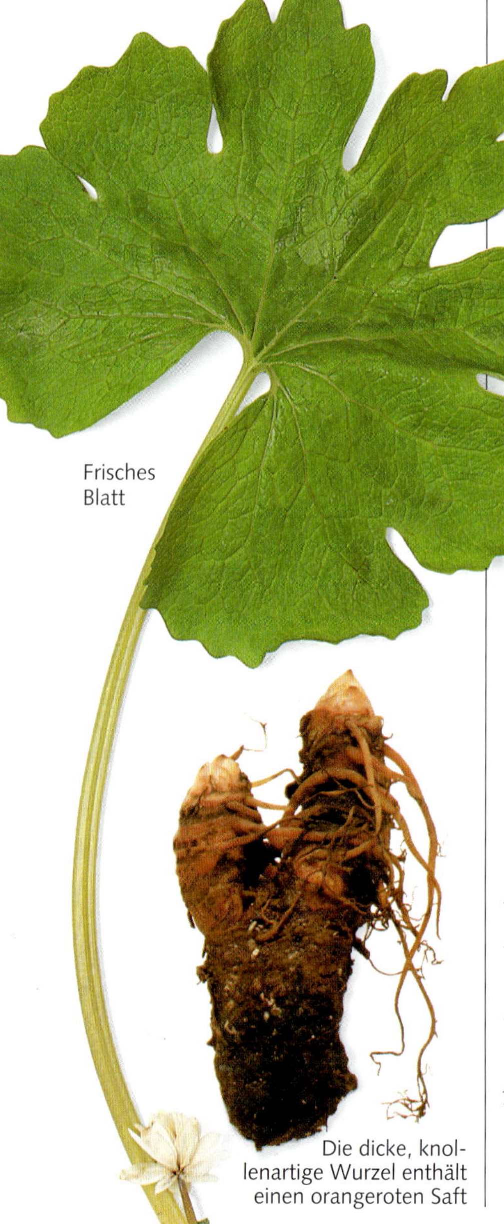

Frisches Blatt

Die dicke, knollenartige Wurzel enthält einen orangeroten Saft

Indikationen

Vor allem Beschwerden der Atmungsorgane wie Asthma, Bronchitis, Rachenentzündungen, Nasen- und Kehlkopfpolypen. Zu den Anfangssymptomen zählen Trockenheit, Wundheit und Brennen der Schleimhäute, später folgt das katarrhische Stadium. Auch hilfreich bei Verdauungsschwäche, trockenem Krampfhusten, etwa nach Keuchhusten und Grippe, sowie Heuschnupfen mit Brennen und Trockenheit der Nase und des Halses. Leitsymptome aller Beschwerden: Brennende Brustschmerzen, die bis in den rechten Arm ausstrahlen; Arm läßt sich eventuell kaum noch anheben.
Ferner Rheuma in der rechten Schulter, Hitzewallungen in den Wechseljahren, pochende Kopfschmerzen und Migräne über dem rechten Auge. *Sanguinaria*-Beschwerden sind gewöhnlich rechtsseitig.
Besser: Liegen auf der linken Seite, Schlaf, abends.
Schlimmer: Kälte und Feuchtigkeit, Bewegung und Berührung, Liegen auf der rechten Seite, Süßspeisen.

Selbsthilfe

Migräne – *Seite 160*

SANICULA AQUA

SANICULA

Sanicula *ist der Name einer Mineralquelle im US-Bundesstaat Illinois. Die homöopathische Prüfung erfolgte 1890 eher zufällig durch eine Familie, die ein Jahr lang Wasser aus dieser Quelle getrunken hatte und die verschiedensten Symptome entwickelte. Das Wasser enthält eine sehr seltene Mischung verschiedener Mineralien, die fast alle in der Homöopathie als Einzelmittel verwendet werden. Das Mittel* Sanicula *ist damit sozusagen ein natürliches Kombinationsmittel.*

Deutscher Name: Mineralwasser, Quellwasser.
Herkunft: Natürliche Quelle in Ottawa/US-Bundesstaat Illinois.
Verwendete Teile: Getrocknete Salze.
Achtung: Nicht zu verwechseln mit dem homöopathischen Mittel *Sanicula europaeum*, das aus Sumpf-Sanikel hergestellt wird und bei nervösen Beschwerden hilft.

Konstitutionstyp

Vor allem ein Mittel für Kinder. *Sanicula*-Kinder wirken oft abgemagert und ausgezehrt, obwohl sie einen guten Appetit haben. Sie neigen zu Kopf- und Fußschweiß. Oft ausgeprägte Furcht vor Bewegungen nach unten (Bücken, Treppabwärtsgehen, Fahrstuhl fahren usw.) und Neigung zu abrupten Stimmungswechseln von Lachen zu Weinen.

Indikationen

Vor allem nächtliches Bettnässen, Verstopfung mit schmerzhaftem Stuhldrang, wobei der Stuhl wieder in den Darm zurückgleitet, Durchfall direkt nach dem Essen sowie Reisekrankheit mit Übelkeit, Erbrechen und ausgeprägtem Durst. Getränke werden häufig erbrochen, sobald sie den Magen erreicht haben.
Besser: Ruhe, ohne Decke.
Schlimmer: Arme nach unten oder hinten bewegen, Bewegung nach unten.

SECALE CORNUTUM

SECALE

Der parasitäre Pilz Claviceps purpurea, *der besonders Roggen befällt, führt in den befallenen Getreidekörnern zur Bildung einer Vielzahl von Alkaloiden, die sehr giftig sind. Das bekannteste ist das Ergotamin. Die infizierten Getreidekörner, im Volksmund Mutterkorn genannt, sind an ihrer schwarzen Verfärbung zu erkennen. Mutterkornvergiftungen sind seit 857 n. Chr. bekannt. Zu den Symptomen zählen: Ameisenlaufen auf der Haut, Delirium, starkes Brennen, Gangrän (Absterben von Gewebe), Krampfanfälle und Gebärmutterkrämpfe. Ergotaminhaltige Medikamente werden heute vor allem zum Stillen von Gebärmutterblutungen nach Geburt und Fehlgeburt sowie bei Migräne verabreicht.*

Deutscher Name: Mutterkorn, Kriebelkorn.
Herkunft: Befallener Roggen, weit verbreitet in Europa, Asien und Nordmerika.
Verwendete Teile: Unreifes Mutterkorn vor der Getreideernte.
➪ In Deutschland verschreibungspflichtig bis einschließlich D3.

Indikationen

Durchblutungsstörungen infolge Verkrampfungen der Gefäßmuskulatur, besonders der Arterien. Extremes Erbleichen und eisige Kälte der Extremitäten mit Taubheit, ähnlich wie beim Raynaudschen Syndrom, heftige, wiederkehrende Wadenkrämpfe und, bei schwerem Verlauf, Gangrän. Leitsymptom: Eisige Kälte der Haut, aber innerliche Hitze.
Ferner hilfreich bei schweren, schmerzhaften Gebärmutterkrämpfen, die zu inneren Blutergüssen führen können. Leitsym-

ptome: Menstruationskrämpfe mit unregelmäßigen, dunkelroten, starken Blutungen und ständigen wäßrigen Blutungen bis zur nächsten Menstruation. Auch verordnet bei Wehenschwäche.
Besser: Kühle Luft.
Schlimmer: Hitze, Zudecken der erkrankten Körperteile.
➪ Wegen der Schwere der Erkrankungen gehört *Secale* stets in die Hand des erfahrenen ärztlichen Homöopathen.

Selbsthilfe

Kalte Hände und Füße – *Seite 198*

Mutterkorn

Secale cornutum. *Als Mutterkorn bezeichnet man von einem parasitären Pilz befallene Getreidekörner, die leicht an der schwarzen Verfärbung zu erkennen und hochgiftig sind. Die homöopathische Zubereitung hilft bei schweren Durchblutungsstörungen.*

SMILAX UTILIS/SMILAX MEDICA

SARSAPARILLA

Das Wort Sarsaparilla ist spanischen Ursprungs und zusammengesetzt aus »sarza« für »Brombeere« und »parilla« für »Wein«. Man nimmt an, daß die Pflanze um 1573 von den spanischen Eroberern aus Südamerika nach Europa gebracht wurde. Diente als Heilmittel bei Syphilis, chronischem Rheuma und Hautbeschwerden.

Deutscher Name: Rotbärtige Sarsaparille.
Herkunft: Mittelamerika und Mexiko.
Verwendete Teile: Getrocknete Wurzel.

Indikationen

Vor allem bei Harnwegsbeschwerden, Blasenentzündung und Nierenkoliken mit Nierensteinen. Leitsymptome bei Blasenentzündung/Blasenkatarrh: Ständiger Harndrang und Schmerzen in der Blase bei den letzten Urintropfen. Oft auch Harntröpfeln und Inkontinenz, besonders im Sitzen. Urin wolkig, eventuell blutig mit Grieß oder kleinen Nierensteinen. Auch hilfreich bei Ekzemen der Hand mit tiefen, blutigen Einrissen, besonders an den Seiten der Finger. Ferner rheumatische Schmerzen, die sich nachts verschlimmern. *Sarsaparilla*-Patienten sind sehr verfroren, neigen zu juckenden, schuppigen Hautausschlägen, die später verkrusten, besonders im Frühjahr.
Besser: Stehen, Entblößen von Nacken und Brust.
Schlimmer: Nachts, feuchtkaltes Wetter.

SOLANUM DULCAMARA

DULCAMARA

Bittersüß diente schon den alten Römern als Heilpflanze und ist seitdem nicht mehr aus der Naturheilkunde wegzudenken. Man gab das Mittel bei Lungenentzündung, ausbleiben der Menstruation, Gelbsucht, Rheuma, Krämpfen, Ekzemen, Schuppenflechte, Asthma und Erkältungen. Die homöopathische Zubereitung von Bittersüß wird wie die Belladonna-, Capsicum-, Hyoscyamus- *und* Stramonium-*Mittel vor allem Menschen verordnet, die hochempfindlich auf Kälte und Feuchtigkeit reagieren.*

Deutscher Name: Bittersüß, Bittersüßer Nachtschatten, Waldnachtschatten.
Herkunft: Europa, Asien.
Verwendete Teile: Junge Triebe und Blätter vor der Blüte.

Indikationen

Vor allem Beschwerden durch kaltes oder feuchtes Wetter, plötzliche Temperaturwechsel oder zu schnelles Abkühlen nach Schwitzen. Gilt als wichtiges Mittel bei Beschwerden, die im Spätsommer auftreten, wenn die Tage warm, die Abende/Nächte aber schon kalt sind. *Dulcamara*-Patienten sind willensstark, energisch, dominant und besitzergreifend. Sie reagieren sehr empfindlich auf feuchtkaltes Wetter, sind anfällig für Erkältungen und Folgebeschwerden wie Bindehautentzündung, Blasenkatarrh, pfeifenden Husten und Durchfall. Schleim immer reichlich, dick und gelb.
Auch hilfreich bei Hautbeschwerden wie Nesselausschlag, Flechten, juckende Krusten auf der Kopfhaut und im Gesicht, die beim Kratzen leicht bluten, sowie große, weiche, flache Warzen.
Besser: Wärme, Bewegung.
Schlimmer: Kälte und Feuchtigkeit, extreme Temperaturen.

Selbsthilfe

Halsentzündung – *Seite 176*

SPIGELIA ANTHELMIA

SPIGELIA

Diese Pflanze wurde erstmals 1751 von **Dr. Browne** *als Heilmittel in der medizinischen Literatur mit den Worten vorgestellt: »Es bringt Schlaf fast so schnell wie Opium.« Auch ihre giftigen Eigenschaften, die denen des Strychnins sehr ähneln, waren bekannt und machten die Pflanze damals zu einem wichtigen Bestandteil von Giften. Die frische Pflanze hat einen sehr unangenehmen Geruch, der in geschlossen Räumen betäubend wirken kann.*

Deutscher Name: Spigelienkraut, Wurmgras.
Herkunft: Mittel- und Südamerika.
Verwendete Teile: Getrocknete Pflanze.

Indikationen

Migräne, Neuralgien und Irisentzündung mit den Leitsymptomen heftige, kreisförmig austrahlende, schneidende oder pochende Schmerzen in der linken Schläfe und im linken Auge. Auch Herzbeschwerden mit anginaartigen Schmerzen, zum Beispiel koronare Herzkrankheit. *Spigelia*-Patienten fürchten sich vor scharfen, spitzen Gegenständen wie Nadeln.
Besser: Trockenes Wetter, Ruhe, nach Sonnenuntergang, Liegen auf der rechten Seite mit erhöhtem Kopf.
Schlimmer: Berührung, Liegen auf der linken Seite, Bewegung, Wetterwechsel, besonders vor Gewitter.

Spigelia anthelmia. *Das Mittel aus der getrockneten Pflanze dient zur Behandlung von anginaartigen linksseitigen Schmerzen.*

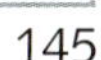

SPONGIA TOSTA

SPONGIA

Erstmals wurde der Meerschwamm im 14. Jahrhundert als Heilmittel erwähnt, und zwar bei Kropf (Struma), eine Folge von Jodmangel (siehe Seite 131). Mehr als 300 Jahre später bestätigten chemische Untersuchungen, daß Spongia *deutliche Mengen an Jod und Bromid enthält, was seinen Erfolg bei der Behandlung von Kropf und anderen Schilddrüsenbeschwerden erklärt.*

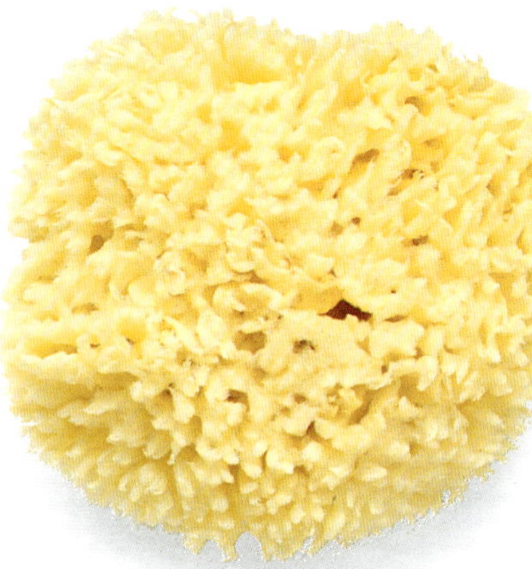

Spongia tosta. *Für die homöopathische Zubereitung wird frischer Meerschwamm geröstet. Das Mittel hilft bei Schilddrüsenbeschwerden und Husten.*

Deutscher Name: Meerschwamm.
Herkunft: Mittelmeer, Rotes Meer, Atlantik.
Verwendete Teile: Gerösteter Schwamm.

Konstitutionstyp

Spongia-Menschen haben meist helles Haar und einen blassen Teint, blaue Augen, sind zierlich und mager. Wenn sie krank sind, fürchten sie oft den Tod.

Indikationen

Vor allem Folgebeschwerden einer Schilddrüsenstörung wie Herzklopfen, Kurzatmigkeit und Hitzewallungen. Auch bewährt bei akutem, trockenem Krampfhusten, Asthma und Herzerkrankungen mit den Leitsymptomen Erschöpfung und Schwere nach leichtester Anstrenung, heftiges Herzklopfen mit akuten anginaartigen Brustschmerzen, heißes Erröten von Gesicht und Hals sowie nächtliche Erstickungsgefühle, besonders gegen Mitternacht, von denen die Kranken erwachen. Ferner Kehlkopfentzündung mit wundem, trockenem, brennendem Hals und hochgradiger Berührungsempfindlichkeit. Besonders hilfreich für Menschen mit einer familiären Vorbelastung durch Tuberkulose und andere Lungenerkrankungen.

Besser: Aufsitzen, warme Speisen und Getränke.
Schlimmer: Bewegung, Berührung der erkrankten Köperteile, Sprechen, Liegen mit tiefer Kopflage, süße Speisen und kalte Getränke.

STANNUM METALLICUM

STANNUM

Zinn ist ein weiches, silberweißes Metall mit bläulichem Schimmer. Die Volksheilkunde verordnete Zinnspäne zum Austreiben von Bandwürmern, wobei sie annahm, daß der Wurm die Späne fresse und von ihren Spitzen zerstört oder eingeschläfert werde. Später stellte sich heraus, daß nicht das Zinn, sondern die anschließend verabreichten Abführmittel für etwaige Erfolge verantwortlich waren.

Deutscher Name: Zinn.
Herkunft: Kassiteritgestein aus Europa, Afrika und dem Fernen Osten, einschließlich China.
Verwendete Teile: Zinn.

Indikationen

Vor allem bei Brustbeschwerden wie Bronchitis, Asthma und Entzündung der Luftröhre mit trockenem Husten und Heiserkeit. Leitsymptome: Erschöpfender Husten mit grünem, süßlich schmeckendem Auswurf, Schwäche der Brust und Weinerlichkeit. Husten und Heiserkeit oft durch Sprechen, Lachen oder Singen ausgelöst.
Ferner linksseitige Kopfschmerzen und Neuralgien. Beschwerden entwickeln und lösen sich langsam.
Besser: Fester Druck, Aushusten von Schleim.
Schlimmer: Liegen auf der rechten Seite, warme Getränke.

SYPHILINUM

LUESINUM

Die Syphilis ist eine sexuell übertragene bakterielle Infektion, die erstmals im 15. Jahrhundert in Europa auftauchte und vermutlich von den Eroberern des südamerikanischen Kontinents eingeschleppt worden war. Die damaligen Behandlungsversuche mit Quecksilber und Arsen waren fast genauso gefährlich wie die Krankheit selbst. **Hahnemann** *erkannte in der Syphilis ein Miasma (siehe Seite 19).*

Deutscher Name: Syphilis, Lues venera, harter Schanker.
Herkunft: Infizierte Menschen mit syphilitischen Geschwüren.
Verwendete Teile: Sekret aus syphilitischen Geschwüren.

Konstitutionstyp

Luesinum-Menschen neigen zu geistiger Benommenheit mit Konzentrations- und Gedächtnisstörungen, großer Angst sowie Zwangsgedanken und Zwangshandlungen wie Kontroll- und Waschzwänge. Oft gleichzeitige Alkohol-, Nikotin- und Drogensucht.

Indikationen

Vor allem chronische, aber relativ schmerzlose Geschwürbildungen mit wiederkehrenden Abszessen, vor allem im Milzbereich. Auch verordnet bei Chronifizierung von Asthma, Verstopfung, heftigen Menstruationsschmerzen, Entzündung der Iris und Neuralgien. Alle Beschwerden entwickeln sich schrittweise und verschwinden sehr langsam.

Stannum metallicum. *Zinn wird vor allem aus Kassiteritgestein gewonnen.*

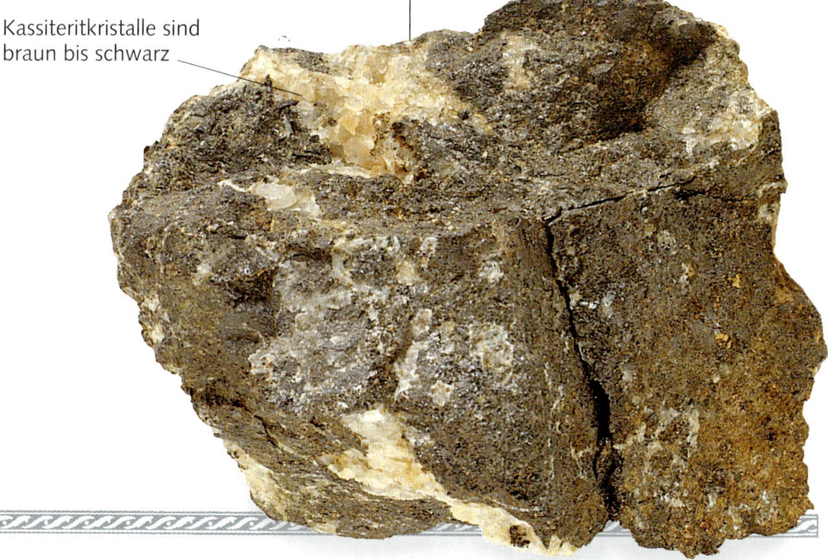

Kassiteritkristalle sind braun bis schwarz

Besser: Tagsüber, im Gebirge, langsames Gehen.
Schlimmer: Nachts, am Meer, extreme Hitze oder Kälte, während Gewitter.
➪ Wegen seiner tiefgreifenden Wirkung gehört *Luesinum* stets in die Hand des erfahrenen ärztlichen Homöopathen.

TARANTULA CUBENSIS
TARANTULA CUB.

Der Biß der Kubanischen Spinne macht sich erst am folgenden Tag durch einen rotumrandeten Fleck bemerkbar, der beständig anschwillt und sich ausbreitet, begleitet von Fieber und später auch Abszeßbildung. Die Zeitverzögerung zwischen Biß und Auftreten der Symptome deutet auf eine Blutvergiftung. Das homöopathische Mittel dient zur Behandlung ähnlicher septischer Beschwerden.

Deutscher Name: Kubanische Spinne.
Herkunft: Kuba und Südstaaten der USA.
Verwendete Teile: Ganze Spinne.

Indikationen
Entzündliche Beschwerden, vor allem stark brennende Abszesse, Furunkel und Karbunkel mit bläulichem Schimmer. Auch hilfreich bei vaginalem Juckreiz und beständig unruhigen Beinen.
Besser: Erstaunlicherweise Rauchen.
Schlimmer: Nachts, kalte Getränke, Anstrengung.

TEREBINTHINAE OLEUM
OLEUM TEREBINTHINAE
TEREBINTHINA

Terpentin wird heute vor allem in der Produktion von Farbverdünnern, Kiefernöl und Kampfer verwendet. Auf der Haut verursacht Terpentin brennende Bläschen. Beim Einatmen entsteht sofort ein heftiger Niesreiz mit Kurzatmigkeit. Beim Schlucken folgen brennende Mund- und Magenschmerzen, Erbrechen und Durchfall. Früher zur konventionellen Behandlung von Gonorrhoe, Vaginal- und Blasenausfluß verordnet. Erstmals im 19. Jahrhundert homöopathisch geprüft.

Deutscher Name: Terpentinöl.
Herkunft: Kiefernarten der nördlichen Halbkugel, besonders Mittelmeerraum.
Verwendete Teile: Aus dem Harz destilliertes ätherisches Öl.

Indikationen
Besonders Beschwerden der Schleimhäute in Blase und Nieren, etwa Harnleiter- und Nierenentzündungen, Blasenkatarrh mit heftigem Brennen und ziehenden Schmerzen in Harnröhre, Blase, Harnleiter oder Nieren sowie wolkigem oder dunklem, süß riechendem Urin. Gleichzeitig Rückenschmerzen sowie Kälte und Gefühl des Zusammenziehens im Nabelbereich. Ferner hilfreich bei Ödemen (Wassereinlagerungen im Gewebe) infolge von Nierenerkrankungen.
Besser: Gehen an der frischen Luft.
Schlimmer: Feuchtigkeit, nachts.

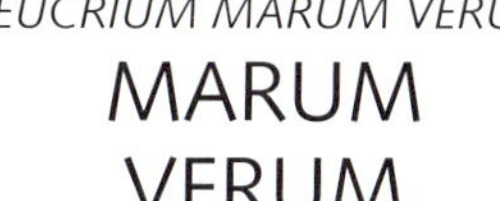
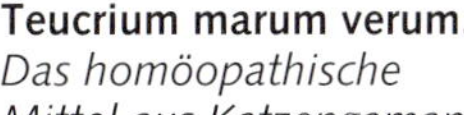

Teucrium marum verum. *Das homöopathische Mittel aus Katzengamander hilft besonders bei Schnupfenbeschwerden.*

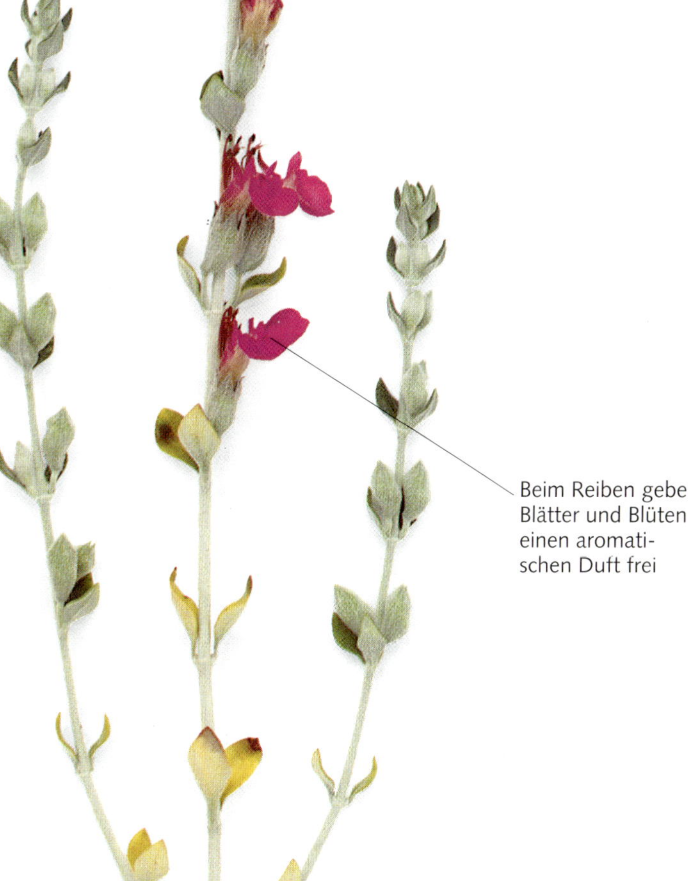
Beim Reiben geben Blätter und Blüten einen aromatischen Duft frei

TEUCRIUM MARUM VERUM
MARUM VERUM

Katzengamander gehört zur Familie der Pfefferminze. Die stark aromatische Pflanze wird schon sehr lange in der Naturheilkunde wegen ihrer adstringierenden und belebenden Wirkung geschätzt. Das homöopathische Mittel hilft bei Schnupfen und Polypenbildung. Erstmals 1846 von ***Dr. Stapf*** *geprüft, einem engen Freund* ***Hahnemanns****.*

Deutscher Name: Katzengamander.
Herkunft: Weltweit, auch in Deutschland angebaut.
Verwendete Teile: Frisches Kraut.

Indikationen
Polypenbildung der Nasen-, Ohren-, Blasen- und Enddarmschleimhäute. Auch wirksam bei Fadenwürmern. Ferner bei chronischem Schnupfen und verstopfter Nase mit Beeinträchtigung des Geruchsinns und reichlich grünlichem, krustigem Sekret, das die Nasenwände wund macht. Keine Linderung durch Niesen oder Naseschneuzen.
Besser: Frische Luft.
Schlimmer: Wetterwechsel, Feuchtigkeit und Kälte, zuviel Bettwärme.

THERIDION CURASSAVICUM

THERIDION

Die Kugelspinne ist nur etwa so groß wie ein Kirschkern, hat orangefarbene Flecken auf dem Rücken und gelbe auf dem Bauch. Ihr starkes Gift verursacht Unruhe, Schwäche, Zittern, Kälteschauer, Angst, Ohnmacht und kalten Schweiß. Die homöopathische Prüfung erfolgte 1832 durch ***Dr. Hering****.*

Deutscher Name: Orangenspinne, Kugelspinne.
Herkunft: Westindische Inseln, vor allem Curaçao.
Verwendete Teile: Ganze Spinne.

Indikationen

Wirkt vor allem auf Nerven, Wirbelsäule und Knochen. Hilfreich bei Entzündungen im Bereich der Wirbelsäule, bei Zahnschmerzen, Schwindel, Reisekrankheit, Knochenverlust und Ménière-Krankheit (Störung im Innenohr). Leitsymptome: Hochgradige Empfindlichkeit gegen Geräusche und Erschütterung, die beide Schmerzen verursachen. Bei Wirbelsäulenbeschwerden können die Kranken die rhythmische Erschütterung beim Gehen kaum ertragen. Auf Stühlen sitzen sie quer, um den Druck der Rückenlehne auf die Wirbelsäule zu vermeiden. Daher auch ausgeprägte Reisekrankheit mit Übelkeit und Schwindel, die sich bei geschlossenen Augen verschlimmert.
Besser: Ruhe, Wärme, Trinken von warmem Wasser.
Schlimmer: Geräusche und Lärm, Berührung, Druck, Reisen, Erschütterung und Bewegung, geschlossene Augen, Vornüberbeugen, nachts.

TUBERCULINUM KOCH & TUBERCULINUM BOVUM

TUBERCULINUM

Im Jahr 1882 entdeckte ***Robert Koch****, daß sich ein Serum aus abgetöteten Tuberkulose-Bazillen zur Impfung gegen TB und auch zur Behandlung eignet. Zwischen 1885 und 1890 prüfte* ***Burnett*** *eine ganze Reihe von Gewebeproben TB-Kranker und entwickelte ein homöopathisches Mittel, das er für Erkrankungen der Atmungsorgane empfahl. Seitdem wurden weitere TB-Erregerstämme entdeckt, aus denen entsprechende homöopathische Mittel hergestellt werden.*

Deutscher Name: Tuberkulose.
Herkunft: Bakterienanzucht aus infiziertem menschlichem oder tierischem Gewebe auf sterilem Nährböden.
Verwendete Teile: Bakterium.

Konstitutionstyp

Tuberculinum-Menschen brauchen ständig Abwechslung, sei es im Beruf, in der Partnerschaft oder in der Einrichtung ihrer Wohnung. Sie lieben das Reisen und tragen eine tiefe, romantische Sehnsucht in sich, die sich aber nicht erfüllt. Sie haben meist helle Haare, blaue Augen, sind groß und mager, aber haben wenig Ausdauer. Sie fürchten sich oft sehr vor Hunden oder Katzen, lieben Geräuchertes und kalte Milch.

Indikationen

Besonders für Menschen, die sehr anfällig für schwere Erkältungen oder die familiär mit Tuberkulose, Allergien oder chronischen Atemwegserkrankungen vorbelastet sind. Beide haben eventuell eine angeborene Abwehrschwäche. Leitsymptome: Husten und Fieber mit Nachtschweißen, Abmagerung und schneidenden Schmerzen, auch in der linken oberen Lunge. Vergrößerte Lymphdrüsen am Hals. Beschwerden wandern von einer Körperseite zur anderen oder beginnen und verschwinden abrupt.
Besser: Frische Luft, kalte, trockene Umgebung.
Schlimmer: Feuchtkaltes und nebliges Wetter, Anstrengung.
➪ Alle *Tuberculinum*-Mittel gehören ausschließlich in die Hand des erfahrenen ärztlichen Homöopathen.

Veratrum album. *Die ganze Pflanze ist giftig, auch in getrocknetem Zustand. Das homöopathische Mittel aus dem Wurzelstock wird bei Ohnmacht empfohlen.*

VERATRUM ALBUM

VERATRUM ALB.

Von ***Hippokrates*** *ist überliefert, daß er einen Fall von möglicherweise asiatischer Cholera mit dieser Pflanze behandelte. Ansonsten wurde Weißer Germer bei manischen und melancholischen Zuständen sowie bei Epilepsie verordnet. Das homöopathische Mittel wurde 1826–1830 von* ***Hahnemann*** *selbst geprüft.*

Deutscher Name: Weiße Nieswurz, Weißer Germer.
Herkunft: Bergregionen Süd- und Mitteleuropas, Nordasien.
Verwendete Teile: Getrockneter Wurzelstock mit Wurzeln.
➪ In Deutschland verschreibungspflichtig bis einschließlich D3.

Konstitutionstyp

Veratrum-album-Menschen sind ehrgeizig und rücksichtslos, sie versuchen, ihre gesellschaftliche Position durch arglistige Tricks und Manipulationen zu festigen.

Indikationen

Ohnmachtsanfälle und Kollapszustände, die Kranken sind blaß, eiskalt, ausgetrocknet und schwitzen auf der Stirn. Ursachen: Akuter Schrecken, heftiges Erbrechen mit Durchfall und Krämpfen, besonders während der Schwangerschaft oder Menstruation.
Besser: Heiße Getränke und warme Speisen, Liegen.
Schlimmer: Kalte Getränke, Bewegung, nachts.

Selbsthilfe

Wadenkrämpfe in der Schwangerschaft – *Seite 210*

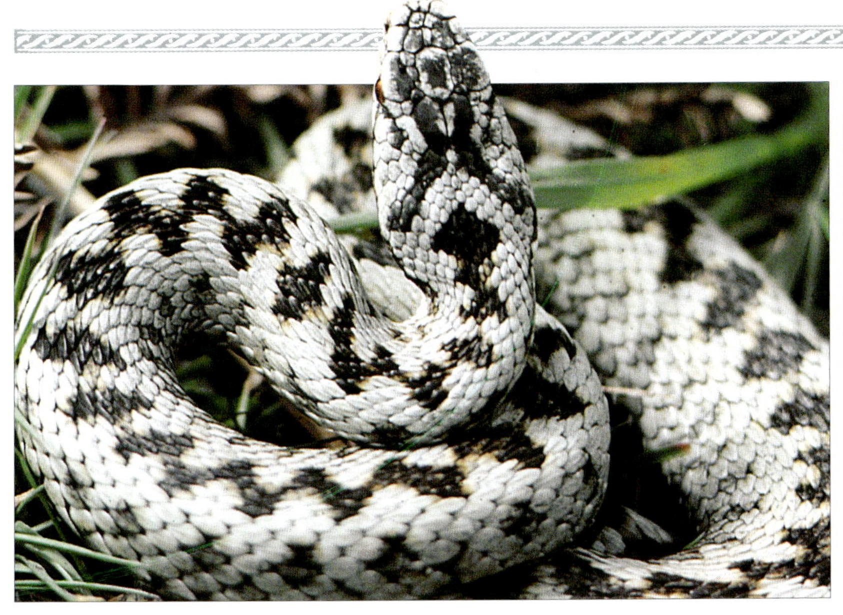

Vipera berus. *Die Kreuzotter ist meist grau mit schwarzen Zickzackstreifen, die auf dem Kopf ein Kreuz bilden, und mit braunen Flecken an den Seiten. Das homöopathische Mittel hilft bei Venenentzündungen.*

VIPERA BERUS

VIPERA

Die gedrungene Kreuzotter ernährt sich von Eidechsen und kleinen Säugetieren. Zwar ist ihr Biß für den Menschen selten tödlich, er verursacht jedoch starke Entzündungen und Blutungen. Die Venen schwellen stark an, was sehr schmerzhaft ist, besonders wenn die Gliedmaßen herunterhängen. Das homöopatische Mittel wird für ebensolche Beschwerden empfohlen.

Deutscher Name: Kreuzotter.
Herkunft: Europa, Asien.
Verwendete Teile: Frisches Gift.

Indikationen

Schmerzhafte Schwellungen der Venen, etwa bei Krampfadern und Venenentzündungen. Leitsymptome: Unerträgliche Schmerzen bei Herunterhängen der Beine, sie scheinen platzen zu wollen.
Besser: Hochlagern der erkrankten Gliedmaßen.
Schlimmer: Wetterwechsel, Druck, Berührung.

VITEX AGNUS CASTUS

AGNUS CASTUS

Die Zweige dieser aromatischen strauchartigen Pflanze sind sehr biegsam und werden daher in der Korbflechterei verwendet, während die Früchte als Aroma dienen. Die Naturheilkunde gibt die Früchte auch heute noch zur Stabilisierung des Hormonhaushaltes bei prämenstruellem Syndrom (PMS) und in den Wechseljahren. ***Hahnemann*** *prüfte die homöopathische Zubereitung zwischen 1826 und 1830.*

Deutscher Name: Keuschlamm, Mönchspfeffer.
Herkunft: Südeuropa, Kleinasien, besonders Mittelmeerregionen.
Verwendete Teile: Getrocknete reife Früchte.

Indikationen

Besonders hilfreich bei Wechseljahresbeschwerden und körperlichem Zusammenbruch nach Mißbrauch von Alkohol oder sexuellen Exzessen mit den Leitsymptomen Niedergschlagenheit, Angst, Müdigkeit mit geistiger Abgeschlagenheit und Verzweiflung. Weitere Symptome: Vorzeitiger Samenerguß, besonders bei Männern mit starker Libido, Libidoverlust bei Frauen, etwa in den Wechseljahren. Auch bewährt bei jungen Müttern zur Anregung der Milchproduktion nach der Geburt und bei Wochenbettdepressionen.
Besser: Druck.
Schlimmer: Bewegung, morgens, nach dem Wasserlassen.

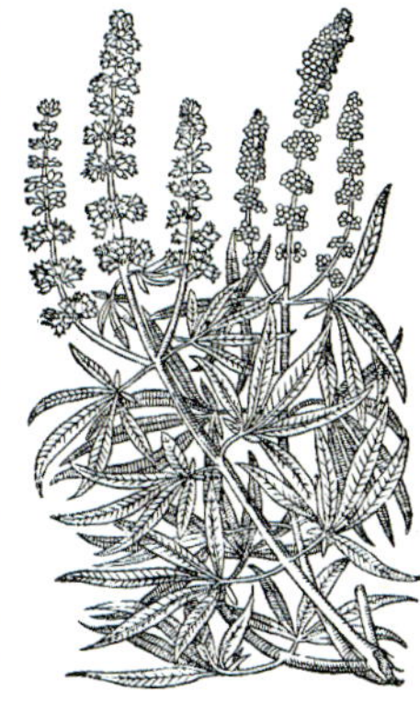

Vitex agnus castus. *In der Naturheilkunde werden die Früchte zur Stimulierung der Hirnanhangdrüse geschätzt.*

ZINCUM METALLICUM

ZINCUM MET.

Zink ist ein wichtiges Spurenelement für den menschlichen Stoffwechsel und spielt für das gesunde Wachstum sowie den Insulinstoffwechsel eine zentrale Rolle. Die konventionelle Medizin verordnet Zinksalbe zur Förderung des Heilungsprozesses bei wunder und eingerissener Haut sowie bei Hautgeschwüren. Zur innerlichen Anwendung stehen Zinkpräparate zur Verfügung, die vor allem bei fiebrigen Erkrankungen, Neuralgien, Krampfanfällen, Tetanus und hysterischen Zuständen zur begleitenden Behandlung empfohlen werden.

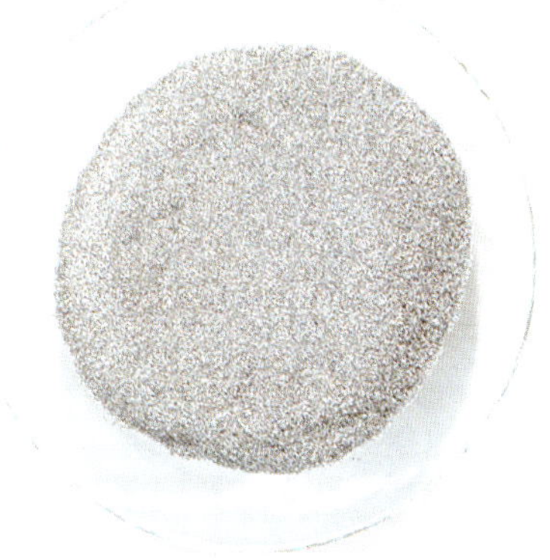

Zincum metallicum. *Zur Herstellung des homöopathischen Mittels wird bläulichweiße Zinkblüte fein vermahlen (siehe Seite 20).*

Deutscher Name: Zink.
Herkunft: Naturvorkommen von Zinkblende in Europa, Nordamerika, Südamerika, Asien und Australien.
Verwendete Teile: Zink.

Indikationen

Vor allem bei Beschwerden in Zusammenhang mit extremer geistig-seelischer und körperlicher Schwäche oder Erschöpfung mit unkontrollierten, zuckenden Bewegungen wie unruhige Beine. Diese Beschwerden sind oft Folge von zuviel Streß oder Schlafmangel. Geistige Müdigkeit mit Neigung, Fragen zu wiederholen, ohne die Antwort abzuwarten. Unruhe und jähes Zusammenzucken, besonders bei Lärm oder Berührung.
Beschwerden verschlimmern sich, wenn Absonderungen unterdrückt werden, etwa bei Einnahme von Mitteln zur Unterdrückung des Hustenreizes.
Besser: Beginn von Absonderungen wie Menstruation, Wasserlassen, Stuhlgang.
Schlimmer: Alkohol, besonders Wein, Geräusche.

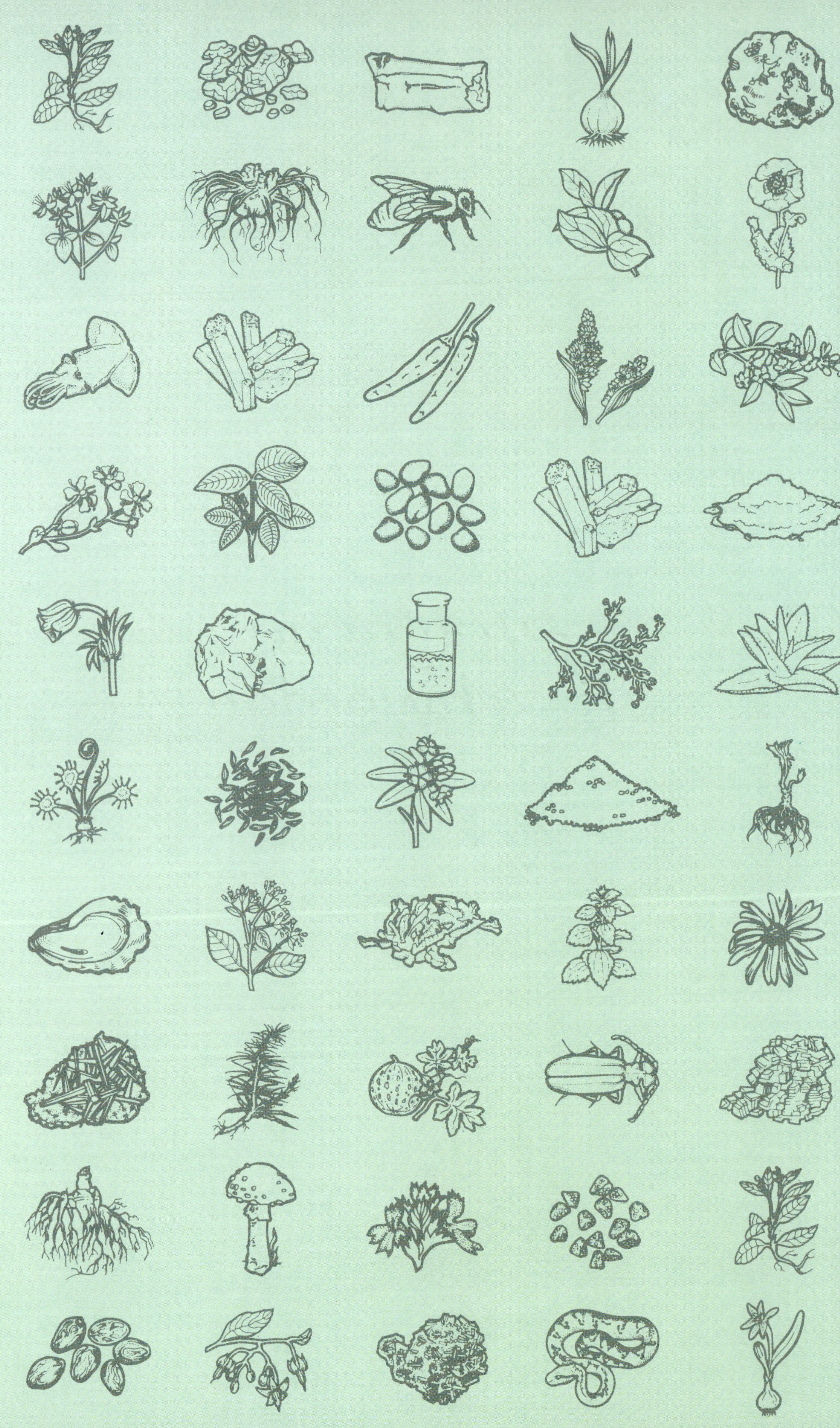

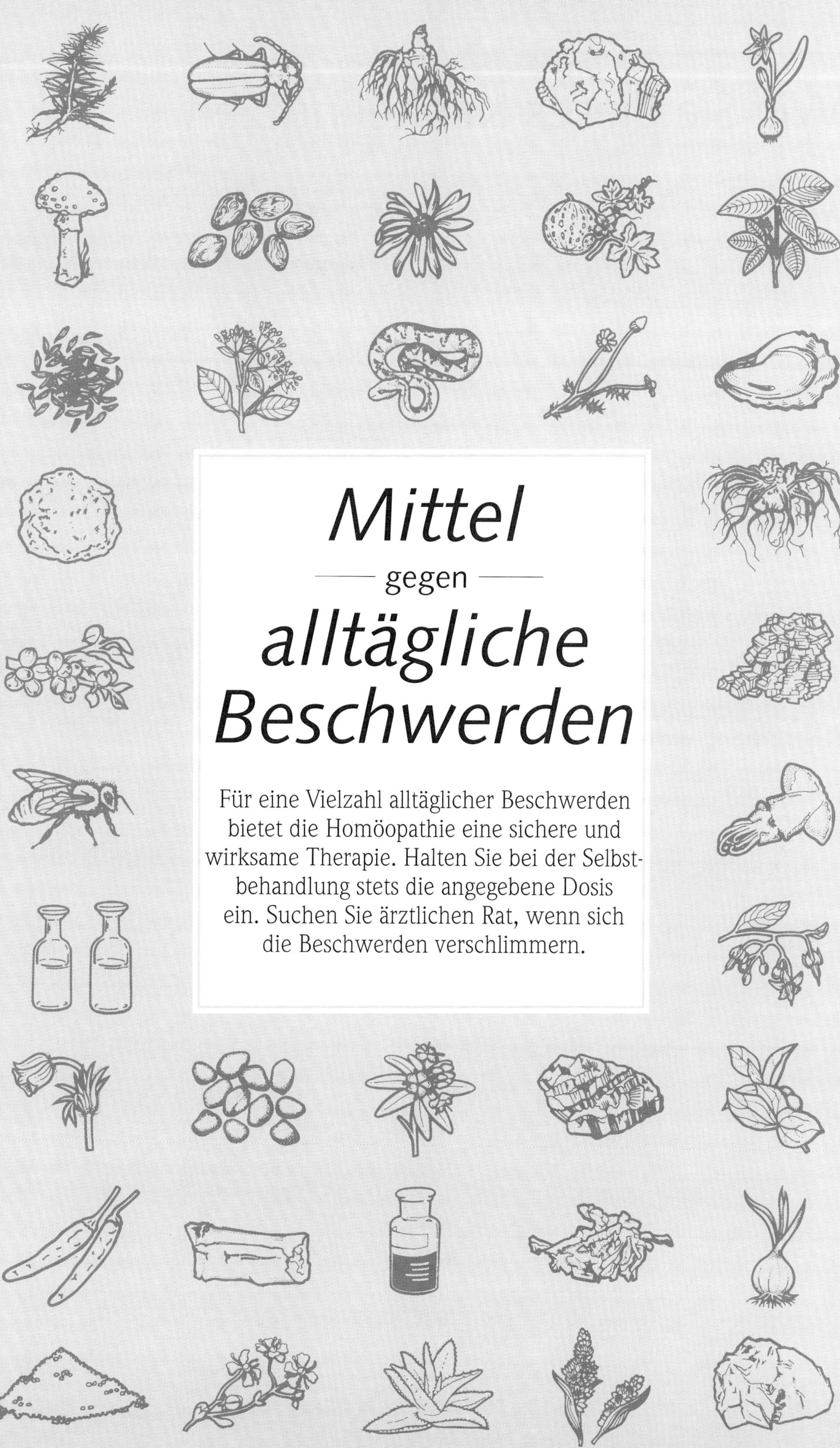

Mittel
gegen
alltägliche Beschwerden

Für eine Vielzahl alltäglicher Beschwerden bietet die Homöopathie eine sichere und wirksame Therapie. Halten Sie bei der Selbstbehandlung stets die angegebene Dosis ein. Suchen Sie ärztlichen Rat, wenn sich die Beschwerden verschlimmern.

Wie Sie dieses Kapitel nutzen

Die in diesem Kapitel beschriebenen alltäglichen Beschwerden und Erkrankungen lassen sich gefahrlos zu Hause mit homöopathischen Mitteln behandeln. Sie sind nach Körperbereichen, Organsystemen oder Spezialgebieten (zum Beispiel »Weibliche Gesundheit«) geordnet. Jeder Abschnitt (zum Beispiel »Erkältung, Husten und grippaler Infekt«) beginnt mit einer Einleitung über die allgemeinen Ursachen, Symptome und andere wichtige Merkmale. Die einzelnen Beschwerden werden in den Symptombild-Tabellen ausführlich dargestellt. So finden Sie für jedes Beschwerdebild (etwa »Langsam beginnende Erkältung«) ausführliche Angaben über die Symptome, ihre Ursachen und ihre Auslöser sowie über die Faktoren, die die Beschwerden bessern oder verschlimmern. Zur Auswahl des geeigneten Mittels müssen Sie nach der bestmöglichen Übereinstimmung Ihres Beschwerdebildes mit den Angaben in der Tabelle, den dort genannten Ursachen, Auslösern und dem Charakter der Beschwerden suchen. Wenn sich Ihre Beschwerden verändern, sollten Sie stets Ihre Mittelwahl anhand der Tabelle überprüfen und gegebenenfalls ändern. Bei allen Erkrankungen, die nicht in den Tabellen aufgeführt sind, bei Beschwerden, die sich trotz Selbstbehandlung verschlimmern, sowie bei chronischen Erkrankungen müssen Sie immer den Arzt aufsuchen. Wiederkehrende Erkrankungen erfordern häufig eine Konstitutionsbehandlung, die stets dem erfahrenen Homöopathen überlassen bleibt.

MUSTER

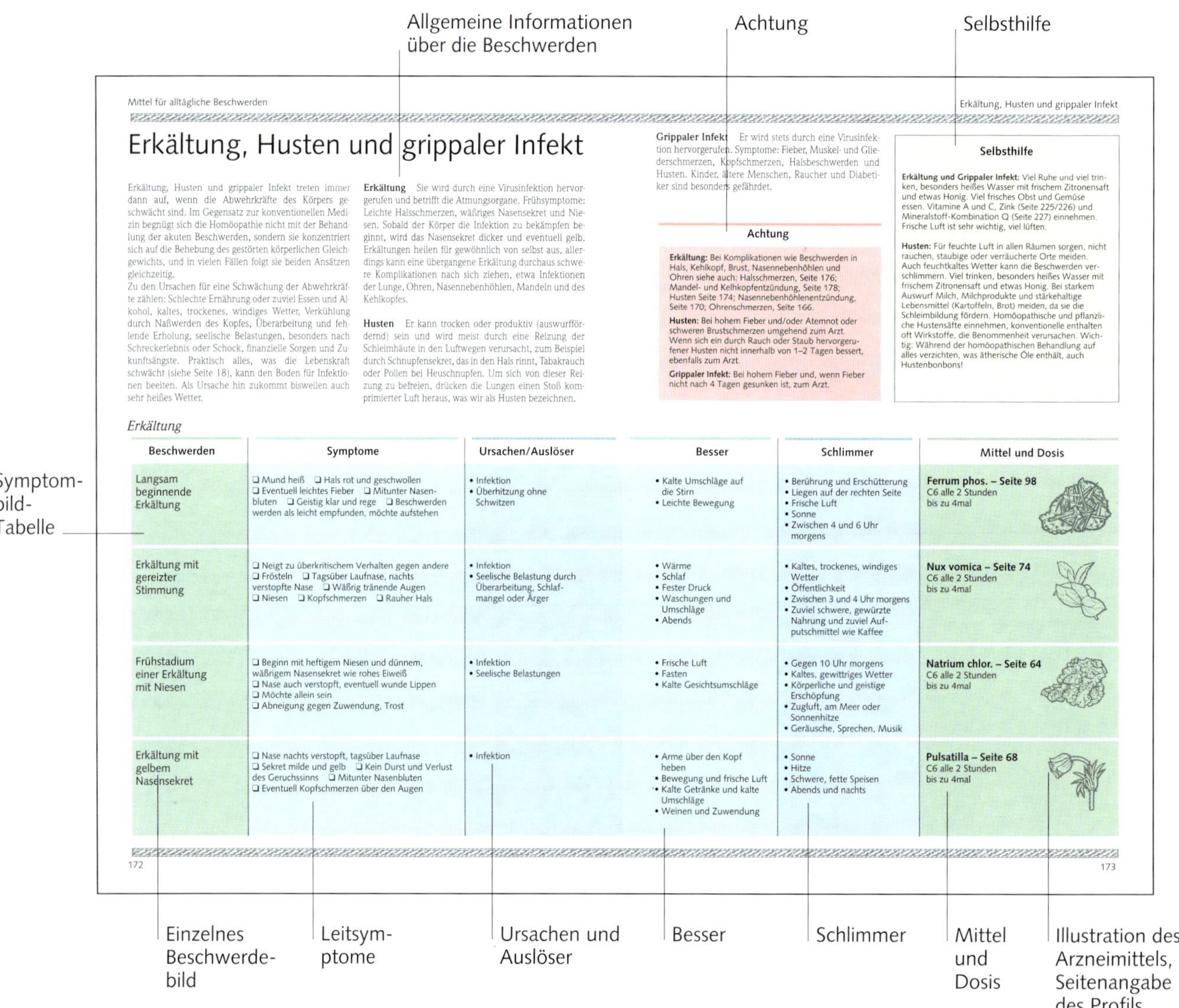

Mittel für alltägliche Beschwerden

Erkältung, Husten und grippaler Infekt

Erkältung, Husten und grippaler Infekt treten immer dann auf, wenn die Abwehrkräfte des Körpers geschwächt sind. Im Gegensatz zur konventionellen Medizin begnügt sich die Homöopathie nicht mit der Behandlung der akuten Beschwerden, sondern sie konzentriert sich auf die Behebung des gestörten körperlichen Gleichgewichts, und in vielen Fällen folgt sie beiden Ansätzen gleichzeitig.
Zu den Ursachen für eine Schwächung der Abwehrkräfte zählen: Schlechte Ernährung oder zuviel Essen und Alkohol, kaltes, trockenes, windiges Wetter, Verkühlung durch Naßwerden des Kopfes, Überarbeitung und fehlende Erholung, seelische Belastungen, besonders nach Schreckerlebnis oder Schock, finanzielle Sorgen und Zukunftsängste. Praktisch alles, was die Lebenskraft schwächt (siehe Seite 18), kann den Boden für Infektionen beeiten. Als Ursache hin zukommt bisweilen auch sehr heißes Wetter.

Erkältung Sie wird durch eine Virusinfektion hervorgerufen und betrifft die Atmungsorgane. Frühsymptome: Leichte Halsschmerzen, wäßriges Nasensekret und Niesen. Sobald der Körper die Infektion zu bekämpfen beginnt, wird das Nasensekret dicker und eventuell gelb. Erkältungen heilen für gewöhnlich von selbst aus, allerdings kann eine übergangene Erkältung durchaus schwere Komplikationen nach sich ziehen, etwa Infektionen der Lunge, Ohren, Nasennebenhöhlen, Mandeln und des Kehlkopfes.

Husten Er kann trocken oder produktiv (auswurffördernd) sein und wird meist durch eine Reizung der Schleimhäute in den Luftwegen verursacht, zum Beispiel durch Schnupfensekret, das in den Hals rinnt, Tabakrauch oder Pollen bei Heuschnupfen. Um sich von dieser Reizung zu befreien, drücken die Lungen einen Stoß komprimierter Luft heraus, was wir als Husten bezeichnen.

Erkältung, Husten und grippaler Infekt

Grippaler Infekt Er wird stets durch eine Virusinfektion hervorgerufen. Symptome: Fieber, Muskel- und Gliederschmerzen, Kopfschmerzen, Halsbeschwerden und Husten. Kinder, ältere Menschen, Raucher und Diabetiker sind besonders gefährdet.

Achtung

Erkältung: Bei Komplikationen wie Beschwerden in Hals, Kehlkopf, Brust, Nasennebenhöhlen und Ohren siehe auch: Halsschmerzen, Seite 176; Mandel- und Kelhkopfentzündung, Seite 178; Husten Seite 174; Nasennebenhöhlenentzündung, Seite 170; Ohrenschmerzen, Seite 166.

Husten: Bei hohem Fieber und/oder Atemnot oder schweren Brustschmerzen umgehend zum Arzt. Wenn sich ein durch Rauch oder Staub hervorgerufener Husten nicht innerhalb von 1–2 Tagen bessert, ebenfalls zum Arzt.

Grippaler Infekt: Bei hohem Fieber und, wenn Fieber nicht nach 4 Tagen gesunken ist, zum Arzt.

Selbsthilfe

Erkältung und Grippaler Infekt: Viel Ruhe und viel trinken, besonders heißes Wasser mit frischem Zitronensaft und etwas Honig. Viel frisches Obst und Gemüse essen. Vitamine A und C, Zink (Seite 225/226) und Mineralstoff-Kombination Q (Seite 227) einnehmen. Frische Luft ist sehr wichtig, viel lüften.

Husten: Für feuchte Luft in allen Räumen sorgen, nicht rauchen, staubige oder verräucherte Orte meiden. Auch feuchtkaltes Wetter kann die Beschwerden verschlimmern. Viel trinken, besonders heißes Wasser mit frischem Zitronensaft und etwas Honig. Bei starkem Auswurf Milch, Milchprodukte und stärkehaltige Lebensmittel (Kartoffeln, Brot) meiden, da sie die Schleimbildung fördern. Homöopathische und pflanzliche Hustensäfte einnehmen, konventionelle enthalten oft Wirkstoffe, die Benommenheit verursachen. Wichtig: Während der homöopathischen Behandlung auf alles verzichten, was ätherische Öle enthält, auch Hustenbonbons!

Erkältung

Beschwerden	Symptome	Ursachen/Auslöser	Besser	Schlimmer	Mittel und Dosis
Langsam beginnende Erkältung	❑ Mund heiß ❑ Hals rot und geschwollen ❑ Eventuell leichtes Fieber ❑ Mitunter Nasenbluten ❑ Geistig klar und rege ❑ Beschwerden werden als leicht empfunden, möchte aufstehen	• Infektion • Überhitzung ohne Schwitzen	• Kalte Umschläge auf die Stirn • Leichte Bewegung	• Berührung und Erschütterung • Liegen auf der rechten Seite • Frische Luft • Sonne • Zwischen 4 und 6 Uhr morgens	**Ferrum phos. – Seite 98** C6 alle 2 Stunden bis zu 4mal
Erkältung mit gereizter Stimmung	❑ Neigt zu überkritischem Verhalten gegen andere ❑ Frösteln ❑ Tagsüber Laufnase, nachts verstopfte Nase ❑ Wäßrig tränende Augen ❑ Niesen ❑ Kopfschmerzen ❑ Rauher Hals	• Infektion • Seelische Belastung durch Überarbeitung, Schlafmangel oder Ärger	• Wärme • Schlaf • Fester Druck • Waschungen und Umschläge • Abends	• Kaltes, trockenes, windiges Wetter • Öffentlichkeit • Zwischen 3 und 4 Uhr morgens • Zuviel schwere, gewürzte Nahrung und zuviel Aufputschmittel wie Kaffee	**Nux vomica – Seite 74** C6 alle 2 Stunden bis zu 4mal
Frühstadium einer Erkältung mit Niesen	❑ Beginn mit heftigem Niesen und dünnem, wäßrigem Nasensekret wie rohes Eiweiß ❑ Nase auch verstopft, eventuell wunde Lippen ❑ Möchte allein sein ❑ Abneigung gegen Zuwendung, Trost	• Infektion • Seelische Belastungen	• Frische Luft • Fasten • Kalte Gesichtsumschläge	• Gegen 10 Uhr morgens • Kaltes, gewittriges Wetter • Körperliche und geistige Erschöpfung • Zugluft, am Meer oder Sonnenhitze • Geräusche, Sprechen, Musik	**Natrium chlor. – Seite 64** C6 alle 2 Stunden bis zu 4mal
Erkältung mit gelbem Nasensekret	❑ Nase nachts verstopft, tagsüber Laufnase ❑ Sekret milde und gelb ❑ Kein Durst und Verlust des Geruchssinns ❑ Mitunter Nasenbluten ❑ Eventuell Kopfschmerzen über den Augen	• Infektion	• Arme über den Kopf heben • Bewegung und frische Luft • Kalte Getränke und kalte Umschläge • Weinen und Zuwendung	• Sonne • Hitze • Schwere, fette Speisen • Abends und nachts	**Pulsatilla – Seite 68** C6 alle 2 Stunden bis zu 4mal

172 173

ERLÄUTERUNG DER EINZELNEN ANGABEN

Wichtiger Hinweis

Zur Auswahl des passenden Mittels müssen Sie nach der bestmöglichen Übereinstimmung zwischen Ihrem Beschwerdebild und den in der Tabelle enthaltenen Angaben über Ursachen, Auslöser und Art der Symptome suchen. Dabei müssen Sie nicht alle genannten Symptome spüren, auch müssen nicht alle Besserungs- oder Verschlimmerungsfaktoren zutreffen. Bessern sich die Beschwerden nicht innerhalb der jeweils angegebenen Zeit, den Arzt aufsuchen.

Einleitung: Angaben über allgemeine Ursachen und Symptome der Beschwerden. (Nicht alle der hier genannten Symptome sind notwendigerweise auch in der nachfolgenden Tabelle der spezifischen Symptome enthalten.)

Beschwerden: Kurze Beschreibung der Art der Beschwerden.

Symptome: Körperliche und geistig-seelische Leitsymptome des jeweiligen Beschwerdebildes.

Ursachen und Auslöser: Angaben über Erreger, zum Beispiel virale Infektion, und auslösende Faktoren, zum Beispiel starker Temperaturwechsel oder seelischer Streß.

Besser: Faktoren, die die Beschwerden lindern oder das Befinden des Kranken bessern.

Schlimmer: Faktoren, die die Beschwerden verschlimmern oder das Befinden des Kranken verschlechtern.

Mittel und Dosis: Das geeignete Mittel, die empfohlene Dosis und Potenz (C6 oder C30) sowie Einnahmezeiten. Ferner Seitenangabe des ausführlichen Arzneimittelbildes/-profils im »Verzeichnis der homöopathischen Mittel«.

Achtung: Lesen Sie stets die Warnhinweise, bevor Sie mit der Behandlung beginnen, und suchen Sie ärztliche Hilfe, wann immer dies angegeben ist.

Selbsthilfe: Mineral- und Vitaminpräparate, pflanzliche Mittel und andere begleitende Maßnahmen, die die Genesung fördern oder einem Rückfall vorbeugen.

RICHTLINIEN ZUM GEBRAUCH HOMÖOPATHISCHER MITTEL

Potenz und Dosis

In der Spalte »Mittel und Dosis« ist angegeben, wie oft und wie lange Sie ein bestimmtes Mittel einnehmen sollen. Dabei gilt die Grundregel: Nur solange wie nötig, das heißt, das Mittel absetzen sobald wie möglich. Die Wirksamkeit homöopathischer Mittel hängt davon ab, wie groß die Übereinstimmung zwischen dem Beschwerdebild des Kranken und dem Symptombild des Mittels ist. *Standarddosis:* 1 Tablette, 5 Globuli, 5 Tropfen oder 1 Messerspitze Pulver. Verschlimmern sich die Beschwerden einige Stunden nach Einnahme des Mittels, ist dies meist ein Zeichen dafür, daß das Mittel wirkt und die Selbstheilungskräfte aktiviert hat (siehe Seite 18). Diese sogenannte Erstverschlimmerung sollte aber nur einige Stunden anhalten, danach sollten Sie sich besser fühlen. Falls Sie eine Erstverschlimmerung spüren, das Mittel absetzen und die Heilung den Selbstheilungskräften überlassen. Kehren die ursprünglichen Symptome wieder, das Mittel erneut einnehmen. Falls sich keine Besserung zeigt, ärztlichen Rat einholen.

Wie sicher sind die Mittel?

• Homöopathische Mittel sind ungefährlich, da sie außerordentlich stark verdünnt sind. Falls trotz aller Vorsichtsmaßnahmen ein Kind einmal ein Fläschen Tabletten oder Globuli aufißt, dürfte es keinen langfristigen Schaden davontragen, außer daß es wahrscheinlich Durchfall wegen des Milchzuckers bekommt. Dennoch sollten Sie stets umgehend den Rat Ihres Homöopathen einholen!
• Die Mittel eignen sich auch für ältere Menschen und stillende Mütter. Schwangere sollten sich nach Möglichkeit zunächst mit ihrem Arzt/Hebamme absprechen (siehe Seite 208).
• Grundsätzlich sind die angegebenen Mittel und Dosen auch für Kinder und Babys geeignet und ungefährlich. Dennoch sollten Sie Babys und Kleinkinder unter 2 Jahren nur nach Absprache mit einem ärztlichen Homöopathen behandeln.
• Grundsätzlich vertragen sich homöopathische und konventionelle, mit Einschränkung auch pflanzliche Mittel. Dennoch sollten Sie stets den Rat Ihres behandelnden Arztes einholen, wenn Sie zusätzlich zu einer konventionellen Behandlung eine homöopathische Selbstbehandlung erwägen. Brechen Sie niemals die Einnahme ärztlich verordneter Medikamente eigenmächtig ab! Und verzichten Sie auf eine homöopathische Selbstbehandlung, wenn Ihre Beschwerden im Verlaufe einer homöopathischen Konstitutionstherapie auftreten. Wenden Sie sich stets an Ihren behandelnden Homöopathen.

Die Einnahme der Mittel

• Mittel nicht berühren oder umfüllen. Tropfen auf einen sauberen, trockenen Plastik- oder Porzellanlöffel (Eierlöffel) geben und auf die saubere Zunge tropfen.
• Mittel 30 Minuten vor oder nach dem Essen, niemals beim Essen einnehmen und auch niemals herunterspülen.
• Auf folgende Nahrungs- und Genußmittel verzichten, da sie die Wirkung der Mittel beinträchtigen: Kaffee, Colagetränke, Hustenbonbons mit Kampfer, Eukalyptus und Menthol, Pfefferminzprodukte (besonders Zahnpasta, besser ist Salzzahnpasta aus dem Reformhaus/Apotheke), stark gewürzte Speisen sowie Alkohol und Nikotin.
• Auch Badezusätze, Öle für Duftlampen u.ä. aus den ätherischen Ölen von Kampfer, Eukalypthus, Menthol, Thymian, Pfefferminze, Fichtennadeln und Lavendel stören die Wirkung homöopathischer Mittel.
• Kein schweres Parfüm oder stark riechende Haushaltsreiniger während der Behandlung verwenden.
• Nur *ein* Mittel einnehmen.

Darreichungsformen

Die meisten Mittel sind als Tropfen (Dilution), Tabletten, Globuli (Streukügelchen) und Pulver (Verreibung, Trituration) erhältlich. Die letzten drei bestehen aus Milchzucker, der mit der entsprechenden Potenz getränkt wurde. Wer gegen Laktose allergisch ist, sollte Tropfen verwenden. Globuli und Verreibung eignen sich besonders für Babys und Kinder, weil sie keinen Alkohol enthalten, gut schmecken und sich schnell unter der Zunge auflösen. Sie können aber auch eine zerdrückte Tablette in einem halben Glas gekochten Wassers auflösen (Verklepperung) und die Mischung löffelweise (Plastiklöffel!) verabreichen.

Aufbewahrung

Die Mittel gut verschlossen an einem dunklen, kühlen Ort aufbewahren – und zwar kindersicher. Nicht zusammen mit Lebensmitteln und anderen Stoffen mit starkem Aroma lagern. Bei richtiger Aufbewahrung halten die Mittel jahrelang.

Glieder- und Muskelschmerzen

Schmerzen in Knochen, Gelenken, Muskeln, Sehnen und Bändern sind ein weit verbreitetes Leiden und für viele verlorene Arbeitsstunden verantwortlich. Oft treten Glieder- und Muskelschmerzen im Zuge eines grippalen Infektes auf (siehe Seite 174). Die häufigsten Ursachen sind jedoch falsche Körperhaltung, besonders am Arbeitsplatz, Bewegungsmangel, der natürliche Alterungsprozeß und Verspannungen infolge geistig-seelischen Unwohlseins, etwa Angst. Akute Schmerzen können auch die Folge von Verletzungen der Muskelfasern, Sehnen und Bänder sein, sie gehen meist mit Steifheit, Schwellungen und Bewegungseinschränkungen einher. Wenn Sie einen Knochenbruch vermuten, umgehend ärztliche Hilfe suchen.

Knochen-und Gelenkentzündung Arthrose tritt immer dann auf, wenn die Flüssigkeit, die die Gelenkknochen vor Reibung schützt, infolge Alters, Übergewichts, Verletzung oder Überbeanspruchung versiegt. Folge: Bewegungseinschränkung, Schmerzen und bisweilen akute Entzündung (=Arthritis). Viele Menschen über 40 leiden bis zu einem gewissen Grad an Arthrose, meist der gewichtstragenden Gelenke wie Hüfte, Knie und Wirbelsäule. Häufig beginnt sie in den Fingern, bei Frauen besonders in den Wechseljahren.

Rheumatische Beschwerden Dies ist eine allgemeine Bezeichnung für Glieder- und Muskelschmerzen. Ursachen: Virusinfektionen und Nahrungsmittelallergien, aber auch unentdeckte Gelenkerkrankungen. Die Schmerzen sind entweder permanent vorhanden oder variieren mit dem Wetter oder hormonellen Schwankungen. Weitere begünstigende Faktoren: Muskelverspannungen infolge von Streß, Angst und Erregung.

Muskelkrämpfe Sie entstehen durch Sauerstoffmangel und Ablagerung von Schlacken in den Muskelfasern. Häufige Ursachen: Liegen in ungewohnter Position, Überanstrengung und zu langes Stehen und Sitzen. Ferner Natriumverlust durch zu starkes Schwitzen. Auch Schwangere haben häufiger unter Muskelkrämpfen, besonders Wadenkrämpfen, zu leiden.

Knochen- und Gelenkentzündung (Arthrose, Arthritis)

Beschwerden	Symptome	Ursachen/Auslöser
Schmerzen mit Steifheit	❑ Unruhig und reizbar ❑ Träumt eventuell von Bewegungsübungen ❑ Große Steifheit und wehe Schmerzen in den erkrankten Gelenken, besonders morgens beim Gehen	• Bewegungsmangel • Kaltes, nasses Wetter
Schwere Schmerzen bei Bewegung	❑ Heiße, geschwollene Gelenke, die bei der geringsten Bewegung unerträglich schmerzen	• Überanstrengung oder Verletzung
Schmerzen, begleitet von Weinen	❑ Gefühlvoll und tränenreich ❑ Schmerzen in den Gelenken ziehen umher ❑ Wünscht Zuwendung und Trost	• Hormonelle Schwankungen im Rahmen des Menstruationszyklus
Schmerzen durch Verletzung verschlimmert	❑ Prellungsschmerzen, besonders bei Berührung ❑ Bewegung schwierig ❑ Der ganze Körper wie zerschlagen ❑ Will allein sein ❑ Neigt zu Alpträumen	• Verletzung wie Sturz oder heftiges Umknicken

Unruhige Beine Sie machen sich durch Kribbeln, Kitzeln, Brennen oder dumpfe Schmerzen, vor allem im Bereich der Unterschenkel, bemerkbar. Die Beine zucken und zittern unkontrolliert. Die genaue Ursache ist noch nicht bekannt, es muß sich jedoch um Störungen des Nervensystems handeln, die zum Teil angeboren sind. Gehäuftes Auftreten bei älteren Menschen, Rauchern und nach Überanstrengung der Muskeln, besonders bei feuchtkaltem Wetter sowie bei Diabetes, Vitamin-B-Mangel, übermäßigem Kaffeekonsum, Drogenentzug und Nahrungsmittelallergie. Schulmedizinsiche Forschungen haben ergeben, daß die Mehrzahl der Patienten auch an Eisenmangel leidet.

Achtung

Bei schweren, anhaltenden Schmerzen innerhalb von 12 Stunden zum Arzt.
Bessern sich die Beschwerden trotz homöopathischer Selbstbehandlung nicht innerhalb von 14 Tagen, ebenfalls den Arzt aufsuchen.

Selbsthilfe

Knochen- und Gelenkentzündung: Viele Patienten empfinden eine basische Diät als lindernd (siehe Seite 228). Bei Entzündungen das Gelenk entlasten, eventuell einen Stock benutzen. Übergewicht reduzieren, auf einer harten Matratze schlafen. Folgende Vitamin- und Mineralstoffergänzungen und sonstige Mittel haben sich bisweilen bewährt: Fischöl, Kupfer, Teufelskralle (*Harpagophytum procumbens*), Miesmuschelextrakt, Seetang, Eisen, Mangan, Selen, Viamin A, B-Komplex, C und E, Zink (siehe Seite 224 ff.)

Rheumatische Beschwerden: Versuchen Sie es mit einer basischen Diät (siehe Seite 228) sowie mit Calcium-, Magnesium- und Vitamin-B_6-Präparaten (Übersicht Seite 224 ff.).

Muskelkrämpfe: Die Durchblutung durch Strecken und Massage anregen. Das Fußende des Bettes um 10 cm erhöhen. Magnesium einnehmen (Seite 225).

Unruhige Beine: Warme Socken anziehen oder eine Wärmflasche im Bett benutzen. Enthält Ihre Ernährung genug Folsäure und Vitamin E? Eisen und Vitamin-B-Komplex einnehmen (Seite 224/226). Auf Kaffee, Tee, Cola verzichten.

Besser	Schlimmer	Mittel und Dosis
• Hitze • Ständige Bewegung • Trockenes Wetter	• Beginn von Bewegung • Nach dem Auskleiden wegen Frierens • Nasses, kaltes, windiges, gewittriges Wetter • Nachts	**Rhus tox. – Seite 108** C6 4mal täglich bis zu 14 Tage
• Kalte Umschläge oder fester Druck auf die betroffene Stelle	• Hitze • Geringste Bewegung • Gegen 21 Uhr und 3 Uhr morgens • Leichter Druck	**Bryonia – Seite 88** C6 4mal täglich bis zu 14 Tage
• Weinen • Leichte Bewegung • Kalte Umschläge • Zuwendung/Trost	• Hitze • Schwere, fette Speisen • Liegen auf der schmerzhaften Seite • Abends und nachts	**Pulsatilla – Seite 68** C6 4mal täglich bis zu 14 Tage
• Leichte, kurzzeitige Bewegung	• Anhaltende Bewegung • Hitze • Nach Ruhe • Leichter Druck	**Arnica – Seite 85** C6 4mal täglich bis zu 14 Tage

Rheumatische Beschwerden

Beschwerden	Symptome	Ursachen/Auslöser
Schmerzen bei Bewegung	❑ Schmerzen schlimmer durch geringste Berührung, besser durch Ruhe ❑ Druck auf erkrankte Gelenke hilft (feste Bandage) ❑ Schmerzen mit dumpfem Gefühl ❑ Träumt bisweilen von der Arbeit	• Bewegung • Berufliche oder finanzielle Sorgen
Schmerzen mit weinerlicher Stimmung	❑ Schmerzen fliegen von einem Gelenk zum anderen, begleitet von Niedergeschlagenheit und seelischer Erregung ❑ Wünscht Zuwendung und Trost	• Hormonelle Schwankungen im Rahmen des Menstruationszyklus
Steifheit durch angespannte Sehnen	❑ Schmerzen mit Muskelkrämpfen, besonders in Kiefer und Nacken durch Anspannung von Sehnen ❑ Steifer Nacken nach Zugluft ❑ Scharfe, ziehende Muskelschmerzen, oft rechtsseitig	• Kaltes, trockenes Wetter
Schmerzen, besser durch ständige sanfte Bewegung	❑ Schmerzen und Steifheit am schlimmsten morgens beim Gehen ❑ Schmerzen schlimmer bei Beginn von Bewegung, aber besser nach längerer Bewegung ❑ Hochgradige Unruhe	• Bewegungsmangel
Schmerzen in den Sehnen	❑ Schmerzen nach Verletzung der Sehnen oder der Knochenhaut	• Verletzung

Muskelkrämpfe

Beschwerden	Symptome	Ursachen/Auslöser
Schwere Krämpfe in Beinen und Füßen	❑ Beginn mit Muskelzuckungen, dann heftige Muskelkrämpfe in Zehen, Knöcheln und Beinen	• Verlust von Körpersalzen durch Schwitzen oder Erbrechen • Plötzliche Verkühlung, zum Beispiel beim/nach Schwimmen
Krämpfe durch Ermüdung der Muskulatur	❑ Krampfige Schmerzen nach Überanstrengung ❑ Gliedmaßen wie geschlagen oder geprellt	• Ermüdung der Muskulatur durch Überanstrengung

Unruhige Beine

Beschwerden	Symptome	Ursachen/Auslöser
Beschwerden besser durch ständige Bewegung	❑ Unruhe besser durch ständige Bewegung ❑ Kitzelndes Gefühl wie von Ameisen (Ameisenlaufen) unter der Haut ❑ Brennen und Kribbeln	• Überanstrengung, Muskelzerrung • Kaltes, feuchtes Wetter

Besser	Schlimmer	Mittel und Dosis
• Druck (feste Bandage) • Ruhe	• Kaltes, trockenes, windiges Wetter • Zugluft • Bewegung • Gegen 3 Uhr morgens	**Bryonia – Seite 88** C6 4mal täglich bis zu 14 Tage
• Weinen, Zuwendung/Trost • Leichte Bewegung • Frische Luft • Kalte Umschläge	• Hitze • Schwere, fette Speisen • Liegen auf der schmerzhaften Seite • Abends und nachts • Aufregung	**Pulsatilla – Seite 68** C6 4mal täglich bis zu 14 Tage
• Warmes, feuchtes Wetter	• Kaltes, trockenes, windiges Wetter • Zugluft • Nach Kummer oder Schrecken • Süßigkeiten und Kaffee	**Causticum – Seite 123** C6 4mal täglich bis zu 14 Tage
• Andauernde Bewegung • Hitze	• Morgens • Nach Schlaf oder Ruhe • Kaltes, feuchtes Wetter	**Rhus. tox. – Seite 108** C6 4mal täglich bis zu 7 Tage
• Bewegung	• Feuchtkaltes Wetter • Ruhe	**Ruta – Seite 109** C6 4mal täglich bis zu 14 Tage
• Fester Druck (Auftreten, gegen Wand stemmen)	• Bewegung und leichter Druck	**Cuprum met. – Seite 95** C6 4mal täglich bis zu 14 Tage
• Beginn von Bewegung	• Hitze und leichter Druck • Anhaltende Bewegung	**Arnica – Seite 85** C6 4mal täglich bis zu 14 Tage
• Ständige Bewegung	• Ruhe • Beginn von Bewegung • Kaltes, feuchtes Wetter	**Rhus tox. – Seite 108** C6 4mal täglich bis zu 14 Tage

Kopfschmerzen und Migräne

Kopfschmerzen und Migräne, so sie nicht durch eine (Kopf)Verletzung verursacht sind, gelten in der Homöopathie als Anzeichen für eine grundlegende Störung des körperlichen Gleichgewichts, ganz besonders, wenn es sich um anhaltende und wiederkehrende Schmerzen handelt. Um diese chronischen Beschwerden erfolgreich zu behandeln, zieht die Homöoapthie den ganzen Menschen in Betracht: So interessiert sie sich außer für die akuten Beschwerden auch für Umweltfaktoren und andere Einflüsse wie Ernährung, die körperliche Fitneß und die geistig-seelische Verfassung ihrer Patienten. Ein professioneller Homöopath wählt anhand dieser Informationen das passende Konstitutionsmittel aus (siehe Seite 24).
Die nachfolgend aufgeführten homöopathischen Mittel haben sich bei den unterschiedlichsten Kopfschmerz- und Migränearten bewährt.

Kopfschmerzen Sie gehören zu den häufigsten Beschwerden überhaupt und sind meist Folge von Verspannungen der Kopf-, Hals- und Schultermuskulatur sowie einer Verengung der Blutgefäße, die Gehirn oder Muskeln mit Sauerstoff versorgen. Obwohl Kopfschmerzen auch schwere Erkrankungen anzeigen können, haben sie meist eher einfache Ursachen: Schlafmangel, zuviel Kaffee oder abrupter Kaffee-Entzug, Nikotin- und Alkoholmißbrauch, Nahrungsmittelallergien, Überanstrengung der Augen, Fieber, geringe Blutzuckerspiegel (begleitet von allgemeiner Schwäche, wenn die letzte Mahlzeit bereits einige Zeit zurückliegt), Angst, Streß und Schrekken. Auch Rheuma im Schulter-Nacken-Bereich sowie Nasennebenhöhlenentzündung und prämenstruelle Anspannung können Kopfschmerzen auslösen.

Migräne Diese besonders schwere Form des Kopfschmerzes tritt anfallsartig auf, oft begleitet von Lichtscheu, Sehstörungen, Übelkeit und Erbrechen sowie bisweilen auch Taubheit und Kribbeln in Armen und Unterkiefer. Ursache der schweren Schmerzen ist zunächst eine Verengung, im zweiten Stadium dann eine Erweiterung der Blutgefäße im Gehirn, möglicherweise eine Folge von Streß, Erschöpfung oder Nahrungsmittelallergie.

Kopfschmerzen

Beschwerden	Symptome	Ursachen/Auslöser
Heftige, plötzlich einsetzende Kopfschmerzen	❑ Schwere Kopfschmerzen, plötzlich einsetzend ❑ Gefühl wie von einem engen Band oder Hut um den Kopf, Gehirn zu groß für Kopf ❑ Große Angst bis Todesangst, sagt Sterbedatum voraus	• Kalter Wind oder Zugluft • Schrecken oder Schock
Pochende Kopfschmerzen nach Hitze	❑ Berstende, pulsierende, pochende oder hämmernde Schmerzen ❑ Gesicht hellrot, Pupillen erweitert mit starrem Blick ❑ Bei sehr schweren Schmerzen eventuell kaum ansprechbar ❑ Rechts oft schlimmer	• Hitze durch Fieber oder Sonnenhitze • Verkühlung, Naßwerden oder Überhitzung des Kopfes
Berstende, zerspringende Kopfschmerzen	❑ Scharfe, stechende Schmerzen durch geringste Augenbewegung ❑ Möchte überhaupt nicht sprechen ❑ Gefühl, als wolle der Kopf in Stücke zerspringen	• Streß oder Sorgen, besonders im Beruf • Kalter, trockener Wind • Rheuma im Schulter-Nacken-Bereich
Kopfschmerzen durch seelische Belastung	❑ Sehr starke Schmerzen wie von einem Nagel in den Schläfen ❑ Gefühl eines engen Bandes um den Kopf	• Seelischer Streß wie Trauer oder Trennung vom Partner

Migräne ist ein weitverbreitetes Leiden, etwa zehn Prozent der Bevölkerung leiden daran, wobei Frauen dreimal häufiger betroffen sind. Da Migräne oft vor oder während der Menstruation, bei Einnahme der Pille oder während der Wechseljahre auftritt, gilt eine hormonelle Beteiligung als sehr wahrscheinlich.

Achtung

Bei Kopfschmerzen nach einer (Kopf)Verletzung und bei Kopfschmerzen, die plötzlich einsetzen und begleitet sind von Übelkeit, Erbrechen, Benommenheit und Lichtscheu, den Notarzt (Tel. 112) rufen. *Arnica* C30 alle 15 Minuten, bis der Arzt eintrifft.

Bei schweren Kopfschmerzen mit Fieber über 38 Grad und Lichtscheu oder Schmerzen hinter einem Auge mit Sehstörungen umgehend ärztliche Hilfe rufen (Hausarzt/Notarzt, Tel. 112).

Bei Kopfschmerzen mit Übelkeit und Erbrechen, die bereits seit mehreren Tagen anhalten und sich morgens verschlimmern, umgehend ärztlichen Rat einholen (Hausarzt anrufen).

Selbsthilfe

Kopfschmerzen und Migräne: Streßvermeidung, ausreichender Schlaf und Entspannungstechniken (zum Beispiel Autogenes Training) helfen, die Häufigkeit von Kopfschmerz- und Migräneanfällen zu senken. Bei Kopfschmerzen: Kalium und Vitamin B_3 einnehmen (Seite 225/226), Vitamin-A-Präparate meiden.
Ferner alle Nahrungsmittel und Getränke meiden, die als Auslöser bekannt sind (Seite 229). Nacheinander jeweils 4 Wochen ganz auf das Lebensmittel verzichten, dann langsam wieder in den Speiseplan einführen und beobachten, ob es ein Auslöser ist. Farbstoffe, Konservierungsmittel und scharfe Gewürze meiden. Bei Migräne, die sich während der Menstruation verstärkt, auf salzreiche Kost verzichten, dafür auf eiweißreiche oder kohlenhydrathaltige Kost umsteigen. Besser viele kleine als drei große Mahlzeiten zu sich nehmen. Täglich mindestens 30 Minuten Bewegung an der frischen Luft.
Kein Nikotin, keine Pille, keine starken Parfüms und parfümierten Kosmetikartikel. Nachtkerzenöl, Vitamine B_6, C und E (Seite 225/226) einnehmen und mit viel Ingwer kochen. Wenn sich eine Migräne ankündigt: Das Gesicht einige Minuten mit kaltem Wasser kühlen, in einem dunklen, ruhigen Raum hinlegen und versuchen zu schlafen. Falls keine Besserung: heiße Stirnkompressen auflegen.

Besser	Schlimmer	Mittel und Dosis
• Frische, warme Luft	• Heißes Wetter • Kaltes, trockenes, windiges Wetter • Tabakrauch	**Aconitum – Seite 82** C30 alle 10–15 Minuten bis zu 10mal
• Stehen oder aufrechtes Sitzen • Wärme	• Geringste Erschütterung • Bewegung und Geräusche • Liegen • Helles Licht oder Sonnenlicht • Nachts	**Belladonna – Seite 86** C30 alle 10–15 Minuten bis zu 10mal
• Feste, kühlende Umschläge	• Aufregung und Geräusche • Berührung und Bewegung • Nach dem Essen und helles Licht	**Bryonia – Seite 88** C30 alle 10–15 Minuten bis zu 10mal
• Essen • Nach dem Wasserlassen • Gehen und Ruhen • Liegen auf der schmerzhaften Seite • Hitze und fester Durck	• Frische Luft • Kälte • Kaffee und Alkohol • Tabakrauch • Starke Gerüche	**Ignatia – Seite 58** C30 alle 10–15 Minuten bis zu 10mal

Kopfschmerzen (Fortsetzung)

Beschwerden	Symptome	Ursachen/Auslöser
Kopfschmerzen durch Nackenverspannung	❑ Kopfschmerzen auf der Kopfmitte oder vom/zum Nacken ausstrahlend ❑ Druckgefühl auf Kopfmitte oder Gefühl, als wolle sich die Schädeldecke heben ❑ Augenschmerzen ❑ Steifheit des Nackens bis in die Schultern ❑ Verspannungen im Nacken	• Verspannungen der Hals- und Rückenmuskulatur • Seelischer Streß, besonders bei Frauen • Rückenverletzungen • Überanstregung der Augen
Katerkopfschmerzen mit Übelkeit	❑ Kopfschmerzen wie von einem schweren Gewicht auf dem Kopf ❑ Sehr reizbar und häufig überkritisch ❑ Benommenheit und Schwindel	• Zuviel Alkohol oder Kaffee

Migräne

Beschwerden	Symptome	Ursachen/Auslöser
Linksseitige Migräne	❑ Kopfschmerzen mit schwerer Übelkeit und Erbrechen ❑ Schmerzen strahlen aus bis in Gesicht, Mund oder Zungenwurzel ❑ Keine Erleichterung der Schmerzen durch Erbrechen ❑ Zunge sauber, nicht dick belegt, trotz ständiger Übelkeit	• Streß • Nahrungsmittelallergie
Pochende Migräne mit Lichtscheu	❑ Beginnt oft mit Kribbeln und Pelzigkeit der Lippen und Zunge ❑ Schwere, pulsierende Schmerzen ❑ Gefühl, als sei zuviel Blut im Kopf	• Streß und unterdrückte Gefühle • Kummer • Hormonelle Schwankungen durch PMS oder Wechseljahre
Migräne mit weinerlicher Stimmung	❑ Oft mit Launenhaftigkeit und Stimmungsschwankungen ❑ Gefühl, als wolle der Kopf platzen ❑ Geringste Aufregung rührt zu Tränen	• Hormonelle Schwankungen, besonders bei Frauen mit PMS • Seelischer Streß • Schwere, fette Nahrung
Migräne über dem rechten Auge	❑ Beginn gewöhnlich morgens im Hinterkopf, Schmerzen wandern langsam aufwärts bis in den Stirnhöcker über dem rechten Auge ❑ Venen an den Schläfen wie erweitert ❑ Plötzliche, scharfe Schmerzen, eventuell ausstrahlend bis in die rechte Schulter	• Hormonelle Schwankungen, besonders in den Wechseljahren
Migräne mit dem starken Verlangen, den Kopf einzuhüllen	❑ Schmerzen beginnen im Hinterkopf, wandern aufwärts und konzentrieren sich über einem Auge ❑ Schlimmer gegen Mittag ❑ Eventuell Kopfschweiße, oft rechtsseitig ❑ Schmerzen besser durch Druck und Wasserlassen	• Streß • Erschöpfung

Besser	Schlimmer	Mittel und Dosis
• Wärme • Essen	• Während der Menstruation • Zugluft • Kälte	**Cimicifuga – Seite 93** C6 stündlich bis zu 6mal
• Wärme • Schlaf • Fester Druck • Haarewaschen	• Kaltes, windiges Wetter • Geräusche • Alkohol • Berührung • Zwischen 3 und 4 Uhr morgens	**Nux vomica – Seite 74** C6 stündlich bis zu 6mal
• Ruhe • Druck • Augen geschlossen	• Schwere Speisen • Zitronenschale, Eis, Rosinen, Salat • Bewegung • Erbrechen und Husten	**Ipecacuanha – Seite 91** C6 alle 15 Minuten bis zu 10mal
• Frische Luft • Fasten • Schlafen auf harter Matratze • Kalte Umschläge	• Geistige Müdigkeit • Körperliche Überanstrengung • Sprechen, Musik und Geräusche • Wärme • Helles Licht und Sonnenhitze • Zuviel Zuwendung • Am Meer und gewittriges Wetter	**Natrium chlor. – Seite 64** C6 alle 15 Minuten bis zu 10mal
• Fester Druck und kalte Umschläge • Weinen und Zuwendung • Hände über den Kopf heben • Leichte Bewegung • Frische Luft und kalte Getränke	• Hitze und Sonne • Extreme Temperaturen • Schwere, fette Speisen • Ab dem frühen Abend	**Pulsatilla – Seite 68** Von den ersten Anzeichen eines Anfalls an C6 alle 15 Minuten bis zu 10mal
• Saure Speisen und Getränke • Schlaf • Liegen in abgedunkeltem Zimmer	• Süßigkeiten • Berührung • Sonne	**Sanguinaria – Seite 144** Von den ersten Anzeichen eines Anfalls an C6 alle 15 Minuten bis zu 10mal
• Kopf warm einhüllen • Nach dem Wasserlassen • Feuchtwarmes Wetter	• Liegen auf der linken Seite • Nach dem Entkleiden • Unterdrückung von Schwitzen • Kaltes, windiges Wetter	**Silicea – Seite 72** Von den ersten Anzeichen eines Anfalls an C6 alle 15 Minuten bis zu 10mal

Zähne, Mund und Gaumen

Zahn-, Mund- und Gaumenbeschwerden sind weit verbreitet, lassen sich jedoch mit einer sorgfältigen Mundhygiene, regelmäßigen Kontrolluntersuchungen beim Zahnarzt und viel grober, ballaststoffreicher Kost verhindern. Feine, weiche, säurehaltige und süße Nahrungsmittel verursachen Karies.

Zahnschmerzen Sie sind oft Anzeichen für Karies und erfordern einen Zahnarztbesuch. Andere Ursachen: Infektionen wie Wurzelhals-, Zahnfleisch- oder Nebenhöhlenentzündung.

Zahnfleischentzündung Folge schlechter Mundhygiene, so daß sich auf den Zähnen ein stark bakteriell verseuchter Belag bilden kann. Zahnfleisch und Gaumen bluten, färben sich dunkler, schwellen an und entzünden sich. Seltenere Ursachen: Vitaminmangel, schwere Bluterkrankungen, Nebenwirkungen von Medikamenten oder Abwehrschwäche infolge Streß oder Kummers.

Mundgeschwüre Sie entstehen durch unvorsichtiges Putzen, Fehlbiß oder zu heiße Nahrung. Weitere Ursachen: Streß, Allergien und allgemeine Erschöpfung. Die Beschwerden werden oft durch saure oder stark gewürzte Nahrung verschlimmert.

Wunde Lippen und Lippenbläschen Folge einer Virusinfektion, die durch allgemeine Erschöpfung, Sonnenhitze oder kaltes, windiges Wetter ausgelöst wird.

Mundgeruch Er wird oft durch Karies, Zahnfleischentzündung, Verdauungsschwäche, Mandelentzündung, Diabetes oder Fasten verursacht. Auch Rauchen ist eine weitverbreitete Ursache.

Zahnschmerzen

Beschwerden	Symptome	Ursachen/Auslöser
Starke, schießende Schmerzen	❑ Hochgradig schmerzempfindlich mit überschießender Reaktion ❑ Schlägt vor Schmerz um sich ❑ Schlaflos vor Schmerz ❑ Kommt nicht mehr zur Ruhe ❑ Geistig überaktiv	• Karies
Unerträgliche Zahnschmerzen	❑ Sehr gereizt ❑ Leicht verärgert ❑ Wünscht allein und nicht gestört zu sein	• Karies
Pochende Zahnschmerzen	❑ Gaumen und Wange schmerzhaft geschwollen und heiß ❑ Schmerzen schießen von den Ohren abwärts ❑ Schmerzen steigen langsam bis zur Unerträglichkeit an und lassen dann wieder nach	• Infektion

Zahnfleischentzündung

Beschwerden	Symptome	Ursachen/Auslöser
Zahnfleischbluten mit Mundgeruch	❑ Gaumen empfindlich, schwammig, blutet leicht ❑ Starke Speichelbildung mit nächtlichem Sabbern ❑ Lockere Zähne	• Schlechte Mundhygiene • Abwehrschwäche infolge Streß • Zahnbetterkrankung
Geschwollenes, blutendes Zahnfleisch mit Geschwüren	❑ Geschmack von Eiter im Mund ❑ Zähne hochgradig hitze- und kälteempfindlich ❑ Eventuell Mundgeschwüre und Lippenbläschen ❑ Möchte allein sein	• Abwehrschwäche infolge seelischer Belastung oder Kummer

Angst vorm Zahnarzt (und vor Zahnbehandlung) Dies ist ein sehr häufiges Phänomen. Die Homöopathie kann die Nerven stärken und damit die Wartezeit erträglicher machen.

Beschwerden nach Zahnbehandlung Sie sind meist Folge von Verletzungen oder Quetschungen des Zahnfleisches. Meist machen sie sich durch Schmerzen nach Abklingen der Betäubung bemerkbar. Bei anhaltendem Schmerz kann auch eine Infektion die Ursache sein.

Achtung

Zahnschmerzen: Bei Fieber mit Schwellungen des Gaumens oder der Wange oder dem Gefühl, ein Zahn sei locker, umgehend zum Zahnarzt. Bei Empfindlichkeit gegen heiße, kalte oder süße Speisen und Getränke oder bei Schmerzen beim Beißen innerhalb von 2 Tagen zum Zahnarzt.

Nach Zahnbehandlung: Wenn die Schmerzen nach Abklingen der Betäubung länger anhalten, Zahnarzt!

Selbsthilfe

Zahnschmerzen: Nelkenöl (Gewürznelke) in das Zahnfleisch um den erkrankten Zahn einreiben, es sei denn, Sie nehmen homöopathische Mittel ein.

Zahnfleischentzündung: Mund mit verdünnter Calendula-Hypericum-Tinktur spülen (Seite 227).

Mundgeschwüre: Stark gewürzte, süße und saure Speisen meiden (Seite 229). Mehrmals täglich lauwarme Salzwasserspülungen. Vitamin-B-Komplex einnehmen (Seite 226).

Wunde Lippen, Lippenbläschen: Bioflavonoide, Lysin, Vitamin C und Zink einnehmen (Seite 224–226), Arginin-haltige Speisen meiden (Seite 229).

Mundgeruch: Aufhören zu rauchen. Stark gewürzte Speisen und Alkohol meiden.

Besser	Schlimmer	Mittel und Dosis
• Spülen mit eiskaltem Wasser	• Hitze • Heiße Speisen	**Coffea – Seite 125** C6 alle 5 Minuten bis zu 10mal
• Zuwendung	• Nachts • Ärger • Warme Speisen und Getränke • Kalte Luft	**Chamomilla – Seite 134** C6 alle 5 Minuten bis zu 10mal
• Essen, obwohl schmerzhaft	• Berührung • Nach dem Esssen • Nachts • Frische Luft	**Belladonna – Seite 86** C30 alle 5 Minuten bis zu 10mal
• Ruhe • Warm anziehen	• Extreme Temperaturen • Nach nächtlichen Schweißausbrüchen	**Merc. sol. – Seite 62** C6 alle 4 Stunden bis zu 3 Tage
• Frische Luft • Fasten	• Geistige und körperliche Erschöpfung • Wärme und Sonnenhitze • Geräusche und Erschütterung	**Natrium chlor. – Seite 64** C6 alle 4 Stunden bis zu 3 Tage

Mundgeschwüre

Beschwerden	Symptome	Ursachen/Auslöser
Brennende Mundgeschwüre	❑ Mund trocken ❑ Brennende, stechende Schmerzen ❑ Unruhe und Angst	• Streß und Sorgen • Erschöpfung

Wunde Lippen, Lippenbläschen

Beschwerden	Symptome	Ursachen/Auslöser
Bläschen auf Lippen und um den Mund herum	❑ Mund sehr trocken ❑ Lippen geschwollen, brennend, mit perlenartigen Bläschen auf den wunden Stellen ❑ Tiefer Einriß in der Mitte der Unterlippe ❑ Verschlimmerung der Beschwerden durch geistige und körperliche Überanstrengung ❑ Niedergeschlagenheit ❑ Möchte allein sein	• Infektion • Seelischer Streß • Kummer

Mundgeruch

Beschwerden	Symptome	Ursachen/Auslöser
Mundgeruch mit Karies und Zahnfleischentzündung	❑ Übelriechender Schweiß und Mundgeruch ❑ Starke Speichelbildung mit nächtlichem Sabbern ❑ Zunge dick gelblich belegt	• Karies • Mandelentzündung • Nasennebenhöhlenentzündung • Zahnfleischentzündung

Angst vorm Zahnarzt

Beschwerden	Symptome	Ursachen/Auslöser
Akute Panik	❑ Starke Angst- und Panikgefühle, fürchtet sogar, bei der bevorstehenden Zahnbehandlung zu sterben	• Plötzliches Einsetzen von Angst
Angst mit Zittern	❑ Extreme Erwartungsangst mit Zittern am ganzen Körper ❑ Beine wackelig und schwach, als ob sie den Körper nicht mehr tragen können	• Langsam steigende Angst

Beschwerden nach Zahnbehandlung

Beschwerden	Symptome	Ursachen/Auslöser
Sofortige Beschwerden	❑ Beschwerden unmittelbar nach Zahnbehandlung jeglicher Art, besonders nach Verletzung und Quetschung des Zahnfleisches	• Quetschungen oder Blutverlust bei Zahnbehandlung
Anhaltende Schmerzen	❑ Anhaltende Schmerzen nach anfänglichen Beschwerden oder Schmerzen, die nach Abklingen der Betäubung auftreten	• Quetschung eines Nervs bei der Zahnbehanldung

Besser	Schlimmer	Mittel und Dosis
• Warme Mundspülungen • Warme Gesichtsumschläge	• Kalte Speisen und Getränke • Kaltes, trockenes, windiges Wetter • Zwischen Mitternacht und 2 Uhr morgens	**Ars. alb. – Seite 52** C6 4mal täglich bis zu 5 Tage
• Frische Luft • Fasten	• Gegen 10 Uhr vormittags • Kaltes, gewittriges Wetter • Am Meer, Sonne und Zugluft • Wärme • Musik, Geräusche, Erschütterung und Sprechen	**Natrium chlor. – Seite 64** C6 4mal täglich bis zu 5 Tage
• Ruhe • Warm ankleiden	• Kälte und extreme Temperaturen • Nach nächtlichen Schweißausbrüchen	**Merc. sol. – Seite 62** C6 3mal täglich bis zu 7 Tage
• Frische Luft	• Gedanke an Zahnarztbesuch • Wärme	**Aconitum – Seite 82** C30 stündlich, so lange wie nötig
• Frische Luft • Nach dem Wasserlassen • Bewegung • Alkohol • Vornüberbeugen	• Je mehr man an den Zahnarztbesuch denkt • Hitze • Frühmorgens	**Gelsemium – Seite 99** C30 stündlich, so lange wie nötig
• Bewegung • Liegen in tiefer Kopflage	• Hitze • Druck	**Arnica – Seite 85** C30 stündlich bis zu 10mal
• Zurücklehnen des Kopfes	• Kaltes oder feuchtes Wetter • Warme, stickige Räume • Berührung	**Hypericum – Seite 102** C6 alle 30 Minuten bis zu 10mal, anschließend 4mal täglich bis zu 5 Tage

Ohren, Augen und Nase

Ohren, Augen und Nase werden ständig von Staubpartikeln, Pollen, Chemikalien, Viren, Bakterien, Tabakrauch und Luftschadstoffen angegriffen, die alle Beschwerden hervorrufen können. Das passiert vor allem dann, wenn die Abwehrkräfte dieser Organe durch Zugluft, extreme Temperaturen, Naßwerden des Kopfes, seelische oder körperliche Belastungen und durch Müdigkeit geschwächt sind.

Ohrenschmerzen Oft verursacht durch einen Propfen im Gehörgang oder eine Entzündung des äußeren, mittleren oder inneren Ohres, zum Beispiel nach einer Verkühlung. Extreme Temperaturen schwächen die Abwehr- und Selbstheilungskräfte des Körpers.

Überanstrengung der Augen Sie ist oft Folge von Überarbeitung und Arbeiten im Nahbereich bei schlechtem Licht. Auch außergewöhnliche seelische Belastungen wie Kummer können die Augenmuskulatur schwächen und Beschwerden hervorrufen.

Bindehautentzündung Sie wird durch eine Infektion oder eine Allergie verursacht.

Gerstenkörner Diese kleinen, eitergefüllten Beulen an den Lidrändern entstehen meist durch Infektionen, oft begünstigt durch Müdigkeit.

Heuschnupfen Wird häufig auch als allergischer Schnupfen bezeichnet. Heuschnupfen ist eine meist jahreszeitlich bedingte allergische Reaktion auf Reizstoffe in der Luft – meist Gräser-, Blumen- und Baumpollen. Bei ständigem Heuschnupfen liegt häufig eine Hausstaub- oder Tierhaarallergie vor.

Schnupfen Ist die Absonderung von dünnem oder dickem Schleim, der die Nase verstopfen und dadurch Schmerzen verursachen kann. Ursache: Infektion oder allergische Reaktion. Die Erreger oder Allergene veranlassen die Nasenschleimhaut, mehr Schleim zu produzieren, um das Naseninnere feucht zu halten und die

Ohrenschmerzen

Beschwerden	Symptome	Ursachen/Auslöser
Stechende Ohrenschmerzen	❑ Akute Schmerzen ❑ Ohr sehr berührungsempfindlich ❑ Gereizte Stimmung	• Verkühlung durch kalten Wind und Zugluft
Pochende Schmerzen mit Rötung des Ohrs	❑ Ohr leuchtend rot ❑ Pochende Schmerzen ❑ Eventuell hohes Fieber mit trockenem Mund und Hals ❑ Pupillen eventuell weit geöffnet, glänzend und starr	• Infektionen • Verkühlung des Kopfes, zum Beispiel nach dem Haarewaschen

Überanstrengung der Augen

Beschwerden	Symptome	Ursachen/Auslöser
Augenschmerzen bei Bewegung	❑ Dumpfe, wehe Schmerzen beim Bewegen der Augäpfel, besonders beim Aufsehen, beim Zurseite- und Nachuntenblicken ❑ Mag keinen Zuspruch und Trost	• Zuviel Arbeit im Nahbereich, auch Lesen • Arbeit bei schlechtem Licht
Brennende Augen	❑ Brennende und angespannte Augen nach zu langer Anstrengung und Lesen ❑ Augen gerötet und heiß ❑ Häufig mit Kopfschmerzen	• Zuviel Arbeit im Nahbereich, auch Lesen • Arbeit bei schlechtem Licht

Fremdstoffe auszuschwemmen; auch heftige körperliche Anstrengung kann die Schleimproduktion anregen.

Nasennebenhöhlenentzündungen Sie treten häufig als Folge eines Schnupfens auf. Dabei werden die luftgefüllten Nebenhöhlen in Wangen- und Stirnknochen gereizt und entzünden sich. Sie füllen sich mit Schleim, was einen schmerzhaften Druck hervorruft. Ursachen: Luftschadstoffe, Tabakrauch und Virusinfektionen.

Achtung

Ohrenschmerzen: Bei allen Ohrenschmerzen, besonders bei Kindern, stets umgehend zum Arzt.

Bindehautenzündung: Wenn nach 24 Stunden keine Besserung eingetreten ist, zum Arzt.

Gerstenkörner: Wenn sich nach 7 Tagen keine Besserung zeigt, zum Arzt.

Nasennebenhöhlenentzündung: Bei starken Schmerzen umgehend zum Arzt.

Selbsthilfe

Bindehautentzündung: Augenwaschungen mit verdünnter (!) Euphrasia-Tinktur (Seite 227). Die Augen ausruhen.

Gerstenkörner: Nicht berühren oder reiben, besonders nicht mit schmutzigen Händen; nicht ausquetschen. Die Augen ausruhen.

Heuschnupfen (oder allergischer Schnupfen): Viel frisches, rohes Obst und Gemüse essen. Zusätzlich Magnesium, Vitamin C (Seite 225/226) und Mineralstoff-Kombination H (Seite 227) einnehmen.

Schnupfen: Eisen, Vitamin B und C, Zink (Seite 225/226) und Mineralstoff-Kombination Q (Seite 227) einnehmen. Jegliche Milchprodukte für zwei Wochen meiden, auf jede Veränderung achten. Viel trinken!

Nasennebenhöhlenentzündung: Alle Räume befeuchten, Salzwasserdampf inhalieren. Nase sehr vorsichtig schneuzen, jeweils nur ein Nasenloch. Eisen, Vitamin B und C, Zink (Seite 224/226) und Mineralstoff-Kombination Q (Seite 227) einnehmen. Viel trinken. Nicht rauchen. Nasensprays meiden.

Besser	Schlimmer	Mittel und Dosis
• Wärme • Warme Stirnkompressen (Umschläge) • Kopf warm einhüllen	• Kalte Luft und Zugluft • Nach dem Auskleiden wegen Frierens • Berührung des kranken Ohrs • Liegen auf der schmerzhaften Seite	**Hepar sulf. – Seite 101** Wenn kein Fieber und kein Eiter: C6 alle 30 Minuten, bis der Arzt erreicht ist 
• Aufrechtes Sitzen oder Stehen • Kalte Stirnumschläge	• Erschütterung, Bewegung, Lärm, Licht und Druck • Liegen auf der rechten Seite • Nachts	**Belladonna – Seite 86** C30 alle 30 Minuten, bis der Arzt erreicht ist 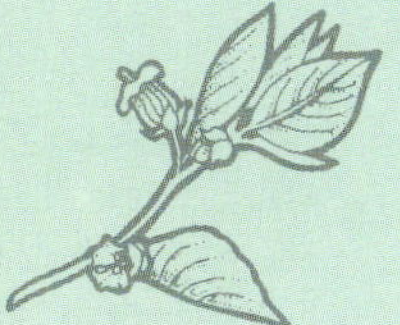
• Frische Luft • Fasten • Kalte Augenkompressen	• Kaltes, gewittriges Wetter und am Meer • Geistige und körperliche Anstrengung • Zugluft und Sonnenhitze • Seelische Anspannung	**Natrium chlor. – Seite 64** C6 4mal täglich bis zu 7 Tage 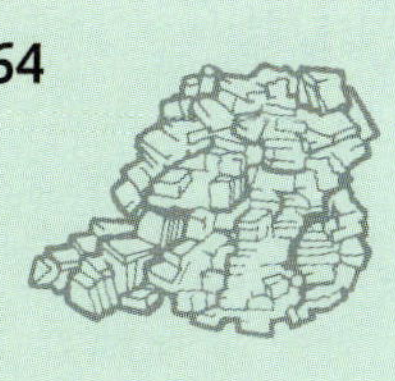
• Bewegung	• Feuchtkaltes Wetter • Ruhe und Liegen • Alkohol	**Ruta – Seite 109** C6 4mal täglich bis zu 7 Tage 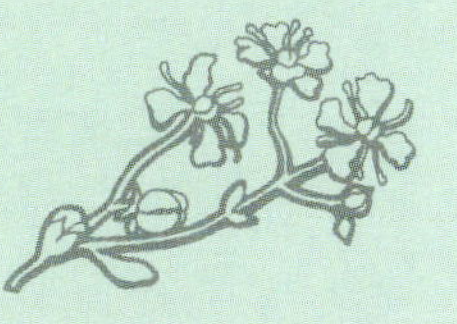

Bindehautentzündung

Beschwerden	Symptome	Ursachen/Auslöser
Geschwollene Lider mit brennendem Sekret	❑ Augen tränen ständig, Sekret reizt die Haut ❑ Augenlider geschwollen und brennend mit ständigem Blinzelzwang ❑ Eventuell kleine Bläschen auf der Innenseite der Lider ❑ Nasensekret mild	• Allergie • Infektion

Gerstenkörner

Beschwerden	Symptome	Ursachen/Auslöser
Geschwollene Augen mit juckenden Lidern	❑ Augen gerötet, entzündet, mit juckenden Augenlidern ❑ Kleine Körner auf den Lidern mit Eiterkopf ❑ Eventuell niedergeschlagen und selbstmitleidig	• Infektion
Geschwollene, rote, schmerzhafte Augen	❑ Gerstenkörner beginnen als kleine Beulen, entwickeln später einen Eiterkopf	• Infektion • Häufig bei tiefem Groll oder Ärger über eine nahe Person

Heuschnupfen (oder allergischer Schnupfen)

Beschwerden	Symptome	Ursachen/Auslöser
Heuschnupfen mit brennendem Nasensekret	❑ Brennender Fließschnupfen, oft links beginnend, dann nach rechts wandernd, macht die Oberlippe wund ❑ Stirnkopfschmerzen ❑ Gefühl, als steckten Gräten im Kehlkopf ❑ Augen mit milden Tränen	• Allergie
Heuschnupfen mit ständigem Niesreiz	❑ Dickes honigfarbenes Nasensekret nach drei, vier Tagen heftigen und ständigen Niesens, bringt aber keine Erleichterung ❑ Naseneingänge wund, rot und schmerzhaft ❑ Brennender Hals und Reizhusten ❑ Sorgen und Angst	• Allergie
Heuschnupfen mit besonderer Beteiligung der Augen	❑ Augen geschwollen und empfindlich gegen helles Licht ❑ Dickes, brennendes Augensekret reizt die Haut unter den Augen ❑ Nasensekret mild ❑ Nasensekret tropft rückwärtig in den Hals	• Allergie
Heuschnupfen mit Halsbeschwerden	❑ Halsschmerzen oft links beginnend ❑ Schlucken sehr schmerzhaft ❑ Hals trocken, Gefühl eines Kloßes im Hals, muß ständig schlucken ❑ Augenlider rot und geschwollen ❑ Tränende Augen und heftiges Niesen ❑ Kopfschmerzen, als schrumpfe der Kopf	• Allergie

Besser	Schlimmer	Mittel und Dosis
• Augen geschlossen • Kaffee	• Abends • Im Hause • Wärme und Licht • Warmes, windiges Wetter	**Euphrasia – Seite 97** C6 stündlich bis zu 10mal
• Hitze	• Keine besonderen Faktoren	**Pulsatilla – Seite 68** C6 stündlich bis zu 10mal
• Hitze	• Keine besonderen Faktoren	**Staphysagria – Seite 127** C6 stündlich bis zu 10mal
• Kühle Räume • Frische Luft	• Warme Räume • Kaltes oder feuchtes Wetter • Warme Speisen und Getränke	**Cepa – Seite 83** C6 nach Bedarf bis zu 10mal
• Keine besonderen Faktoren	• Niesen • Wärme	**Ars. jod. – Seite 117** C6 nach Bedarf bis zu 10mal
• Liegen in abgedunkeltem Raum • Kaffee	• Wärme • Warmes, windiges Wetter • Helles Licht • Im Hause • Abends	**Euphrasia – Seite 97** C6 nach Bedarf bis zu 10mal
• Wärme • Essen • Warme Getränke • Warm anziehen	• Kälte • Kalte Getränke	**Sabadilla – Seite 143** C6 nach Bedarf bis zu 10mal

Schnupfen

Beschwerden	Symptome	Ursachen/Auslöser
Dickes weißes Sekret	❑ Schnupfen im zweiten Stadium der Erkältung, wenn die Entzündung abgeklungen ist ❑ Sekret rinnt durch die Nase oder tropft rückwärts in den Hals	• Infektion • Allergie
Sekret wie rohes Eiweiß	❑ Heftiger Fließschnupfen mit wäßrigem, klarem Sekret; fließt bisweilen so stark, daß man ein Taschentuch unter die Nase halten muß ❑ Verlust des Geruch- und Geschmacksinns	• Infektion • Allergie
Ständig laufende Nase	❑ Nase läuft ständig, muß sich fortwährend schneuzen ❑ Sekret gelb oder grün, dünn und brennend ❑ Dicker Schleim rinnt rückwärts in den Hals ❑ Eventuell kleine Geschwüre auf der Nasenscheidewand	• Infektion
Extreme Empfindlichkeit gegen Gerüche	❑ Krusten und Risse im Naseninneren schmerzen beim Schneuzen ❑ Gelegentlich Nasenbluten ❑ Hochgradige Geruchsempfindlichkeit, Blumenduft wird unerträglich ❑ Eventuell Ekzeme ❑ Gesicht wie von einem Spinnengewebe überzogen	• Starke körperliche Anstregung • Umweltverschmutzung

Nasennebenhöhlenentzündung

Beschwerden	Symptome	Ursachen/Auslöser
Zähes, klebriges Sekret	❑ Klebriges, fadenziehendes grünlich-gelbes Sekret ❑ Völle- und Verstopfungsgefühl in Stirn- und Wangenhöhlen, Druck auf Nasenwurzel ❑ Sekret tropft rückwärts in Hals ❑ Heftiges Niesen ❑ Verlust des Geruchsinns	• Infektion
Mit weinerlicher Stimmung	❑ Schmerzen über den Augen oder im rechten Wangenknochen, mit Nervenschmerzen in der rechten Gesichtshälfte ❑ Gelbes Sekret ❑ Nase verstopft ❑ Tränenreich und selbstmitleidig	• Infektion
Starke Empfindlichkeit der Gesichtsknochen	❑ Gesichtsknochen hochgradig empfindlich, schon bei leichtester Berührung ❑ Gelber Schleim in großen Mengen mit Niesreiz ❑ Gereiztheit ❑ Frösteln	• Infektion • Kaltes, trockenes, windiges Wetter

Besser	Schlimmer	Mittel und Dosis
• Kalte Getränke • Massage	• Frische Luft • Kälte und Zugluft • Fette Speisen • Während der Menstruation	**Kalium chlor. – Seite 132** C6 4mal täglich bis zu 14 Tage
• Ruhe • Frische Luft • Nach Schwitzen • Druck • Fasten	• Sonne und Hitze • Vor der Menstruation • Feuchtigkeit und Nebel • Anstrengung • Trost • Zuviel Salz	**Natrium chlor. – Seite 64** C6 4mal täglich bis zu 14 Tage
• Keine besonderen Faktoren	• Keine besonderen Faktoren	**Hydrastis – Seite 130** C6 4mal täglich bis zu 14 Tage
• Schlaf	• Kalte oder süße Speisen • Meeresfrüchte und Seefisch	**Graphites – Seite 56** C6 4mal täglich bis zu 7 Tage
• Heiße Gesichtsumschläge	• Bier • Morgens • Heißes Wetter • Entkleiden (wegen Frierens)	**Kalium bi. – Seite 103** C6 alle 2 Stunden bis zu 2 Tage
• Weinen und Zuwendung • Arme über den Kopf heben • Sanfte Bewegung • Frische Luft • Kalte Getränke und kalte Umschläge	• Stickige Räume • Sonne, Hitze und extreme Temperaturen • Schwere, fette Nahrung • Liegen auf der schmerzhaften Seite • Abends und nachts	**Pulsatilla – Seite 68** C6 alle 2 Stunden bis zu 2 Tage
• Sitzen im Warmen • Kopf warm einhüllen	• Zugluft • Berührung • Entkleiden (wegen Frierens)	**Hepar sulf. – Seite 101** C6 alle 2 Stunden bis zu 2 Tage

Erkältung, Husten und grippaler Infekt

Erkältung, Husten und grippaler Infekt treten immer dann auf, wenn die Abwehrkräfte des Körpers geschwächt sind. Im Gegensatz zur konventionellen Medizin begnügt sich die Homöopathie nicht mit der Behandlung der akuten Beschwerden, sondern sie konzentriert sich auf die Behebung des gestörten körperlichen Gleichgewichts, und in vielen Fällen folgt sie beiden Ansätzen gleichzeitig.

Zu den Ursachen für eine Schwächung der Abwehrkräfte zählen: Schlechte Ernährung oder zuviel Essen und Alkohol, kaltes, trockenes, windiges Wetter, Verkühlung durch Naßwerden des Kopfes, Überarbeitung und fehlende Erholung, seelische Belastungen, besonders nach Schreckerlebnis oder Schock, finanzielle Sorgen und Zukunftsängste. Praktisch alles, was die Lebenskraft schwächt (siehe Seite 18), kann den Boden für Infektionen beeiten. Als Ursache hin zukommt bisweilen auch sehr heißes Wetter.

Erkältung Sie wird durch eine Virusinfektion hervorgerufen und betrifft die Atmungsorgane. Frühsymptome: Leichte Halsschmerzen, wäßriges Nasensekret und Niesen. Sobald der Körper die Infektion zu bekämpfen beginnt, wird das Nasensekret dicker und eventuell gelb. Erkältungen heilen für gewöhnlich von selbst aus, allerdings kann eine übergangene Erkältung durchaus schwere Komplikationen nach sich ziehen, etwa Infektionen der Lunge, Ohren, Nasennebenhöhlen, Mandeln und des Kehlkopfes.

Husten Er kann trocken oder produktiv (auswurffördernd) sein und wird meist durch eine Reizung der Schleimhäute in den Luftwegen verursacht, zum Beispiel durch Schnupfensekret, das in den Hals rinnt, Tabakrauch oder Pollen bei Heuschnupfen. Um sich von dieser Reizung zu befreien, drücken die Lungen einen Stoß komprimierter Luft heraus, was wir als Husten bezeichnen.

Erkältung

Beschwerden	Symptome	Ursachen/Auslöser
Langsam beginnende Erkältung	❑ Mund heiß ❑ Hals rot und geschwollen ❑ Eventuell leichtes Fieber ❑ Mitunter Nasenbluten ❑ Geistig klar und rege ❑ Beschwerden werden als leicht empfunden, möchte aufstehen	• Infektion • Überhitzung ohne Schwitzen
Erkältung mit gereizter Stimmung	❑ Neigt zu überkritischem Verhalten gegen andere ❑ Frösteln ❑ Tagsüber Laufnase, nachts verstopfte Nase ❑ Wäßrig tränende Augen ❑ Niesen ❑ Kopfschmerzen ❑ Rauher Hals	• Infektion • Seelische Belastung durch Überarbeitung, Schlafmangel oder Ärger
Frühstadium einer Erkältung mit Niesen	❑ Beginn mit heftigem Niesen und dünnem, wäßrigem Nasensekret wie rohes Eiweiß ❑ Nase auch verstopft, eventuell wunde Lippen ❑ Möchte allein sein ❑ Abneigung gegen Zuwendung, Trost	• Infektion • Seelische Belastungen
Erkältung mit gelbem Nasensekret	❑ Nase nachts verstopft, tagsüber Laufnase ❑ Sekret milde und gelb ❑ Kein Durst und Verlust des Geruchssinns ❑ Mitunter Nasenbluten ❑ Eventuell Kopfschmerzen über den Augen	• Infektion

Grippaler Infekt Er wird stets durch eine Virusinfektion hervorgerufen. Symptome: Fieber, Muskel- und Gliederschmerzen, Kopfschmerzen, Halsbeschwerden und Husten. Kinder, ältere Menschen, Raucher und Diabetiker sind besonders gefährdet.

Achtung

Erkältung: Bei Komplikationen wie Beschwerden in Hals, Kehlkopf, Brust, Nasennebenhöhlen und Ohren siehe auch: Halsschmerzen, Seite 176; Mandel- und Kelhkopfentzündung, Seite 178; Husten, Seite 174; Nasennebenhöhlenentzündung, Seite 170; Ohrenschmerzen, Seite 166.

Husten: Bei hohem Fieber und/oder Atemnot oder schweren Brustschmerzen umgehend zum Arzt. Wenn sich ein durch Rauch oder Staub hervorgerufener Husten nicht innerhalb von 1–2 Tagen bessert, ebenfalls zum Arzt.

Grippaler Infekt: Bei hohem Fieber und, wenn Fieber nicht nach 4 Tagen gesunken ist, zum Arzt.

Selbsthilfe

Erkältung und grippaler Infekt: Viel Ruhe und viel trinken, besonders heißes Wasser mit frischem Zitronensaft und etwas Honig. Viel frisches Obst und Gemüse essen. Vitamine A und C, Zink (Seite 225/226) und Mineralstoff-Kombination Q (Seite 227) einnehmen. Frische Luft ist sehr wichtig, viel lüften.

Husten: Für feuchte Luft in allen Räumen sorgen, nicht rauchen, staubige oder verräucherte Orte meiden. Auch feuchtkaltes Wetter kann die Beschwerden verschlimmern. Viel trinken, besonders heißes Wasser mit frischem Zitronensaft und etwas Honig. Bei starkem Auswurf Milch, Milchprodukte und stärkehaltige Lebensmittel (Kartoffeln, Brot) meiden, da sie die Schleimbildung fördern. Homöopathische und pflanzliche Hustensäfte einnehmen, konventionelle enthalten oft Wirkstoffe, die Benommenheit verursachen. Wichtig: Während der homöopathischen Behandlung auf alles verzichten, was ätherische Öle enthält, auch Hustenbonbons!

Besser	Schlimmer	Mittel und Dosis
• Kalte Umschläge auf die Stirn • Leichte Bewegung	• Berührung und Erschütterung • Liegen auf der rechten Seite • Frische Luft • Sonne • Zwischen 4 und 6 Uhr morgens	**Ferrum phos. – Seite 98** C6 alle 2 Stunden bis zu 4mal 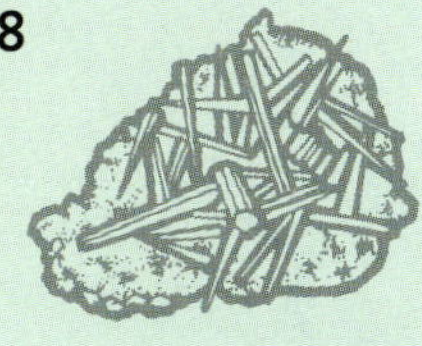
• Wärme • Schlaf • Fester Druck • Waschungen und Umschläge • Abends	• Kaltes, trockenes, windiges Wetter • Öffentlichkeit • Zwischen 3 und 4 Uhr morgens • Zuviel schwere, gewürzte Nahrung und zuviel Aufputschmittel wie Kaffee	**Nux vomica – Seite 74** C6 alle 2 Stunden bis zu 4mal 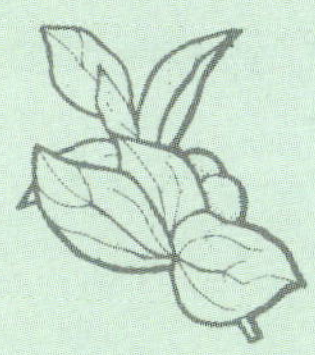
• Frische Luft • Fasten • Kalte Gesichtsumschläge	• Gegen 10 Uhr morgens • Kaltes, gewittriges Wetter • Körperliche und geistige Erschöpfung • Zugluft, am Meer oder Sonnenhitze • Geräusche, Sprechen, Musik	**Natrium chlor. – Seite 64** C6 alle 2 Stunden bis zu 4mal 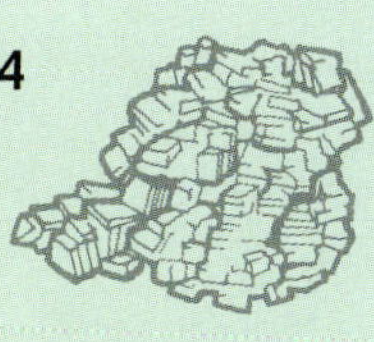
• Arme über den Kopf heben • Bewegung und frische Luft • Kalte Getränke und kalte Umschläge • Weinen und Zuwendung	• Sonne • Hitze • Schwere, fette Speisen • Abends und nachts	**Pulsatilla – Seite 68** C6 alle 2 Stunden bis zu 4mal 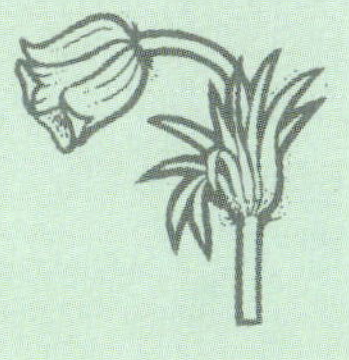

Husten

Beschwerden	Symptome	Ursachen/Auslöser
Plötzlich beginnender trockener Reizhusten	❑ Trockener, hohl-klingender, krächzender Husten ❑ Großer Durst ❑ Oft mit starkem Temperaturanstieg ❑ Große Unruhe und Angst bis Todesangst ❑ Sehr empfindlich gegen Rauch	• Erkältung oder grippaler Infekt • Schreck • Trockenes, kaltes, windiges oder extrem heißes Wetter • Pollen
Brustschmerz beim Husten	❑ Berstende Kopfschmerzen, schlimmer durch leichtesten Husten ❑ Großer Durst, aber unregelmäßig, meist auf warme Getränke ❑ Der ganze Körper wie ausgetrocknet ❑ Eventuell Fieber	• Erkältung oder grippaler Infekt • Streß und Sorgen, besonders um Geld oder Beruf
Husten mit dickem grünem Auswurf	❑ Dicker, grüner, bitter-schmeckender Hustenauswurf, hinterläßt üblen Mundgeschmack ❑ Wenig Appetit ❑ Zunge weiß belegt ❑ Eventuell grünes, mildes Nasenkrekret ❑ Kaum oder kein Durst	• Erkältung oder grippaler Infekt • Brustinfektion • Pollen

Grippaler Infekt

Beschwerden	Symptome	Ursachen/Auslöser
Grippaler Infekt mit Unruhe	❑ Plötzlich einsetzendes hohes Fieber ❑ Halsbeschwerden ❑ Starke Unruhe und Angst ❑ Großer Durst, besonders auf kaltes Wasser	• Infektion • Trockenes, kaltes, windiges oder sehr heißes Wetter • Schreck oder seelischer Schock
Grippaler Infekt mit hohem Fieber	❑ Plötzlich einsetzendes hohes Fieber ❑ Gesicht heiß und hellrot ❑ Rauher Hals ❑ Pupillen geweitet, Blick starr ❑ Kaum Durst ❑ Eventuell verwirrt und kaum ansprechbar	• Infektion • Verkühlung des Kopfes durch Nässe oder Kälte oder Überhitzung des Kopfes
Grippaler Infekt mit Zittern und Schwäche	❑ Kein Durst trotz Fiebers ❑ Rauher Hals ❑ Frösteln entlang der Wirbelsäule ❑ Berstende Kopfschmerzen, besser durch Wasserlassen ❑ Müdigkeit ❑ Beine schwach und zittrig ❑ Starke Gliederschmerzen ❑ Ängstlich besorgt um bevorstehendes Ereignis oder Aufgabe	• Infektion • Lampenfieber, zum Beispiel vor öffentlichem Auftritt
Grippaler Infekt mit schweren, pochenden Kopfschmerzen	❑ Heftige Kopfschmerzen, schlimmer durch Husten oder geringste Bewegung der Augen ❑ Austrockung mit großem, aber unregelmäßigem Durst ❑ Gereizte Stimmung ❑ Möchte zu Hause sein/bleiben	• Infektion • Streß und finanzielle Sorgen • Kühle Temperaturen • Fester Druck auf den Kopf • Schlaf

Besser	Schlimmer	Mittel und Dosis
• Frische Luft	• Warme Räume • Tabakrauch • Abends und nachts	**Aconitum – Seite 82** C30 alle 4 Stunden bis zu 10mal
• Kühle Temperaturen • Feste, kühle Umschläge auf Brust und Kopf	• Bewegung • Helles Licht • Geräusche und Berührung • Morgens und gegen 21 Uhr und 3 Uhr nachts	**Bryonia – Seite 88** C30 alle 4 Stunden bis zu 10mal
• Frische Luft	• Abends • Warme, stickige Räume	**Pulsatilla – Seite 68** C30 alle 4 Stunden bis zu 10mal
• Frische Luft	• Warme Räume • Liegen auf der schmerzhaften Seite • Abends und nachts • Tabakrauch • Musik	**Aconitum – Seite 82** C30 alle 2 Stunden bis zu 10mal
• Stehen • Aufrechtes Sitzen • Warme Räume • Bettwärme	• Erschütterung, Bewegung, Geräusche und Licht • Sonnenhitze • Liegen • Auf der rechten Seite • Nachts	**Belladonna – Seite 86** C 30 alle 2 Stunden bis zu 10mal
• Frische Luft • Bewegung • Nach dem Wasserlassen • Alkohol • Vornüberbeugen	• Frühmorgens und direkt vor dem Einschlafen • Sonne oder Nebel • Vor Gewitter • Feuchtigkeit • Tabakrauch	**Gelsemium – Seite 99** C6 alle 2 Stunden bis zu 10mal
• Kühle Temperaturen • Fester Druck auf den Kopf • Schlaf	• Aufregung, Geräusche, Berührung, Bewegung und helles Licht • Essen • Gegen 3 Uhr morgens und 21 Uhr • Husten	**Bryonia – Seite 88** C30 alle 2 Stunden bis zu 10mal

Halsbeschwerden

Halsbeschwerden reichen von leichten Reizungen der Rachenschleimhaut bis zu schweren Entzündungen der Mandeln und des Kehlkopfes. Bei allen sind Atmen und Schlucken mehr oder weniger stark behindert. Halsinfektionen können den ganzen Hals befallen oder auch nur einzelne Bereiche. Leitsymptome: Trockenheit von Mund und Hals, Zusammenschnürungsgefühl und Schluckbeschwerden infolge Entzündung der Rachenschleimhaut und der Mandeln, Heiserkeit, übler Mundgeschmack, Mundgeruch, Müdigkeit, Gereiztheit, Hitzeschauer oder Fieber.

Die Anzahl der möglichen Erreger ist groß. Gewöhnlich sind es jedoch Viren, die Erkältung, grippalen Infekt und Drüsenfieber hervorrufen. Auch Bakterien spielen eine Rolle, etwa bei der Streptokokken-Angina, und Pilze, etwa bei Mundsoor. Ursächliche und begünstigende Faktoren: starkes Rauchen, viel Alkohol, kaltes oder feuchtes, windiges Wetter, Überanstrengung der Stimme, Nahrungsmittelallergie und Vitaminmangel. Ferner: allgemeine Erschöpfung infolge Schlafmangels oder Überarbeitung, zu schnelles Abkühlen nach Schwitzen, Verkühlung nach Naßwerden des Kopfes sowie seelische und körperliche Belastungen, zum Beispiel durch Schrecken oder seelischen Schock. Wiederkehrende Halsbeschwerden deuten auf eine Abwehrschwäche hin, die eine Konstitutionsbehandlung durch den erfahrenen Homöopathen erfordert (siehe Seite 24).

Halsschmerzen Sie sind Anzeichen für die verschiedensten Entzündungen und für Infektionen der Rachenschleimhaut, des Kehlkopfes, der Mandeln, der Drüsen und der Stimmbänder.

Mandelentzündung Ist eine Infektion der Gaumen- und/oder Rachenmandeln. Bisweilen vergrößern sich die Mandeln, so daß Hals oder Gesicht anschwellen.

Kehlkopfentzündung Heiserkeit oder Stimmverlust, als Hauptsymptome werden durch Infektion oder Allergie hervorgerufen. Andere Ursachen: Überanstrengung der Stimme, ständiges Husten mit Auswurf, Erbrechen, starker Nikotin- und Alkoholkonsum, Einatmen reizaus-

Halsschmerzen

Beschwerden	Symptome	Ursachen/Auslöser
Akute, starke Schmerzen	❑ Plötzliches Einsetzen starker Halsschmerzen, verursacht Unruhe und Angst bis Todesangst ❑ Haut trocken und heiß ❑ Großer Durst ❑ Mandeln geschwollen ❑ Hals rot, trocken, wund, rauh, eingeschnürt, brennend, kitzelnd ❑ Eventuell begleitende Heiserkeit	• Kaltes, windiges Wetter • Heftiger Schreck
Rauhe, brennende Schmerzen	❑ Akute, brennende Halsschmerzen mit dickem Speichel und Heiserkeit ❑ Eventuell wunde Lippen mit Bläschen ❑ Durst auf kaltes Wasser ❑ Eventuell Begleitsymptome: Nasensekret tropft rückwärts in den Hals, Hexenschuß oder Ohrenschmerzen	• Kaltes, windiges Wetter • Zu schnelles Abkühlen nach Schwitzen
Schmerzen bis in Nacken und Ohren	❑ Schlechter Mundgeschmack ❑ Schlucken schmerzhaft, Trinken erschwert ❑ Schüttelfrost und Fieber ❑ Erschöpfung mit Gliederschwere, Schwäche und Zittern, Benommenheit und Schwindel ❑ Kopf schwer mit Druckgefühl wie von einem engen Band	• Virusinfektion, besonders im Sommer
Hinterer Rachen hellrot und stark geschwollen	❑ Brennende und stechende Schmerzen ❑ Hinterer Rachen hellrot, glasig-glänzend und geschwollen ❑ Niedergeschlagen und gereizt	• Allergie

lösender und giftiger Dämpfe sowie ständiges Atmen durch den Mund statt durch die Nase. Ist der Kehlkopf geschwächt, können Schrecken und seelische Belastungen jeder Art zu Entzündung führen – ein unter Erzieherinnen, Lehrern, Sängern und Marktverkäufern weitverbreitetes Leiden.

Achtung

Halsschmerzen: Kinder mit hohem Fieber umgehend beim Arzt anmelden, Erwachsene innerhalb von 2 Tagen.

Mandelentzündung: Bei hohem Fieber umgehend beim Arzt anmelden.

Kehlkopfentzündung: Wenn sich nach 7–10 Tagen keine Besserung einstellt oder Heiserkeit und Stimmverlust anhalten, zum Arzt.

Selbsthilfe

Halsschmerzen: Knoblauch(präparate), Vitamin C und Zink einnehmen (Seite 225/226). Mit verdünnter Calendula-Hypericum-Tinktur (Seite 227) alle 4 Stunden gurgeln (jeweils 5 Tropfen Urtinktur auf 300 ml abgekochtes, abgekühltes Wasser). Viel trinken!

Mandelentzündung: Bettruhe für mehrere Tage, viel trinken. Eisen, Vitamin-B-Komplex und C sowie Zink einnehmen (Seite 224/226).

Kehlkopfentzündung: Kein Nikotin, kein Alkohol, heiße, rauchige Räume meiden. Die Stimme schonen, viel trinken. Eisen, Vitamin-B-Komplex und C sowie Zink einnehmen (Seite 224/226). Mit verdünnter Calendula-Hypericum-Tinktur (Seite 227) alle 4 Stunden gurgeln (jeweils 5 Tropfen Urtinktur auf 300 ml abgekochtes, abgekühltes Wasser). Wenn Sie Sänger sind und wiederholt an Kehlkopfentzündung leiden, müssen Sie Ihre Stimme eventuell besser schulen; suchen Sie einen Gesangslehrer auf. Wiederholte Kehlkopfentzündungen können auch Folge einer falschen Körperhaltung sein, hier kann die Alexander-Technik helfen.

Besser	Schlimmer	Mittel und Dosis
• Frische Luft	• Warme Räume • Tabakrauch • Musik • Abends und nachts	**Aconitum – Seite 82** C30 alle 2 Stunden bis zu 10mal 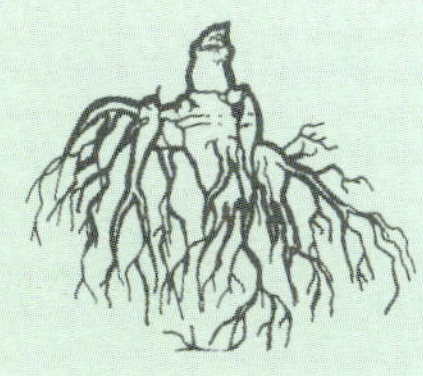
• Bewegung • Wärme	• Nachts • Feuchtes oder kaltes Wetter • Ruhe	**Dulcamara – Seite 145** C6 alle 2 Stunden bis zu 10mal 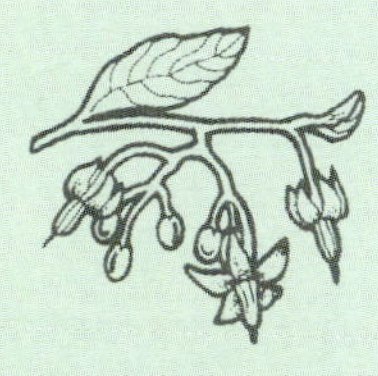
• Frische Luft • Bewegung • Aufputschmittel • Lokale Hitze • Vornüberbeugen	• Frühmorgens und kurz vorm Einschlafen • Sonne, Nebel und Feuchtigkeit • Vor Gewitter • Streß und Sorgen	**Gelsemium – Seite 99** C6 alle 2 Stunden bis zu 10mal 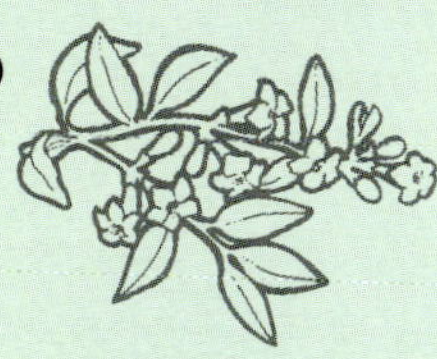
• Frische Luft • Kalte Halsumschläge • Kleidung lockern	• Schlaf • Berührung, Druck und Hitze • Stickige Räume • Spätnachmittags	**Apis – Seite 84** C30 alle 2 Stunden bis zu 10mal 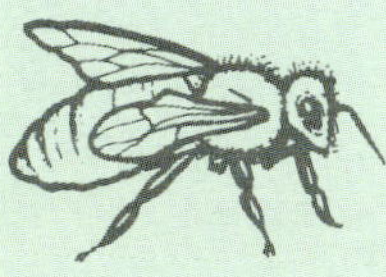

Mandelentzündung

Beschwerden	Symptome	Ursachen/Auslöser
Brennende Schmerzen schießen in den Kopf	❑ Hals sehr wund und empfindlich ❑ Schmerzkrämpfe bei Bewegung ❑ Rechte Mandel oft stärker befallen ❑ Hals und Nacken empfindlich und steif ❑ Gesicht rot ❑ Pupillen erweitert ❑ Zunge erdbeerfarben ❑ Hohes Fieber	• Infektion • Verkühlung des Kopfes, zum Beispiel nach dem Haarewaschen
Stechende Schmerzen in Mandeln und Hals	❑ Halsschmerzen wie von einer steckengebliebenen Fischgräte ❑ Mundgeruch, eventuell mit Heiserkeit oder Stimmverlust ❑ Eventuell eitriger gelber Hustenauswurf ❑ Halsdrüsen oft geschwollen ❑ Eventuell Ohrenschmerzen beim Schlucken ❑ Frösteln und Zittern ❑ Seelisch hochempfindlich, unberechenbare Reaktionen	• Infektion
Mandelentzündung mit Mundgeruch	❑ Rachen dunkelrot, wund und geschwollen ❑ Speichel brennt beim Schlucken ❑ Eventuell Zunge wie geschwollen, mit gelbem Belag und Zahnabdrücken an den Seiten ❑ Oft nächtliches Sabbern ❑ Schlucken schmerzhaft	• Infektion

Kehlkopfentzündung

Beschwerden	Symptome	Ursachen/Auslöser
Kehlkopfentzündung mit hohem Fieber	❑ Heiserkeit und Stimmverlust ❑ Plötzliches Einsetzen der Beschwerden führt zu Unruhe und Angst bis Todesangst ❑ Eventuell mit akutem Pseudo-Krupp-Anfall bei Kindern	• Kaltes, trockenes, windiges Wetter • Seelischer Schock
Trockener, kitzelnder Reizhusten	❑ Hals trocken und rauh ❑ Sprechen schmerzhaft wegen Heiserkeit oder völligen Stimmverlusts ❑ Durst auf eiskalte Getränke, die erbrochen werden, sobald sie im Magen angewärmt sind ❑ Starkes Verlangen nach Zuwendung und Gesellschaft	• Temperaturwechsel
Trockener, wunder Hals mit heftigem Husten	❑ Husten, durch rückwärts in den Hals tropfendes Nasensekret verursacht; sehr viel Sekret, kann kaum sprechen ❑ Eventuell Harntröpfeln durch heftigen Husten ❑ Oft Niedergeschlagenheit und großes Mitgefühl für die Leiden anderer ❑ Kaltes Wasser kann Hustenreiz stoppen ❑ Stimmverlust ungewöhnlicherweise fast schmerzlos	• Kaltes, trockenes, windiges Wetter • Nach Kummer oder Schreck
Stimmverlust durch zuviel Singen oder Schreien	❑ Kitzeln im Kehlkopf ❑ Stimme schwach, zittrig und bricht leicht ❑ Heiserkeit	• Überanstrengung der Stimme durch Singen oder Schreien

Besser	Schlimmer	Mittel und Dosis
• Stehen • Aufrechtes Sitzen • Wärme	• Geringste Erschütterung und Bewegung • Licht und Geräusche • Berührung des Halses • Nachts	**Belladonna – Seite 86** C30 alle 2 Stunden bis zu 10mal
• Essen • Wärme • Hals warm einhüllen	• Kalte Luft und Zugluft • Entkleiden wegen Frierens • Berührung des Halses • Liegen auf der schmerzhaften Seite	**Hepar sulf. – Seite 101** C6 alle 2 Stunden bis zu 10mal
• Ruhe • Warme Kleidung	• Extreme Temperaturen • Nach dem Schwitzen • Nachts • Liegen auf der rechten Seite	**Merc. sol. – Seite 62** C6 alle 2 Stunden bis zu 10mal
• Frische Luft	• Warme Räume • Tabakrauch • Musik • Abends und nachts	**Aconitum – Seite 82** C30 4mal täglich bis zu 7 Tage
• Schlaf • Sanfte Massage • Frische Luft • Trinken	• Sprechen und Lachen • Heiße Speisen und Getränke • Liegen auf der linken oder der schmerzhaften Seite • Zwischen Sonnenuntergang und Mitternacht	**Phos. – Seite 66** C6 4mal täglich bis zu 7 Tage
• Warmes, feuchtes Wetter	• Süße Speisen • Kaffee	**Causticum – Seite 123** C6 4mal täglich bis zu 7 Tage
• Frische Luft	• Berührung • Gegen Mittag	**Arg. nit. – Seite 50** C6 4mal täglich bis zu 6 Tage

Verdauungsstörungen

Die Verdauung ist ein komplizierter Prozeß, an dem nicht nur der Magen-Darm-Trakt, sondern vor allem auch die Leber, die Galle und die Bauchspeicheldrüse beteiligt sind. Unregelmäßiges Essen, schlechte Ernährung, Streß, Angst und eine sitzende Lebensweise sind die Hauptursachen für viele, weitverbreitete Verdauungsstörungen. Helfen Sie sich selbst und treffen Sie Vorsorge durch eine hochwertige, frische, fettarme Ernährung mit vielen Ballststoffen, besonders Rohkost. Essen Sie langsam in ruhiger, entspannter Atmosphäre, und sorgen Sie für regelmäßige Bewegung, um Ihre Verdauung in Schwung zu halten.

Verdauungsschwäche Oberbegriff für viele leichte, aber dennoch sehr unangenehme Beschwerden wie Sodbrennen, Magenschmerzen, Übelkeit und Erbrechen, Blähungen mit und ohne Brechreiz sowie Aufstoßen nach dem Essen. Auch schwere, fette oder stark gewürzte Speisen, zu große Mengen in zu kurzer Zeit und Schlucken von Luft stören die Verdauung. Besondere Risikofaktoren: Rauchen, Übergewicht und Verstopfung. Auch Schwangere haben oft mit einer schwachen Verdauung zu kämpfen, wenn das Ungeborene gegen den Magen drückt. Nervöse Verdauungsbeschwerden sind die Folge von Streß.

Übelkeit und Erbrechen Können viele Ursachen haben: Infektionen, Lebensmittelvergiftung, Migräne, Streß, übermäßige Schlemmerei, zuviel Alkohol, Bruch bei Männern, Gallen- oder Leberstörungen, schwangerschafts- oder zyklusbedingte Schwankungen des Hormonhaushaltes sowie Erkrankungen des Innenohrs mit Schwindel.

Magen-Darm-Infektionen Entzündungen der Schleimhäute der Verdauungswege, die zu plötzlichen, heftigen Beschwerden führen. Meist virale Infektion (Magen-Darm-Grippe) oder bakterielle Infektion (Lebensmittelvergiftung). Auch allergische Reaktionen. Weitere begünstigende Faktoren: Plötzliche Ernährungsumstellung, Ärger, Kränkung, Nebenwirkungen konventioneller Medikamente.

Durchfall Meist ein Anzeichen für eine Magen-Darm-Infektion oder nervöser Natur (Reizdarm mit zeitweiligen Magenkrämpfen und unregelmäßigem Stuhlgang). Durchfall kann aber auch ein Hinweis auf eine ernste Darmerkrankung oder eine Nebenwirkung von Medikamenten sein. Weitere begünstigende Faktoren: Nahrungsmittelallergie oder -unverträglichkeit, Streß oder Angst.

Verdauungsschwäche

Beschwerden	Symptome	Ursachen/Auslöser
Verdauungsschwäche mit heftigen Blähungen	❑ Verdauung erscheint verlangsamt, auch leichte, einfache Nahrung verursacht Blähungen ❑ Eventuell Brennen im Magen, das bis in den Rücken ausstrahlt ❑ Kopfschmerzen ❑ Verlangen nach salzigen, sauren oder süßen Speisen und nach Kaffee ❑ Abneigung gegen Fleisch und Milch	• Überessen • Schwere, fette Nahrung • Zu späte Abendmahlzeiten
Verdauungsschwäche mit schmerzhaftem Brechreiz	❑ Erschöpfung durch Streß und Schlafmangel ❑ Reizbar ❑ Kritisiert andere ❑ Sodbrennen 30 Minuten nach dem Essen mit ekligem Mundgeschmack ❑ Verlangen nach fetten, sauren oder stark gewürzten Speisen und nach Alkohol, obwohl sie die Verdauung stören	• Geistige und körperliche Erschöpfung durch Streß
Verdauungsschwäche mit Übelkeit und Erbrechen	❑ Beschwerden etwa 2 Stunden nach dem Essen, besonders abends ❑ Druck unter dem Brustbein ❑ Herzklopfen ❑ Übler Mundgeschmack ❑ Eventuell Kopfschmerzen um die Augen ❑ Niedergeschlagen, tränenreich und selbstmitleidig	• Schwere, fette Speisen • Seelische Belastung • Hormonelle Schwankungen im Rahmen des Menstruationszyklus oder bei Schwangerschaft

Blähungen und Völlegefühl Werden meist hervorgerufen durch Verstopfung, prämenstruelle oder nervöse Anspannung, Schlucken von Luft oder Unverträglichkeit von Nahrung.

Verstopfung Ist zumeist Folge einer ballaststoffarmen Ernährung, wobei seelische Anspannung, langsame Verdauung und Darmträgheit sowie eine sitzende Lebensweise ebenfalls beteiligt sein können.

Hämorrhoiden Sind entzündete Venen im Enddarm, gewöhnlich hervorgerufen durch Verstopfung, Schwangerschaft, Geburt, ständigen Husten, zu langes Stehen, Mißbrauch von Abführmitteln oder langes Sitzen auf kaltem, hartem Untergrund.

Achtung

Bei schwersten Bauchschmerzen mit oder ohne Erbrechen/Fieber sowie bei blutigem Erbrechen den Notarzt (Tel. 112) rufen.

Bei Erbrechen oder Durchfall, das/der länger als 48 Stunden anhält, und/oder blutigem Stuhl umgehend zum Arzt.

Bei Blutungen aus dem Enddarm umgehend zum Arzt. Bei anhaltender Verstopfung oder anhaltenden Veränderungen des Stuhlgangs einen Arzttermin vereinbaren.

Selbsthilfe

Verdauungsschwäche: Vor dem Essen jeweils 15 Minuten entspannen, sehr späte Abendmahlzeiten meiden. Wenig Kaffee, Tee und Alkohol, kein Nikotin. Bei Blähungen die auf Seite 229 genannten Lebensmittel meiden.

Übelkeit und Erbrechen: Oft trinken, aber in kleinen Schlucken. Einige Tage keine feste Nahrung. Kein Nikotin.

Magen-Darm-Infektion: (Bett)Ruhe und viel trinken, sobald sich der Magen stabilisiert hat.

Durchfall: Viel trinken, am besten abgekochtes, abgekühltes Wasser mit etwas Honig oder Kochwasser von Reis oder Getreide. Wenn Sie kürzlich mit Antibiotika behandelt wurden: Acidophilus, Folsäure und Vitamin-B-Komplex einnehmen (Seite 225/226). Vitamin-D-Präparate meiden.

Blähungen und Völlegefühl: Die auf Seite 229 genannten Lebensmittel meiden.

Verstopfung: Viel Gemüserohkost. Magnesium und Vitamin C einnehmen (Seite 225/226).

Hämorrhoiden: Versuchen Sie die Leber-Diät (Seite 229). Äußerliche Behandlung mit Paeonia- oder Hamamelis-Salbe (Seite 227).

Besser	Schlimmer	Mittel und Dosis
• Kalte, frische Luft • Nach Aufstoßen	• Warmes, nasses Wetter • Abends • Liegen	**Carbo veg. – Seite 90** C30 alle 10–15 Minuten bis zu 7mal 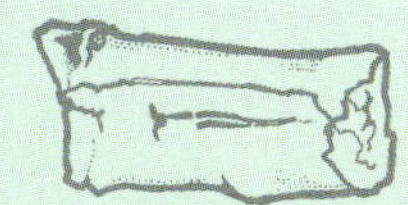
• Wärme und Schlaf • Fester Druck auf den Magen • Abends • Alleinsein	• Kaltes, windiges Wetter • Geräusche • Berührung • Fette, saure oder stark gewürzte Speisen und Alkohol	**Nux vomica – Seite 74** C6 alle 10–15 Minuten bis zu 7mal 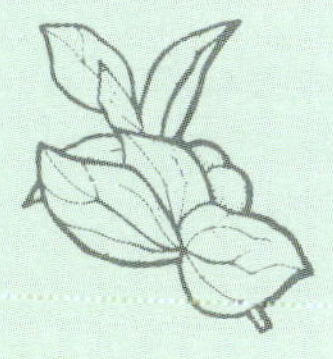
• Weinen • Hände über den Kopf heben • Leichte Bewegung • Frische Luft • Kalte Getränke	• Heiße, stickige Räume • Abends • Nachts	**Pulsatilla – Seite 68** C6 alle 10–15 Minuten bis zu 7mal 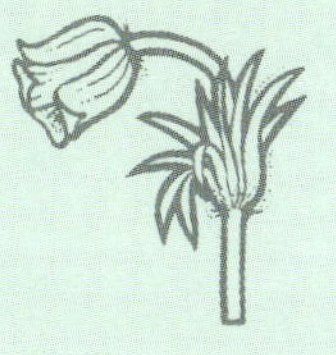

Übelkeit und Erbrechen

Beschwerden	Symptome	Ursachen/Auslöser
Ständige Übelkeit	❑ Übelkeit bleibt, Erbrechen lindert nicht ❑ Eventuell Kopfschmerzen, Schwitzen und Durchfall ❑ Magengrimmen, bisweilen kolikartig ❑ Viel Speichel ❑ Eventuell Erbrechen von grünem Schleim	• Streß durch Empörung
Erbrechen mit großem Durst	❑ Großer Durst auf eiskalte Getränke, die erbrochen werden, sobald sie im Magen angewärmt sind ❑ Brennende Schmerzen in der Magengrube mit Brechreiz und Erbrechen ❑ Furcht und Ängstlichkeit	• Nervöse Spannung • Leberstörungen
Übelkeit und Erbrechen mit weinerlicher Stimmung	❑ Tränenreich, niedergeschlagen und Verlangen nach Zuwendung ❑ Übelkeit und Erbrechen eventuell mit Schleimtröpfeln von der Nase in den Hals	• Seelische Aufregung • Hormonelle Schwankungen im Zyklusablauf oder bei Schwangerschaft • Gallenleiden • Migräne

Magen-Darm-Infektion

Beschwerden	Symptome	Ursachen/Auslöser
Brechdurchfall	❑ Frösteln, Unruhe und Ängstlichkeit ❑ Großer Durst auf kleine Schlucke Wasser ❑ Bevorzugt kalte Getränke, diese werden jedoch häufig wieder erbrochen ❑ Brennende Bauchschmerzen mit Durchfall, der den Anus wund macht und stechende Schmerzen im Enddarm verursacht	• Virusinfektion durch verseuchte Nahrung oder Wasser, besonders auf Reisen • Zuviel unreifes Obst oder eiskalte Nahrung • Zuviel Alkohol
Schwere Magen-Darm-Krämpfe	❑ Kolikartige Schmerzen, besser durch Zusammenkrümmen ❑ Eventuell Durchfall ❑ Schmerzen besser durch Abgehen von Winden ❑ Reizbar und hochgradig empfindsam	• Virusinfektion • Ärger und Kränkung
Magen-Darm-Infektion mit wechselhaften Stühlen	❑ Rumpeln und Gurgeln im Magen ❑ Nach dem Essen Druck unter dem Brustbein ❑ Stühle ähneln sich nie, weder in Beschaffenheit noch in Farbe ❑ Eventuell Erbrechen ❑ Niedergeschlagen und selbstmitleidig	• Virusinfektion • Zuviel schwere, fette Speisen • Streß

Durchfall

Beschwerden	Symptome	Ursachen/Auslöser
Durchfall durch unverträgliche Nahrung	❑ Unsicher, ob ein Wind abgeht oder ein Stuhl kommt ❑ Zungenspitze rot ❑ Schmerzen beim Wasserlassen ❑ Stühle gelblich-grün mit viel Blähungen	• Unverträgliche Nahrung • Akute Verärgerung • Sommererkältung

Besser	Schlimmer	Mittel und Dosis
• Keine besonderen Faktoren	• Autofahren oder Betrachten sich bewegender Gegenstände • Bewegung • Liegen	**Ipecacuanha – Seite 91** Bei schweren Beschwerden C6 alle 15 Minuten bis zu 10mal Bei weniger schweren Beschwerden C6 stündlich bis zu 10mal 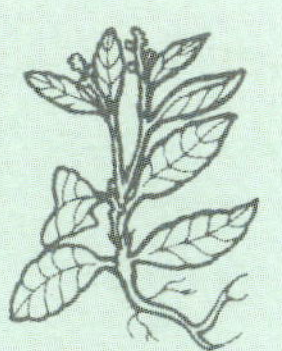
• Schlaf • Massage und Entspannung • Liegen auf der rechten Seite	• Körperliche und geistige Erschöpfung • Heiße Speisen und Getränke • Zwischen Sonnenuntergang und Mitternacht • Hände in kaltem Wasser	**Phos. – Seite 66** Bei schweren Beschwerden C6 alle 15 Minuten bis zu 10mal Bei weniger schweren Beschwerden C6 stündlich bis zu 10mal 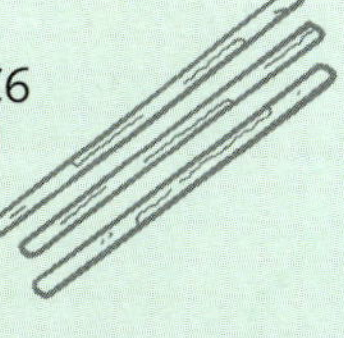
• Weinen und Zuwendung • Leichte Bewegung • Frische Luft • Kalte Getränke • Hände über den Kopf heben	• Schwere, fette Speisen • Warme, stickige Räume • Sonne • Abends und nachts	**Pulsatilla – Seite 68** Bei schweren Beschwerden C6 alle 15 Minuten bis zu 10mal Bei weniger schweren Beschwerden C6 stündlich bis zu 10mal 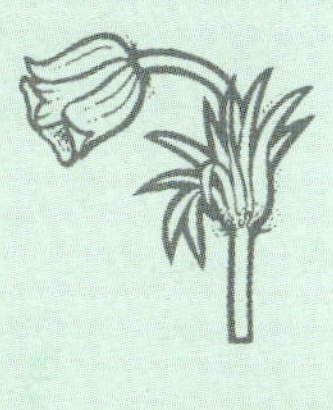
• Wärme • Heiße Getränke	• Anblick oder Geruch von Essen • Zwischen Mitternacht und 2 Uhr morgens • Kalte Getränke	**Ars. alb. – Seite 52** C6 stündlich bis zu 10mal 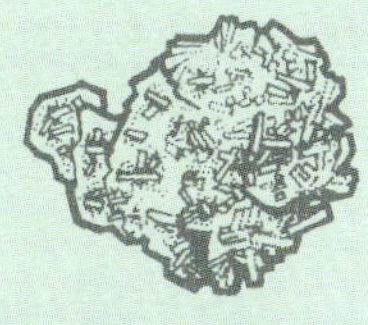
• Liegen auf der Seite mit angezogenen Knien bis unters Kinn • Wärme und Schlaf • Kaffee	• Essen und Trinken • Kaltes, feuchtes Wetter • Gegen 16 Uhr	**Colocynthis – Seite 94** C6 stündlich bis zu 10mal 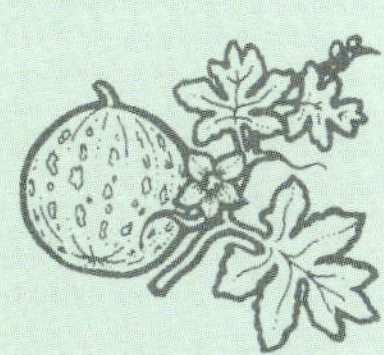
• Weinen und Zuwendung • Frische Luft • Kalte Getränke	• Heiße, stickige Räume • Abends und nachts • Schwere, fette Speisen	**Pulsatilla – Seite 68** C6 stündlich bis zu 10mal 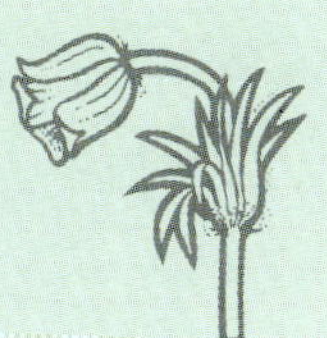
• Kälte • Frische Luft • Fasten	• Heißes Wetter • Essen und Trinken • Frühmorgens	**Aloe – Seite 115** C6 stündlich bis zu 10mal 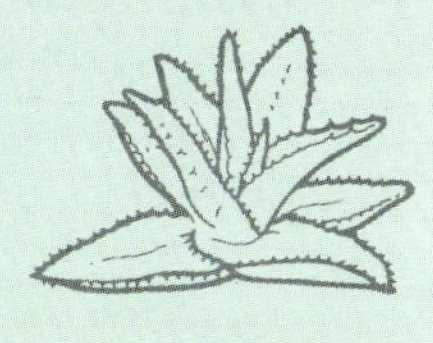

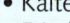

Durchfall (Fortsetzung)

Beschwerden	Symptome	Ursachen/Auslöser
Nervöser Durchfall	❑ Durchfall mit starken Blähungen ❑ Stühle eventuell grünlich ❑ Verlangen nach salzigen, süßen und kalten Speisen ❑ Blähungen nicht gelindert durch Aufstoßen	• Ängstliche Nervosität, etwa Lampenfieber vor Prüfung oder Auftritt
Durchfall mit Wundsein des Anus	❑ Heftiger Stuhldrang am Morgen, treibt gegen 5 Uhr morgens aus dem Bett ❑ Eventuell Hämorrhoiden	• Unverträgliche Nahrung, besonders fette, salzige, süße oder stark gewürzte Speisen
Blähungen und Völlegefühl		
Völlgefühl bereits nach kleinen Mahlzeiten	❑ Verstopfung, Stuhlgang nur mit Pressen möglich ❑ Vor allem rechtsseitige Beschwerden, nicht erleichtert durch Abgehen von Winden ❑ Sehr hungrig, aber schon nach wenigen Bissen satt	• Nervöse Anspannung
Völlegefühl und Blähungen besser durch Aufstoßen	❑ Brennen im Magen mit starken Blähungen, völlig unabhängig von der Art der Speisen ❑ Verlangen nach salzigen, sauren und süßen Speisen und nach Kaffee ❑ Abneigung gegen Fleisch und Milch	• Überessen • Zu schwere, fette Nahrung • Zu spätes Abendessen
Verstopfung		
Verstopfung durch Darmträgheit	❑ Schließmuskel öffent sich erst, wenn der Enddarm ganz gefüllt ist ❑ Stühle weich und lehmartig oder mit Schleim bedeckt ❑ Gefühl, als steckten die Stühle links oben im Darm fest ❑ Leichte Verwirrung und Anspannung ❑ Verlangen nach Obst, Gemüse und ungenießbaren Dingen ❑ Abneigung gegen Fleisch und Bier	• Darmträgheit, oft durch ballaststoffarme Ernährung
Verstopfung mit heftigem Stuhldrang	❑ Trotz heftigen Stuhldrangs kein oder nur wenig Stuhl ❑ Nervös, gereizt, verärgert ❑ Hochgradig empfindlich gegen Geräusche, Berührung und Druck (auch durch Kleidung)	• Verspannung und Verkrampfung des Schließmuskels • Chronischer Mißbrauch von Abführmitteln • Sitzende Lebensweise
Hämorrhoiden		
Brennen und Wundsein	❑ Anus wund mit dumpfem Schmerz wie geprellt, Hämorrhoiden eventuell blutend ❑ Hämorrhoiden hart und fest	• Venenentzündung

Besser	Schlimmer	Mittel und Dosis
• Frische Luft • Kälte	• Wärme • Süßigkeiten • Nachts	**Arg. nit. – Seite 50** C6 alle 30 Minuten bis zu 10mal
• Frische Luft • Liegen auf der rechten Seite	• Unregelmäßige Mahlzeiten • Zwischen 11 und 23 Uhr • Wärme	**Sulfur – Seite 76** C6 alle 30 Minuten bis zu 10mal
• Kühle Temperaturen • Heiße Speisen und Getränke • Nach Mitternacht	• Stickige Räume • Enge Kleidung • Überessen • Zwischen 16 und 20 Uhr	**Lycopodium – Seite 60** C6 alle 30 Minuten bis zu 10mal
• Kälte • Frische Luft • Aufstoßen	• Abends • Liegen	**Carbo veg. – Seite 90** C6 alle 30 Minuten bis zu 10mal
• Wärme • Warme Speisen und Getränke	• Kalte Luft • Frühmorgns • Kohlenhydrate, Essig, Salz, Pfeffer und Wein	**Alumina – Seite 115** C6 alle 2 Stunden bis zu 10mal
• Hitze • Nach kurzem Schlaf • Abends	• Frühmorgens • Kälte • Kaffee und Alkohol • Geistige Überanstrengung	**Nux vomica – Seite 74** C6 alle 2 Stunden bis zu 10mal
• Keine besonderen Faktoren	• Wärme • Feuchtwarmes Wetter • Druck und Bewegung	**Hamamelis – Seite 100** C6 4mal täglich bis zu 5 Tage

Haut und Haare

Hautbeschwerden gelten in der Homöopathie weniger als eigenständiges lokales Problem denn als Symptome für eine Störung des allgemeinen Gesundheitszustandes, zum Beispiel als Folge von Streß oder schlechter Ernährung, Allergien oder Infektionen. Weitere begünstigende Faktoren: Bewegungsmangel, Schlafmangel, Verstopfung, Zucker, Weißmehlprodukte und andere raffinierte Kohlenhydrate, Gewürze, Koffein, Alkohol, Nikotin und Kosmetika.

Ekzeme: Sie sind eine Entzündung der Haut mit Juckreiz und Rötung. Kratzen führt oft zu Bläschenbildung und Bluten. Ursachen: Allergische Reaktion auf Pflanzen, Metalle, Reinigungs- und Waschmittel und andere Chemikalien. Auch vererbt. Begünstigende Faktoren: Seelische Belastungen, Menstruation und schlechte oder einseitige Ernährung.

Akne: Tritt sehr häufig in Zusammenhang mit hohen Hormonspiegeln in der Pubertät auf. Aufgrund einer zu starken Talgproduktion verstopfen die Poren, entzünden sich und schwellen an. Streß kann die Beschwerden verschlimmern. Die Aknepusteln niemals aufstechen oder ausdrücken!

Nesselausschlag (Nesselsucht): Ein stark juckender Hautausschlag mit roten, leicht angeschwollenen Flekken, oft mit blasser Mitte. Ursachen: Meist Allergien gegen Nahrungsmittel, Pflanzen, Medikamente oder Insektenbisse, aber auch starke seelische Belastungen, etwa Tod eines geliebten Angehörigen. Bei manchen Menschen mit hochgradig empfindlicher Haut genügt schon ein starker Temperaturwechsel oder leichte Berührung.

Pickel und Pusteln: Entzündete Haarwurzeln, die zu Schwellungen und Eiterbildung führen. Begünstigende Faktoren: Allgemeine Abwehrschwäche durch Krankheit, Müdigkeit und allgemeine Erschöpfung. Pickel und Pusteln niemals ausdrücken!

Warzen: Wurden durch eine Virusinfektion hervorgerufen, die häufig durch Streß begünstigt wird. Um die Ausbreitung des Virus im Körper zu verhindern, »schließt« die Haut das Virus in einer Warze ein.

Ekzeme

Beschwerden	Symptome	Ursachen/Auslöser
Nässende Ekzeme mit honigartigem Sekret	❑ Rauhe, trockene oder aufgerissene Haut ❑ Handflächen und Bereich hinter den Ohren besonders betroffen ❑ Gefühl, als sei das Gesicht von Spinnenweben überzogen ❑ Ekzeme neigen zu Vereiterung	• Allergie • Angeborene Disposition
Trockene Ekzeme	❑ Haut trocken, rauh, rot und juckend ❑ Ekzeme eventuell mit Durchfall und mit Vorliebe für fette, salzige, süße oder stark gewürzte Speisen sowie für viel Alkohol	• Allergie • Angeborene Disposition
Nässende Ekzeme mit rissiger Haut	❑ Sehr empfindliche Haut, rauh und rissig ❑ Kleinste Kratzer entzünden sich, bluten, reißen auf und vereitern ❑ Eventuell grünliche Krusten, brennend und juckend	• Allergie • Chronischer Streß • Nachwirkungen von Schreck oder Schock
Akne		
Juckende Pusteln auf Gesicht, Schultern und Rücken	❑ Mitesser ❑ Pusteln mit eingedrückter Mitte ❑ Akne eventuell begleitet von hochgradigem sexuellem Verlangen	• Schwankungen des Hormonspiegels, oft in der Pubertät

Haarausfall und Ergrauen der Haare: Gehören zum natürlichen Alterungsprozeß. Vorzeitiger Haarausfall mit und ohne Ergrauen kann verursacht sein durch Fieber, Schwangerschaft und Geburt, seelischen Schock, Streß oder schweren Mangel an Vitamin A und Selen. Die Neigung zu Glatzenbildung ist angeboren und betrifft meist Männer.

Achtung

Nesselausschlag: Wenn der Hals plötzlich und schnell zuschwillt, den Notarzt (Tel. 112) rufen. Jede Minute eine Dosis *Apis* C 30, bis Hilfe eintrifft.

Pickel und Pusteln: Bei wiederkehrenden Beschwerden, Fieber, sich ausbreitenden Rötungen mit starken Schmerzen oder, wenn die Pickel nach einer Woche noch nicht abgeheilt sind, zum Arzt.

Warzen: Wenn die Warzen ihre Größe oder Farbe verändern oder wenn sie plötzlich jucken oder brennen, zum Arzt.

Haarausfall: Bei plötzlichem Haarausfall ohne erkennbare Ursache zum Arzt.

Selbsthilfe

Ekzeme: Bekannte Allergene meiden, die Haut nach dem Waschen gut trocknen lassen und befallene Stellen mit Calendula-Salbe behandeln. Nicht-befallene Haut mit Nachtkerzenöl einreiben (Seite 225). Vitamin-B-Komplex und C sowie Zink einnehmen (Seite 226). Einen Monat die Leber-Diät probieren (Seite 229).

Akne: Vitamin-B-Komplex und C sowie Zink einnehmen (Seite 226). Jod meiden (jodiertes Speisesalz, Seetangprodukte und Hustensäfte). Die Leber-Diät probieren (Seite 229).

Nesselausschlag: Eis-Umschläge auf die erkrankten Hautpartien oder kalt duschen. Brennesselsalbe probieren (Seite 227).

Pickel und Pusteln: Umschläge mit verdünnter Calendula- und Hypericum-Tinktur (Seite 227). Direkten Umgang mit Lebensmitteln meiden.

Warzen: Mit Thuja-Tinktur entfernen (Seite 227).

Haarausfall: Keine strapaziösen Haarbehandlungen, keine straffen Frisuren. Eisen, Vitamin B-Komplex und C sowie Zink einnehmen (Seite 224/226). Nicht zuviel, aber auch nicht zuwenig Vitamin A und Selen (Seite 225).

Besser	Schlimmer	Mittel und Dosis
• Schlaf	• Kalte oder süße Speisen, Seefisch und Meeresfrüchte • Während des Menstruation	**Graphites – Seite 56** C6 4mal täglich bis zu 14 Tage
• Frische Luft	• Längeres Stehen • Waschen • Überhitzung • Frühmorgens	**Sulfur – Seite 76** C6 4mal täglich bis zu 14 Tage
• Warme Luft • Trockenes Wetter	• Feuchtwarmes Wetter • Winter	**Petroleum – Seite 139** C6 4mal täglich bis zu 14 Tage
• Körperliche und geistige Überanstrengung	• Während der Menstruation	**Kalium brom. – Seite 131** C6 4mal täglich bis zu 14 Tage

Akne (Fortsetzung)

Beschwerden	Symptome	Ursachen/Auslöser
Große, schmerzhafte Eiterpusteln	❑ Pusteln extrem schmerzhaft bei Berührung ❑ Mitesser am schlimmsten auf der Stirn	• Hormonelle Umstellung in der Pubertät
Pusteln bei hormoneller Umstellung	❑ Pusteln schlimmer in der Pubertät und bei Beginn der Menstruation, besonders bei übergewichtigen Mädchen und Frauen	• Pubertät • Hormonelle Schwankungen, oft mit verspäteter oder spärlicher Menstruation
Nesselausschlag		
Schwellungen, besonders der Lippen und Augenlider	❑ Haut geschwollen, rot und brennend ❑ Eventuell niedergeschlagen, reizbar, mißtrauisch und sehr empfindlich ❑ In seltenen Fällen Schwellung des Halses (siehe Achtung)	• Allergie • Plötzlicher Beginn
Nesselausschlag mit heftig juckenden Flecken	❑ Brennende Schmerzen wie versengt, besonders an Händen und Fingern ❑ Juckende, rote oder blasse, leicht erhobene Flecken	• Kontakt mit Brennesseln oder anderen hautreizenden Pflanzen • Nahrunsgmittelallergie • Bei Rheuma
Pickel und Pusteln		
Frühstadium mit schmerzhafter Schwellung	❑ Haut kreisförmig geschwollen und hart ❑ Schwellung sehr schmerzhaft, trocken, brennend, pochend und rot	• Infektion • Plötzlicher Beginn
Späteres Stadium mit Eiterbildung	❑ Hochgradig empfindlich, starke Schmerzen bei geringster Berührung, Pustel ist kurz vorm Aufbrechen	• Infektion
Warzen		
Weiche, fleischige, blumenkohlartige Warzen	❑ Warzen, die leicht nässen oder bluten, überall am Körper, besonders aber am Hinterkopf	• Virusinfektion • Manche Impfungen
Haarausfall		
Vorzeitiger Haarausfall oder Ergrauen	❑ Starker Haarausfall ❑ Ergrauen in jungen Jahren	• Schwangerschaft und Geburt • Vorzeitiges Altern

Besser	Schlimmer	Mittel und Dosis
• Wärme • Warme Gesichtsumschläge	• Kälte • Zugluft • Morgens	**Hepar sulf. – Seite 101** C6 3mal täglich bis zu 14 Tage 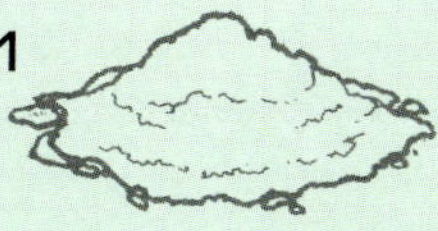
• Weinen, Zuwendung/Trost • Leichte Bewegung • Frische Luft • Kalte Umschläge	• Heiße, stickige Räume • Schwere, fette Speisen • Abends und nachts	**Pulsatilla – Seite 68** C6 3mal täglich bis zu 14 Tage 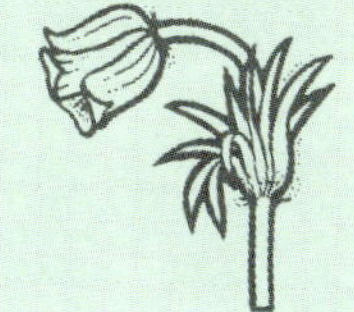
• Frische Luft • Entkleiden • Nach kalten Bädern	• Hitze und Berührung • Spätnachmittags • Schlaf • Stickige Räume	**Apis – Seite 84** C3 stündlich bis zu 10mal 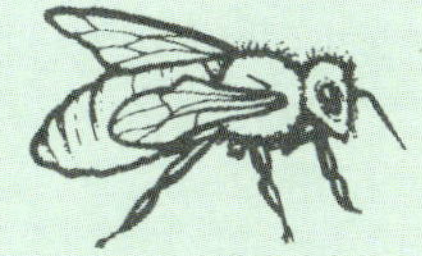
• Liegen	• Berührung • Feuchtkalte Luft, Wasser und Schnee • Kratzen	**Urtica – Seite 111** C6 stündlich bis zu 10mal 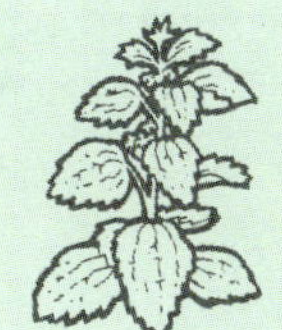
• Fester Druck (Umschläge) • Nachts • Wärme	• Kalte Umschläge	**Belladonna – Seite 86** C30 alle 2 Stunden bis zu 10mal 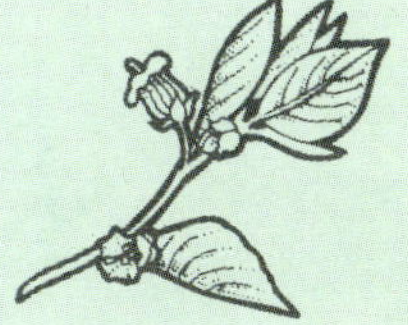
• Wärme • Warme Kompressen	• Kalte Luft und Zugluft	**Hepar sulf. – Seite 101** C6 stündlich bis zu 10mal 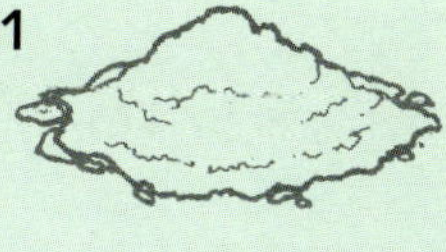
• Keine besonderen Faktoren	• Keine besonderen Faktoren	**Thuja – Seite 110** C6 alle 12 Stunden bis zu 3 Wochen 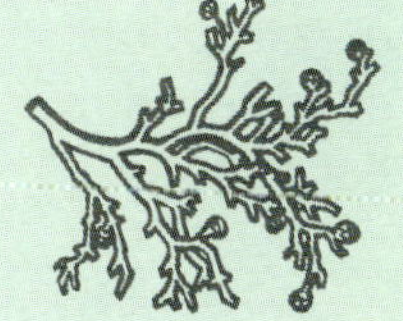
• Heiße Speisen und Getränke • Kühle Temperaturen	• Stickige Räume • Zwischen 16 und 20 Uhr	**Lycopodium – Seite 60** C6 alle 12 Stunden bis zu 1 Monat 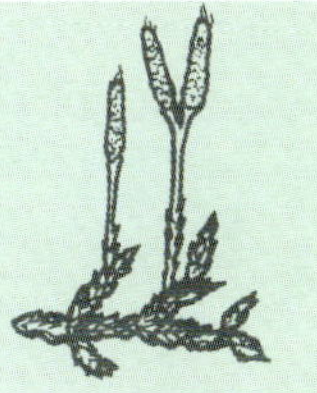

Seelische Beschwerden

Auch in der Behandlung seelischer Beschwerden hat sich die Homöopathie bewährt, da sie ein ganzheitliches Heilverfahren ist und bei ihrer Diagnose alle Aspekte des menschlichen Daseins berücksichtigt: die seelische, die spirituelle, die geistige und die körperliche Ebene.

Ängste Sie gehören zu den häufigsten seelischen Beschwerden. Ursachen: Streß, Überarbeitung, Unsicherheit. Bei manchen Menschen zeigt sich die ängstliche Besorgnis auch körperlich, zum Beispiel durch einen erhöhten Pulsschlag, feuchtkalte Haut und Appetitstörungen. Schwere Angstzustände können mit Brustschmerzen wie bei einem Herzinfarkt einhergehen.

Trauer Sie durchläuft meist vier Stadien: Betäubung und Ungläubigkeit; Verleugnung, daß der Verstorbene wirklich tot ist; Verärgerung oder Schuldgefühle, daß man für den Verstorbenen nicht genug getan hat; und schließlich Niedergeschlagenheit, die langsam nachläßt. Der Trauerprozeß dauert mehrere Jahre und verstärkt sich oft, wenn sich der Todestag jährt.

Übersteigerte Angst Angst ist ein lebensnotwendiges Gefühl, das den Menschen vor Gefahr warnt. Nur wenn sie dem Anlaß nicht mehr angemessen, sondern übersteigert ist, kann eine Behandlung notwendig werden. Das betrifft oft Ängste und Phobien, die auf einen schweren seelischen Schock, auf Überarbeitung oder ein bereits weit zurückliegendes Schreckerlebnis zurückgehen.

Reizbarkeit und Ärger Sind natürliche Reaktionen auf bedrohliche Situationen. Symptome: Beschleunigung des Herzschlages, Magenflattern und Muskelanspannungen. Auch zuviel Essen und Alkohol, Überarbeitung und Erschöpfung können diese Symptome auslösen.

Schock Starke Reaktion auf eine massive Bedrohung, Aufregung oder schwere Verletzung. Die Atmung wird schneller und flacher, der Magen »dreht sich um«.

Depression Hat ein sehr breites Spektrum – von Traurigkeit bis hin zu völliger Verzweiflung. Ist hormonelle Umstellung oder eine schwere Virusinfektion der Auslö-

Ängste

Beschwerden	Symptome	Ursachen/Auslöser
Versagensängste	❑ Lampenfieber vor öffentlichem Auftritt ❑ Schlaflos in der Nacht, denkt dauernd an die Ereignisse des Tages ❑ Appetitstörungen ❑ Eventuell Verlangen nach Süßigkeiten	• Bevorstehender Auftritt oder neue Aufgabe • Besonders bei ehrgeizigen Menschen mit hohen Ansprüchen
Ängstliche Unruhe	❑ Frösteln ❑ Müdigkeit ❑ Appetitstörungen ❑ Oft sehr anspruchsvoll, mäkelig, perfektionistisch und extrem pedantisch ❑ Feuchtkalte Haut ❑ Schneller Puls	• Tiefsitzende Unsicherheit
Ängstlichkeit, gelindert durch Besänftigung	❑ Nervös und schnippisch ❑ Sehr empfänglich für die Gefühle und Gedanken anderer, möchte jedoch selbst im Mittelpunkt stehen ❑ Vielfältige Ängste, zum Beispiel vor Dunkelheit, Gewitter, Alleinsein oder Tod	• Überarbeitung
Furcht vor »Verrücktwerden«	❑ Vergeßlich, niedergeschlagen, fürchtet, sich vor anderen zum Narren zu machen ❑ Zunächst besessen von einer Aufgabe, aber wenig Ausdauer und Gefühl völligen Versagens ❑ Antwortet ungern auf Fragen ❑ Neigt dazu, anderen mit ständigen Krankheitsberichten auf die Nerven zu gehen	• Überarbeitung

ser, verschwindet sie oft mit der Zeit ganz von selbst. Manchmal läßt sich aber auch keine Ursache finden. Schwere Depressionen erfordern stets die Behandlung durch einen erfahrenen ärztlichen Homöoapthen.

Schlaflosigkeit Hauptursachen: Zu spätes Zubettgehen, was zu schweren Erschöpfungszuständen und Störung des Schlafmusters, besonders der Schlaftiefe, führt. Die Menschen können schlecht einschlafen und/ oder wachen ständig wieder auf. Andere Ursachen: Zuviel Koffein oder Alkohol, Nahrungsmittelallergien, Streß, Angst, Depressionen oder stickige Luft im Schlafzimmer.

Achtung

Angst: Bei Brustschmerzen sofort den Notarzt (Tel. 112) rufen.

Schock: Wenn Folge einer Verletzung und begleitet von Übelkeit und Erbrechen, Bewußtseinstrübung oder Bewußtlosigkeit, sofort Notarzt (Tel. 112)!

Depression: Bei schweren oder anhaltenden Beschwerden zum Arzt.

Schlaflosigkeit: Wenn innerhalb von 3 Wochen keine Besserung, zum Arzt.

Selbsthilfe

Ängste: Entspannungstechniken wie Autogenes Training lernen. Calcium, Magnesium, Vitamin-B-Komplex und C einnehmen (Seite 224–226). Tee, Kaffee und Cola-Getränke meiden.

Reizbarkeit und Ärger: Mehr Bewegung. Bioflavonoide, Calcium, Magnesium und Vitamin-B-Komplex und C einnehmen (Seite 224–226).

Depression: Zuviel Kupfer, Vitamin D, Zink, Tee und Kaffee meiden (Seite 225/226). Keine Pille. Bioflavonoide, Biotin, Calcium, Folsäure, Magnesium, Kalium und Vitamin B-Komplex und C einnehmen (Seite 224–226).

Schlaflosigkeit: Mehr Bewegung und keine späten Abendmahlzeiten. Eine Stunde vor dem Zubettgehen aufhören zu arbeiten, einen Kräutertee oder ein Glas heiße Milch trinken, ein warmes Bad nehmen oder etwas Leichtes lesen. Auch Sex wirkt sehr entspannend. Biotin, Folsäure, Zink, Vitamin B_1 und C einnehmen (Seite 224–226). Wenn Sie Vitaminpräparate einnehmen: wenig Vitamin A.

Besser	Schlimmer	Mittel und Dosis
• Kühle Temperaturen • Heiße Speisen und Getränke • Nach Mitternacht • Bewegung	• Stickige Räume • Überessen • Zwischen 16 und 20 Uhr	**Lycopodium – Seite 60** C6 alle 2 Stunden bis zu 10mal 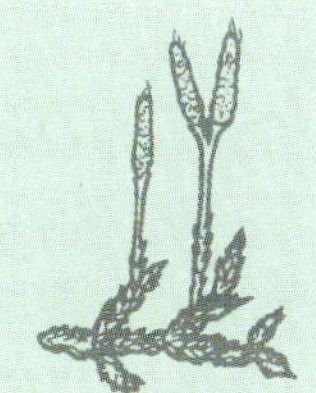
• Wärme • Heiße Getränke • Liegen mit erhöhtem Kopf	• Kaltes, trockenes, windiges Wetter • Zwischen Mitternacht und 2 Uhr morgens • Kalte Speisen und Getränke	**Ars. alb. – Seite 52** C6 alle 2 Stunden bis zu 10mal 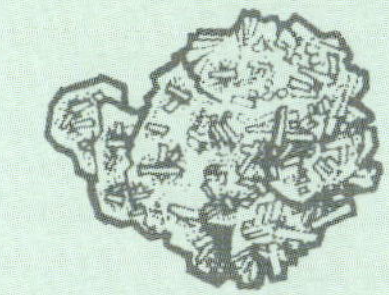
• Schlaf • Massage • Frische Luft • Besänftigung	• Sportliche Bewegung • Geistige Anstrengung • Heiße Speisen und Getränke • Vor Gewitter	**Phos. – Seite 66** C6 alle 2 Stunden bis zu 10mal 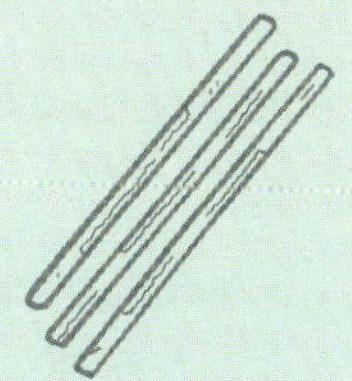
• Morgens • Bei leichter Verstopfung	• Zugluft • Kühle Temperaturen • Bewegung • Zwischen 2 und 3 Uhr morgens	**Calc. carb. – Seite 54** C6 alle 2 Stunden bis zu 10mal 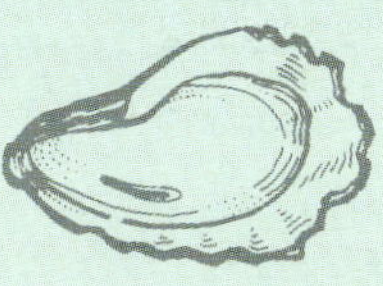

Trauer

Beschwerden	Symptome	Ursachen/Auslöser
Schock nach Trauerfall	❑ Möchte allein sein ❑ Schickt andere fort ❑ Möchte nicht berührt werden ❑ Sagt, alles sei in Ordnung	• Plötzlicher Tod eines geliebten Menschens
Trauer mit nervöser Unruhe	❑ Nervöse Unruhe, ständig sehr in Eile ❑ Wirft sich nachts im Schlaf im Bett umher ❑ Extreme Angst vor dem Tod, sagt sogar das eigene Sterbedatum voraus	• Plötzliche Trauer
Unterdrückte Trauer	❑ Unpassendes Lachen, Seufzen oder Weinen oder hysterische Zustände mit schnellen Stimmungswechseln wegen Unfähigkeit, die eigenen Gefühle auszudrücken ❑ Neigung zu Selbstmitleid ❑ Schuldbewußt, sucht Fehler bei sich selbst	• Langsames Einsetzen von Trauer

Übersteigerte Angst

Beschwerden	Symptome	Ursachen/Auslöser
Ausgeprägte Angst vor dem Tod	❑ Sehr starke Angst vor dem Tod, sagt sogar das eigene Sterbedatum voraus ❑ Angst vor öffentlichen Orten (Agoraphobie) ❑ Große Unruhe ❑ Fühlt sich unter Druck ❑ Wälzt sich im Schlaf umher	• Seelischer Schock • Plötzlicher Beginn
Angst mit impulsivem Verhalten	❑ Mißtrauisch und ängstlich überzeugt, daß jederzeit etwas Schreckliches passieren wird ❑ Angst vor Menschenmengen, Höhen und Zuspätkommen ❑ Irrationale Impulse ❑ Plötzliche Angst beim Hinaufschauen an hohen Gebäuden, fürchtet, das Haus breche zusammen und begrabe einen	• Angst vor Versagen/ Fehlern

Reizbarkeit und Ärger

Beschwerden	Symptome	Ursachen/Auslöser
Gereiztheit mit überkritischer Haltung	❑ Heftige Wutanfälle aus geringstem Anlaß, erst vorbei, wenn große Schäden angerichtet sind ❑ Ständig auf der Suche nach Fehlern bei anderen ❑ Sehr ungeduldig, mäkelig und eingeschnappt, Alltag mit diesem Menschen ist sehr schwierig	• Überarbeitung • Zuviel Essen und Alkohol • Müdigkeit und Erschöpfung
Wutanfälle aus Unsicherheit	❑ Mangel an Selbstwertgefühl und tiefsitzende Feigheit führen bisweilen zu heftigen Wutanfällen aus heiterem Himmel ❑ Eventuell Gewalttätigkeit	• Angst vor bevorstehender Aufgabe/Ereignis

Schock

Beschwerden	Symptome	Ursachen/Auslöser
Körperlich und geistig sehr unruhig	❑ Fürchtet sich, das Haus zu verlassen ❑ Unruhe, fühlt sich sehr unter Druck und in Eile ❑ Wälzt sich nachts im Schlaf umher ❑ Große Todesangst, sagt sogar das eigene Sterbedatum voraus	• Plötzlicher Beginn

Besser	Schlimmer	Mittel und Dosis
• Bewegung • Liegen mit erhöhtem Kopf	• Hitze • Leichter Druck	**Arnica – Seite 85** C30 alle 2 Stunden bis zu 10mal, danach 4mal täglich bis zu 14 Tage
• Frische Luft	• Warme Räume • Tabakrauch • Musik • Abends und nachts	**Aconitum – Seite 82** C30 stündlich bis zu 10mal
• Essen • Nach dem Wasserlassen • Gehen • Hitze	• Frische Luft • Kühle Temperaturen • Warme Kleidung • Kaffee und Tabakrauch	**Ignatia – Seite 58** C6 alle 2 Stunden bis zu 10mal, danach C6 3mal täglich bis zu 14 Tage
• Frische Luft	• Warme Räume • Tabakrauch • Musik • Abends und nachts	**Aconitum – Seite 82** C30 stündlich bis zu 10mal
• Frische Luft • Kühle Temperaturen	• Wärme • Süßigkeiten • Nachts • Während der Menstruation	**Arg. nit. – Seite 50** C6 alle 30 Minuten bis zu 10mal, danach 4mal täglich bis zu 14 Tage
• Wärme • Schlaf • Fester Druck • Abends	• Kälte, Geräusche • Stark gewürzte Speisen und Aufputschmittel • Zwischen 3 und 4 Uhr morgens	**Nux vomica – Seite 74** C6 stündlich bis zu 10mal
• Zuwendung • Kühle Temperaturen • Heiße Speisen und Getränke • Nach Mitternacht	• Stickige Räume • Enge Kleidung • Überessen • Zwischen 16 und 20 Uhr	**Lycopodium –Seite 60** C6 alle 30 Minuten bis zu 10mal
• Frische Luft	• Warme Räume • Tabakrauch • Musik • Abends und nachts	**Aconitum – Seite 82** C30 alle 30 Minuten bis zu 10mal 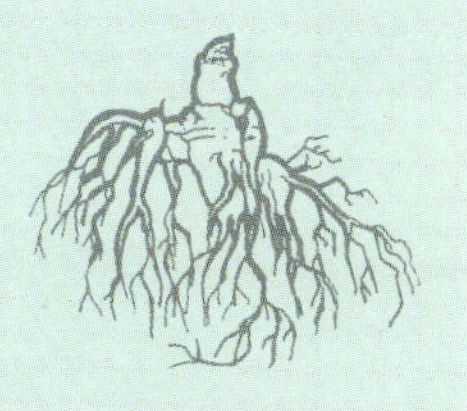

▷

Schock (Fortsetzung)

Beschwerden	Symptome	Ursachen/Auslöser
Schock nach heftigem Erschrecken	❏ Große Ängstlichkeit vor Treffen mit unbekannten Menschen, vor unbekannten Orten oder neuen Aufgaben ❏ Prüfungen und unbekannte Situationen erscheinen als unerträgliche Last ❏ Geistige und körperliche Schwäche, dabei Schweregefühl in Beinen und Füßen ❏ Muskeln wollen nicht richtig gehorchen	• Seelischer Schock • Körperliche Bedrohung

Depression

Beschwerden	Symptome	Ursachen/Auslöser
Depression mit heftigen Stimmungsschwankungen	❏ Unpassendes Verhalten wie grundloses plötzliches Lachen oder Weinen ❏ Sucht die Schuld für Mißerfolge stets bei sich ❏ Neigt dazu, Gefühle aufzustauen ❏ Hochgradige Überempfindlichkeit gegen Geräusche bis hin zu hysterischen Zuständen, besonders bei geistiger Arbeit/Lernen	• Kummer
Depression mit häufigem Weinen	❏ Selbstmitleid ❏ Großes Bedürfnis nach Zuwendung und Trost ❏ Weinen bei geringsten Anlässen ❏ Großes Mitgefühl für leidende Menschen/Tiere ❏ Mangel an Selbstvertrauen und Willenskraft	• Hormonelle Schwankungen

Schlaflosigkeit

Beschwerden	Symptome	Ursachen/Auslöser
Kommt nicht zur Ruhe	❏ Geist überaktiv, Gedanken drehen sich im Kreis ❏ Wenn endlich eingeschlafen, dann ständiges Umherwälzen	• Aufregung durch gute oder schlechte Nachrichten
Schlaflos und gereizt	❏ Schläft schnell ein, erwacht aber zwischen 3 und 4 Uhr morgens, schläft erst kurz vor der Aufstehzeit wieder ein ❏ Oft Alpträume ❏ Gereizt und wütend ❏ Sieht miserabel aus ❏ Extrem kritisch gegen andere	• Geistig oder seelisch überdreht • Erschöpfung und Streß
Schlaflos mit großer Angst	❏ Nervös und unruhig ❏ Große Angst vor dem Tod, sagt sogar eigenes Sterbedatum voraus ❏ Alpträume mit heftigem Umherwälzen im Schlaf	• Seelischer Schock oder Schrecken • Trockenes, kaltes, windiges Wetter
Furcht, niemals wieder schlafen zu können	❏ Ständiges Gähnen, kann aber nicht einschlafen und fürchtet sich vor dem Zubettgehen ❏ Eventuell schnelle Stimmungswechsel von Lachen zu Weinen und hysterischem Verhalten ❏ Eventuell Alpträume	• Seelische Belastung • Kummer

Besser	Schlimmer	Mittel und Dosis
• Nach dem Wasserlassen • Nach Schwitzen • Alkohol	• Aufregung • Schlechte Nachrichten • Hitze	**Gelsemium – Seite 99** C30 alle 30 Minuten bis zu 10mal 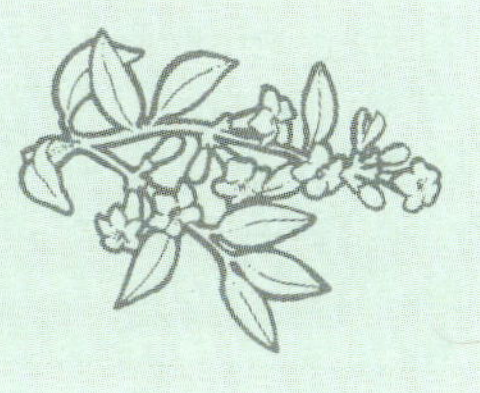
• Essen • Gehen • Hitze	• Kälte • Warme Kleidung • Kaffee und Aufputschmittel • Starke Gerüche	**Ignatia – Seite 58** C6 3mal täglich bis zu 14 Tage 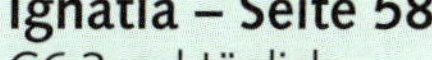 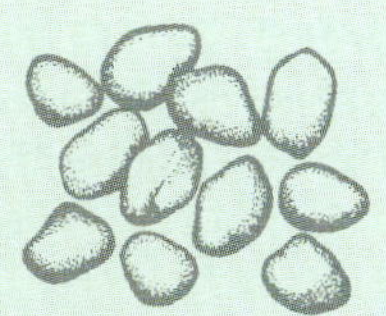
• Weinen, Zuwendung/Trost • Leichte Bewegung • Frische Luft • Kalte Getränke	• Hitze • Stickige Räume • Schwere, fette Speisen • Zwielicht	**Pulsatilla – Seite 68** C6 3mal täglich bis zu 14 Tage 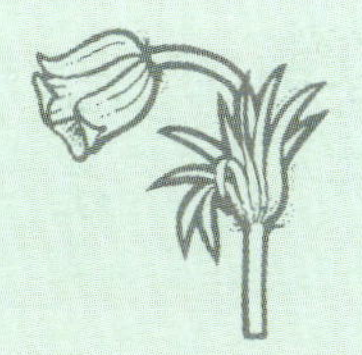
• Wärme • Liegen • Eislutschen	• Schlaftabletten • Starke Gerüche • Geräusche • Frische Luft und Kälte	**Coffea – Seite 125** 1mal C30 1 Stunde vor dem Zubettgehen, 10 Nächte lang/Bei nächtlichem Aufwachen mit Einschlafstörung erneut 1mal C30
• Wärme • Schlaf • Abends • Alleinsein	• Nach Überessen, besonders stark gewürzte Speisen • Zuviel Alkohol • Kaltes, windiges Wetter • Geräusche	**Nux vomica – Seite 74** 1mal C30 etwa 1 Stunde vor dem Zubettgehen, 10 Nächte lang Bei nächtlichem Aufwachen mit Einschlafstörung erneut 1mal C30 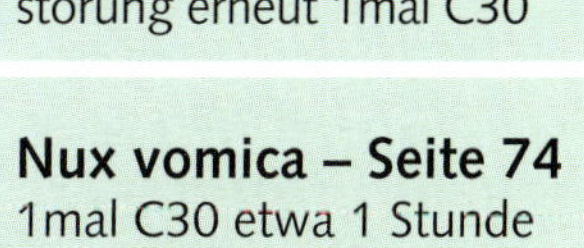
• Frische Luft	• Warme Räume • Tabakrauch • Musik • Abends	**Aconitum – Seite 82** 1mal C30 1 Stunde vor dem Zubettgehen, 10 Nächte lang/Bei nächtlichem Aufwachen mit Einschlafstörung erneut 1mal C30 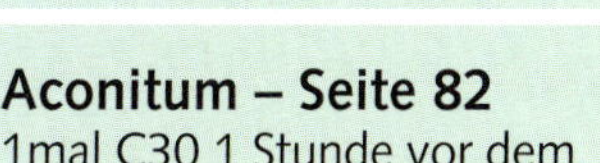
• Essen • Nach dem Wasserlassen • Gehen	• Frische Luft • Kälte • Warme Kleidung • Kaffee und Alkohol	**Ignatia – Seite 58** 1mal C30 1 Stunde vor dem Zubettgehen, 10 Nächte lang/Bei nächtlichem Aufwachen mit Einschlafstörung erneut 1mal C30 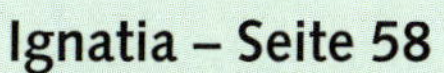 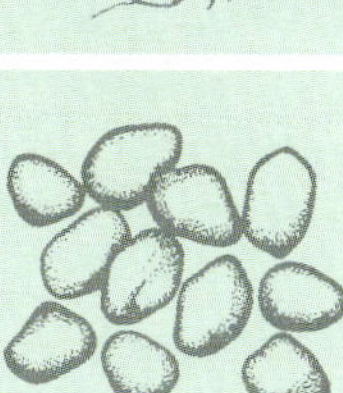 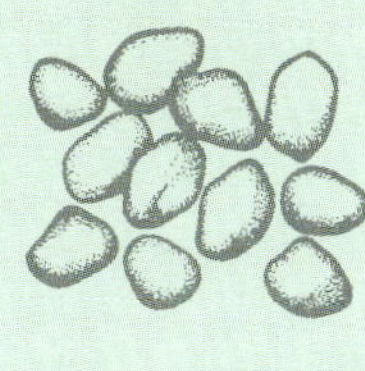

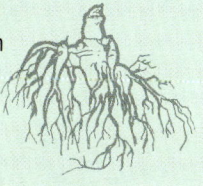

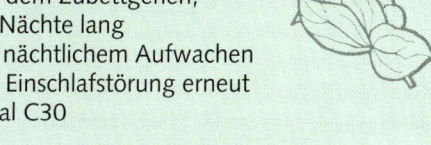

Müdigkeit und Erschöpfung

Normale Müdigkeit läßt sich durch Ruhepausen und einige Extraportionen Schlaf relativ schnell wieder beheben. Im Gegensatz dazu handelt es sich beim chronischen Müdigkeitssyndrom um eine langanhaltende Störung, die erst nach monatelanger, ständiger Müdigkeit, Abgeschlagenheit und wiederkehrenden Erkrankungen als solche diagnostiziert wird.

Müdigkeit Ist meist die Folge von Schlafmangel, Überarbeitung sowie körperlichen und seelischen Belastungen; auch vor der Menstruation, in der Frühschwangerschaft und während der Wechseljahre. Weitere Ursachen und begünstigende Faktoren: Anämie, vor allem Eisenmangelanämie, aber auch Vitamin- und Mienralstoff-Mangelzustände, besonders Mangel an Vitamin B_{12}; Medikamente, Alkohol, Nikotin, Koffein und zuviel Vitamin A sowie Rekonvaleszenz nach Krankheit, Verletzung oder Operation.

Chronisches Müdigkeitssydrom Auch bekannt als post-virales Müdigkeitssyndrom oder ME (myalgische Enzephalomyelitis), ist bislang noch nicht eindeutig geklärt, obwohl inzwischen viele Theorien vorliegen. Man nimmt an, daß eine langandauernde Virusinfektion, Streß und nervöse Erschöpfung die Hauptursachen sind. Die Diagnose orientiert sich an dem Symptom Müdig-

Müdigkeit

Beschwerden	Symptome	Ursachen/Auslöser
Müdigkeit mit großer Angst	❑ Geschwollene Drüsen in Leisten und Hals ❑ Gelenkschmerzen ❑ Brennende Kopfschmerzen ❑ Bauchkrämpfe und geblähter Magen ❑ Vaginalausfluß ❑ Schlaflosigkeit ❑ Schwäche nach geringster körperlicher Anstrengung ❑ Panikattacken wegen schlechten Gedächtnisses ❑ Meint, andere bemerken, daß man nicht mehr richtig funktioniert ❑ Fürchtet, verrückt zu werden	• Überarbeitung
Müdigkeit mit Unruhe	❑ Ständiges Frieren mit Gelenk- und Muskelschmerzen ❑ Dumpfe, brennende Schmerzen durch Steifheit des ganzen Körpers ❑ Schwäche/ Schwindel bei geringster Anstrengung ❑ Ohnmachtsneigung am Morgen ❑ Neigung zu Migräne, Durchfall, müden Augen, Sehstörungen ❑ Angst und Panikattacken mit schlechtem Gedächtnis, Schlaflosigkeit und Kurzatmigkeit	• Starke Belastung durch Sorgen
Müdigkeit und Reizbarkeit	❑ Extremes Frösteln ❑ Muskeln angespannt ❑ Verdauungsschwäche, besonders 30 Minuten nach dem Essen, mit Blähungen und Verstopfung ❑ Häufiges Erwachen, muß aufstehen und umherwandern, kann nur schlecht wieder einschlafen ❑ Ohnmachtsneigung beim Erwachen ❑ Konzentrationsschwierigkeiten ❑ Sehr kritisch	• Schlafmangel • Streß • Überarbeitung

Chronisches Müdigkeitssyndrom

Beschwerden	Symptome	Ursachen/Auslöser
Müdigkeit mit Zittern	❑ Ängstlich, gereizt, mit Versagensgefühlen ❑ Angst vor Kontrollverlust und Schreien ❑ Nervöse Anspannung und Erwartung ❑ Ermüdung der Muskeln bei Anstrengung ❑ Blasses Gesicht, errötet bei Streß/Aufregung ❑ Erträgt keine Berührung	• Streß • Nervöse Erschöpfung durch Überarbeitung

keit, das mindestens 50 Prozent des Tages sowie seit mindestens sechs Monaten vorhanden sein muß. Die Müdigkeit setzt schlagartig ein und führt zu extremer geistiger und körperlicher Schwäche. Weitere Symptome: Muskelschmerzen, Gewichtsschwankungen, Schlafstörungen und Schwankungen der Körpertemperatur. Wiederkehrende Erkrankungen, die an Virusinfektionen erinnern, zwischen den Attacken nur selten wirklich gänzliche Erholung. Vor der schwerwiegenden Diagnose ME muß eine gründliche fachärztliche Abklärung stehen.

Achtung

Müdigkeit: Wenn begleitet von anderen, hier nicht erwähnten Beschwerden, zum Arzt.

Selbsthilfe

Müdigkeit: Nicht nur nachts mehr schlafen, sondern möglichst einen kurzen Mittagsschlaf einlegen. Wenn Streß und Überarbeitung die Ursache sind, Belastung zurückfahren und einige Tage frei nehmen. Koffein meiden. Eisen, Multivitamin-Mineralstoff-Präparate und Vitamin B_{12} einnehmen (Seite 224–226).

Chronisches Müdigkeitssyndrom: Im Frühstadium möglichst viel Bettruhe, um die Energiereserven aufzufüllen. Schrittweise die körperliche Belastung erhöhen, aber noch genügend Energie in Reserve halten. Regelmäßig kleine Mahlzeiten, um den Blutzuckerspiegel konstant zu halten. Beta-Karotin, Kupfer, Fischöl-Kapseln, Nachtkerzenöl, Eisen, Magnesium, Selenium, Vitamin B_5, C, D und E sowie Zink einnehmen (Seite 224–226).

Besser	Schlimmer	Mittel und Dosis
• Morgens • Leichte Verstopfung • Liegen auf der schmerzhaften Seite	• Zugluft • Kühle Temperaturen • Feuchtkaltes, windiges Wetter • Zwischen 2 und 3 Uhr morgens	**Calc. carb. – Seite 54** C30 2mal täglich bis zu 14 Tage, bei Bedarf die Dosis wiederholen 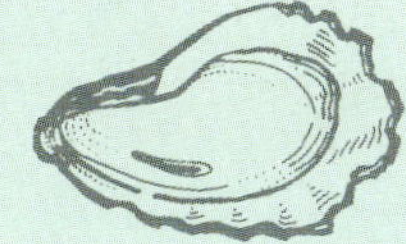
• Wärme • Heiße Getränke • Liegen mit erhöhtem Kopf	• Anblick oder Geruch von Essen • Kalte Speisen und Getränke • Kaltes, trocknes, windiges Wetter • Zwischen Mitternacht und 2 Uhr morgens	**Ars. alb. – Seite 52** C30 2mal täglich bis zu 14 Tage, bei Bedarf die Dosis wiederholen 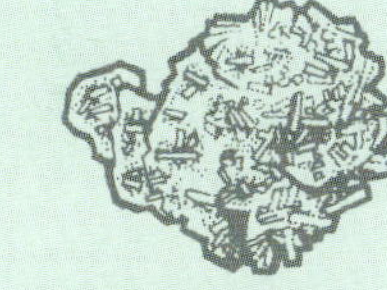
• Wärme • Schlaf • Fester Druck • Waschen • Abends • Alleinsein	• Kaltes, trockenes, windiges Wetter • Aufregung • Gewürze und Aufputschmittel • Essen	**Nux vomica – Seite 74** C30 2mal täglich bis zu 14 Tage, bei Bedarf die Dosis wiederholen 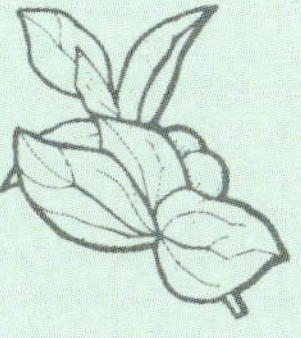
• Wärme • Essen	• Geistige und körperliche Anstrengung • Aufregung • Kühle Temperaturen • Zwischen 3 und 5 Uhr morgens	**Kalium phos. – Seite 104** C30 2mal täglich bis zu 14 Tage, bei Bedarf die Dosis wiederholen 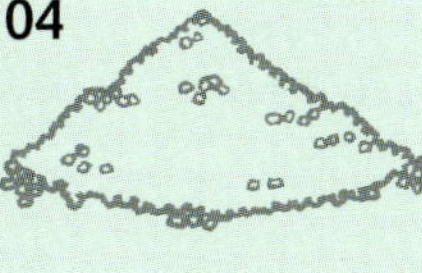

Durchblutungsstörungen

Durchblutungsstörungen sind vor allem eine Erscheinung des fortschreitenden Alters, wenn die Blutgefäße durch arteriosklerotische Ablagerungen verengt werden und die Elastizität der Venen nachläßt. Da das vegetative Nervensystem an der Steuerung des Blutkreislaufs beteiligt ist, kann Streß die Durchblutung stören, auch schon in jüngeren Jahren. Vorbeugung: Fettarme Ernährung, viel Bewegung, Entspannung, kein Nikotin. Eine Konstitutionsbehandlung (siehe Seite 24) kann über Verringerung der Streßanfälligkeit auch Durchblutungsstörungen vermeiden helfen und den Stoffwechsel verbessern.

Kalte Hände und Füße Sind häufig Folge schlechter Ernährung und nervöser Anspannung. Oft liegt auch eine angeborene Disposition vor. Eine weitere Ursache ist das Raynaud-Syndrom, bei dem sich die Arterien, die die Finger und Fußzehen mit Blut versorgen, bei Kälte blitzschnell zusammenziehen. Streß und Arbeiten mit vibrierenden Maschinen, wie zum Beispiel Schlagbohrern, sowie bestimmte Medikamente können diese Erkrankung verschlimmern.

Frostbeulen Sie werden durch eine hochgradige Kälteempfindlichkeit der Finger und Zehen hervorgerufen. Dabei verkrampfen sich die kleinen Blutgefäße, die direkt unter der Haut liegen. Die Haut wird zunächst blaß und taub, später rötet sie sich, schwillt an, juckt und reißt eventuell auch ein.

Kalte Hände und Füße

Beschwerden	Symptome	Ursachen/Auslöser
Kalte Hände und Füße mit Brennen	❏ Finger und Zehen kalt, aber mit brennendem Schmerz ❏ Übriger Körper auch kalt ❏ Finger und Zehen bläulich oder weiß	• Raynaud-Syndrom
Kalte Hände und Füße mit marmorierter Haut	❏ Haut eiskalt und bläulich mit deutlich sichtbaren Venen ❏ Fleckige Haut ❏ Juckreiz bei Bettwärme	• Verkrampfung der Blutgefäßwände und dadurch Verringerung der Durchblutung

Frostbeulen

Beschwerden	Symptome	Ursachen/Auslöser
Brennende, juckende Frostbeulen	❏ Haut an den erkrankten Stellen rot, geschwollen und prickelnd	• Kälte
Frostbeulen mit geschwollenen Venen	❏ Brennende, pochende Schmerzen; bisweilen so stark, daß die Patienten weinen ❏ Bläuliche, entzündete Schwellungen ❏ Wünscht Zuwendung und Trost	• Kälte

Krampfadern

Beschwerden	Symptome	Ursachen/Auslöser
Schmerzen wie geprellt	❏ Hochgradig empfindliche, wunde und geschwollene Venen mit leichtem Prellungsgefühl und eventuell brennendem Schmerz ❏ Entzündung ❏ Eventuell Blutungen	• Schwangerschaft • Verletzung

Krampfadern Sie treten vor allem in den Beinen auf. Ursache: Schwäche der Venenklappen infolge Übergewichts, Schwangerschaft, langen Stehens oder Sitzens, Verstopfung oder anlagebedingt. Das Blut wird nicht mehr in den Kreislauf zurückgeführt, sondern versackt in den Venen.

Achtung

Kalte Hände und Füße: Halten Kältegefühl und Taubheit an, zum Arzt.

Krampfadern: Tritt nach dreiwöchiger homöopathischer Selbstbehandlung keine Besserung ein, zum Arzt. Bei tiefsitzenden Wadenschmerzen mit Schwellungen und dunkelroter Verfärbung der Haut umgehend zum Arzt.

Selbsthilfe

Kalte Hände und Füße: Keine engen Handschuhe und Strümpfe. Aufhören zu rauchen. Fettarme Ernährung.

Frostbeulen: Die anfälligen Stellen so warm und trocken wie möglich halten, nicht kratzen! Bei eingerissener Haut Calendula-Salbe (Seite 227). Regelmäßige Bewegung, um die Durchblutung anzuregen.

Krampfadern: Stützstrümpfe tragen, längeres Stehen vermeiden und die Füße so oft wie möglich hochlegen (höher als Hüfte). Das Fußende im Bett um 10 cm erhöhen. Regelmäßige Bewegung, ballaststoffreiche Ernährung. Übergewicht vermeiden. Bioflavonoide sowie Vitamin C und E einnehmen (Seite 224/226).

Besser	Schlimmer	Mittel und Dosis
• Kühler Luftzug • Entkleiden, Rubbeln und Strecken der Finger und Zehen	• Hitze und Wärme	**Secale – Seite 144** C6 alle 30 Minuten bis zu 10mal (nur unter ärztlicher Aufsicht) 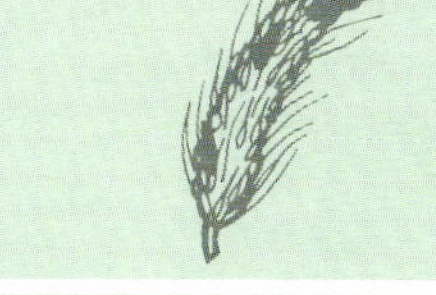
• Kühler Luftzug	• Abends • Schwere, fette Nahrung • Feuchtwarmes Wetter	**Carbo veg. – Seite 90** C6 alle 30 Minuten bis zu 10mal 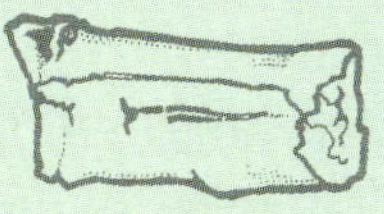
• Langsame Bewegung	• Kaltes Wetter • Vor Gewitter	**Agaricus – Seite 114** C6 alle 30 Minuten bis zu 6mal 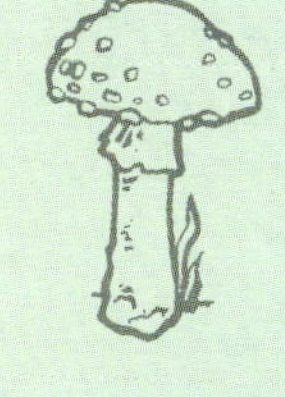
• Hände über den Kopf heben • Leichte Bewegung	• Hitze • Extreme Temperaturen • Abends und nachts	**Pulsatilla – Seite 68** C6 alle 30 Minuten bis zu 6mal 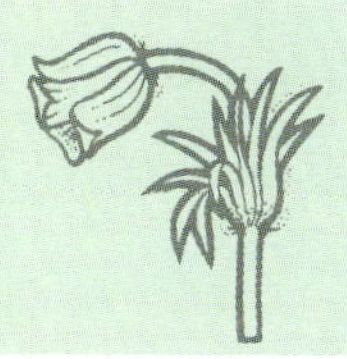
• Ruhe • Ruhig liegen	• Feuchtwarmes Wetter • Bewegung • Druck	**Hamamelis – Seite 100** C30 alle 12 Stunden bis zum 7 Tage 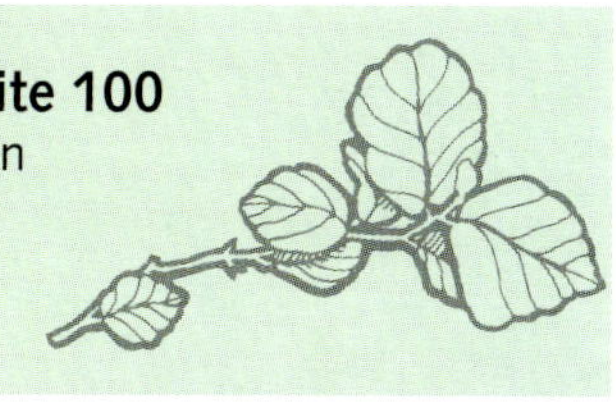

Harnwegsbeschwerden

Die Homöopathie betrachtet Harnwegsbeschwerden nicht einfach als lokale Nieren- oder Blasenstörungen, sondern als Spiegelbild für den körperlichen Stoffwechsel und die Ernährung. Streß erhöht die Ausschüttung körpereigener chemischer Botenstoffe, die wiederum ausgeschieden werden müssen, während eine schlechte Ernährung den Stoffwechsel im allgemeinen und die Nieren im besonderen beeinträchtigt. Vorbeugung: Streß reduzieren, ausgewogene Ernährung, viel Bewegung und viel trinken, um die Nieren zu spülen.

Blasenentzündung Durch eine Infektion oder mechanische Reizung der Harnröhre und der Blase (aufgestiegene Infektion) verursacht. Weitere Ursachen und begünstigende Faktoren: Behandlung mit Antibiotika, Streß, schlechte Ernährung, Nahrungsmittelallergie oder -überempfindlichkeit, schlechte Hygiene, enge Unterwäsche und Strumpfhosen aus synthetischem Material, Pille, Spirale und Diaphragma zur Verhütung sowie ungewohnt heftiger Sex. Ohne Behandlung können sich Infektionen rasch auf die Nieren ausdehnen und schwere Komplikationen verursachen.

Prostatavergrößerung Ist eine sehr häufige Erscheinung bei Männern über 45 Jahre, wobei die Ursache immer noch unbekannt ist. Symptome: Probleme beim Wasserlassen, besonders am Morgen, häufiger Harndrang in der Nacht und schwächerer Harnstrahl.

Blasenentzündung

Beschwerden	Symptome	Ursachen/Auslöser
Blasenentzüdung mit ständigem Harndrang	❑ Brennende, schneidende Schmerzen im Unterbauch ❑ Dumpfe Schmerzen im Kreuzbein ❑ Ständiger Harndrang ❑ Gefühl, als ob die Blase nicht richtig entleert werde ❑ Kann nur kleine Mengen eventuell leicht blutigen Urins lassen	• Infektion
Blasenreizung mit schmerzhaftem Harndrang	❑ Trotz ständigen Harndrangs nur kleine Mengen Urin ❑ Frösteln ❑ Reizbar ❑ Sehr kritisch gegenüber anderen ❑ Will allein sein	• Streß • Zuviel stark gewürzte Speisen, Alkohol oder Koffein • Schlafmangel
Blasenreizung mit ständigem Brennen	❑ Gefühl, als ob ständig ein Tropfen Urin durch die Harnröhre rinne ❑ Grollend und verärgert	• Sex • Blasenkatheter

Prostatavergrößerung

Beschwerden	Symptome	Ursachen/Auslöser
Mit ständigem Harndrang	❑ Wasserlassen erschwert ❑ Eventuell Ausfluß aus Harnröhre ❑ Verkrampfungen in Blase oder Harnröhre ❑ Kältegefühl von der Prostata bis in die Genitalien	• Vergrößerung der Prostata

Streßinkontinenz

Beschwerden	Symptome	Ursachen/Auslöser
Unwillkürliches Harntröpfeln	❑ Unwillkürliches und unbemerktes Harntröpfeln bei Druck auf die Bauchmuskulatur, zum Beispiel beim Niesen, Husten oder Gehen	• Schwäche der Beckenbodenmuskulatur

Streßinkontinenz Zeigt sich als unwillkürliches Harntröpfeln bei Druck auf die Bauchmuskulatur, zum Beispiel beim Husten, Lachen, Niesen oder Heben. Ursache: Schwäche der Beckenbodenmuskulatur (hält die Gebärmutter, Vagina und Blase) infolge von Schwangerschaft, Übergewicht und nachlassender Muskelelastizität nach der Menopause.

Achtung

Blasenentzündung: Bei Nierenschmerzen oder Blut im Urin umgehend zum Arzt.

Prostatavergrößerung: Alle Prostatabeschwerden müssen vor Beginn einer Selbstbehandlung vom Arzt abgeklärt werden.

Selbsthilfe

Blasenentzündung: Täglich mindestens 2 1/2-3 Liter Flüssigkeit trinken. Drei Stunden lang stündlich eine alkalische Lösung aus 1 Teelöfel Hausnatron (Natriumbicarbonat) auf 3/4 Liter Wasser trinken. Viel Preiselbeersaft. Die basische Diät versuchen (Seite 228). Alkohol, Kaffee, Fleisch und Milchprodukte meiden. Keine Tampons, Vaginalduschen, medizinische oder parfümierte Badezusätze. Gleitmittel beim Sex verwenden. Niemals den Harndrang unterdrücken.

Prostatavergrößerung: Calcium, Lecithin und Magnesium einnehmen (Seite 224/225).

Streßinkontinenz: Die Beckenbodenmuskulatur durch Kegelübungen stärken (rhythmisches An- und Entspannen der Muskeln wie bei einem Unterbrechen des Harnstrahls).

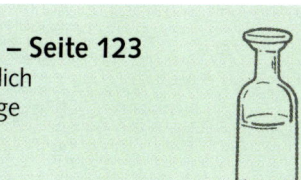

Besser	Schlimmer	Mittel und Dosis
• Wärme • Leichte Massage • Nachts • Morgens	• Bewegung • Nach Kaffee oder kaltem Wasser • Nachmittags	**Cantharis – Seite 107** C30 alle 30 Minuten, bis der Arzt erreicht ist, höchstens 10mal 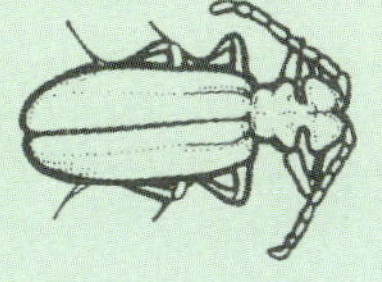
• Wärme und Schlaf • Äußerlicher Druck auf die Blasenregion • Waschen • Abends	• Kaltes, windiges Wetter • Geräusche, stark gewürzte Nahrung, Aufputschmittel und Essen • Zwischen 3 und 4 Uhr morgens	**Nux vomica – Seite 74** C6 alle 30 Minuten bis zu 10mal 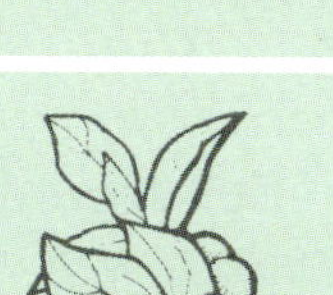 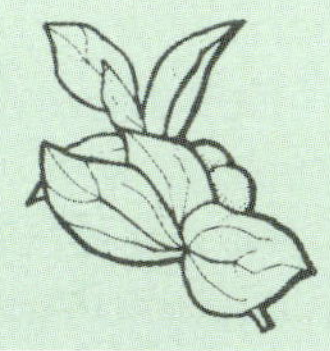
• Wärme • Guter Nachtschlaf	• Äußerlicher Druck auf die Blasenregion • Zuwenig Flüssigkeitszufuhr	**Staphysagria – Seite 127** C6 alle 30 Minuten bis zu 10mal 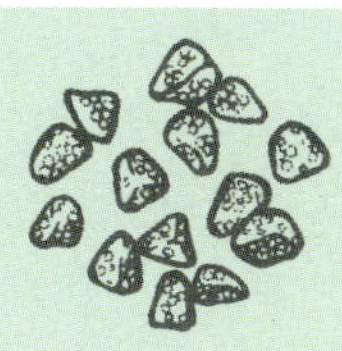
• Wärme	• Zuwendung • Kälte • Feuchtkaltes Wetter	**Sabal – Seite 143** C6 4mal täglich bis zu 21 Tage 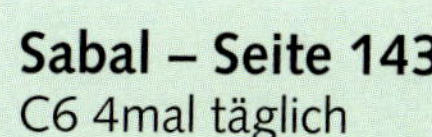 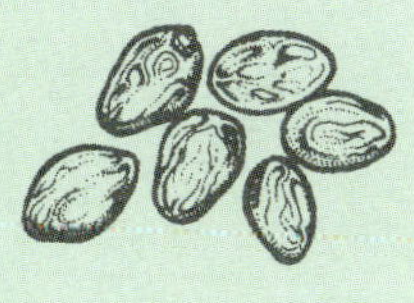
• Kalte Getränke • Waschen • Hinsetzen	• Niesen, Husten, Gehen oder Naseschneuzen • Kälte • In den ersten Stunden des Schlafs	**Causticum – Seite 123** C6 4mal täglich bis zu 21 Tage 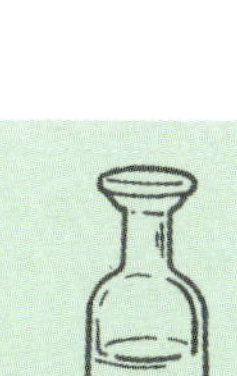

Weibliche Gesundheit

Der weibliche Fortpflanzungszyklus beginnt mit der Menarche (= erste Menstruation) während der Pubertät und endet mit der Menopause (= letzte Menstruation) in den Wechseljahren. Körperliche und geistig-seelische Beschwerden im Zusammenhang mit diesem Zyklus haben meist hormonelle Ursachen. Um das Mittel zu finden, welches das hormonelle Gleichgewicht wiederherstellt und damit auch das allgemeine Wohlbefinden bessert, fragt die Homöoapthie nicht nur nach den einzelnen Symptomen, sondern geht ganzheitlich vor und bezieht auch die Lebensumstände einschließlich Ernährungs- und Bewegungsgewohnheiten der jeweiligen Frau mit ein.

Fluor/Vaginalausfluß oder Candida albicans Eine Pilzinfektion, die sich durch weißlichen Vaginalausfluß und Juckreiz bemerkbar macht. Ursachen: Streß, Überarbeitung, hormonelle Störungen, Schwangerschaft sowie Medikamente, zum Beispiel Antibiotika und die Pille. Begünstigende Faktoren: Enge Jeans, enge Unterwäsche aus synthetischen Stoffen sowie zuwenig Feuchtigkeit der Vagina beim Sex.

Prämenstruelles Syndrom (PMS) So bezeichnet die Medizin verschiedene körperliche und geistig-seelische Beschwerden, die 2 bis 14 Tage vor der Menstruation auftreten, zum Beispiel empfindliche, geschwollene Brüste, Wassereinlagerungen im Gewebe, Ängstlichkeit, Niedergeschlagenheit, Weinerlichkeit und Reizbarkeit. Ursachen: Streß, Gewichtszunahme, Überarbeitung und hormonelles Ungleichgewicht.

Starke Mensturation Darunter ist der Blutverlust von mehr als 90 ml Blut während einer Menstruationsblutung zu verstehen, der durchschnittliche Blutverlust liegt bei etwa 60 ml. Ursachen: Hormonelles Ungleichgewicht, Streß, Überarbeitung oder bevorstehende Menopause.

Menstruationsschmerzen Sie quälen meist junge Mädchen und junge Frauen, verschwinden jedoch oft nach der Geburt des ersten Kindes. Aber auch ältere Frauen und Mütter leiden häufig unter Menstruationsbeschwerden. In Einzelfällen können die Schmerzen so stark sein, daß sie in Begleitung von Übelkeit und Erbrechen auftreten. Ursachen: Hormonelles Ungleichgewicht. Begünstigender Faktor: Streß.

Ausbleibende Menstruation Kann verschiedene Gründe haben: Magersucht (Anorexia nervosa), extremer Gewichtsverlust oder Leistungssport, Streß, Absetzen der Pille, Schock oder Gebärmuttererkrankungen. Die erste Menstruation sollte etwa bis zum

Fluor/Vaginalausfluß

Beschwerden	Symptome	Ursachen/Auslöser
Fluor mit juckendem, milchigem Ausfluß	❑ Juckreiz schlimmer vor der Menstruation und nach dem Wasserlassen ❑ Fluor eventuell begleitet von Feigwarzen (Condyloma) oder Schleimhautverlust im Gebärmutterhals ❑ Eventuell chronische Kopfschmerzen, gesteigerter Appetit, Ängstlichkeit und depressive Verstimmung	• Streß • Überarbeitung • Schwangerschaft
Fluor mit übelriechendem Ausfluß	❑ Ausgeprägter Juckreiz in Vagina und Vulva ❑ Vagina wund und brennend ❑ Eventuell Geschwüre auf den Schamlippen ❑ Weißer bis grünlicher Ausfluß, schlimmer nach Sex ❑ Tränenreich, reizbar und gleichgültig, besonders gegenüber Familie und Beruf	• Langjährige Überarbeitung • Menopause • Hormonelles Ungleichgewicht
Fluor mit brennenden Schmerzen	❑ Übelriechender gelblicher oder weißlicher Ausfluß mit Juckreiz und Wundheit der Vagina ❑ Vaginalschmerzen beim Sex ❑ Verstopfung und Durchfall im Wechsel ❑ Übelriechende Blähungen ❑ Juckreiz im Enddarm mit Wundheit im Afterbereich ❑ Eventuell gesteigerter Appetit	• Streß • Abwehrschwäche nach vorangegangener Erkrankung

16. Geburtstags eingesetzt haben, sie kann sich aber auch verspäten. Bei ausbleibender Menarche oder Menstruation stets ärztlichen Rat einholen.

Menopause So heißt die letzte Menstruation im Leben einer Frau, meist zwischen dem 45. und 55. Lebensjahr. In den Jahren davor und danach (= Wechseljahre) können typische Beschwerden auftreten, zum Beispiel Hitzewallungen, Nachtschweiße, Trockenheit der Vagina und ängstliche Verstimmung. Sie sind häufig besonders stark, wenn die Menstruation abrupt ausbleibt, natürlicherweise oder nach Entfernung der Eierstöcke.

Achtung

Fluor/Vaginalausfluß: Wenn der Ausfluß nicht nach 5 Tagen nachläßt, zum Arzt.

Menstruationsbeschwerden: Bei plötzlichen ungewöhnlichen Veränderungen der Menstruationsblutung, starken Schmerzen, schweren Blutungen, eventuell Schwangerschaft oder mehr als zweimonatigem Ausbleiben der Blutung ohne Schwangerschaft stets zum Arzt.

Menopause: Bei verlängerten oder unregelmäßigen Blutungen stets zum Arzt.

Selbsthilfe

Fluor/Vaginalausfluß: Naturjoghurt essen oder Acidophilus einnehmen (Seite 224). Fluor ist sexuell übertragbar, daher Kondome benutzen. Süßigkeiten und Hefeprodukte meiden.

Prämenstruelles Syndrom: Tee, Kaffee, salzige und fette Speisen meiden. Kleine, eiweißreiche Mahlzeiten, viel rohes Gemüse und Salat. Raffinierte Kohlenhydrate (Zucker, Weißmehl usw.) vom Speisezettel streichen. Nachtkerzenöl, Vitamin B_6 und E sowie ein Multivitamin- und Mineralstoffpräparat einnehmen (Seite 225/226).

Starke Menstruation: Tee, Kaffee und Alkohol meiden. Die Leber-Diät versuchen (Seite 229). Bioflavonoide, Calcium, Eisen und Vitamin A und B_6 sowie Zink einnehmen (Seite 224–226).

Menstruationsschmerzen: Die Leber-Diät versuchen (Seite 229). Calcium, Nachtkerzenöl, Magnesium, Vitamin B-Komplex, C und E sowie Zink einnehmen (Seite 224–226).

Ausbleibende Menstruation: Ein Multivitamin-Präparat einnehmen (Seite 225).

Menopause: Süßigkeiten und Kaffee meiden. Calcium, Selen. und Vitamin-B-Komplex, C und E einnehmen. (Seite 224–226).

Besser	Schlimmer	Mittel und Dosis
• Morgens • Bei leichter Verstopfung	• Vor und nach Menstruation • Heiße Umschläge auf Vulva • Während Schwangerschaft • Feuchtkaltes, windiges Wetter • Anstrengung • Zwischen 2 und 3 Uhr morgens	**Calc. carb. – Seite 54** C6 6mal täglich bis zu 5 Tage 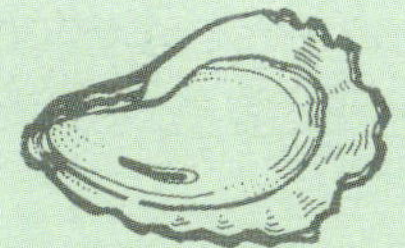
• Essen • Schlafen • Bewegung • Heiße Umschläge auf Vulva	• Kälte • Tabakrauch • Übermüdung • Frühmorgens und abends	**Sepia – Seite 70** C6 6mal täglich bis zu 5 Tage 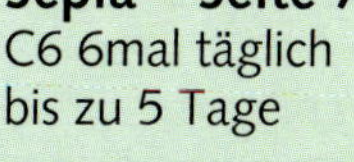 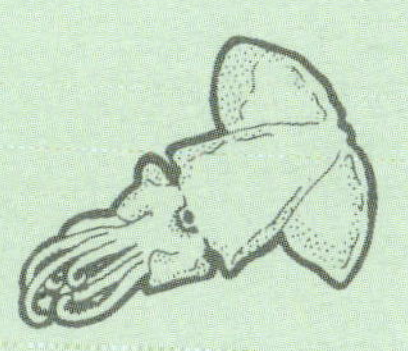
• Frische Luft • Trockene Wärme	• Längeres Stehen • Zu warme Kleidung • Kälte und Feuchtigkeit • Waschen • Zuviel Bettwärme • Alkohol • Morgens und nachts	**Sulfur – Seite 76** C6 6mal täglich bis zu 5 Tage 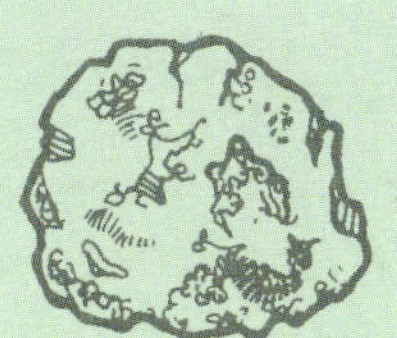

Prämenstruelles Syndrom (PMS)

Beschwerden	Symptome	Ursachen/Auslöser
Ausgeprägte Gleichgültigkeit gegenüber Familie/Beruf	❑ Reizbar ❑ Neigt zu Tränenausbrüchen ❑ Konzentrationsschwierigkeiten ❑ Wünscht sich weit weg von allem ❑ Schreikrämpfe ❑ Abneigung gegen Sex ❑ Gefühl, als wolle die Gebärmutter herausfallen ❑ PMS eventuell mit fettiger Haut, Akne und Heißhunger auf süße und salzige Speisen ❑ Oft auch Nasennebenhöhlen- und Halsbeschwerden sowie Hitzewallungen ❑ Müdigkeit und Schwäche, besonders am Morgen	• Hormonschwankungen • Streß • Jahrelange Überarbeitung • Herannahende Menopause
Wassereinlagerungen, besonders mit geschwollenen, empfindlichen Brüsten	❑ Gelenkschmerzen ❑ Allgemeine Schwäche und Kraftlosigkeit ❑ Eventuell Vaginalausfluß oder Fluor ❑ Niedergeschlagen ❑ Gleichgültig ❑ Neigt zu Tränen ❑ Reizbar ❑ Unkonzentriert ❑ Fürchtet, daß andere die Beschwerden bemerken, oder Angst vor »Verrücktwerden«	• Hormonschwankungen • Übergewicht • Überarbeitung
PMS mit viel Weinen	❑ Niedergeschlagen, selbstmitleidig und plötzliches Weinen ohne erkennbaren Grund ❑ Zukunftsängste ❑ Ängstlich in Menschenmengen ❑ Eventuell Verlangen nach Süßigkeiten, Blähbauch sowie Schwellungen der oberen Augenlider und des Gesichts ❑ Oft Kopfschmerzen, Übelkeit, Benommenheit, Schwindel und Vaginalausfluß ❑ Neigt zu Gewichtszunahme vor der Menstruation	• Hormonschwankungen

Starke Menstruation

Beschwerden	Symptome	Ursachen/Auslöser
Starke Gewichtszunahme vor der Blutung	❑ Frösteln vor der Menstruation ❑ Gebärmutterkrämpfe ❑ Hellrotes Blut ❑ Unregelmäßige Menstruation ❑ Verwirrt und unkonzentriert ❑ Fürchtet, daß andere die Beschwerden bemerken, oder Angst vor »Verrücktwerden« ❑ Eventuell Rückenschmerzen, Ungeschicklichkeit und feuchte Schweiße, besonders bei Übergewicht	• Streß • Überarbeitung
Ohnmachtsneigung und Reizbarkeit	❑ Schwere Krämpfe, können Ohnmacht verursachen ❑ Unregelmäßige Menstruation ❑ Sehstörungen ❑ Juckender Vaginalausfluß ❑ Schwitzen während der Menstruation ❑ Tränenreich ❑ Gleichgültig, auch gegenüber geliebten Menschen und Beruf	• Herannahende Menopause • Hormonschwankungen • Streß • Überarbeitung

Menstruationsschmerzen

Beschwerden	Symptome	Ursachen/Auslöser
Schmerzhafte Krämpfe mit ausgeprägter Weinerlichkeit	❑ Heftige Gebärmutterschmerzen, können Übelkeit und Erbrechen auslösen ❑ Empfindlicher Magen ❑ Ziehende Schmerzen im Unterleib ❑ Eventuell Migräne oder Durchfall ❑ Starke Menstruation mit Klumpen oder spärliche Menstruation ❑ Bricht schon bei der kleinsten Entschuldigung in Tränen aus ❑ Niedergeschlagen und selbstmitleidig	• Hormonschwankungen

Besser	Schlimmer	Mittel und Dosis
• Essen • Schlaf • Kräftige Bewegung • Hitze	• Kälte • Tabakrauch • Geistige Anstrengung • Früher Morgen und Abend • Vor Gewitter	**Sepia – Seite 70** C30 alle 12 Stunden für 3 Tage, Beginn am Tag, bevor PMS gewöhnlich einsetzt
• Morgens • Leichte Verstopfung	• Zugluft • Feuchtkaltes, windiges Wetter • Kälte • Überanstrengung • Zwischen 2 und 3 Uhr morgens	**Calc. carb. – Seite 54** C30 alle 12 Stunden für 3 Tage, Beginn am Tag, bevor PMS gewöhnlich einsetzt
• Weinen • Zuwendung/Trost • Leichte Bewegung • Frische Luft • Kalte Getränke	• Wärme und Sonne • Schwere, fette Speisen • Abends und nachts	**Pulsatilla – Seite 68** C30 alle 12 Stunden für 3 Tage, Beginn am Tag, bevor PMS gewöhnlich einsetzt
• Morgens • Leichte Verstopfung	• Zugluft • Feuchtkaltes, windiges Wetter • Körperliches Training • Zwischen 2 und 3 Uhr morgens	**Calc. carb. – Seite 54** C30 alle 8 Stunden bis zu 10mal
• Essen und Schlafen • Körperliches Training • Heiße Kompressen auf Unterbauch	• Kälte • Tabakrauch • Geistige Anstrengung • Früher Morgen und Abend	**Sepia – Seite 70** C30 alle 8 Stunden bis zu 10mal
• Weinen und Zuwendung/Trost • Hände über den Kopf heben • Leichte Bewegung • Frische Luft • Kalte Getränke • Kalte Umschläge	• Hitze • Extreme Temperaturen • Schwere, fette Speisen • Liegen auf der schmerzhaften Seite • Abends und nachts	**Pulsatilla – Seite 68** C30 stündlich bis zu 10mal

Menstruationsschmerzen (Fortsetzung)

Beschwerden	Symptome	Ursachen/Auslöser
Krämpfe und Gleichgültigkeit gegenüber Familie	❑ Scharfe, kneifende Schmerzen im Unterleib ❑ Reizbarkeit ❑ Neigung zu Tränen mit Bedürfnis nach Alleinsein ❑ Krämpfe, eventuell begleitet von Migräne, Akne, Schwäche, Ohnmacht und Schwitzen	• Hormonschwankungen
Ausbleibende Menstruation		
Plötzliches Ausbleiben	❑ Schweregefühl und dumpfe Schmerzen in den Eierstöcken ❑ Scharfe, schießende Gebärmutterschmerzen ❑ Furcht und Angst ❑ Nervosität bis zu Todesangst, sagt sogar eigenes Sterbedatum voraus	• Großer seelischer Schock • Kaltes, trockenes, windiges Wetter
Ausbleiben mit ausgeprägter Änderung des Verhaltens	❑ Unterdrückte Gefühle mit Furcht, daß diese Gefühle im ungeeigneten Moment durchbrechen ❑ Starke Stimmungsschwankungen mit völlig überraschendem Weinen und Lachen ❑ Eventuell Hysterie	• Unmittelbar nach dem Tod eines geliebten Menschens
Menopause		
Menopause mit Abneigung gegen Sex	❑ Vaginalschmerzen beim Sex infolge Trockenheit ❑ Hitzewallungen mit Angst ❑ Linksseitige Kopfschmerzen ❑ Angst vor Sex ❑ Sinkendes Gefühl in der Magengrube ❑ Starke Menstruation, heftige fließende Blutungen ❑ Unregelmäßige Menstruation ❑ Neigung zu Fluor ❑ Plötzliche Mini-Ohnmachtsanfälle ❑ Frösteln ❑ Tränenreich ❑ Reizbar ❑ Gleichgültig gegenüber Familie und Beruf ❑ Haarausfall	• Hormonschwankungen
Menopause mit Gewichtszunahme und Panikattacken	❑ Ängstlichkeit und Furcht, daß Gedächtnisschwäche und Konzentrationsprobleme von anderen bemerkt werden ❑ Eventuell Angst vor »Verrücktwerden« ❑ Phobien ❑ Ohrgeräusche ❑ Schweißfeuchtes Gesicht ❑ Heißhunger auf Süßes ❑ Neigung zu Fluor ❑ Rückenschmerzen ❑ Schwellung der Fingergelenke ❑ Krampfadern	• Überarbeitung
Mißtrauen und Neigung zu übermäßigem Reden	❑ Überspannt und hochgradig aufgeregt ❑ Ganzer Körper sehr angespannt, als ob etwas herauskommen müsse ❑ Schwindel und Neigung zu Ohmacht ❑ Kopfschmerzen, schlimmer beim Erwachen und auf der linken Seite ❑ Linksseitige Migräne ❑ Bauchbereich wie zusammengeschnürt ❑ Kurzatmig ❑ Schlaflosigkeit	• Unterdrückte Menstruation (besonders vor früher Menopause) infolge seelischen oder körperlichen Schocks

Besser	Schlimmer	Mittel und Dosis
• Liegen auf der rechten Seite mit angezogenen Knien • Essen und Schlaf • Kräftige Bewegung • Heiße Umschläge	• Kälte • Tabakrauch • Geistige Anstrengung • Früher Morgen und Abend	**Sepia – Seite 70** C30 stündlich bis zu 10mal
• Frische Luft	• Warme Räume • Tabakrauch • Abends und nachts	**Aconitum – Seite 82** C30 alle 12 Stunden bis zu 14 Tage
• Essen • Nach dem Wasserlassen • Hitze	• Frische Luft • Kälte • Zu warme Kleidung • Kaffee, Alkohol und Tabakrauch • Starke Gerüche • Morgens • Nach dem Essen	**Ignatia – Seite 58** C30 alle 12 Stunden bis zu 14 Tage
• Essen • Schlaf • Kräftige Bewegung • Heiße Umschläge • Gewittriges Wetter	• Vor der Menstruation • Kälte • Tabakrauch • Geistige Erschöpfung • Feuchtheiße Temperaturen • Früher Morgen und Abend • Vor Gewitter	**Sepia – Seite 70** C30 alle 12 Stunden bis zu 7 Tage
• Morgens • Leichte Verstopfung	• Zugluft • Feuchtkaltes, windiges Wetter • Anstrengung • Zwischen 2 und 3 Uhr morgens	**Calc. carb. – Seite 54** C30 alle 12 Stunden bis zu 7 Tage
• Beginn der Menstruation	• Berührung • Nach warmen oder heißen Bädern • Heiße Getränke • Schlaf • Beim Erwachen	**Lachesis – Seite 78** C30 alle 12 Stunden bis zu 7 Tage

Schwangerschaft und Geburt

Schwangere tun gut daran, das Ungeborene gleich von Anfang an als kleinen Menschen zu betrachten, der ihres Schutzes bedarf. Dazu zählen: Ausgewogene und vielseitige Ernährung, regelmäßiges körperliches Training, so wenig Streß wie möglich und viel Schlaf. Kein Alkohol und Nikotin. Medikamente sowie Nährstoffergänzungspräparate nur nach Absprache mit dem Arzt, besondere Vorsicht in den ersten 14 Schwangerschaftswochen. Zwar liegen keinerlei Hinweise darauf vor, daß homöopathische Mittel auch nur die geringsten Probleme in der Schwangerschaft verursachen. Dennoch sollten Sie sie nur einnehmen, wenn unbedingt nötig, und nach Möglichkeit immer nach Absprache mit dem Arzt/Hebamme.

Morgenübelkeit Sie ist eine Folge der hormonellen Umstellung. Die Beschwerden verschwinden meist schlagartig zwischen der 14. und 16. Schwangerschaftswoche. In seltenen Fällen kann das Erbrechen so stark werden (Hyperemesis), daß eine Gefahr für Mutter und Kind entsteht und umgehend ärztliche Hilfe notwendig wird.

Sodbrennen Zählt ebenfalls zu den häufigen, aber harmlosen Beschwerden. Es tritt meist gegen Ende der Schwangerschaft auf, wenn das Baby von unten gegen den Magen drückt.

Krämpfe Sie betreffen vor allem die Waden und treten sehr häufig auf, nachts wie tags. Wird der Schlaf gestört, kann es zu allgemeiner Erschöpfung kommen.

Brustschmerzen und empfindliche Brüste Sind ebenfalls Folge der Hormonumstellung in den ersten Schwangerschaftsmonaten oder der beginnenden Milchproduktion in den letzten Wochen. Bei Brustdrüsenentzündung (Mastitits) ist meist eine Infektion die Ursache.

Häufiger Harndrang Wird durch den Druck der wachsenden Gebärmutter auf Blase, Harnröhre und Beckenbodenmuskulatur verursacht. Begünstigende Faktoren: Schwäche der Muskulatur und enge Kleidung.

Wehenschmerzen Sie unterscheiden sich sehr, auch jede Frau reagiert anders darauf. Homöopathische Mittel lindern die Schmerzen, vermeiden Erschöpfung und wirken beruhigend auf Ängste, Ärger und andere starke Gefühle, die während der Geburtsarbeit auftreten können.

Morgenübelkeit

Beschwerden	Symptome	Ursachen/Auslöser
Übelkeit mit Reizbarkeit	❑ Übelkeit schlimmer am Morgen ❑ Erbrechen kleiner Mengen Nahrung mit Schleim ❑ Mundtrockenheit und dick belegte Zunge ❑ Brechreiz ❑ Heißhunger auf sehr frische, fette, stark gewürzte oder saure Speisen, Verlangen nach Alkohol, besondere Abneigung gegen Brot, Fleisch, Kaffee und Tabak	• Auftreten am Morgen
Übelkeit mit Weinen	❑ Übelkeit schlimmer am frühen Abend, verschwindet im Laufe der Nacht ❑ Mundtrockenheit ohne Durst ❑ Verdauungsstörungen durch schwere oder fette Speisen, besonders Schweinefleisch ❑ Druck unter dem Brustbein nach dem Essen ❑ Heißhunger auf Süßes ❑ Rumpeln und Gurgeln im Magen	• Beginn abends
Ständige Übelkeit mit Erbrechen	❑ Feste Nahrung und Flüssigkeit werden gleichermaßen erbrochen ❑ Übelkeit nicht besser nach Erbrechen ❑ Zunge eher sauber als dick belegt ❑ Starke Speichelproduktion ❑ Kaum Durst ❑ Eventuell kleine Ohnmachtsanfälle	• Bücken

Stillbeschwerden Können durch Reizung oder Verletzung der Brustwarzen beim Stillen entstehen. Ferner: Milchstau, wenn das Baby nicht genügend trinkt, sowie Brustdrüsenentzündung (Mastitis) durch Blockade eines Milchganges, Infektion, Milchstau oder Abszeßbildung.

Achtung

Homöopathische Mittel und Schüßler-Salze in der Schwangerschaft nur einnehmen, wenn unbedingt notwendig. Nach Möglichkeit stets nach Absprache mit Arzt/Hebamme. Keine Potenzen unter C6, etwa C3. Das Mittel *Apis* niemals unter C30!

Morgenübelkeit: Wenn Erbrechen fast nach jeder Mahlzeit auftritt, zum Arzt.

Brustschmerzen: Bei Fieber und/oder empfindlichen, geschwollenen Drüsen unter den Armen zum Arzt.

Häufiger Harndrang: Wenn gleichzeitig Schmerzen auftreten, umgehend zum Arzt. Wenn Harndrang trotz Selbstbehandlung länger als 3 Tage anhält, zum Arzt.

Stillbeschwerden: Bei Milchstau und/oder harten Schwellungen, Schmerzen, Fieber und empfindlichen Drüsen unter den Armen zum Arzt.

Selbsthilfe

Morgenübelkeit: Viele kleine Mahlzeiten, Fett meiden. Morgens vor dem Aufstehen ein paar Kekse essen und einen Schluck Tee trinken. Mit viel Ingwer kochen. Viel ausruhen.

Sodbrennen: Viele kleine Mahlzeiten. Stark gewürzte und fritierte Speisen, Tee und Kaffee meiden. Bei nächtlichem Sodbrennen das Kopfende um 10 cm erhöhen, es sei denn, Sie haben geschwollene Knöchel.

Krämpfe: Calcium, Magnesium, Kalium (Seite 224/225) und Schüßler-Salz *Mag. phos.* einnehmen (Seite 227).

Häufiger Harndrang: Harndrang niemals unterdrücken! Bei jedem Toilettengang die Blase zweimal entleeren. In der Spätschwangerschaft kann Vorwärts- und Rückwärtsschaukeln das vollständige Entleeren der Blase erleichtern.

Stillbeschwerden: Auf wunde, eingerissene Brustwarzen mehrmals täglich einige Tropfen Muttermilch reiben oder die Brustwarzen in verdünnter Calendula-Tinktur baden (10 Tropfen Tinktur auf 250 ml abgekochtes, abgekühltes Wasser). Brustwarzen nach Behandlung und Stillen stets gut an der Luft trocknen lassen oder mit Kaltluft trocken föhnen. Keine Salben und keine Seifen, sie machen die Haut weich oder spröde. Brustwarzen vor Reibung an der Kleidung schützen, zum Beispiel durch abgeschnittene Teesiebe aus Plastik im BH.

Besser	Schlimmer	Mittel und Dosis
• Wärme, Schlaf und fester Druck auf den Magen • Waschen und Umschläge auf die Bauchdecke • Abends • Alleinsein	• Kaltes, windiges Wetter • Stark gewürzte Speisen • Aufputschmittel • Streß • Zwischen 3 und 4 Uhr morgens	**Nux vomica – Seite 74** C6 alle 2 Stunden bis zu 3 Tage 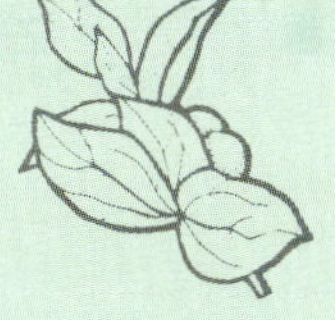
• Kalte Getränke und kalte Bauchkompressen • Zuwendung und Weinen • Hände über den Kopf heben • Leichte Bewegung • Frische Luft	• Heiße, stickige Räume • Abends • Schwere, fette Speisen • Liegen auf der linken Seite	**Pulsatilla – Seite 68** C6 alle 2 Stunden bis zu 3 Tage 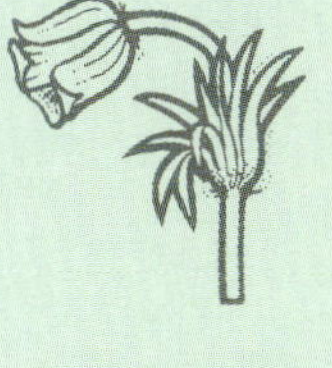
• Frische Luft	• Bewegung • Wärme • Liegen • Ärger oder Streß	**Ipecacuanha – Seite 91** C6 alle 2 Stunden bis zu 3 Tage 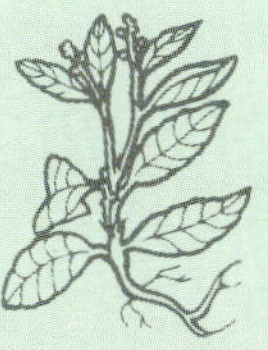

Sodbrennen

Beschwerden	Symptome	Ursachen/Auslöser
Brennen unter dem Brustbein	❑ Sehr großer Durst, aber zittrig nach dem Trinken ❑ Ausgeprägte Blähungen ❑ Brennen an der Zungenspitze ❑ Starkes Verlangen nach anregenden Speisen/Getränken ❑ Sinkendes Gefühl in der Magengrube	• Essen und Trinken
Sodbrennen mit Übelkeit und Erbrechen	❑ Kälte in der Magengrube mit Verlangen nach kohlensäurehaltigen Getränken ❑ Erbrechen von Schleim, Galle und anverdauter Nahrung	• Anblick oder Geruch von Speisen

Krämpfe

Beschwerden	Symptome	Ursachen/Auslöser
Krämpfe besser durch Gehen	❑ Wadenkrämpfe ❑ Oft auch Erbrechen und Durchfall ❑ Erschöpfung	• Tagsüber
Krämpfe besser durch Ruhe	❑ Krämpfe in Waden und Fußsohlen ❑ Taubheit der Arme und Hände ❑ Reizbarkeit ❑ Sehr kritisch gegenüber anderen	• Morgens

Brustschmerzen

Beschwerden	Symptome	Ursachen/Auslöser
Schmerzen durch Schwellung	❑ Brüste sehr berührungsempfindlich ❑ Stichartige Schmerzen in Brustwarzen ❑ Möchte die Brust mit den Händen fest zusammenpressen ❑ Schwere Beine	• Hormonumstellung in der Frühschwangerschaft
Schmerzen schlimmer durch geringste Bewegung	❑ Brüste hart und entzündet, als ob sich ein Abszeß ausbildet ❑ Begleitende berstende Kopfschmerzen	• Hormonumstellung in der Spätschwangerschaft • Drohender Brustabszeß

Häufiger Harndrang

Beschwerden	Symptome	Ursachen/Auslöser
Wenige Tropfen unter großer Anstrengung	❑ Eventuell etwas Blut im Urin durch starkes Pressen ❑ Juckreiz in Harnröhrenausgang und Vulva ❑ Reizbarkeit ❑ Je stärker der Preßdruck beim Wasserlassen, desto weniger Urin kommt	• Verkrampfung der Muskulatur am Blasenausgang

Besser	Schlimmer	Mittel und Dosis
• Hitze • Beim Essen, obwohl danach Sodbrennen auftritt	• Frische Luft • Nach Entkleiden • Zugluft • Nach dem Essen	**Capsicum – Seite 122** C6 4mal täglich bis zu 7 Tage
• Vornüberbeugen	• Nachts • Bewegung • Schlafmangel • Geistige Anstrengung	**Causticum – Seite 123** C6 4mal täglich bis zu 7 Tage
• Wärme • Gehen	• Nachts • Nasses, nebliges Wetter	**Veratrum alb. – Seite 148** C6 alle 4 Stunden bis zu 7 Tage
• Wärme, Schlaf und fester Druck • Waschen oder Waden- und Fußumschläge • Ruhe • Abends	• Kälte • Aufputschmittel • Essen • Berührung • Zwischen 3 und 4 Uhr morgens	**Nux vomica – Seite 74** C6 alle 4 Stunden bis zu 7 Tage
• Fasten • Gefühle frei ausdrücken • Arme hängen lassen	• Liegen • Umdrehen im Bett • Kälte	**Conium – Seite 125** C6 alle 4 Stunden bis zu 5 Tage
• Kühle Luft • Fester, kalter Druck (Eisbeutel)	• Geringste Bewegung • Morgens • Gegen 21 Uhr und 3 Uhr morgens • Kaltes, windiges Wetter	**Bryonia – Seite 88** C6 alle 4 Stunden bis zu 5 Tage
• Wärme, Schlaf und fester Druck • Waschen oder Umschläge auf Blasenregion • Abends	• Kaltes, windiges Wetter • Stark gewürzte Speisen • Aufputschmittel	**Nux vomica – Seite 74** C6 alle 2 Stunden bis zu 3 Tage

▷

Häufiger Harndrang (Fortsetzung)

Beschwerden	Symptome	Ursachen/Auslöser
Harndrang durch Schwäche des Beckenbodens	❑ Brennen beim und nach dem Wasserlassen ❑ Eventuell kaum Durst ❑ Tränenreich und selbstmitleidig	• Husten oder Blähungen
Wehenschmerzen		
Unerträgliche Schmerzen mit unkontrolliertem Schreien	❑ Schmerzen so heftig, daß Gebärende unwillkürlich laut aufschreit ❑ Nervös und unruhig in den Wehenpausen	• Große Schmerzempfindlichkeit
Schmerzen mit häufigem Harn- oder Stuhldrang	❑ Unwirksame Wehen ❑ Schmerzen bis in den Enddarm ❑ Reizbar ❑ Ungedulig ❑ Sehr kritisch gegenüber anderen	• Verkrampfung des Muttermundes und Gebärmutterhalses
Schmerzen mit viel Weinen	❑ Geburt geht nur langsam voran ❑ Unruhig ❑ Frösteln ❑ Entschuldigt sich laufend ❑ Wimmert häufig	• Schwierige Kindslage • Erschöpfung der Gebärenden
Stillbeschwerden		
Milchstau oder harte Brüste mit roten Striemen	❑ Brüste pochend, geschwollen und rot ❑ Schwere Brüste ❑ Haut heiß und trocken	• Brustdrüsenentzündung mit eventuell drohendem Abszeß
Wunde und eingerissene Brustwarzen	❑ Brustwarzen entzündet und sehr berührungsempfindlich ❑ Saugen des Babys ist unerträglich, Mutter wird ärgerlich, wütend, böse, abweisend und klagt viel	• Baby faßt die Brustwarze falsch • Schlechte Hygiene

Besser	Schlimmer	Mittel und Dosis
• Hände über den Kopf heben • Leichte Bewegung • Frische Luft • Kalte Getränke und kalte Umschläge • Weinen und Zuwendung/Trost	• Hitze • Liegen • Abends • Nachts	**Pulsatilla – Seite 68** C6 alle 2 Stunden bis zu 3 Tage 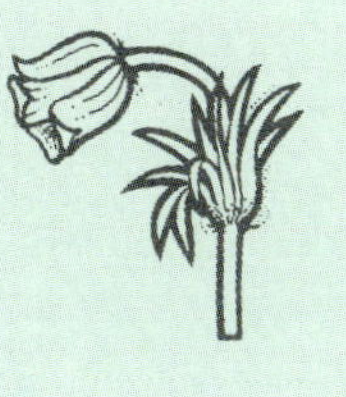
• Wärme • Liegen • Eislutschen	• Extreme Gefühle, auch Freude • Starke Gerüche • Geräusche • Frische Luft • Kälte • Nachts	**Coffea – Seite 125** C30 alle 5 Minuten bis zu 10mal 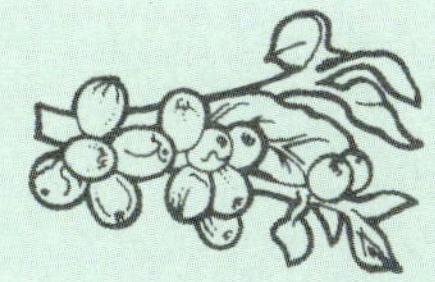
• Wärme, Schlaf und fester Druck • Waschen, warme Bäder oder warme Umschläge • Abends • Alleinsein	• Kälte • Geräusche • Aufputschmittel • Essen • Streß	**Nux vomica – Seite 74** C30 alle 5 Minuten bis zu 10mal 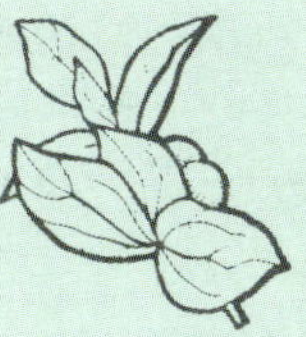
• Weinen und Zuwendung/Trost • Hände über den Kopf heben • Leichte Bewegung • Frische Luft • Kalte Getränke • Kalte Umschläge	• Hitze • Extreme Temperaturen • Liegen auf der schmerzhaften Seite • Abends und nachts	**Pulsatilla – Seite 68** C30 alle 5 Minuten bis zu 10mal 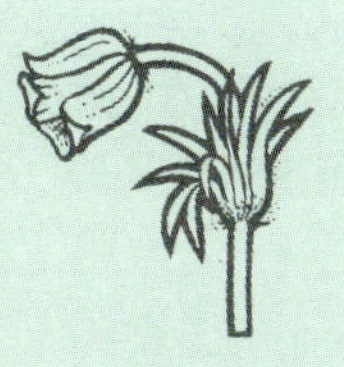
• Stehen oder aufrechtes Sitzen • Warme Räume • Warme Brustumschläge	• Erschütterung und Berührung • Geräusche • Druck • Liegen, besonders auf der rechten Seite • Nachts	**Belladonna – Seite 86** C30 stündlich bis zu 10mal 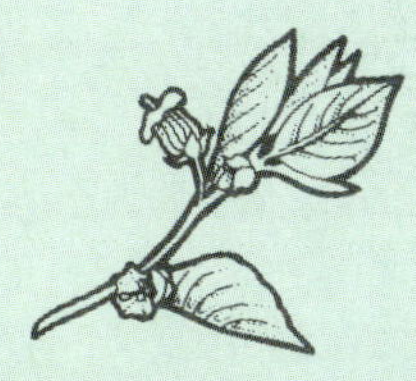
• Keine besonderen Faktoren	• Hitze • Nachts	**Chamomilla – Seite 134** C30 alle 4 Stunden bis zu 6mal 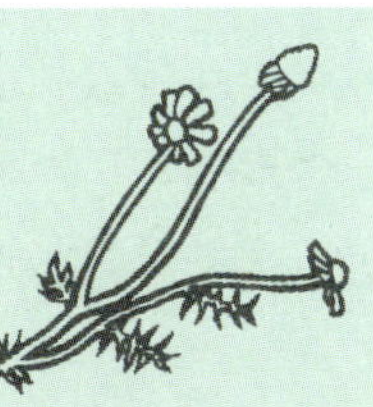

Beschwerden bei Kleinkindern

Bei Eltern gewinnt die Homöoapthie zunehmend an Beliebtheit, weil sie häufige und alltägliche Beschwerden im Säuglings- und Kleinkindalter sanft und ohne die Nebenwirkungen der konventionellen Medikamente heilt. Kinder sprechen auf homöopathische Mittel besonders gut an, da ihr Abwehrsystem noch schneller reagiert und im allgemeinen noch nicht durch Streß, jahrelange schlechte Ernährung sowie zu viele Antibiotika und andere konventionelle Mittel geschwächt ist. Die typischen Beschwerden im Kindesalter trainieren die Abwehrkräfte und stärken sie für schwerere Erkrankungen (siehe Seite 18). Trotzdem: Säuglinge und Kleinkinder unter 2 Jahren nur nach Absprache mit dem Arzt behandeln.

Koliken, auch Drei-Monats-Koliken genannt Sie quälen viele Neugeborene in den ersten drei Lebensmonaten. Die Babys ziehen vor Schmerz ihre Beinchen an, schreien und werden krebsrot im Gesicht. Ursachen können sein: Verschlucken von Luft, Austrockung, Ängstlichkeit der Mutter, die das Baby spürt, oder Füttern von blähender Muttermilch, besonders nach Genuß von Kohl, Zwiebeln, Gurken, Milchprodukten, Weizen und Zitrusfrüchten.

Schlaflosigkeit Hat bei kleinen Kindern viele Ursachen: Hunger, Blähungen, Koliken, nasse Windeln, Zahnen, Ärger, Überdrehtheit oder Verkühlung. Ursachen bei älteren Kindern: Zu spätes oder unregelmäßiges Zubettgehen, zu dicke oder zu dünne Zudecke, stickige Luft im Schlafzimmer, Übermüdung, Koffein in Cola- und Kakaogetränken, Nahrungsmittelallergie, Lärm, Streß oder Ängstlichkeit.

Zahnungsbeschwerden Sie zeigen sich durch wundes Zahnfleisch, Gaumenschmerzen, Fieber und (nervösen) Durchfall. Wichtig: Bei Fieber immer auf eine mögliche Infektion achten!

Windelausschlag Ist eine Hautreizung durch zu sauren Urin und Kot oder durch Wasch- und Pflegemittel. Die Haut im Po- und Genitalbereich wird wund, rot und fleckig, das Kind wimmert und weint.

Bettnässen Tritt oft auf, wenn die zentralnervöse Kontrolle der Blasenmuskulatur noch nicht ganz ausgereift ist. War das Kind nachts bereits trocken, können Ursache sein: Ängstlichkeit, Schrecken oder Schock, Nahrungsmittelallergien, Husten und Harnwegsinfektionen.

Koliken

Beschwerden	Symptome	Ursachen/Auslöser
Knie bis zum Kinn angezogen	❑ Reizbar ❑ Wütendes Schreien	• Schlucken von Luft beim Füttern
Plötzliche, schießende Schmerzen mit Schreien	❑ Ruckartige Bewegungen ❑ Blähbauch ❑ Schmerzen nicht besser nach Abgehen von Winden	• Blähungen • Plötzliches Einsetzen
Kolik mit Schreien bei geringster Bewegung	❑ Plötzliche, scharfe Schmerzen bei geringster Bewegung ❑ Trockene Stühle ❑ Mundtrockenheit	• Austrocknung (zum Arzt!)
Heftige Koliken mit wütendem Schreien	❑ Reizbar ❑ Kind läßt sich nur durch Herumtragen oder Fahren (Kinderwagen, Auto) beruhigen	• Ärger

Fieber Zeigt meist an, daß der Körper eine Infektion bekämpft. Symptome: Unruhe, heiße Haut und erhöhte Körpertemperatur. Alles, was die Abwehrkräfte schwächt, zum Beispiel Verkühlung, erhöht das Infektionsrisiko.

Mittelohrentzündung Das Ohr ist rot entzündet und brennt, das Mittelohr wird durch zähen Schleim verstopft, das Kind hört plötzlich schwer. Symptom ist eine unentdeckte chronische Entzündung, kann aber auch durch Allergien und Zugluft hervorgerufen werden.

Achtung

Koliken: Wenn das Kind ungewöhnlich schreit, blaß wird, hinkt, Durchfall/Erbrechen auftreten, sofort beim Arzt anmelden. Bei Anzeichen für Austrockung (eingefallene Fontanelle, faltige Haut), Arzt!

Bettnässen: Bei Verdacht auf Harnwegsinfektion sofort beim Arzt anmelden. Urinprobe mitnehmen.

Fieber: Bei erschwerter Atmung, Husten, Reizbarkeit, Benommenheit, schrillem Schreien, Unverträglichkeit von Licht, bei Durchfall oder Erbrechen sowie Ohrenschmerzen (Kind zupft und reibt das Ohr) oder hochrotem Ausschlag umgehend zum Arzt. Bei Fieber über 39 Grad beim Arzt anmelden. Bei Fieberkrämpfen, Nackensteifigkeit, Atemnot, bläulicher Gesichtsfärbung, Bewußtseinstrübung sofort Notarzt (Tel. 112) rufen.

Selbsthilfe

Koliken: Bei Flaschenfütterung das Loch im Sauger etwas vergrößern. Ist die Mutter durch das Stillen erschöpft, mehr trinken, zum Beispiel blähungslindernde und beruhigende Tees (Kümmel, Fenchel, aber keine Kamille) und viel ruhen.

Schlaflosigkeit: Regelmäßige Zubettgehzeiten einhalten. Temperatur im Schlafzimmer etwa 16-20 Grad, nicht wärmer. Vor dem Schlafen füttern und nicht bis zur letzten Minute herumtoben.
Ältere Kinder, die müde wirken, dann aber aufgekratzt sind und mehrfach nachts erwachen, früher ins Bett schicken. Dafür die Zubettgehzeit über etwa 3 Tage täglich um 15 Minuten vorziehen. Späte Mahlzeiten vermeiden, ein warmes, entspannendes Bad bereiten.

Zahnungsbeschwerden: *Calc. fluor.* und *Calc. phos.* oder Mineralstoffkombination R (Seite 227) während der Zahnung geben.

Windelausschlag: Haut mit verdünnter Calendula-Hypericum-Tinktur (je 10 Tropfen Tinktur auf 1 Liter abgekochtes, abgekühltes Wasser) waschen, gut trocknen lassen und mit Calendula-Salbe (Seite 227) eincremen. Windeln häufiger wechseln.

Fieber: Gesicht, Arme, Beine und Körper des Kindes mit einem lauwarmen, feuchten Schwamm abwaschen und trockentupfen. Alle 2 Stunden bis zu 6mal. Viel zu trinken geben.

Besser	Schlimmer	Mittel und Dosis
• Leichter Druck auf den Bauch • Wärme und Schlaf • Abgehende Winde	• Essen • Gegen 16 Uhr	**Colocynthis – Seite 94** C6 alle 5 Minuten bis zu 10mal
• Wärme • Leichter Druck auf den Bauch	• Liegen auf der rechten Seite • Nachts und Berührung • Nach Entkleiden • Verkühlung des Magens	**Mag. phos. – Seite 134** C6 alle 5 Minuten bis zu 10mal
• Ruhe • Kühle Luft • Kalte Umschläge	• Geräusche und helles Licht • Morgens • Gegen 21 Uhr und 3 Uhr morgens	**Bryonia – Seite 88** C6 alle 5 Minuten bis zu 10mal
• Bewegung, besonders rhythmische	• Hitze • Nach Aufstoßen • Nachts	**Chamomilla – Seite 134** C6 alle 5 Minuten bis zu 10mal

Schlafstörungen

Beschwerden	Symptome	Ursachen/Auslöser
Mit Reizbarkeit und Wut bei Babys	❑ Augen im Schlaf halboffen ❑ Murmelt und stöhnt im Schlaf ❑ Schläft oft nur beim Umhertragen oder Fahren (Kinderwagen, Auto) ein	• Ärger, Wut • Zahnen
Mit Überdrehtheit bei älteren Kindern	❑ Überdreht, findet nicht zur Ruhe ❑ Bei Erwachen aufgekratzt, spielt sofort mit seinen Spielsachen	• Zuviel Anregung, Überdrehtheit

Zahnungsbeschwerden

Beschwerden	Symptome	Ursachen/Auslöser
Eine Wange rot, die andere blaß	❑ Reizbar und wütend ❑ Kind läßt sich nur durch Umhertragen und Fahren beruhigen ❑ Kind reagiert sehr aufgebracht und wütend, wenn es abgesetzt oder ins Bett gelegt wird ❑ Wunder, entzündeter Gaumen, sehr berührungsempfindlich ❑ Nervöser Durchfall durch Schmerzen	• Zahnungsschmerzen
Heißes rotes Gesicht mit weitgeöffneten Pupillen	❑ Unruhig ❑ Sichtbar hoßes Fieber ❑ Geschwollene Gaumen und Zahnfleisch ❑ Heißer, trockener Mund	• Entzündetes Zahnfleisch • Plötzlicher Beginn
Zahnen mit extremen Schmerzen	❑ Kind ist durch die starken Schmerzen völlig verängstigt ❑ Wundes, entzündetes Zahnfleisch ❑ Unruhig ❑ Wälzt sich im Schlaf umher	• Plötzlicher Beginn

Windelausschlag

Beschwerden	Symptome	Ursachen/Auslöser
Trockener, roter, fleckiger Ausschlag	❑ Eventuell ohnehin trockene Haut ❑ Haut im Windelbereich trocken, rot und empfindlich	• Empfindliche Haut mit starken Reaktionen auf die Keime im Windelbereich
Ausschlag mit kleinen Bläschen	❑ Sehr starker Juckreiz ❑ Bläschen im Windelbereich ❑ Unruhe	• Allergische Reaktion auf Wasch- und Pflegemittel

Besser	Schlimmer	Mittel und Dosis
• Umhertragen, Umherfahren • Warmes, feuchtes Wetter	• Überhitzung • Kaltes, windiges Wetter • Nach Aufstoßen • Ab 21 Uhr, nachts	**Chamomilla – Seite 134** C30 alle 30 Minuten, 1 Stunde vor dem Zubettgehen beginnen. Erwacht das Kind, erneut C30 alle 30 Minuten bis zu 10mal
• Wärme • Liegen	• Zuviel Aufregung • Schlafen bei Zugluft • Geräusche • Kälte • Starke Gerüche	**Coffea – Seite 125** C6 alle 30 Minuten, 1 Stunde vor dem Zubettgehen beginnen. Erwacht das Kind, erneut C6 alle 30 Minuten bis zu 10mal
• Umhertragen und Fahren	• Ärger • Hitze • Frische Luft • Ab 21 Uhr, nachts	**Chamomilla – Seite 134** C30 alle 30 Minuten, bei starken Schmerzen häufiger, bis zu 10mal
• Wärme	• Erschütterung, Bewegung, Licht und Geräusche • Druck auf das Zahnfleisch • Liegen • Nachts	**Belladonna – Seite 86** C30 alle 30 Minuten, bei starken Schmerzen häufiger, bis zu 10mal
• Frische Luft	• Warme Räume • Liegen auf der schmerzhaften Seite • Abends und nachts	**Aconitum – Seite 82** C30 alle 30 Minuten, bei starken Schmerzen häufiger, bis zu 10mal
• Frische Luft • Wärme und Trockenheit	• Schwitzen durch zu dicke Kleidung • Waschen • Hitze und Überhitzung	**Sulfur – Seite 76** C6 4mal täglich bis zu 5 Tage
• Lagewechsel • Wärme und Trockenheit	• Nach Entkleiden	**Rhus tox. – Seite 108** C6 4mal täglich bis zu 5 Tage

Bettnässen

Beschwerden	Symptome	Ursachen/Auslöser
Bettnässen beim Träumen	❑ Einnässen beim Träumen, auch bei Alpträumen	• Zentralnervöse Kontrolle der Blasenmuskulatur noch nicht voll ausgereift (siehe Seite 214)
Bettnässen gleich nach dem Einschlafen	❑ Oft bei begeisterungsfähigen, extrovertierten Kindern, denen alles sehr nahegeht, mit großer Empfindsamkeit und ausgeprägtem Gerechtigkeitssinn	• Husten • Seelische Belastung • Tod eines geliebten Menschen • Schwerer Schrecken
Fieber		
Fieber mit Angst und Unruhe	❑ Eine Wange rot, die andere blaß oder beide rot, nach Aufsitzen/Aufstehen beide blaß ❑ Ängstlich und sehr unruhig ❑ Großer Durst, oft auf kaltes Wasser	• Kalter, trockener Wind • Plötzlicher Beginn
Heißes rotes Gesicht mit starren Pupillen	❑ Hohes Fieber mit hämmerndem Puls, oft sichtbar pulsierende Schläfenarterien ❑ Haut trocken und heiß	• Plötzlicher Beginn
Fieber im Frühstadium einer Infektion	❑ Rote Wangen ❑ Schwacher, schneller Puls ❑ Reichlich Schwitzen ❑ Zittern und Schüttelfrost ❑ Pochende Kopfschmerzen	• Langsamer Beginn
Fieber mit Frösteln und Brennen	❑ Unruhig und verängstigt ❑ Frösteln und Erschöpfung ❑ Brennende Gliederschmerzen ❑ Durst auf warme Getränke, trinkt viele, kleine Schlucke	• Infektion, besonders Magen-Darm-Infektion
Mittelohrentzündung		
Mit Schwellung der Halsdrüsen	❑ Eventuell Sekret aus dem Ohr ❑ Schmerzen und Völlegefühl im Ohr ❑ Geschwollene Halsdrüsen ❑ Oft bei eher dicklichen, schlaffen Kindern	• Zugluft oder kalter Wind
Mit dickem, klebrigem Sekret	❑ Dickes, klebriges Sekret aus den Nebenhöhlen rinnt rückwärts in den Hals ❑ Schmerzen oder Völlegefühl im Ohr ❑ Dumpfe Schmerzen oder Druck im Bereich der Nasenwurzel	• Anfälligkeit für Schnupfen

Besser	Schlimmer	Mittel und Dosis
• Nickerchen	• Liegen auf der rechten Seite • Bewegung • Druck • Berührung	**Equisetum – Seite 128** C6 1mal täglich direkt vor dem Schlafengehen bis zu 14 Nächte
• Warmes, feuchtes Wetter	• Kaltes, trockenes Wetter • Süßigkeiten	**Causticum – Seite 123** C6 1mal täglich direkt vor dem Schlafengehen bis zu 14 Nächte
• Frische Luft	• Warme Räume • Tabakrauch • Gegen Mitternacht	**Aconitum – Seite 82** C30 stündlich bis zu 10mal
• Stehen oder aufrechtes Sitzen • Wärme	• Erschütterung und Bewegung • Licht, Geräusche und Druck • Liegen auf der rechten Seite • Nachts	**Belladonna – Seite 86** C30 stündlich bis zu 10mal
• Kalte Kopfumschläge • Leichte Bewegung	• Erschütterung, Bewegung, Berührung • Liegen auf der rechten Seite • Überhitzung	**Ferrum phos. – Seite 98** C30 stündlich bis zu 10mal
• Bettwärme • Kalte Kopfkompressen • Warme Getränke • Liegen mit erhöhtem Kopf	• Geruch und Anblick von Essen • Kalte Speisen und Getränke • Kaltes, windiges Wetter • Zwischen Mitternacht und 2 Uhr morgens	**Ars. alb. – Seite 52** C6 stündlich bis zu 10mal
• Leichte Verstopfung • Liegen auf der erkrankten Seite	• Anstrengung • Zwischen 2 und 3 Uhr morgens	**Calc. carb. – Seite 54** C6 3mal täglich bis zu 14 Tage
• Wärme	• Morgens • Heißes Wetter	**Kalium bi. – Seite 103** C6 3mal täglich bis zu 14 Tage

Erste Hilfe

Homöopathische Mittel können bei Unfällen und Notfällen eine wichtige Rolle spielen, besonders bei kleineren Fleischwunden. Sie lindern die Schmerzen, beruhigen die Seele und beschleunigen den Heilungsprozeß.
Bei kleinen alltäglichen Verletzungen richten Sie sich bitte nach den folgenden Empfehlungen. Handelt es sich dagegen um einen schwereren Unfall, sofort ärztliche Hilfe suchen/rufen und alle 5 Minuten *Arnica* C30 oder Bach-Blüten-Notfall-Tropfen geben, bis der Arzt/Rettungssanitäter erreicht ist/eintrifft.

Die Hausapotheke

An einem kühlen, dunklen, trockenen Ort halten sich homöopathische Mittel jahrelang. Wichtig: Kindersicher verwahren!

Erste-Hilfe-Mittel
Dosis: Bei starken Beschwerden C30, bei leichteren Beschwerden C6 geben. 1 Dosis = 1 Tablette, 5 Tropfen, 5 Globuli oder 1 Messerspitze Pulver (für Babys, Kinder und Erwachsene geeignet). Vor dem Einnehmen den Mund kurz mit Wasser ausspülen.

Folgende Mittel für den Notfall bereithalten:
- **Arnica** C6, C30
Arnica ist das wichtigste Erste-Hilfe-Mittel, erhältlich als Tropfen, Tabletten, Globuli, Pulver, Tinktur und als Salbe. Stärkt die Nerven, verringert Schwellungen und beschleunigt die Heilung.

Erste Hilfe im Notfall

Schnitt- / Schürfwunden	Symptome	Mittel und Dosis
Bei offenen Wunden besteht die Gefahr einer Infektion. Häufig gleichzeitige Prellung, etwa bei Schürfwunden durch Sturz.	❑ Wunde mit starkem Bluterguß durch Prellung	**Arnica – Seite 85** C30 alle 2 Stunden bis zu 6mal, danach 3mal täglich bis zu 3 Tage 
Allgemeine Maßnahmen • Wunde vorsichtig, aber gründlich mit einem sterilen Baumwolltuch und verdünnter Calendula-Hypericum-Tinktur (Seite 227) säubern • Calendula-Salbe auftragen • Kleinere Wunden mit einer sterilen Mullauflage bedecken, 2mal täglich kontrollieren, dabei jedesmal Salbe auftragen	❑ Wunde gefühllos und kalt ❑ Besser durch kalte Umschläge	**Ledum – Seite 105** C6 alle 2 Stunden bis zu 6mal, danach 3mal täglich bis zu 3 Tage 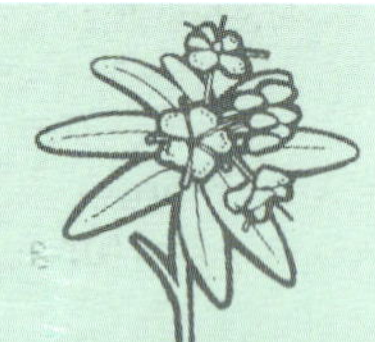
	❑ Schmerzen schießen die Nervenbahnen entlang	**Hypericum – Seite 102** C30 alle 2 Stunden bis zu 3 Tage 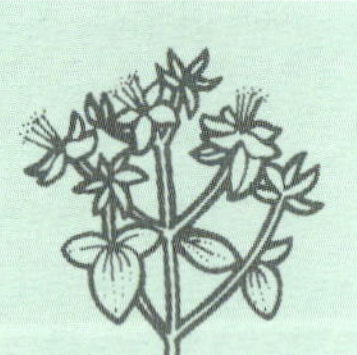
Verbrennungen und Verbrühungen		
Leichte Verbrennungen/Verbrühungen (1. Grades) sind sehr schmerzhaft. Berührung vermeiden. Allgemeine Maßnahmen • Die Wunde unter fließendem kaltem Wasser (nicht eiskalt) kühlen, bis der Schmerz nachläßt • Brennesselsalbe auftragen	❑ Eventuell Bläschenbildung ❑ Stechende, brennende Schmerzen ❑ Besser durch kalte Umschläge	**Arnica – Seite 85** C30 alle 15 Minuten bis zu 3mal 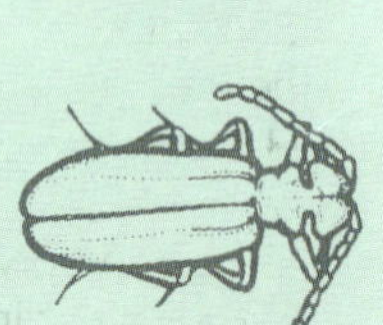 Danach **Cantharis – Seite 107** C30 alle 15 Minuten bis zu 6mal
Achtung Bei Verbrennungen, die größer sind als eine Handfläche, sowie bei tieferen Verbrennungen stets sofort zum Arzt!	❑ Anhaltende stechende Schmerzen	**Urtica – Seite 111** C6 alle 15 Minuten bis zu 10mal 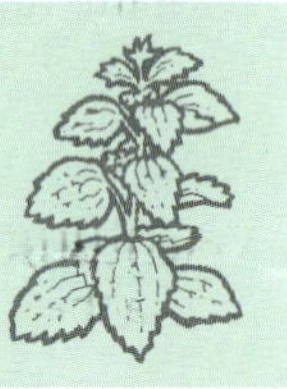

- **Apis** C30 (während der Schwangerschaft nicht in Potenzen unter C30 nehmen!)
- **Bryonia** C30
- **Cantharis** C6, C30
- **Euphrasia** C6
- **Glonoinum** C30
- **Hypericum** C30
- **Ledum** C6
- **Nux vomica** C 6
- **Phosphorus** C 6
- **Rhus tox.** C6
- **Ruta** C6
- **Silicea** C6
- **Tabacum** C6
- **Urtica** C6

Salben
Homöopathische und pflanzliche Salben unterscheiden sich nicht sehr, beide werden aus Urtinkturen hergestellt, freiverkäuflich in der Apotheke erhältlich.

- **Arnica**-Salbe (nicht für offene Wunden)
- **Calendula-** oder Ringelblumensalbe
- **Urtica-** oder Brennesselsalbe

Tinkturen
Homöopatische und pflanzliche Tinkturen unterscheiden sich kaum, sie sind in der Apotheke freiverkäuflich erhältlich.

- **Arnica**-Tinktur (nicht für offene Wunden)
- **Calendula**-Tinktur
- **Hypericum**-Tinktur

Für eine Calendula-Hypericum-Lösung je 10 Tropfen auf 1 Liter abgekochtes, abgekühltes Wasser geben.

- **Euphrasia**-Tinktur (niemals unverdünnt verwenden)

Für eine Euphrasia-Lösung je 10 Tropfen auf 1/2 Liter abgekochtes, abgekühltes Wasser geben.

- **Pyrethrum**-Tinktur (aus der Wurzel von *Anacyclus officinarum,* nur als Sonderanfertigung erhältlich, etwa von DHU

Bach-Blüten-Notfall-Tropfen
Ein wichtiges Mittel zur Heilung des seelischen und körperlichen Traumas (»Schreck«-Tropfen) unmittelbar nach einer Verletzung. 5 Tropfen auf ein Glas Wasser geben, schluckweise trinken. Oder 1 verdünnten Tropfen direkt auf die Zunge geben, nach Bedarf wiederholen. In Deutschland nur auf Privatrezept erhältlich. In Österreich als gebrauchsfertige Tropfenmischung in Apotheken frei erhältlich (1 Dosis = 10 Tropfen direkt auf die Zunge).

Erste Hilfe im Notfall

Insektenstiche

Insektenstiche	Symptome	Mittel und Dosis
Insektenstiche verursachen Schmerzen, Schwellungen und manchmal Infektionen.	❑ Stich geschwollen, eventuell blutunterlaufen und schmerzhaft	**Arnica – Seite 85** C30 alle 5 Minuten bis zu 10mal 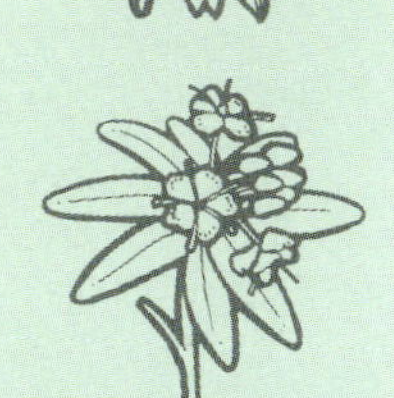 Danach **Ledum – Seite 105** C6 3mal täglich bis zu 3 Tage 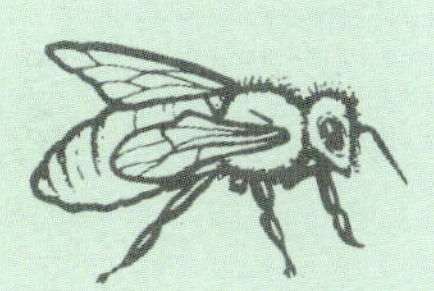
Allgemeine Maßnahmen • Stachel vorsichtig mit steriler Metallpinzette (kurz über Feuerzeug halten, abkühlen lassen) entfernen • Pyrethrum- (oder Calendula-) Tinktur auftragen **Achtung** Bei Stichen in Mundhöhle und Rachen sofort mit eiskaltem Wasser spülen, Eis zu lutschen geben und/oder Eismanschette um den Hals legen. Arzt!!	❑ Stich heiß, rot und geschwollen	**Apis – Seite 84** C30 alle 15 Minuten bis zu 6mal 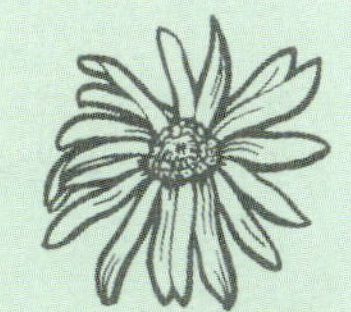

Nasenbluten

Nasenbluten	Symptome	Mittel und Dosis
Meist Folge von Verletzung oder heftigem Naseputzen/Niesen.	❑ Nasenbluten nach Verletzung	**Arnica – Seite 85** C6 alle 2 Minuten bis zu 10mal
Allgemeine Maßnahmen • Setzen, Kopf nach vorne beugen, nasses, kaltes Handtuch in den Nacken oder (nur für ältere Schulkinder und Erwachsene) die Nasenlöcher in der unteren Häfte für 10 Minuten fest zusammendrücken, dann Druck langsam lösen **Achtung** Bei anhaltender Blutung Arzt!	❑ Nasenbluten durch heftiges Nasenputzen/ Niesen	**Phos. – Seite 66** C6 alle 2 Minuten bis zu 10mal 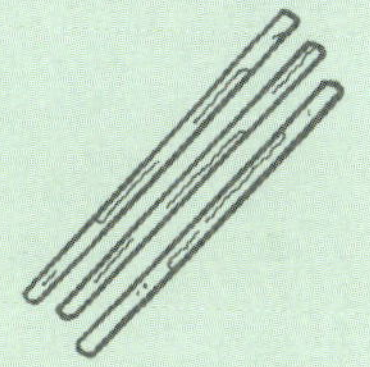

Erste Hilfe im Notfall

Hitzschlag	Symptome	Mittel und Dosis
Ist die Folge zu großer Flüssigkeitsverluste bei heißem oder feuchtheißem Wetter. Der Körper überhitzt sich. Allgemeine Maßnahmen • Den Patienten im Schatten/kühlen Raum lagern. • Möglichst Salzwasser in kleinen Schlucken verabreichen (1 Teelöffel Salz auf 1 Liter Wasser).	❑ Schwere Kopfschmerzen, schlimmer durch leichteste Bewegung ❑ Übelkeit	**Bryonia – Seite 88** C30 alle 5 Minuten bis zu 10mal 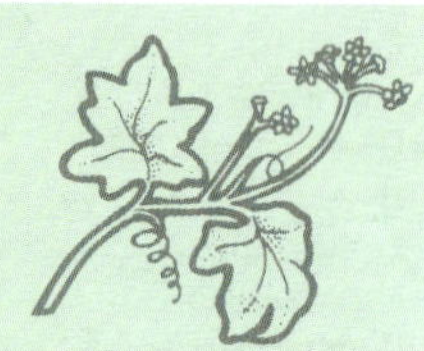
	❑ Pochende, berstende Kopfschmerzen ❑ Heißes Gesicht ❑ Schweißbedecktes Gesicht	**Glonoinum – Seite 129** C30 alle 5 Minuten bis zu 10mal 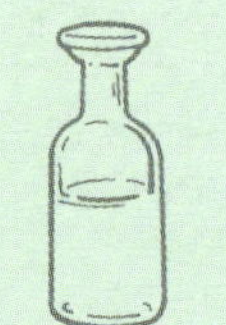
Reisekrankheit		
Durch die Bewegungen von Auto, Zug, Schiff und Flugzeug wird der Gleichgewichtssinn im Innenohr gestört, die typischen Reisebeschwerden sind die Folge. Kinder sind besonders anfällig. **Hinweis:** Zur Vorbeugung die Mittel bereits 1 Stunde vor der Abfahrt einnehmen.	❑ Übelkeit ❑ Schwindel mit Ohnmachtsneigung ❑ Frösteln ❑ Schwitzen ❑ Gefühl wie von einem engen Band um den Kopf ❑ Schlimmer durch Tabakrauch	**Tabacum – Seite 138** C6 alle 15 Minuten bis zu 10mal 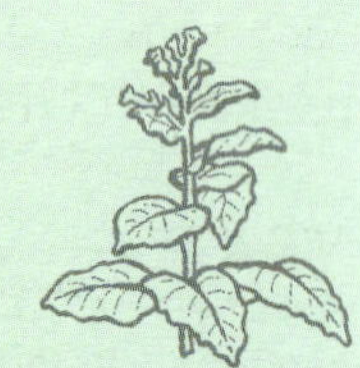
	❑ Unwohlsein und Übelkeit ❑ Frösteln ❑ Kopfschmerzen im Hinterkopf oder über einem Auge ❑ Schlimmer durch Essen, Tabakrauch und Kaffee	**Nux vomica – Seite 74** C6 alle 15 Minuten bis zu 10mal 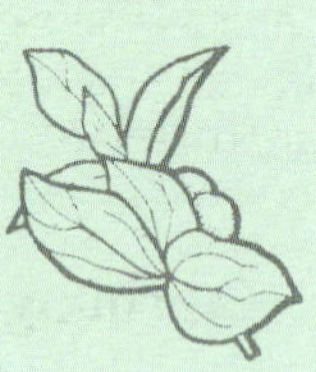
Splitter		
Weil Splitter die Haut verletzten, besteht Infektionsgefahr. Allgemeine Maßnahmen • Splitter mit einer sterilen Metallpinzette (kurz über Feuerzeug halten, abkühlen lassen) vorsichtig entfernen. **Hinweis:** Wenn kein Tetanus-Schutz besteht, zum Arzt.	❑ Stechende, brennende Schmerzen ❑ Warme Umschläge helfen eventuell, den Splitter an die Oberfläche zu bringen	**Silicea – Seite 72** C6 4mal täglich bis zu 14 Tage 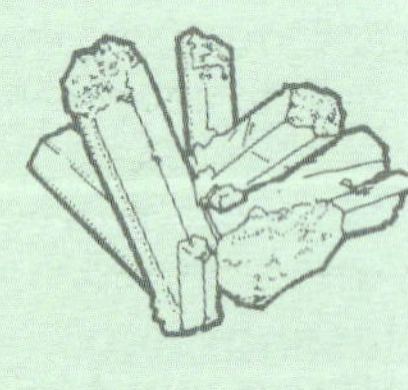
Blasen		
Flüssigkeitsgefüllte Blasen sind meist Folge von Reibung oder Verbrennung. Allgemeine Maßnahmen • Blasen niemals aufstechen! • Wenn die Blase von selbst aufgeht, Wunde in verdünnter Calendula-Hypericum-Tinktur (siehe Seite 227) baden.	❑ Blasen brennend und juckend ❑ Besser durch kalte Umschläge	**Cantharis – Seite 107** C6 4mal täglich, bis die Schmerzen nachlassen 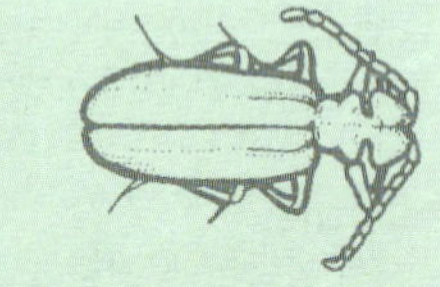
	❑ Extremer Juckreiz, Blasen rot und geschwollen	**Rhus tox. – Seite 108** C6 4mal täglich, bis die Schmerzen nachlassen 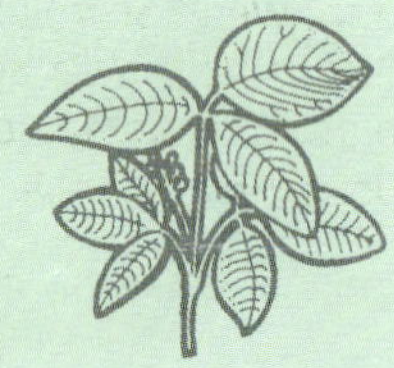

Erste Hilfe im Notfall

Augenverletzungen	Symptome	Mittel und Dosis
Das Äußere des Auges ist sehr verletzungsanfällig, etwa durch Fremdkörper oder Schlagverletzungen. Allgemeine Maßnahmen • Staub- und Sandkörner u.ä. vorsichtig unter fließendem kaltem Wasser auswaschen • Augen zur Infektionsvorbeugung in verdünnter (!) Calendula-Hypericum-Tinktur (siehe Seite 227) baden • Bei anhaltenden Schmerzen nach Entfernung eines Fremdkörpers alle 4 Stunden ein Augenbad mit verdünnter (!) Euphrasia-Tinktur (siehe Seite 227). Achtung Alle Augenverletzungen von einem Arzt untersuchen lassen. Bei Verätzung durch Chemikalien oder bei eingedrungenem Metallsplitter o.ä. sofort Notarzt (Tel. 112)!	❑ Sichtbare Prellung um das Auge direkt nach der Verletzung ❑ Veilchen	**Arnica – Seite 85** C6 alle 2 Stunden bis zu 4mal 
	❑ Veilchen ❑ Anhaltende Schmerzen besser durch kalte Kompressen	**Ledum – Seite 105** C6 alle 2 Stunden bis zu 10mal 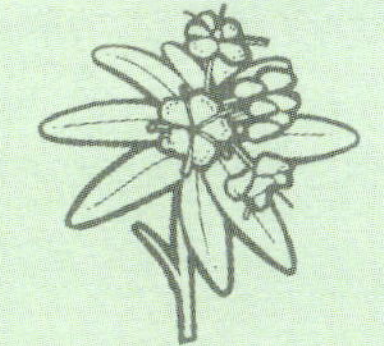
	❑ Anhaltende Schmerzen nach Entfernung eines Fremdkörpers	**Euphrasia – Seite 97** C6 alle 2 Stunden bis zu 3mal 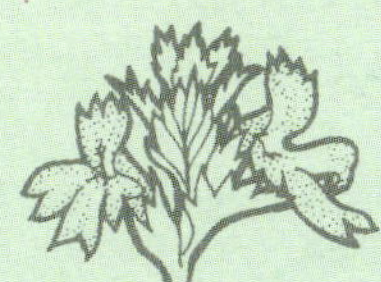

Verstauchungen und Zerrungen	Symptome	Mittel und Dosis
Bei Verstauchungen handelt es sich um Überdehnungen der Bänder und Sehnen, die die Gelenke zusammenhalten, bei Zerrungen werden die Muskeln überdehnt. Symptome: Schwellung, Steifheit und Schmerzen beim Bewegen der verletzten Glieder. Allgemeine Maßnahmen • Verletzte Glieder bequem lagern • Zum Abschwellen eine kalte Kompresse, getränkt mit 10 Tropfen Arnica-Tinktur, auflegen • Bei Knöchelverletzungen Arnica-Salbe auftragen und feste Bandage anlegen. Achtung Bei schweren Verletzungen und, wenn Schmerzen und Schwellung trotz Selbstbehandlung nicht nachlassen, umgehend zum Arzt.	❑ Überdehnung von Sehnen und Bändern ❑ Schmerzen und Steifheit	**Arnica – Seite 85** C30 alle 30 Minuten bis zu 10mal Danach **Ruta – Seite 109** C6 4mal täglich, bis Schmerzen und Steifheit nachlassen 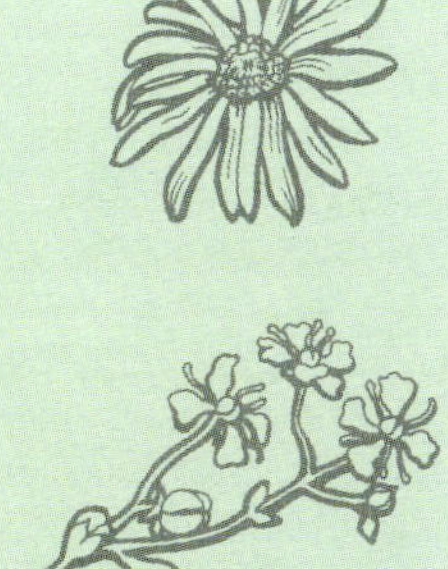
	❑ Muskelzerrung ❑ Gelenke heiß und geschwollen ❑ Schmerzen am Anfang von Bewegung sehr stark, bei anhaltender Bewegung nachlassend	**Arnica – Seite 85** C30 alle 30 Minuten bis zu 10mal 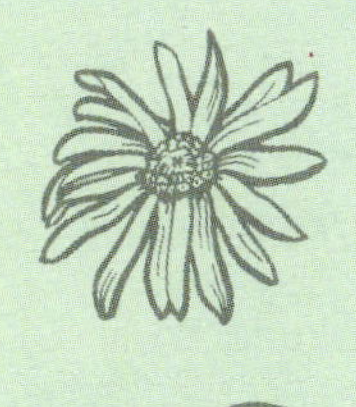 Danach **Rhus tox. – Seite 108** C6 4mal täglich, bis Schmerzen und Steifheit nachlassen 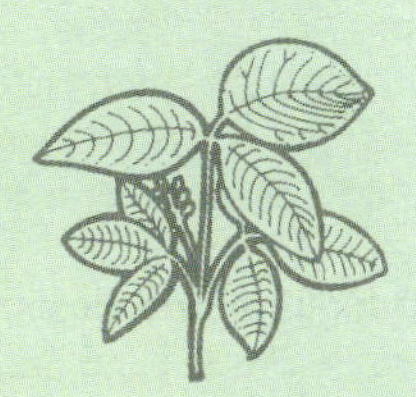

Ernährung, Nahrungsergänzung und andere hilfreiche Mittel

Viele Erkrankungen lassen sich durch Umstellung der Ernährung, zusätzliche Nährstoffe und andere Mittel verhindern oder bessern. Unter der Überschrift »Selbsthilfe« wurden im Kapitel »Mittel für alltägliche Beschwerden« jeweils Vitamine, Mineralstoffe, Spurenelemente und Schüßler-Salze sowie homöopathische und pflanzliche Salben und Tinkturen empfohlen.
In diesem Kapitel werden nun Details über die Herkunft, Wirkung, Anwendungsgebiete und Dosierung dieser Mittel beschrieben sowie noch einige neue hilfreiche Mittel vorgestellt.

ERNÄHRUNG UND NAHRUNGSERGÄNZUNG

Eine ausgewogene Ernährung enthält gewöhnlich genug Nährstoffe, die unser Körper im Alltag braucht. Im Krankheitsfall kann es jedoch sein, daß der Körper von bestimmten Nährstoffen mehr als üblich benötigt. Dieser Bedarf kann durch eine erhöhte Aufnahme bestimmter Nahrungsmittel und/oder durch zusätzliche Nährstoff-Präparate gedeckt werden. Die folgenden Dosierungsempfehlungen beziehen sich auf bestimmte Krankheiten, sie entsprechen nicht der empfohlenen durchschnittlichen Tagesdosis für gesunde Menschen, sondern kommen hinzu.

Wichtige Hinweise

- Niemals mehr als die empfohlene Dosis einnehmen. Das gilt für alle Ergänzungen. Die Dosierungsempfehlungen in den Beipackzetteln unterscheiden sich oft stark. Lesen Sie aufmerksam, und fragen Sie im Zweifel Ihren Arzt oder Apotheker.
- Die übermäßige Einnahme wasserlöslicher Vitamine wie B-Komplex und C wird über den Urin ausgeschieden. Dagegen lagern sich fettlösliche Vitamine, nämlich A, D, E und K, im Gewebe ein und können dort Schäden verursachen.
- Wenn nicht anders angegeben, gelten die Dosierungsempfehlungen *nicht* für Kinder.
- Nahrungsergänzungen während der Schwangerschaft, besonders in den ersten 14 Schwangerschaftswochen, und während der Stillzeit nur nach Absprache mit dem Arzt einnehmen.
- Wenn nicht anders angegeben, die Mittel zunächst einen Monat in der empfohlenen Dosis einnehmen. Zeigt sich eine Besserung, die Einnahme einen weiteren Monat fortsetzen, und zwar jeweils von Montag bis Freitag. Danach aufhören und das weitere Vorgehen mit dem Arzt besprechen.

Acidophilus

Vorkommen: Lebende Joghurtkulturen.
Wirkung: Wichtige Bakterien zur Wiederherstellung der Magen-Darm- und Vaginalflora, besonders bei Durchfall und Fluor nach Antibiotikabehandlung.
Indikation und Dosis: Bei Durchfall und Fluor nach Packungsbeilage. Kinder erhalten meist die Hälfte der Erwachsenendosis.
Vorsicht: Langzeiteinnahme kann schädlich sein. Nach 1 Monat nur noch Montag bis Freitag einnehmen, spätestens nach 3-4 Monaten das Mittel absetzen.

Beta-Karotin

Wirkung: Vorkommen und Wirkung wie Vitamin A (siehe dort).
Indikation und Dosis: Hilfreich bei Chronischem Müdigkeitssyndrom. Tagesdosis: 4500 Mikrogramm.
Vorsicht: Frauen mit Kinderwunsch, Schwangere und stillende Mütter sollten Beta-Karotin nur unter ärztlicher Konstrolle einnehmen.

Bioflavonoide

Vorkommen: Vitamin-C-haltige Lebensmittel wie rohes Obst und Gemüse, besonders Zitrusfrüchte, neue Kartoffeln, sowie Niere und Leber.
Wirkung: Steigert die Vitamin-C-Aufnahme und stärkt die Abwehr gegen Viren.
Indikation und Dosis: Wunde Lippen, Lippenbläschen, Niedergeschlagenheit, Reizbarkeit, ärgerliche Verstimmtheit, starke Menstruation und Krampfadern. Dosis nach Packungsbeilage.

Biotin

Vorkommen: Milchprodukte, Vollkorngetreide, Sojabohnen, Erdnüsse, Eigelb und Fleisch.
Wirkung: Notwendiges Stoffwechselenzym. Pilzhemmend.
Indikation und Dosis: Niedergeschlagenheit und Schlaflosigkeit. Tagesdosis: 200 Mikrogramm.

Calcium

Vorkommen: Milch, Hartkäse, Sesamsamen, Vollkornbrot, Spinat, Petersilie, Ölsardinen, Bohnen, Brokkoli, Mandeln und hartes Wasser.
Wirkung: Wichtiger Baustein für Knochen, Zähne, Muskeln, Nerven und Blut. Erhöhter Bedarf in Wachstumsalter, Schwangerschaft, Stillzeit und in höherem Alter zur Osteoporosevorbeugung.
Indikation und Dosis: Angst, ärgerliche Verstimmtheit, Wadenkrämpfe in der Schwangerschaft, starke oder schmerzhafte Menstruation, Prostatavergrößerung und Rheuma. Tagesdosis: 500 Milligramm; zur Osteoporosevorbeugung nach der Menopause: 1000 Milligramm.
Vorsicht: Während der Schwangerschaft nur unter ärztlicher Kontrolle einnehmen.

Dorschleberöl

Vorkommen: Leber vom Dorsch (Kabeljau).
Wirkung: Liefert Vitamin A und D.
Indikation und Dosis: Arthritis. Dosis nach Packungsbeilage.

Eisen

Vorkommen: Fisch, Ei, Leber, rotes Fleisch, Hülsenfrüchte, Hafer, Gerste, Weizen und Vollkornbrot, grünes Gemüse, Nüsse und Samen.
Wirkung: Wichtiger Baustein für die Bildung des roten Blutfarbstoffs Hämoglobin, der für die Sauerstoffversorgung des Gewebes zuständig ist. Schützt vor Anämie.
Indikation und Dosis: Erkältungskrankheiten einschließlich Mandel- und Nasennebenhöhlenentzündung, Müdigkeit und Erschöpfung, Chronisches Müdigkeitssyndrom, Haarausfall, starke Menstruation, Knochen- und Glenkentzündung, unruhige Beine. Tagesdosis: bis zu 14 Milligramm.
Vorsicht: Bei Verstopfung durch Eisenpräparate auf ein flüssiges pflanzliches Stärkungsmittel mit hohem Eisengehalt umsteigen.

Fischöl

Vorkommen: Fisch, besonders fetter Fisch wie Makrele.
Wirkung: Stärkt die Zellwände; entzündungshemmend.
Indikation und Dosis: Chronisches Müdigkeitssyndrom. Dosis nach Packungsbeilage.
Vorsicht: Bei Bluterkrankungen nur unter ärztlicher Kontrolle einnehmen.

Folsäure

Vorkommen: Leber, Nieren, Spinat, Brokkoliröschen, Spargel, Rote Bete, Blattsalate, Fenchel, Grünkohl, Avocados, Nüsse, Weizenkeime.
Wirkung: Wichtig für die Ausbildung und Funktion des Nervensystems und der Blutzellen; enge Beziehung zu Vitamin B_{12}.
Indikation und Dosis: Depression, Durchfall, Schlaflosigkeit und unruhige Beine. Tagesdosis: bis zu 400 Mikrogramm.
Vorsicht: Nicht für Epileptiker und Frauen mit einem östrogenabhängigen Brusttumor. Nicht länger als 1 Monat ohne gleichzeitige Vitamin-B_{12}-Zufuhr einnehmen.

Grüner Muschel-Extrakt

Vorkommen: Grünlippige Muscheln aus Neuseeland.
Wirkung: Lindert schmerzhafte Entzündungen im Gelenkbereich.
Indikation und Dosis: Knochen- und Gelenkentzündung, Tagesdosis nach Packungsbeilage.

Kalium

Vorkommen: Sojamehl, Obst, Gemüse, Milch, Rindfleisch und Vollkorngetreide.
Wirkung: Wichtig für die Nerven- und Muskelfunktion sowie den Wasserhaushalt.
Indikation und Dosis: Krämpfe in der Schwangerschaft, Depression und Kopfschmerzen. Tagesdosis: bis zu 900 Milligramm. Auch als Kochsalzersatz erhältlich und wie Kochsalz zu verwenden.
Vorsicht: Während der Schwangerschaft nur unter ärztlicher Kontrolle.

Kelp

Vorkommen: Seetang
Wirkung: Enthält Jod, wichtig für die Schilddrüsenfunktion.
Indikation und Dosis: Knochen- und Gelenkentzündung. Tagesdosis: Packungsbeilage.

Knoblauch

Vorkommen: Knoblauchknolle, auch als geruchsneutrale Kapseln erhältlich.
Wirkung: Stärkt die Abwehr gegen Bakterien und Pilze, senkt den Blutdruck und die Cholesterinwerte.
Indikation und Dosis: Infektionen wie Halsentzündung. Tagesdosis: Maximaldosis nach Packungsbeilage.

Kupfer

Vorkommen: Nieren, Leber, Nüsse, Schalentiere, Kakao, Steinobst und Wasser.
Wirkung: Wichtig für Blutbildung und Knochenwachstum.
Indikation und Dosis: Bei Knochen- und Gelenkentzündung sowie Chronischem Müdigkeitssyndrom den Arzt nach einem geeigneten Präparat fragen. Die meisten Menschen nehmen mit der Nahrung und dem Wasser (Wasserleitungen aus Kupfer) genug Kupfer zu sich.
Vorsicht: Bei Depression und Niedergeschlagenheit Kupferaufnahme reduzieren.

Lecithin

Vorkommen: Sojabohnen, pflanzliches Öl, Keimöl, Nüsse, Weizenkeime, Eigelb, Leber.
Wirkung: Emulgiert Fette.
Indikation und Dosis: Prostatavergrößerung. Tagesdosis: 1,2 Gramm.

Lysin

Vorkommen: Eiweiß, vor allem tierisches Eiweiß.
Wirkung: Zuständig für den Transport von Fettsäuren zu den Gewebezellen.
Indikation und Dosis: Wunde, trockene Lippen, Lippenbläschen. Tagesdosis: höchstens 1,2 Gramm.
Vorsicht: Kann die Cholesterin- und Triglyzeridwerte im Blut erhöhen.

Magnesium

Vorkommen: Sojabohnen, Garnelen, grünes Gemüse, hartes Wasser, Vollkorngetreide und Nüsse.
Wirkung: Wichtig für den Kohlenhydrat- und Eiweißstoffwechsel.
Indikation und Dosis: Angst, Depression, Chronisches Müdigkeitssyndrom, Reizbarkeit und ärgerliche Verstimmtheit, Verstopfung, Muskelkrämpfe, Krämpfe in der Schwangerschaft, Heuschnupfen und allergischer Schnupfen, Menstruationsschmerzen, Prostatavergrößerung und Rheuma. Tagesdosis: bis zu 300 Milligramm.
Vorsicht: Während der Schwangerschaft nur unter ärztlicher Kontrolle einnehmen.

Mangan

Vorkommen: Nüsse, schwarzer Tee, Vollkorngetreide und Gemüse.
Wirkung: Wichtig für Wachstum und Nervensystem sowie für den Fett-, Mineral- und Hormonstoffwechsel. Schützt vor Fruchtbarkeitsstörungen und angeborenen Fehlbildungen.
Indikation und Dosis: Chronisches Müdigkeitssyndrom, Krämpfe in der Schwangerschaft sowie Knochen- und Gelenkentzündung. Tagesdosis: bis zu 500 Milligramm.
Vorsicht: Während der Schwangerschaft nur unter ärztlicher Kontrolle einnehmen.

Multivitamin- und Mineralstoffpräparate

Vorkommen: Alle Nahrungsmittel.
Wirkung: Füllt die wichtigsten Vitamin- und Mineralstoffreserven wieder auf.
Indikation und Dosis: Ausbleibende Menstruation, Müdigkeit, Erkältungsneigung und PMS. Tagesdosis: zusätzlich nicht mehr als je 25 Milligramm der Vitamine B_1, B_5 und B_6.

Nachtkerzenöl

Vorkommen: Nachtkerze (*Oenothera biennis*).
Wirkung: Stärkt die Zellwände; entzündungshemmend.
Indikation und Dosis: Chronisches Müdigkeitssyndrom, Hautausschläge, Ekzeme, Migräne, Menstruationsschmerzen und PMS. Tagesdosis: innerlich nach Packungsbeilage, eine etwa 2 Gramm entsprechende Menge Kapseln; äußerlich bei Ekzemen, dabei die *nicht* erkrankte Haut mit Öl einreiben.
Vorsicht: Nicht für Epileptiker; immer zusammen mit Multivitamin- und Mineralstoffpräparaten einnehmen.

Preiselbeersaft

Wirkung: Schützt die Schleimhäute der Harnwege vor Einnistung von Bakterien.
Indikation und Dosis: Bei Blasenentzündung täglich 1 Glas, bis die Beschwerden aufhören.

Selen

Vorkommen: Knoblauch, Bierhefe, Ei, Fisch, Schalentiere, Innereien und Gemüse.
Wirkung: Wichtig für die Gesundheit von Herz und Leber sowie für die Bildung der weißen Blutkörperchen.
Indikation und Dosis: Chronisches Müdigkeitssyndrom, Wechseljahrsbeschwerden sowie Knochen- und Gelenkentzündung; Tagesdosis: bis 200 Mikrogramm. Haarausfall kann ein Anzeichen für Selenmangel, aber auch Selenüberschuß sein; empfohlene Tagesdosis: für Männer 45–75 Mikrogramm, für Frauen 45–60 Mikrogramm.

Vitamin A

Vorkommen: Käse, Eier, Butter, Margarine, Innereien, Fischöl und Gemüse, besonders Möhren.
Wirkung: Wichtig für die Sehkraft sowie für Wachstum und Aufbau der Haut und Schleimhäute. Kann die Abwehr gegen bestimmte Krankheiten erhöhen.
Indikation und Dosis: Erkältung, grippaler Infekt, Akne, starke Menstruation, Knochen- und Gelenkentzündung, Wachstumsstörungen und schuppige Haut; Tagesdosis: bis zu 4,5 Milligramm. Haarausfall kann ein Anzeichen für

einen Vitamin-A-Mangel oder -überschuß sein; empfohlene Tagesdosis: für Männer 700 Mikrogramm, für Frauen 600 Mikrogramm.
Vorsicht: Bei Kinderwunsch und während der Schwangerschaft nur unter ärztlicher Kontrolle einnehmen. Nicht bei Kopfschmerzen.

Vitamin-B-Komplex

Vorkommen: Vollkorngetreide, Vollkornbrot, Nüsse, Hülsenfrüchte, Hefe, Fisch, Innereien, Milchprodukte und grünes Gemüse.
Wirkung: Notwendig für den Fett-, Eiweiß- und Kohlenhydratstoffwechsel sowie für die Blut- und die Neurotransmitterbildung.
Indikation und Dosis: Akne, Ekzeme, Angst, Reizbarkeit und ärgerliche Verstimmtheit, Depression, Schnupfen, Nasennebenhöhlenentzündung, Halsbeschwerden einschließlich Kehlkopf- und Mandelentzündung, Mundgeschwüre, Haarausfall, Durchfall Knochen- und Gelenkentzündung, Menstruationsschmerzen, Wechseljahrsbeschwerden und unruhige Beine. Tagesdosis: nicht mehr als jeweils 25 Milligramm der Vitamine B_1, B_5 und B_6.

Vitamin B_1 (Thiamin)

Vorkommen: Nüsse, Bohnen, Erbsen, Hefe, Schweine- und Rindfleisch, Leber und Vollkornbrot.
Wirkung: Notwendig für den Kohlenhydratstoffwechsel.
Indikation und Dosis: Depression, Schlaflosigkeit, Müdigkeit und Erschöpfung. Tagesdosis: bis zu 25 Milligramm.

Vitamin B_2 (Riboflavin)

Vorkommen: Milch, Käse, Ei, Fisch, grünes Gemüse und Hefeextrakt.
Wirkung: Unterstützt den Fett-, Eiweiß- und Kohlenhydratstoffwechsel.
Indikation und Dosis: Wunde, trockene Lippen, wunde Zunge. Tagesdosis: bis zu 25 Milligramm.
Hinweis: Oft färbt sich Urin leuchtend gelb, was aber völlig harmlos ist.

Vitamin B_3 (Niacin)

Vorkommen: Vollkorngetreide, Fleisch, Fisch, Innereien, Hülsenfrüchte und Nüsse.
Wirkung: Notwendig für das Funktionieren des allgemeinen Stoffwechsels.
Indikation und Dosis: Kopfschmerzen. Tagesdosis: bis zu 25 Milligramm.

Vitamin B_5 (Pantothensäure)

Vorkommen: in vielen Nahrungsmitteln, vor allem in Fleisch, Ei und Vollkorngetreide.
Wirkung: Unterstützt den Aminosäure-, Kohlenhydrat- und Fettstoffwechsel.
Indikation und Dosis: Chronisches Müdigkeitssyndrom. Tagesdosis: bis zu 25 Milligramm.

Vitamin B_6 (Pyroxidin)

Vorkommen: Nüsse, Samen, grünes Gemüse, Bananen, die meisten anderen Obstarten, Avocados, Vollkorngetreide und Leber.
Wirkung: Unterstützt den Mineralstoffwechsel.
Indikation und Dosis: Starke Menstruation, Migräne, PMS und Rheuma. Tagesdosis: bis zu 25 Milligramm.

Vitamin B_{12} (Cobalamin)

Vorkommen: Innereien, Fisch, Schweinefleisch, Eier, Käse, Joghurt, Milch und Bierhefe.
Wirkung: Notwendig für die Bildung des roten Blutfarbstoffs (Hämoglobin) und die Funktion des Nervensystems. Mangel führt zu Anämie, Müdigkeit und Koordinationsstörungen; nicht immer ernährungsbedingt, sondern auch Folge unzureichender Resorption im Magen-Darm-Trakt.
Indikation und Dosis: Müdigkeit und Erschöpfung. Tagesdosis nach Packungsbeilage. (Bei perniziöser Anämie ist eine ärztliche Behandlung notwendig.)

Vitamin C (Ascorbinsäure)

Vorkommen: Rohes Obst und Gemüse, besonders Zitrusfrüchte und grünes Blattgemüse, Gemüsepaprika, neue Kartoffeln, schwarze Johannisbeeren, Hagebutten, Brokkoli, Milch, Leber und Nieren.
Wirkung: Notwendig für den Zellstoffwechsel, unterstützt die Eisenaufnahme. Heilungsfördernd und entzündungshemmend. Ältere Menschen, Raucher, starke Trinker, Frauen, die die Pille einnehmen, und Menschen, die mit bestimmten Medikamenten (einschließlich Aspirin, Antibiotika und Steroiden) behandelt werden, brauchen oft zusätzlich Vitamin C.
Indikation und Dosis: Akne, Ekzeme, Halsbeschwerden, wunde Lippen, Heuschnupfen und allergischer Schnupfen, Angst, Reizbarkeit und ärgerliche Verstimmtheit, Schlaflosigkeit, Depression, Migräne, Menstruationsschmerzen, Wechseljahrsbeschwerden, Haarausfall, Verstopfung, Krampfadern, Knochen- und Gelenkentzündung; Tagesdosis: 500 Milligramm. Chronisches Müdigkeitssyndrom, Erkältung und grippaler Infekt einschließlich akute Nasennebenhöhlen- und Mandelentzündung; Tagesdosis: bis zu 2000 Milligramm. Bei Durchfall auf 500 Milligramm reduzieren.

Vitamin D (Calciferol)

Vorkommen: Milchprodukte, pfanzliche Öle, tierische Fette und Fischleberöl. Wird bei Sonneneinstrahlung auf die Haut auch vom Körper selbst hergestellt.
Wirkung: Notwendig für Calcium-Aufnahme und -Stoffwechsel. Mangel führt zu Knochenbrüchigkeit (Osteoporose) und Rachitis.
Indikation und Dosis: Chronisches Müdigkeitssyndrom. Tagesdosis: bis zu 400 Milligramm.
Vorsicht: Nicht bei Depression und Durchfall.

Vitamin E (Tocopherol)

Vorkommen: Butter, Vollkorngetreide, pflanzliches Öl, Weizenkeime, Sonnenblumenkerne und Eier.
Wirkung: Wichtig für die Fettaufspaltung; notwendig für Frauen, die die Pille einnehmen.
Indikation und Dosis: Migräne, Menstruationsschmerzen, unruhige Beine sowie Knochen- und Gelenkentzündung; Tagesdosis bis zu 100 I.E. (Internationale Einheiten). Chronisches Müdigkeitssyndrom, PMS, Wechseljahrsbeschwerden und Krampfadern; Tagesdosis: 400 I.E, aber nicht länger als 1 Monat.
Vorsicht: Bei Bluthochdruck nicht mehr als 100 I.E. pro Tag ohne Absprache mit dem Arzt, bei Diabetes nicht mehr als 50 I.E. pro Tag.

Zink

Vorkommen: Hefe, Hülsenfrüchte, grünes Gemüse, Austern, Fleisch, Milch, Eier, Nüsse, Samen und Ingwer.
Wirkung: Wichtig für Aufnahme und Stoffwechsel von Vitaminen, Kohlenhydraten und Phosphor. Ein Mangel kann zu Wachstumsverzögerungen, Fruchtbarkeitsstörungen, Hautbeschwerden, weißen Flecken auf den Nägeln sowie Verlust des Gehörs, des Geschmacks- oder des Geruchssinns führen.
Indikation und Dosis: Akne, Ekzeme, Schnupfen, wunde, trockene Lippen, Erkältung und grippaler Infekt, Haarausfall, starke und schmerzhafte Menstruation, Schlaflosigkeit sowie Knochen- und Gelenkentzündung; Tagesdosis: bis zu 15 Milligramm. Chronisches Müdigkeitssyndrom, Nasennebenhöhlenentzündung und Halsbeschwerden einschließlich Kehlkopf- und Mandelentzündung; Tagesdosis: bis zu 30 Milligramm.
Vorsicht: Zink-Präparate erst kurz vor dem Zubettgehen einnehmen, mehrere Stunden nach dem Essen und der Einnahme anderer Vitamin- oder Mineralstoffpräparate. Nur bei Magenreizung zusammen mit Nahrung einnehmen.

HOMÖOPATHISCHE UND PFLANZLICHE MITTEL, SCHÜSSLER-SALZE

Die folgenden Tinkturen, Cremes, Salben, Mineralstoffe nach Dr. Schüßler und pflanzlichen Mittel sind freiverkäuflich in Apotheken, weitgehend auch in Reformhäusern und anderen Gesundheitsläden erhältlich.
Die Mineralstoffe nach Dr. Schüßler (Schüßler-Salze) tragen den Namen des Oldenburger Arztes Dr. Heinrich Wilhelm Schüssler (1821–1898). Er war in seiner langjährigen Praxis zu der Überzeugung gelangt, daß viele Krankheiten auf einen Mangel an anorganischen Substanzen oder, wie er sie nannte, vitalen Mineralstoffen zurückzuführen seien. Jeder Mangel, so Schüßler, mache sich durch ganz bestimmte Symptome bemerkbar, die nach Gabe des fehlenden Mineralstoffes in mininaler Dosis verschwänden. Er entwickelte einen Grundstock aus 12 verschiedenen sogenannten biochemischen Funktionsmitteln. Sie werden entweder einzeln oder in Kombination mit anderen (zum Beispiel Kombination H) eingenommen und haben sich in der Selbstbehandlung alltäglicher Beschwerden als sichere und wirksame Mittel erwiesen.

Wichtige Hinweise

- Schüßler-Salze während der gesamten Schwangerschaft, besonders in den ersten 14 Wochen, und Stillzeit nur nach ärztlicher Anordnung und Kontrolle einnehmen (Seite 208).
- In Deutschland werden die Schüßler-Salze nur als Einzelmittel hergestellt. Wenn Kombinationen empfohlen werden, müssen sie daher aus Einzelmitteln zusammengestellt werden (von jedem Mittel eine bestimmte Dosis und alle gleichzeitig eingenommen).
- Wenn nicht anders angegeben, gelten die empfohlenen Dosen für Kinder und Erwachsene.

Arnica-Lösung

Herkunft: *Arnica montana.*
Wirkung: Unterstützt den Heilungsprozeß nach Verletzung mit Schwellungen und Prellung/Zerrung.
Anwendung: 10 Tropfen Tinktur auf 1/2 Liter abgekochtes, abgekühltes Wasser für Umschläge, Waschungen und Bäder. Niemals in offene Wunden geben.

Calendula-Salbe

(Ringelblumensalbe)

Herkunft: *Calendula officinalis.*
Wirkung: Desinfizierend, entzündungshemmend und heilungsfördernd bei offenen Hautverletzungen oder Entzündungen der Haut.
Anwendung: Die Wunde und ihre Umgebung alle 4 Stunden mit Salbe bestreichen, bei Bedarf öfter.

Calendula-Hypericum-Lösung

Herkunft: *Calendula officinalis* und *Hypericum perforatum.*
Wirkung: Desinfizierend, entzündungshemmend und schmerzlindernd.
Anwendung: Je 5 Tropfen Tinktur auf 1/2 Liter abgekochtes, abgekühltes Wasser für Umschläge, Waschungen und Bäder sowie zum Gurgeln. 4mal täglich, anwenden.

Euphrasia-Tinktur

Herkunft: *Euphrasia officinalis.*
Wirkung: Hemmt Entzündungen im Bereich der Augen; auch zum Auswaschen von Fremdkörpern aus dem Auge.
Anwendung: 1 gestrichener Teelöffel Tafelsalz auf 1/2 Liter abgekochtes, abgekühltes Wasser, gut auflösen. 2 Tropfen Euphrasia-Tinktur hinzufügen. Die Augen alle 4 Stunden darin baden, (»Badewanne« für Augen) bis zu 4mal täglich.

Hamamelis-Zäpfchen oder -Salbe

Herkunft: *Hamamelis virginiana.*
Wirkung: Entzündungshemmend.
Anwendung: Bei Hämorrhoiden täglich vor dem Zubettgehen 1 Zäpfchen oder 1 Salbenstrang (mit Applikator).

Harpageophytum-Salbe oder -Kapseln

(Teufelskrallensalbe)

Herkunft: *Harpageophytum procumbens.*
Wirkung: Entzündungshemmend und schmerzlindernd.
Anwendung: Bei Knochen- und Gelenkentzündung Salbe mehrmals täglich auftragen. Einnahme der Kapseln nach Packungsbeilage.

Paeonia-Salbe

Herkunft: *Paeonia officinalis.*
Wirkung: Entzündungslindernd.
Anwendung: Bei Hämorrhoiden 2mal täglich auftragen.

Thuja-Tinktur

Herkunft: *Thuja occidentalis.*
Wirkung: Entfernt Warzen.
Anwendung: 2 Tropfen Tinktur auf ein Pflaster geben und auf die Warze kleben. Morgens und abends jeweils einen weiteren Tropfen auftragen. Bei Bedarf das Pflaster wechseln, Vorgang wiederholen.
Hinweis: Die Behandlung dauert oft mehrere Wochen.

Urtica-Salbe

(Brennesselsalbe)

Herkunft: *Urtica urens.*
Wirkung: Lindert Hautreizungen, Juckreiz, Schmerzen.
Anwendung: 4mal täglich.

Calc. fluor.

Enthält: *Calcium fluoratum.*
Wirkung: Hilft bei Zahnungsbeschwerden und Durchblutungsstörungen.
Dosis: Bei akuten Beschwerden 2 Tabletten D6 alle 2 Stunden, nach Linderung 3mal täglich 1–2 Tabletten D6.

Calc. phos.

Enthält: *Calcium phosphoricum.*
Wirkung: Bei Zahnungsbeschwerden, fördert Verdauung/Verwertung der Nährstoffe.
Dosis: Bei akuten Beschwerden 2 Tabletten D6 alle 2 Stunden, bis Linderung eintritt, danach 3mal täglich 1–2 Tabletten D6.

Kombination H

Zusammengestellt aus: *Magnesium phosphoricum, Natrium chloratum, Silicea.*
Wirkung: Lindert Heuschnupfen und allergischen Schnupfen.
Dosis: Erwachsene 3mal täglich je 1 Tablette des Einzelmittels in D6, Kinder je 1/2 Tablette des Einzelmittels in D6. Etwa 6 Wochen vor der Heuschnupfenperiode beginnen.

Kombination Q

Zusammengestellt aus: *Ferrum phosphoricum, Kalium chloratum, Kalium sulfuricum* und *Natrium chloratum.*
Wirkung: Unterstützend bei Schnupfen, Nasennebenhöhlenentzündung, Erkältung und grippalem Infekt.
Dosis: Erwachsene alle 30 Minuten je 1 Tablette des Einzelmittels in D6, Kinder je 1/2 Tablette des Einzelmittels in D6, bis Besserung eintritt. Danach 3mal täglich.

Kombination R

Zusammengestellt aus: *Calcium fluoricum, Calcium phosphoricum, Ferrum phosphoricum, Magnesium phosphoricum* und *Silicea.*
Wirkung: Lindert Zahnungsbeschwerden.
Dosis: Alle 30 Minuten je 1/2 Tablette des Einzelmittels in D6, bis Besserung eintritt. Danach 3mal täglich.

Mag. phos.

Enthält: *Magnesium phosphoricum.*
Wirkung: Antiallergisch und krampflösend bei Hautbeschwerden mit Juckreiz, Krämpfen, Verstopfung, Migräne und Nervenschmerzen.
Dosis: Alle 30 Minuten 4 Tabletten D 6, nach Besserung 3mal täglich. Bei akuten Krämpfen: Bis zu 10 Tabletten D6 auf 1 Glas heißes Wasser, auflösen und alle paar Minuten einen Schluck trinken (keinen Metallöffel verwenden!).

Spezielle Diäten

Eine gesunde Ernährung, gute Schlafgewohnheiten und regelmäßige Bewegung sind die beste Voraussetzung für die Selbstheilungskräfte des Körpers. Homöopathische Mittel wirken am besten, wenn der Körper nicht mit zu vielen Giften belastet ist. So raten etliche Homöopathen vor der homöopathischen Behandlung zu einer allgemeinen Entgiftung oder Ausleitung, um den Stoffwechsel anzuregen und die Aufnahme der Mittel zu optimieren.

Jeder kann viel dazu beitragen, seinen Körper zu entgiften: nicht rauchen, kein Alkohol und weniger Koffein. Außerdem sollten die Packungsaufschriften von Lebensmitteln sorgfältigst auf versteckten Zucker, Salz und andere unnötige Zusatzstoffe geprüft werden. Viele Homöopathen raten auch, den Fleischkonsum einzuschränken.

Manche Beschwerden sprechen gut auf spezielle Diäten an, zum Beispiel die basische oder die Leber-Diät. Zwar ist es eher unwahrscheinlich, daß diese Diäten neue Probleme bewirken werden, solange Sie sich im Rahmen der Diät abwechslungsreich ernähren. Dennoch sollten Sie sich bei schweren Erkrankungen oder, wenn Sie konventionelle Arzneimittel einnehmen, stets vor Beginn einer solchen Diät mit Ihrem Arzt beraten.

Probieren Sie die basische oder die Leber-Diät zunächst einen Monat lang. Wenn sich eine Besserung einstellt, die bislang vermiedenen Lebensmittel nacheinander etwa zweimal pro Woche wieder auf den Speisezettel setzen und Ihre Reaktionen aufschreiben. Kehren Ihre Beschwerden wieder, erneut einen Monat auf strikte Diät umschalten und anschließend den Speisezettel langsam wieder erweitern. Ergeben sich erneut die alten Probleme, einen Homöopathen oder einen in Ernährungsfragen versierten Arzt aufsuchen.

DIE BASISCHE DIÄT

Diese Diät empfiehlt sich für »saure« Beschwerden wie Arthritis, Rheuma und Blasenentzündung.

Normalerweise werden die körpereigenen Säuren (Speichel, Magensäure) und die Säuren aus der Nahrung im Verdauungstrakt neutralisiert und über die Leber und Nieren wieder ausgeschieden. Ist dieser Prozeß gestört oder produziert der Körper selbst zuviel Säuren, können Beschwerden auftreten. Das Säure-Basen-Verhältnis im Körper sollte im Normalfall 20:80 betragen. Ist dieses Gleichgewicht gestört, wird der Stoffwechsel überfordert. Überschüssige Säuren werden als kleine Partikel, meist in Kristallform, im Gewebe abgelagert und verursachen Schmerzen und Entzündungen. Wie gut der Stoffwechsel arbeitet und wie stark der Körper auf Störungen des Säure-Basen-Gleichgewichts reagiert, ist individuell verschieden.

Die in der basischen Diät erlaubten Nahrungsmittel verringern die allgemeine Säurebelastung des Körpers. Fast food und Weißmehlprodukte wie Weißbrot sollten Sie langfristig vom Speisezettel streichen.

Erlaubte Nahrungsmittel

- Fisch, vorzugsweise frischer mit weißem Fleisch
- Ziegen- und Schafmilchprodukte wie Milch, Käse, Joghurt
- Sojamilch
- Hülsenfrüchte (Bohnen, Erbsen, Linsen, Kichererbsen)
- Haferflocken, Naturreis, Mais, Vollkornnudeln, Hirse, Roggen-Knäckebrot und glutenfreies Brot
- Zuckerfreie Haferprodukte und Müsli, Tapioka (eine Art Sago) und weißes Reisbrot
- Alle Arten von Trockenfrüchten und Obst außer Zitrusfrüchten und Tomaten, wobei letztere zweimal wöchentlich erlaubt sind
- Alle Arten von Gemüse
- Alle Nüsse, besonders Hasel-, Wal- und Cashewnüsse sowie Mandeln
- Zuckerfreier Brotaufstrich und Marmelade
- Getreidekaffee, Kräutertee, ungesüßte Frucht- und Gemüsesäfte
- Salzersatz und Gemüsebrühwürfel
- Pflanzliche Öle und pflanzliche Margarine
- Karob

Zweimal pro Woche erlaubt

- Dosen- oder Räucherfisch
- Weißes Fleisch und Geflügel
- Eier
- Tomaten
- Butter und tierische Fette (so wenig wie möglich!)

Vermeiden

- Rotes Fleisch (Lamm, Rind, Schwein)
- Kuhmilchprodukte
- Vollkornprodukte aus braunem Mehl (außer Vollkornnudeln)
- Kleie
- Alle Produkte, denen Stärke oder Speisestärke, Ballaststoffe aus Getreide oder Eiweiß aus Getreide zugesetzt sind
- Zitrusfrüchte und Früchte mit wachsartiger Schale
- Trocken-geröstete Nüsse, Chips, Crisps und andere salzige Snacks
- Zucker, Melasse, Honig sowie Rübensirup und andere Siruparten in jeder Form
- Kaffee, koffeinfreier Kaffee, Kakao und schwarzer Tee
- Salz, Pfeffer und Essig
- Schokolade
- Alkohol
- Stark gewürzte Speisen
- Fritierte Speisen
- Fertiggerichte

Hinweis: Weißmehlprodukte und Fast food generell vom Speisezettel streichen und auch nicht schrittweise wieder einführen.

DIE LEBER-DIÄT

Diese Diät wird für die verschiedensten Beschwerden empfohlen, einschließlich Hämorrhoiden, Akne, Hautausschläge und Ekzeme sowie starke oder schmerzhafte Menstruation. Die in dieser Diät erlaubten Nahrungsmittel belasten die Leber am wenigsten. Schwerverdauliche Nahrungsmittel werden vermieden, was zu einer Erholung der Leber führt. Voraussetzung ist aber nicht, daß eine Lebererkrankung vorliegt, sondern lediglich, daß die Leber nicht so gut arbeitet, wie sie arbeiten könnte.

Erlaubte Nahrungsmittel

- Fisch, vorzugsweise frischer mit weißem Fleisch
- Hülsenfrüchte (Erbsen, Bohnen, Linsen)
- Vollkornbrot, Vollkorngetreide, Naturreis und Vollkornnudeln
- Melasse ohne Hefe und ungesüßte Marmelade (stets im Kühlschrank aufbewahren)
- Tofu
- Alle Gemüse
- Ananas, Äpfel, Weintrauben, Melone sowie frisches oder Dosenobst im eigenen Saft ohne Zucker
- Mandeln, Sonnenblumenkerne, Sesamsamen und Pinienkerne
- Getreidekaffee, Kräutertee, Sojamilch und ungesüßter Fruchtsaft aus den oben genannten Früchten
- Karob
- Oliven- und Sonnenblumenöl sowie Pflanzenmargarine aus kaltgepreßtem Öl
- Kräuter und Sojasauce

In geringen Mengen erlaubt

- Beerenobst, Aprikosen, Pfirsiche, Sultaninen, Rosinen und Datteln (zweimal pro Woche)
- Höchtens 1/8 Teelöffel Salz pro Tag
- Etwas Dosenfisch (Öl vorher abwaschen)

Vermeiden

- Fleisch, Geflügel und Eier
- Weißmehlbrot
- Zucker, Sirup, Honig, Rübensirup und andere Siruparten in jeder Form
- Alle Kuh-, Ziegen- und Schafmilchprodukte wie Milch, Käse und Joghurt
- Tomaten, Zitrusfrüchte, Avocados, Bananen und überreife Früchte
- Nüsse außer Mandeln
- Kaffee, Kakao und schwarzer Tee (höchstens 2 Tassen täglich)
- Schokolade
- Fritierte Speisen
- Gewürze
- Alkohol

KOMPLEXE KOHLENHYDRATE UND EIWEISSREICHE NAHRUNGSMITTEL

Diese sind besonders bei Wechseljahrsbeschwerden, Migräne und PMS zu empfehlen. So kann ein Absinken der Blutzuckerwerte einen Migräneanfall auslösen oder das hormonelle Gleichgewicht stören. Essen Sie besser viele kleine Mahlzeiten statt drei große, um Ihren Blutzuckerspiegel stabil zu halten.
Meiden Sie raffinierte Kohlenhydrate, die besonders in gezuckerten Lebensmitteln enthalten sind, Milchprodukte (außer Milch und Naturjoghurt), Koffein und Alkohol. Ersetzen Sie diese durch eiweißreiche Kost, zum Beispiel Huhn, Thunfisch und Sardinen, sowie durch komplexe Kohlenhydrate, vor allem Kartoffeln, Vollkornbrot und -nudeln, Hülsenfrüchte, Naturreis und andere Vollkornprodukte.
Geeignete Zwischenmahlzeiten und Snacks sind zum Beispiel ungesalzene und ungeröstete Nüsse, ein Glas Milch, Naturjoghurt und ungesüßte Haferkekse.

NAHRUNGSMITTEL-ARTEN

Genauso wie Homöopathen die Nahrungsmittelvorlieben und -abneigungen der einzelnen Patienten berücksichtigen, achten sie auch darauf, ob bestimmte Lebensmittel bestimmte Beschwerden bessern oder verschlimmern. Sie wissen, daß die verschiedenen Konstitutionstypen meist auch unterschiedliche Ernährungsgewohnheiten haben.

Nahrungsmittelgruppen

Säurehaltige Nahrungsmittel
- Rotes Fleisch, weißes Fleisch und Geflügel
- Kuhmilchprodukte
- Weizen
- Trocken-geröstete Nüsse
- Salz, Pfeffer und Essig
- Zucker, Süßigkeiten und Schokolade
- Kaffee (auch koffeinfreier), schwarzer Tee, Cola-Getränke und andere koffeinhaltige Getränke

Hinweis: Im ersten Monat der basischen Diät auf Zitrusfrüchte verzichten (siehe Seite 228). Sie sind anfänglich stark säurehaltig, werden erst nach der Verdauung basisch.

Milchprodukte
- Alle Produkte aus Ziegen-, Schaf- und Kuhmilch einschließlich Butter, Käse, Milch und Joghurt.

Fette Nahrungsmittel
- Fettes Fleisch
- Butter und Käse
- Die meisten Fertiggerichte und fritierte Speisen

Salzige Nahrungsmittel
- Lebensmittel mit Salzzusätzen und Geschmacksverstärkern wie Glutamat
- Fleischprodukte mit Konservierungsstoffen und Gepökeltes

Hinweis: Tafelsalz durch Salzersatz aus dem Reformhaus ersetzen.

Scharfe Nahrungsmittel
- Curries, Chilischoten und stark gewürzte Nahrungsmittel/Speisen

Stärkehaltige Nahrungsmittel
- Brot, Kartoffeln und Getreide

Süße Nahrungsmittel
- Zucker, Honig, Rübensirup und andere Siruparten, Glukose, Glukosesirup, 'Dextrose und Malzdextrose, Fruktose (Fruchtzucker) sowie damit gesüßte Lebensmittel und Speisen wie Gebäck, Kuchen, Pudding, Pausensnacks und Süßigkeiten

Lebensmittel meiden bei besonderen Beschwerden

Akne
- Fisch, Schalentiere und Muscheln, Seetang, Kelp, jodiertes Salz und Fischleberöl

Blähungen und Völlegefühl
- Hülsenfrüchte
- Zwiebeln und Kohl
- Nüsse

Wunde Lippen und Lippenbläschen
- Argenin-haltige Lebensmittel wie Erdnüsse, Schokolade, Samen und Getreide

Migräne
- Salzige und fritierte Lebensmittel
- Konservierungsmittel und Farbstoffe, künstliche Aromen und Geschmacksverstärker
- Alkohol
- Dicke Bohnen (Sau- oder Puffbohnen)
- Schokolade
- Käse und andere Milchprodukte
- Zitrusfrüchte
- Kaffee, Cola-Getränke, Kakao, schwarzer Tee
- Zwiebeln, Sauerkraut
- Schalentiere
- Weizen, Hefeextrakte
- Fleisch, besonders geräucherter Schinken, Leber, Schweinefleisch, Salami und Fleischwurst

Der Besuch beim Homöopathen

Die Selbstbehandlung mit homöopathischen Mitteln ist eine sichere und wirksame Methode bei leichteren alltäglichen Beschwerden. Anhaltende oder wiederkehrende Symptome können jedoch ein Hinweis auf eine chronische Erkrankung sein. Sie brauchen dann unter Umständen eine Konstitutionsbehandlung (siehe Seite 24) und sollten daher die professionelle Hilfe eines umfassend ausgebildeten und erfahrenen Homöopathen in Anspruch nehmen. Die wachsende Popularität der Homöopathie macht die Wahl eines geeigneten Therapeuten zunehmend leichter. Wenn Sie keine persönliche Empfehlung für einen Homöopathen in Ihrer Umgebung haben, wenden Sie sich am besten an die auf Seite 231 genannten Berufsverbände und Fachorganisationen.

Wo wird die Homöopathie ausgeübt?

Immer mehr Länder setzen heute auf die Homöopathie als sinnvolle Ergänzung und zum Teil als Alternative zur konventionellen Schulmedizin und ihren Arzneimitteln.
So ist die Homöopathie zum Beispiel in Indien als eigenständige Fachrichtung in der Medizin anerkannt. Indien verfügt heute weltweit über die meisten homöopathischen Krankenhäuser.
Auch in Deutschland, wo die Homöopathie ihren Ausgang nahm, gehen immer mehr Menschen lieber zum Homöopathen als zum reinen Schulmediziner. Während früher an Homöoapthie interessierte Ärzte erst nach Abschluß ihres Medizinstudiums eine Weiterbildung in Homöopathie absolvieren konnten, werden seit Anfang der 90er Jahre an etlichen Universitäten schon während des Studiums Vorlesungen in Homöopathie angeboten. Dennoch sind die Fronten zwischen Schulmedizin und Homöopathie zum Teil noch sehr verhärtet, wobei die Ablehnung von der Schulmedizin ausgeht.
In Frankreich praktizieren viele Ärzte als Homöopathen. Die Apotheken des Landes halten daher ein außerordentlich großes Angebot an homöopathischen Mitteln vorrätig. Auch einige Krankenhäuser verfügen inzwischen über homöopathische Berater. Insgesamt entfällt etwa ein Viertel aller Arzneimittelverschreibungen auf homöopathische Mittel.
In England wird die Homöopathie seit 1950 als anerkannte Heilmethode im staatlichen Gesundheitsdienst angeboten. Das Land verfügt heute über sechs homöopathische Krankenhäuser und zahllose Privatkliniken. Die wachsende Popularität ist nicht zuletzt auf die Unterstützung durch die englische Königsfamilie zurückzuführen.
Auch in vielen Ländern Südamerikas wird die Homöopathie sehr geschätzt, der Versorgungsgrad ist gut. Das gilt auch für die USA und Kanada sowie inzwischen in zunehmendem Maße auch für Israel und Griechenland. In Australien und Neuseeland gewinnt die Homöopathie ebenfalls ständig an Ansehen.
Dagegen ist die Homöoapthie in anderen Teilen der Welt, wie etwa in Südafrika und den arabischen Ländern, noch nicht offiziell anerkannt. Auch in Osteuropa, Spanien, Island und Dänemark spielt sie im Moment noch keine große Rolle.

Die Wahl eines Homöopathen

In vielen Ländern gibt es zwei Gruppen von Homöopathen. Zur ersten zählen ausgebildete Ärzte, die nach Abschluß ihres Medizinstudiums eine Weiterbildung in Homöopathie absolviert haben. In den vergangenen Jahren sind auf EU-Ebene die Vorschriften über Inhalt und Dauer dieser Weiterbildung angeglichen worden und entwickeln sich zunehmend zu einem weltweiten Standard. In Deutschland führen Ärzte, die die etwa zweijährige Weiterbildung in Homöopathie abgeschlossen haben, zu ihrem Fachgebiet (zum Beispiel Allgemeinmediziner oder Kinderheilkunde) die Zusatzbezeichnung »Homöopathie«. Wer einen homöopathisch ausgebildeten Arzt sucht und keine persönlichen Empfehlungen hat, kann in den gelben Seiten des Telefonbuchs unter Ärzte/Homöopathie nachschlagen oder sich in Apotheken erkundigen, die ein größeres Angebot an homöopathischen Mitteln führen. Außerdem können Sie sich an die auf Seite 231 geannnten Berufsverbände homöopathisch tätiger Ärzte wenden. In Österreich und der Schweiz führen homöopathisch ausgebildete Ärzte keine Zusatzbezeichung. Hier empfiehlt sich der Weg über die Apotheken und zuständigen Ärztekammern.
Zur zweiten Gruppe zählen alle nichtärztlichen Homöopathen. Auch hier gibt es Bestrebungen, einen internationalen Standard für die Aus- und Fortbildung dieser Gruppe festzulegen. Derzeit unterscheiden sich die Vorschriften jedoch noch stark. In Deutschland dürfen außer Ärzten nur zugelassene Heilpraktiker homöopathisch tätig sein. Leider gibt es hier aber große Unterschiede, was die fachliche Qualifikation angeht, da für die Homöopathie keinerlei gesetzliche Qualifikationsanforderungen bestehen. Am besten fragen Sie den Heilpraktiker direkt nach seiner Ausbildung und praktischen Erfahrung. Eine dreijährige Ausbildung an einer den Heilpraktikerverbänden angeschlossenen Heilpraktikerschulen spricht für eine qualifizierte medizinische Grundausbildung und für Seriosität, was die persönliche Einstellung zum Beruf des Heilpraktikers angeht. Sie können sich auch an die auf Seite 231 genannten Berufsverbände für homöopathisch tätige Heilpraktiker wenden, da die Mitgliedschaft in einem Verband ebenfalls auf eine seriöse Grundeinstellung und regelmäßige Fortbildung hindeutet. Nicht selten arbeiten auch Ärzte mit qualifizierten Heilpraktikern zusammen. Auch hier lohnt die Nachfrage. Heilpraktiker und selbsternannte Wunderheiler, die jede Krankheit zu heilen versprechen, sollten Sie tunlichst meiden.

Wie Homöopathen arbeiten

Beim ersten Termin klären die meisten Homöopathen zunächst ab, ob es sich bei den Beschwerden ihrer Patienten um akute Erkrankungen handelt, die einer sofortigen Behandlung bedürfen, oder ob sie an chronischen Erkrankungen leiden, die eine intensive Anamnese und tiefgehende und daher längerdauernde Konstitutionsbehandlung erfordern. Im zweiten Fall wird der Homöopath mit dem Patienten einen Extra-Termin vereinbaren, der gewöhnlich mehrere Stunden dauert. Für die Amanese stellt der Homöopath eine Menge Fragen: über die Art der Beschwerden, die bisherige Krankengeschichte, vorangegangene Krankheiten, Appetit, Nahrungsvorlieben und -abneigungen, Stuhlgang und andere Körperfunktionen. Außerdem interessiert er sich für die Lebensgewohnheiten, den Beruf, sportliche Aktivitäten, Freizeitinteressen und Hobbys sowie die emotionale Verfassung. Anhand dieser Informationen wählt er das für die Beschwerden passende homöopathische Mittel aus. Bei einer

Konstitutionsbehandlung geschieht dies unter Umständen erst beim nächsten Termin, da dafür in Einzelfällen ein großer Zeitaufwand und intensives Studium der Materia medica erforderlich sind.
Nicht immer verordnet der Homöopath das gewählte Mittel auf Rezept, das in der Apotheke eingelöst wird. Gerade bei der Konstitutionsbehandlung mit Hochpotenzen genügt oft schon eine einzige Gabe des Mittels, das der Homöopath dann direkt aus seinem Arzneischrank verabreicht. Außerdem wird er dem Patienten sagen, was er selbst zu seiner Genesung beitragen kann, etwa durch Änderung der Lebensgewohnheiten.
Bei den Folgeterminen, die bei einer Konstitutionsbehandlung oft erst einige Wochen später stattfinden, überprüft der Homöopath die Wirkung des Mittels und verabreicht bisweilen eine erneute Dosis oder wählt ein anderes Mittel, falls die Beschwerden zum Beispiel in ein anderes Stadium getreten sind und die Selbstheilungskräfte einer erneuten Anregung bedürfen. Die Folgetermine dauern in der Regel 10–15 Minuten, bisweilen aber auch erheblich länger. Ihre Anzahl richtet sich nach der Schwere und Dauer der Beschwerden.

Hilfreiche Adressen

Berufsverbände und Fachorganisationen

Ärztegesellschaft für
Erfahrungsheilkunde e.V.
Postfach 10 28 40
69018 Heidelberg

Deutscher Zentralverein
Homöopathischer Ärzte e.V.
Alte Steige
72213 Altensteig

Fachverband Deutscher Heilpraktiker
Bundesverband
Maarweg 10
53123 Bonn

Homöopathie-Forum
Organisation klassisch homöopathisch
arbeitender Heilpraktiker e.V.
Postfach 14 60
82119 Gauting

Verein zur Förderung der
Homöopathie e.V.
Linkheimer Straße 113
76149 Karlsruhe

Österreichische Gesellschaft für
Homöopathische Medizin
Mariahilfer Str. 110
A-1070 Wien

Schweizerischer Verein für Homöopathie
Hugostr. 3
CH-8050 Zürich

Schweizerische Homöopathie-Gesellschaft
Haus am Sportplatz
Postfach 566
CH-8134 Adliswil

Bezugsquellen

Homöopathische Mittel unterliegen in Deutschland, Österreich und der Schweiz dem jeweils geltenen Arzneimittelgesetz und sind apothekenpflichtig, das heißt, sie dürfen nur in Apotheken verkauft werden, nicht aber in Reformhäusern oder anderen Gesundheitsläden. Manche Mittel, die aus hochpotenten Giften hergestellt werden, etwa Belladonna oder Aconitum, sind überdies in Deutschland bis zur C1/D3-Potenz verschreibungspflichtig. Mittel aus Grundstoffen, die dem deutschen Betäubungsmittelgesetz (BTM) unterliegen, etwa Opium, werden ebenfalls nur auf Betäubungsmittel-Rezept abgegeben.

Hersteller homöopathischer Einzelmittel nach den Vorschriften des Homöopathischen Arzneibuches (HAB) sind:

Deutsche Homöopathie-Union
DHU-Arzneimittel GmbH
Ottostraße 24
76227 Karlsruhe

Staufen-Pharma Göppingen
Bahnhofstr. 33–35
73033 Göppingen

Beide Hersteller haben Lizenzverträge mit österreichischen und Schweizer Arzneimittelherstellern. Daneben gibt es in allen drei Ländern ein Reihe von Apotheken, die Einzel- und auch Kombinationsmittel nach spezieller Rezeptur von Homöopathen am Ort herstellen.

Hersteller der biochemischen Mineralstoffe nach Schüßler:

Deutsche Homöopathie-Union
DHU-Arzneimittel GmbH
Ottostraße 24
76227 Karlsruhe

Bach-Blüten-Mittel

Institut der Bach-Blüten
Mechthild Scheffer Hp
22769 Hamburg
Lippmannstr. 57

Institut für Bach-Blüten
Forschung + Lehre
Mechthild Scheffer GmbH
Seidengasse 32/I/52
A-1070 Wien

Bach-Blüten AG
Mainaustr. 15
CH-8034 Zürich

Homöopathische Reiseapotheke

Eine handliche Tasche mit kleinen Glasröhrchen zum Selbstfüllen für die homööopathische Reiseapotheke bietet an:

Homöopathie-Taschen-Vertrieb
G. Holle
Pullacher Straße 22a
82049 Großhesselohe

Register

Fette Seitenangaben beziehen sich auf das Verzeichnis der homöopathischen Mittel, das ausführliche Porträts der jeweiligen Mittel einschließlich Informationen über Herkunft, verwendete Teile für die Mittelherstellung, Geschichte, Anwendungsbereiche und Konstitutionstypen enthält.

Die einzelnen Mittel sind unter ihren aktuellen homöopathischen Namen verzeichnet. Von den deutschen Namen werden Querverweise auf die homöopathischen Namen gegeben.

Unter den Konstitutionstypen finden Sie ausführliche Informationen über Persönlichkeit und Temperament, Nahrungsvorlieben, Ängste, äußeres Erscheinungsbild und allgemeine Modalitäten des jeweiligen Typs.

Danksagung

Danksagung der Autoren: Dr. Andrew Lockie dankt Barabara Lockie für ihr Verständnis, ihre Unterstützung und ihre Rechercheabeiten; David, Kirsty, Alastair und Sandy für ihre Hilfe, Ermutigung und Geduld; Denis und Mary Thomson für ihre umfangreichen Beiträge und Recherchearbeiten zum Thema Pflanzenheilkunde. Dr. Nicola Geddes dankt ihrem Partner Donald für seine ständige Ermutigung und Geduld sowie Dr. Caragh Morrish und den Mitarbeitern der »Baillieston Homoeopathic Outpatients« für ihre Unterstützung. Beide Autoren danken den Lehrern und Studenten der »Homoeopathic Physicians Teaching Group« in Oxford, besonders Dr. Charles Forsyth, Dr. John English, Dr. Brian Kaplan und Dr. Dee Ferguson für ihre freundliche Unterstützung; allen Teilnehmern des Lehrgangs III, die sich als Versuchspersonen für die Fragebögen zur Verfügung stellten; allen Ärzten für ihre Korrekturen und Verbesserungsvorschläge; allen, die sich freundlicherweise als Fotomodell für die Konstitutionstypen zur Verfügung stellten, ganz besonders Lesley Adams; ferner Dr. David Riley für seine Hilfe bei der amerikanischen Ausgabe; Dr. John Hughes-Games, Bristol, für sein freundliches Hilfsangebot; David Warkentin für seine freundliche Genemigung zur Verwendung der neuesten Ausgabe von »Reference Works« für dieses Buch; Michael Thomson für seine Hilfe und Ermutigung; Minerva Books für die Ansichtsexemplare; Dragon`s Health Club für ihre Hinweise zum Thema körperliche Fitneß und Training; unseren Praxismitarbeitern für ihre Hilfe und Unterstützung, besonders Pat Webb, Ann Slaymaker und Chris Donne für ihre Formulierungskünste und Chris Donne, Clare Lindsay, Lesley Holloway und Marjorie Edmonds für ihr Organisationstalent in turbulenten Zeiten; unseren Agenten Lutyens & Rubinstein; allen Mitarbeitern von Dorling Kindersley, besonders Blanche Sibbald und Rosie Pearson.

Dorling Kindersley dankt: Karen Ward für die Bildrecherche und Beschaffung von Pflanzen- und Mineralienfotos; Millie Trowbridge für die Bildrecherche, Michele Walker für Model-Casting, Styling und Aufnahmeleitung; Thomas Keenes und Toni Kay für Designassistenz; Helen Barnett für ihre fachkundige Unterstützung auf dem Gebiet der Komplementärmedizin; Antonia Cunningham, Valerie Horn und Constance Novis für das Lektorat und Sue Bosanko für das Register. Außerdem danken wir den vielen Mitarbeitern von homöopathischen Apotheken und Arzneimittelherstellern für ihre unschätzbare Unterstützung, besonders Matthew Edwards von A. Nelson & Co Ltd., Tom Kelly, Michael Bate und allen Mitarbeitern von Weleda (UK) Ltd. und Tony Pinkus und Evelyn Eglington von Ainsworths Pharmacy. Außerdem danken wir den folgenden Unternehmen für die bereitgestellten Proben und Pflanzen für Fotozwecke: Ainsworths Pharmacy; Droopy & Browns, Covent Garden; Duncan Ross von Pointzfield Herb Nursery; Kings College Pharmacology Department, Liverpool School of Tropical Medicine; A. Nelson & Co. Ltd. und Weleda (UK) Ltd. Nicht zuletzt gilt unser Dank den folgenden Personen für ihre Unterstützung und Hilfe bei der Realisierung dieses Buches: Elvia Bury, Cally Hall, Mark O'Shea, Mair Searle und Enid Segul. Ein besonderer Dank an alle Modelle: Robert Clarke, Alastair Lockie, Peter Jessup, Rachel Gibson, Lesley Adams, Francoise Morgan, Peter Murphy, Christopher Nugent, Shareen Rouvray, Maddy Kaye, Steve Gorton, Eloise Morgan, Lorraine Gunnery, Susannah Marriott, Jade Lamb, Kenzo Okamoto, Leslie Sibbald, Antony Heller, Emily Gorton und Jane Mason.

Illustrationen

Tracy Timson, Sarah Ponder

Bildnachweise

Alle Fotos von Andy Crawford und Steve Gorton außer:

Heather Angel: S. 74Mr; Michael Bate: S. 138ol; The Bridgeman Art Library London: S. 52ur / Biblioteca Nazionale Turin S. 209ol; Elvira Bury (mit freundlicher Genehmigung): S. 15o; Jean Loup Chatmel: S. 92ol; Bruce Coleman: S. 96M, 113u / Dr. Frieder Sauer S. 107M; E.T. Archive: S. 95Ml; Faculty of Homoeopathy: S. 16o, 16u, 17r, 58r, 91M, 93ol, 103ol, 122, 125ul, 126Mr, 138Mr, 145 Ml; Garden Matthew Photographic Library copyright John Feltwell: S. 99ol; Geoscience Features Picture Library: S. 18o, 66Ml, 87M, 90Ml; Gregory, Bottley & Lloyd: S. 129u, 131M, 134u, 146u; Pat Hodgeson Library: S. 50ol, 54ol, 66or, 94Mr; The Mansel Collection: S. 10ol, 11or, 12ol, 13ul, 56ol, 58ol, 74ol, 96ol, 97ur, 105ol, 109Mr; Mary Evans Picture Library: S. 5, 11ur, 12ul, 64ol, 68ol, 76ol, 82ol, 83ur, 84ol, 85ol, 86ol, 87ol, 88ol, 91ol, 102ol, 105ol, 107ol, 110ol, 111ol, 117u, 141Ml; National History Photographic Library copyright Andy Callow: S. 117o; Peter Newark: S. 100ol; Mark O'Shea S. 20Ml, 78M, 126ul, 136u, 149ol; Oxford Scientific Films Ltd. – Scott Camazine: S. 25o / Michael Fodgen S. 128ul; Ann Ronan bei Image Select: S. 89ol; 101ol; Science Photo Library - Bill Longcore S. 98ol / Vaughan Fleming S. 103M / Prof. P. Motta S. 104ur / Arnold Fisher S. 142bl; Seven Seas Ltd.: S. 104ol; Harry Smith Collection S. 93Mr, 110Mr, 123o; South American Pictures: S. 92Mr; Weleda: S. 90ol, 118o, 138ol; Zefa Pictures.

Abkürzungen: o = oben, u = unten, l = links, r = rechts, M = Mitte

Literatur

BLACKIE, MARJORIE: Lebendige Homöopathie, J. Sonntag, Regensburg 1990.

CASTRO, MIRANDA: The Complete Homoeopathy Handbook, Macmillan, London 1990.

COULTER, CATHERINE R.: Portraits homöopathischer Arzneimittel, Band I und II, 3. Auflage, K.F. Haug-Verlag, Heidelberg 1992.

GAIER, HAROLD: Thorson`s Encyclopedic Dictionary of Homoeopathy, Thorsons, Glasgow 1991.

LESSER, OTTO: Lessers Lehrbuch der Homöopathie, Band I-V, K.F. Haug-Verlag, Heidelberg 1986, 1987, 1988, 1989.

LIVINGSTONE, DR. RONALD: Evergreen Medicine, Asher Asher, Poole, England 1991.

LOCKIE, DR. ANDREW: The Family Guide to Homoeopathy, Hamish Hamilton, London 1989.

LOCKIE, DR. ANDREW, und GEDDES, DR. NICOLA: Frauen-Handbuch für Homöopathie, Zabert Sandmann 1994.

MAC REPERTORY und REFERENCE WORKS, computerized data bases, Kent Associates, California, 1986–1994.

MURPHY, ROBIN: Homoeopathic Medical Repertory, HANA, Colorado, 1993.

ODY, PENELOPE: Naturmedizin Heilkräuter – Der Ratgeber für die richtige Anwendung von Heilkräutern zu Hause, BLV, München 1994.

PELIKAN, WILHELM: The Secrets of Metals, Anthroposophic Press Inc., New York 1973.

POLUNIN, MIRIAM und ROBBINS, CHRISTOPHER: The Natural Pharmacy, Dorling Kindersley Ltd., London 1992.

SHEPHERD, DOROTHY: Magic of the Minimum Dose, C. W. Daniel, Saffron Walden, England 1964.

SHEPHERD, DOROTHY: Physician`s Posy, C. W. Daniel, Saffron Walden, England 1969.

TYLER, DR. MARGARET L., Homöopathische Arzneimittelbilder, Burgdorff, Göttingen 1993.

VANNIER, LEON: Typology in Homoeopathy, Beaconsfield Publishers Ltd., Beaconsfield, England 1992.

VERMEULEN, FRANS: Kindertypen in der Homöopathie, 2. Aufl., J. Sonntag, Regensburg 1992.